オールカラー

ナースのための
小児・新生児の外科疾患
完全マスターガイド

九州大学大学院医学研究院 小児外科学分野教授
田口智章 編

術前術後のケアがわかる!

病態・治療がわかる!

家族に説明できる!

MC メディカ出版

序文

小児外科医療は「わをもって尊しとなす」が基本です．わは3つの意味があり，漢字で書くと「和」「輪」「倭」となります．

「和」は医療従事者の連携で，チーム医療です．小児・新生児医療の領域では，多職種連携が極めて重要です．医師間（小児外科，小児科，産科，他の成人の診療科）の連携のみならず，看護師，助産師，チャイルドライフスペシャリスト，保育士，社会福祉士，薬剤師，栄養士など多職種の能力を結集する必要があります．そして，それらの連携の中心となるのが「何でもできる」看護師です．

「輪」は患者さんが中心にいる，患者目線からみる患者中心の医療です．患者さんが小さい弱者なので，よりいっそう患者目線でみた患者中心の医療を心がけたいですね．

そして「倭」は世界に冠たる日本の意味です．現在，新生児および乳児死亡率は日本が他の先進国を押さえて世界第1位の成績です．日本は，アジアの開発途上国に日本の小児・新生児医療を広め，教育する指導的な役割を担っていく必要があります．

このように世界やアジアをリードする小児・新生児医療を達成している日本ですが，小児外科や新生児外科に焦点を絞った，看護師を対象としたテキストが今まで見あたりませんでした．そこで本書を企画しました．

本書は，看護師を対象に，新生児外科疾患を含む小児外科疾患を，網羅的に詳しく解説した書籍です．小児・新生児の外科疾患に携わる看護師が必要な知識を身に付け，経験のない疾患の児が来た場合でもきちんと対応できるガイドとして活用していただけることを目指しています．第1部では，それぞれの分野を代表するエキスパートの医師が，臓器疾患別に病態や診断，治療を説明した上で手術を写真等でわかりやすく紹介しています．第2部では，現場での経験豊富な看護師がそれぞれの疾患ごとに，術前術後の看護・ケアを詳細に記述しています．看護師のみならず，「和」を支えるほかの職種のメディカルスタッフの方々や医療職を目指す学生さん，事務職の方々にもわかりやすい入門書として役立つと思います．

本書が，小児外科・新生児外科医療の「わ」に少しでも貢献できることを，切に祈っています．

2017年12月

九州大学大学院医学研究院 小児外科学分野教授
九州大学病院小児医療センター長
田口智章

CONTENTS

執筆者一覧（執筆順）

第1部 小児・新生児の外科疾患　病態・診断・治療

執筆項目	氏名	よみ	所属
1	彦坂　信	ひこさか まこと	国立成育医療研究センター 形成外科医師
1	金子　剛	かねこ つよし	同 形成外科医長
2	吉田　聖	よしだ せい	九州大学病院 形成外科助教
3 4 5	小野　滋	おの しげる	自治医科大学 小児外科教授／とちぎ子ども医療センター小児外科
6 7	黒田達夫	くろだ たつお	慶應義塾大学 小児外科教授
8 9 10	前田貢作	まえだ こうさく	兵庫県立こども病院 副院長・小児外科部長
11 12 13	小田晋一郎	おだ しんいちろう	福岡市立こども病院 心臓血管外科医師
14	菅野勝義	かんの かづよし	静岡県立こども病院 心臓血管外科
14 15 16	坂本喜三郎	さかもと きさぶろう	同 院長
15	今井健太	いまい けんた	静岡県立こども病院 心臓血管外科
16	村田眞哉	むらた まさや	静岡県立こども病院 心臓血管外科
17 18	漆原直人	うるしはら なおと	静岡県立こども病院 小児外科科長・外科系診療部長
19 20	臼井規朗	うすい のりあき	大阪母子医療センター 小児外科主任部長
21	川嶋　寛	かわしま ひろし	埼玉県立小児医療センター 小児外科科長兼副部長
22 23	八木　実	やぎ みのる	久留米大学医学部 外科学講座小児外科部門主任教授／同　附属病院長
24 25	飯田則利	はんだ のりとし	大分県立病院 小児外科部長
26 27	金森　豊	かなもり ゆたか	国立成育医療研究センター 臓器運動器病態外科部 外科医長
28 29	江角元史郎	えすみ げんしろう	九州大学大学院医学研究院 小児外科学分野助教
30	吉丸耕一朗	よしまる こういちろう	九州大学大学院医学研究院 小児外科学分野助教
30	古澤敬子	ふるさわ けいこ	同 小児外科学分野医員
30 31	田口智章	たぐち ともあき	同 小児外科学分野教授
31	松浦俊治	まつうら としはる	九州大学大学院医学研究院 小児外科学分野講師
32	藤村　匠	ふじむら たくみ	慶應義塾大学 小児外科／東京都立小児総合医療センター外科
33	下島直樹	しもじま なおき	東京都立小児総合医療センター 外科医長
34 35	新開真人	しんかい まさと	神奈川県立こども医療センター 外科部長
36 37 38	財前善雄	ざいぜん よしお	福岡市立こども病院 小児外科科長
39 40	生野　猛	しょうの たけし	小倉医療センター 成育医療センター・小児外科部長
41 43	林　豊	はやし ゆたか	東京医科大学 消化器・小児外科分野講師
41 43	山髙篤行	やまたか あつゆき	順天堂大学 小児外科・小児泌尿生殖器外科教授
42	西尾英紀	にしお ひでのり	名古屋市立西部医療センター 泌尿器科
42 44	水野健太郎	みずの けんたろう	名古屋市立大学大学院医学研究科 小児泌尿器科学分野講師
42 44	林　祐太郎	はやし ゆうたろう	名古屋市立大学大学院医学研究科 小児泌尿器科学分野教授
44	加藤大貴	かとう たいき	名古屋市立大学大学院医学研究科 腎・泌尿器科学分野臨床研究医
44	青山幸平	あおやま こうへい	名古屋市立大学大学院医学研究科 新生児・小児医学分野助教
45	小林　匡	こばやし まさし	静岡県立こども病院 小児集中治療科
45 46 47	川崎達也	かわさき たつや	静岡県立こども病院 小児集中治療科科長
46	冨田健太朗	とみた けんたろう	静岡県立こども病院 小児集中治療科
47	和田宗一郎	わだ そういちろう	静岡県立こども病院 小児集中治療科

第2部 小児・新生児外科看護の実際

章	氏名	よみ	所属
1	三田浩子	さんた ひろこ	国立成育医療研究センター NICU新生児集中ケア認定看護師
2	太田千鶴	おおた ちづる	自治医科大学とちぎ子ども医療センター 看護部3A病棟主任看護師
2	相場雅代	あいば まさよ	同 看護部小児集中治療部看護師長
2	岩本由美	いわもと ゆみ	同 看護部3A病棟看護師
2	松本美佳	まつもと みか	同 看護部3A病棟看護師
3	石本敦子	いしもと あつこ	兵庫県立こども病院 看護部CICU看護師長
3	伊丹照美	いたみ てるみ	同 看護部PICU看護師長
4	藏ヶ﨑恵美	くらがさき えみ	福岡市立こども病院 看護部PICU 副看護師長／集中ケア認定看護師
4	吉岡良恵	よしおか よしえ	同 看護部PICU看護師長
4	三輪富士代	みわ ふじよ	同 看護部長／小児看護専門看護師
5	久保木紀子	くぼき のりこ	静岡県立こども病院 看護部CCU主任看護師
5	望月美佐	もちづき みさ	同 看護部CCU副主任看護師
5	鶴見真理子	つるみ まりこ	同 看護部CCU副主任看護師
5	山下明子	やました あきこ	同 看護部CCU副看護師長
6	上野ふじ美	うえの ふじみ	九州大学病院 総合周産期母子医療センター 新生児部門看護師長
6	印具亜純	いんぐ あずみ	同 総合周産期母子医療センター 新生児集中ケア認定看護師
7	藤本昌吾	ふじもと しょうご	大阪母子医療センター 看護部ICU
7	池辺　諒	いけべ りょう	同 看護部ICU 救急看護認定看護師
8	菅島加奈子	すがしま かなこ	国立成育医療研究センター 看護部PICU副看護師長／新生児集中ケア認定看護師
9	金高あかね	かねたか あかね	東京都立小児総合医療センター 看護部外科病棟副看護師長
9	植木泰子	うえき やすこ	同 看護部外科病棟主任
9	田中　唯	たなか ゆい	同 看護部外科病棟看護師
9	渡辺早貴	わたなべ さき	同 看護部外科病棟看護師
9	北爪　碧	きたづめ みどり	同 看護部外科病棟看護師
9	堀口奈緒美	ほりぐち なおみ	同 看護部外科病棟看護師
10	樋口絵美	ひぐち えみ	神奈川県立こども医療センター 4階南病棟主任看護師
10	石橋　慧	いしばし ちえ	同 4階南病棟看護師
10	山田真佑子	やまだ まゆこ	同 4階南病棟看護師
10	渡邊　有	わたなべ ゆう	同 4階南病棟看護師
11	野田知穂美	のだ ちほみ	福岡市立こども病院 看護部 5階東病棟師長
11	岩本由香	いわもと ゆか	同 看護部 5階東病棟
11	前　いずみ	まえ いずみ	同 看護部NICU病棟新生児集中ケア認定看護師
12	岡田敬子	おかだ けいこ	宮城県立こども病院 看護部本館4階病棟看護師長
12	岩田理恵	いわた りえ	同 看護部本館4階病棟看護師
12	加藤みなみ	かとう みなみ	同 看護部本館4階病棟看護師
12	菊田彩花	きくた さやか	同 看護部本館4階病棟看護師
12	相野谷慶子	あいのや けいこ	同 泌尿器科部長
13	山本貴久美	やまもと きくみ	静岡県立こども病院 看護部PICU主任看護師

（所属・肩書きは刊行当時のものです）

第1部

小児・新生児の外科疾患
病態・診断・治療

顔面・口

1 耳介の異常

彦坂　信／金子　剛

病態

図1に健常な耳介の形態を示す．

耳介の異常には副耳，先天性耳瘻孔，耳介変形などがある．以下にそれぞれについて解説する．

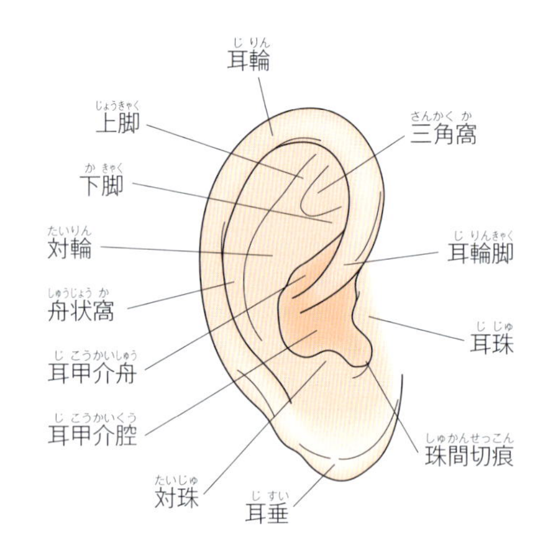

図1 健常な耳介の形態
（文献1，p.1069より引用，一部改変）

1 副耳

耳介を構成する皮膚・軟骨からなる隆起である（図2）．単発のほか，複数個が集簇することもある．頻度は0.1～1％と報告されている[2]．

2 先天性耳瘻孔

耳介またはその周囲に認められる，皮膚の瘻孔である（図3）．頻度はわが国では3％と報告されている[3]．瘻孔は盲端であり，無症状で経過することも多いが，しばしば内部に角化物が貯留し，圧迫すると悪臭を伴う粥状角化物が排出される．感染を生じると発赤・腫脹・疼痛を認め，穿破して排膿することもある．

3 組織欠損を伴わない耳介変形

立ち耳や折れ耳などの耳介変形は，組織欠損

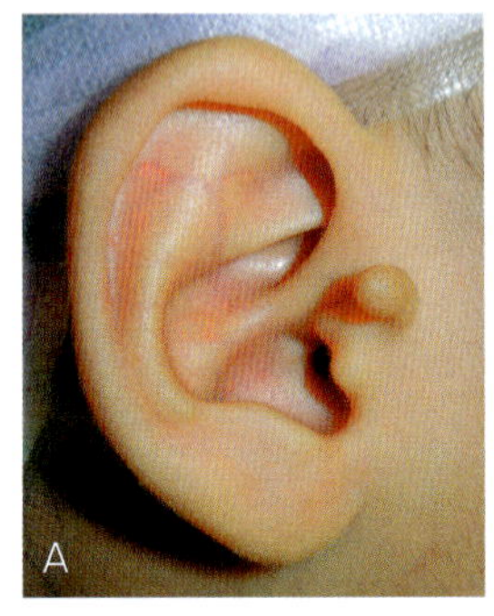

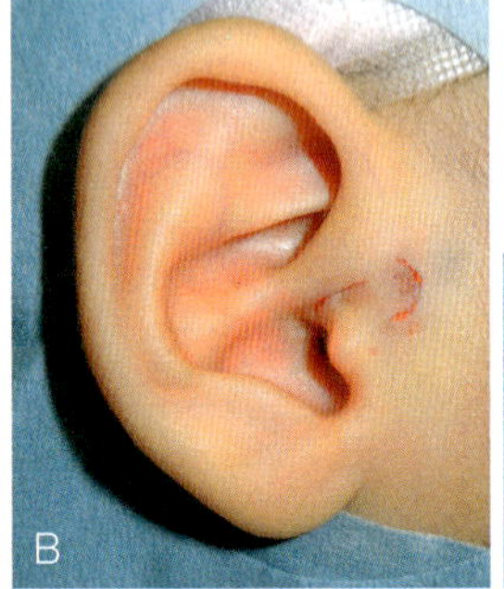

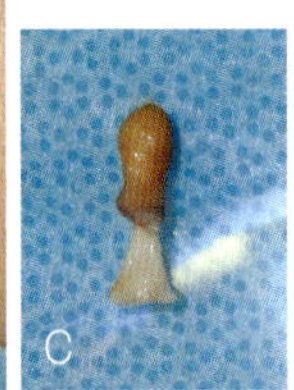

図2 副耳

A．術前所見．耳前部に副耳を認める．
B．手術終了時の状態．副耳の基部に沿って切開し，弧状の縫合創とした．また耳珠の頭側の陥凹部を切除縫縮している．本症例では真皮縫合の後，皮膚表面は外科用接着剤で閉創している．
C．軟骨の茎は，皮膚表面から触れない程度まで追跡して切除する．

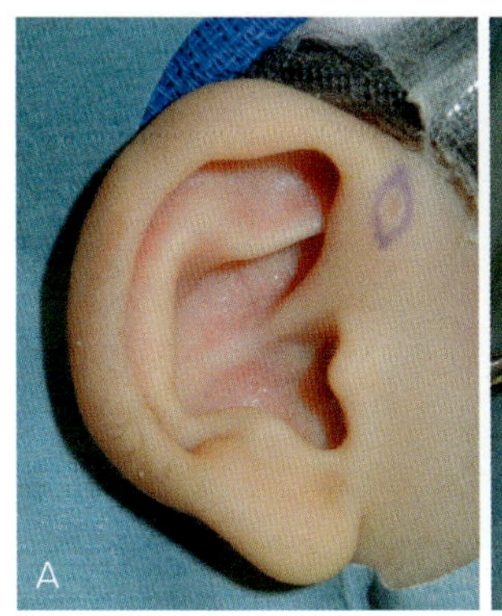

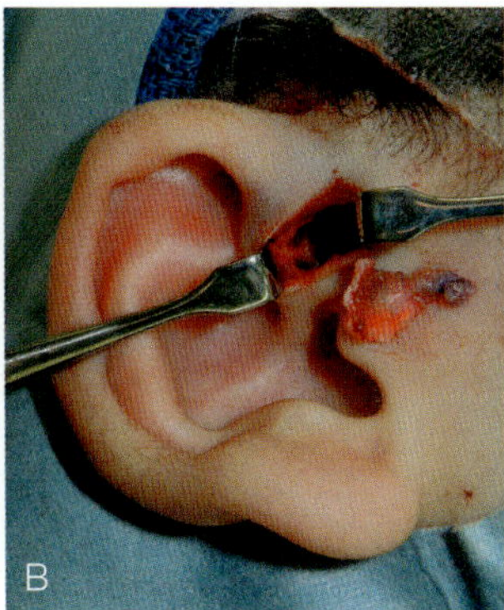

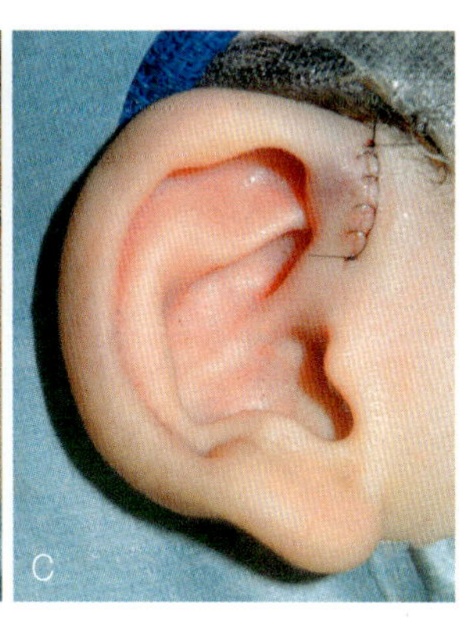

図3 先天性耳瘻孔

A. 術前所見．耳輪脚部に先天性耳瘻孔を認める．
B. 術中所見．瘻孔を盲端まで追跡して切除する．本症例では軟骨の一部を合併切除した．
C. 手術終了時の状態．

を伴わないまたは組織欠損が小さく，徒手的に一時的には正常な形態にできることが特徴である．多くの場合に聴力には問題はないが，整容性の改善が求められる．

折れ耳は耳介頭側部分が前面に倒れ込んだ変形である（図4）．立ち耳では対耳輪の平坦化により耳介は大きく立ち上がり，正面視で耳介前面が見える（図5）．スタール耳では舟状窩を横断する異常な軟骨隆起（第三耳輪脚）を認め，耳輪縁の突出変形，対耳輪上脚の消失が認められる（図6）．埋没耳は耳輪頂部が皮下に埋没した変形であり，しばしば絞扼耳の変形を合併する（図7）．

頻度は病型により異なり，出生時には折れ耳が40％弱，スタール耳が10％弱，立ち耳と埋没耳は1％未満と報告されている．前2者では8割程度で自然改善が得られ，1歳時点での頻度は折れ耳と立ち耳がそれぞれ約5％，スタール耳が1％，埋没耳が1％未満と報告されている[4]．

4 組織欠損を伴う耳介変形：小耳症・絞扼耳

小耳症や絞扼耳では，耳介の一部または全体の欠損を認め，しばしば外耳道閉鎖を伴う．小耳症の重症度分類として荻野の分類を示す（図8）．小耳症の頻度は6,000〜1万2,500出生に1人とされ，黄色人種に多いとされる．男児の右側に多く認められる．年長以降になると，マスクや眼鏡がかけづらいといった訴えを認める．外耳道閉鎖や中耳変形により伝音性難聴を来す場合が多いが，内耳は正常で骨伝導聴覚，平衡感覚は異常を認めない．片側の聴力が保たれていれば，言語や運動発達面での問題はない[5]．

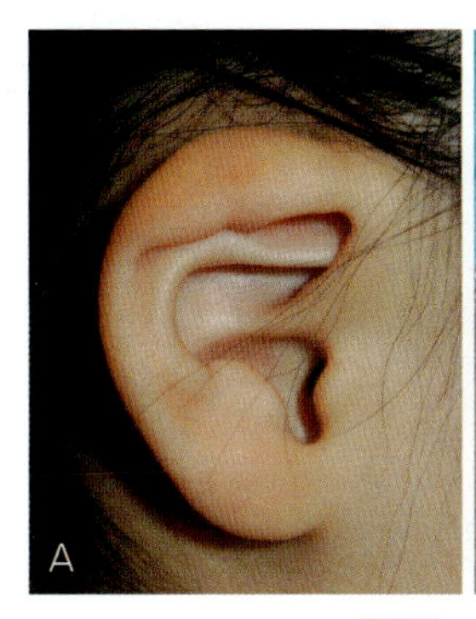

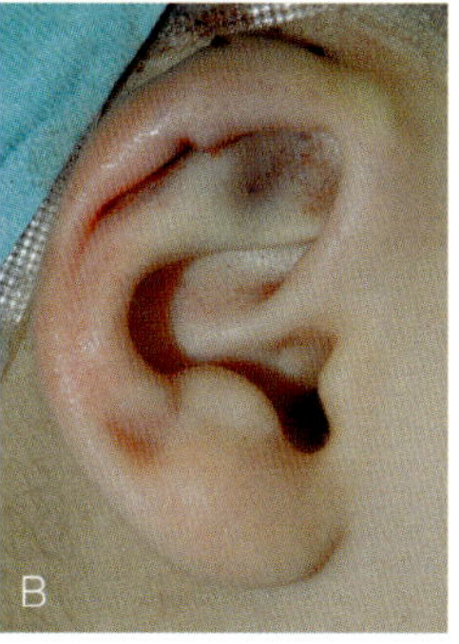

図4 折れ耳

A. 術前所見．耳介の頭側部分が前面に倒れ込む．
B. 手術終了時の状態．対耳輪上脚が形成され，耳輪頭側部分の倒れ込みは改善している．

絞扼耳とは，耳介頭側部分の低形成であり，カップ耳や耳輪癒着症など種々な程度の変形が含まれ，健常な耳介と小耳症の間に位置すると理解される（図9）．

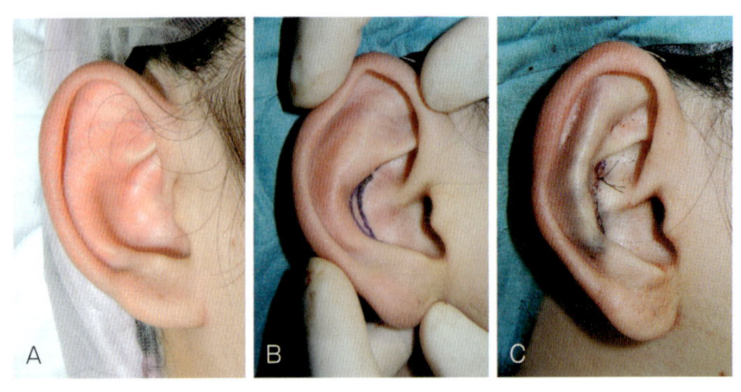

図5 立ち耳

A. 術前所見．対耳輪の平坦化により耳介は大きく立ち上がる．

B. 術前所見．徒手的に対耳輪を形成したところ．

C. 手術終了時の状態．対耳輪が形成されている．本症例では耳甲介が高く，同部後壁を切除縫縮した．

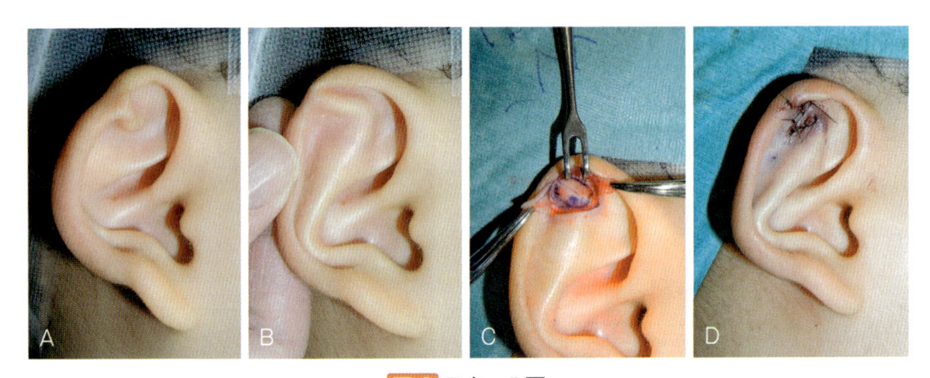

図6 スタール耳

A. 術前所見．対耳輪の消失による立ち耳様変形を合併している．

B. 術前所見．徒手的に対耳輪を形成して耳介を展開すると，第三耳輪脚，耳輪縁の突出変形，対耳輪上脚の消失を認める．

C. 術中所見．第三耳輪脚の軟骨隆起を認める．

D. 手術終了時の状態．耳介後面の切開から対耳輪と上脚を形成し，前面のZ形成の切開から第三耳輪脚の軟骨を加工・翻転して戻し移植した．

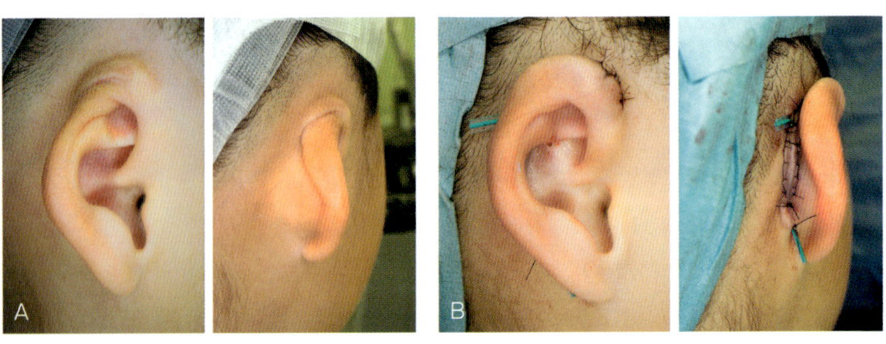

図7 埋没耳

A. 術前所見．耳輪頂部が皮下に埋没する．

B. 手術終了時の状態．耳介後面の皮膚を，耳輪頂部の皮膚が不足している領域に回転移動させた．耳輪頂部の埋没は解消されている．ペンローズドレーンを2本挿入留置した．

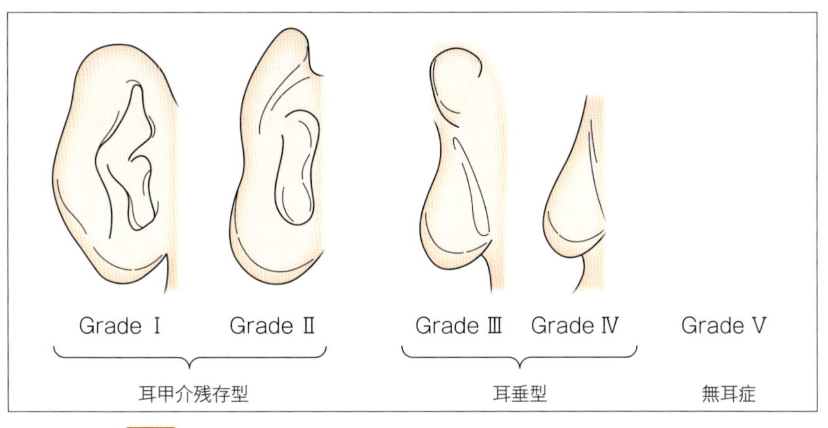

図8 小耳症：荻野の分類（文献1, p.1070より引用, 一部改変）

・Grade Ⅰ：構成部分がほぼ完全に存在するが, 全体として矮小である.
・Grade Ⅱ：構成部分が部分欠損するが, 耳甲介は残存する.
・Grade Ⅲ：耳垂部分と小さな頭側の残存耳介のみ. 耳甲介は欠損する.
・Grade Ⅳ：耳垂部分のみ.
・Grade Ⅴ：無耳症.

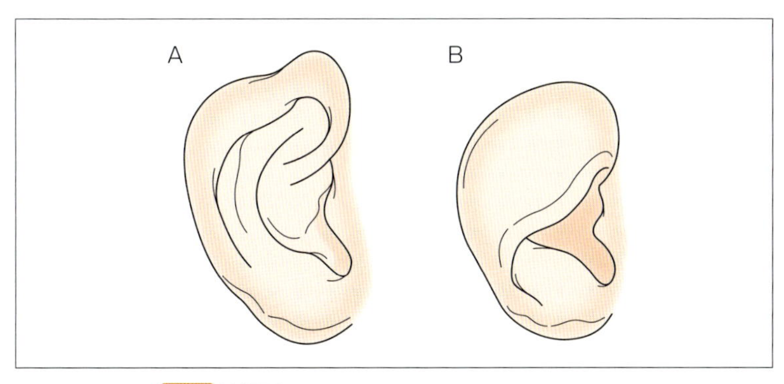

図9 絞扼耳（文献1, p.1071より引用, 一部改変）

絞扼耳は耳介頭側部分の低形成であり, Aのような軽度の低形成や, Bのようなカップ耳などが含まれる.

診断

視診により診断は容易である. 小耳症は, 第一第二鰓弓(さいきゅう)症候群（巨口症, 小顎, 片側顔面の低形成など）やTreacher Collins(トリーチャー コリンズ)症候群（瞼裂斜下, 上顎骨・頬骨の低形成など）に合併することがある.

治療・予後

1 副耳

茎部に軟骨を伴わない小さな副耳では, 出生後早期に茎部を結紮することで, 1～2週間で脱落させることができる. 結紮後も通常通りの沐浴などで皮膚の清潔を保つ. 脱落後に丘疹状の小さな隆起が残る場合がある.

より大きな副耳では, 切除術が適応となる. 通常は全身麻酔が比較的安全に可能となる1歳以後に切除術を行う．整容的に目立たず待機できる場合には，局所麻酔が可能な年齢となってから切除する選択肢もある．茎部の軟骨は，皮膚表面から触れない程度の深さまで追跡して切除する（図 2）．

2 先天性耳瘻孔

無症状で経過する場合には経過観察が可能である．角化物が貯留して皮下に硬結を触れる場合や，感染の既往がある場合には，感染の予防を目的に切除術の適応となる．1 歳以後に全身麻酔下で切除術を施行する．年齢によっては局所麻酔下での手術も可能である．

手術開始時に瘻孔内に色素を注入し，創内で染色されて明らかとなった瘻管をその盲端まで切除する．感染の既往がある症例では周囲組織と癒着していたり，瘻孔が分枝して複雑な形態となっていることがあり，不完全切除とならないように注意する（図 3）．

感染の急性期には抗菌薬内服や，皮下膿瘍となっている場合には切開排膿で対応する．根治的な切除術は，炎症が鎮静化する 3〜6 カ月後を目安に計画する．

3 組織欠損を伴わない耳介変形

手術時期は，耳介がある程度大きくなり，耳介軟骨が手術操作に適した硬度を有するようになる就学前とすることが多い．

折れ耳では，耳介後面の切開から対耳輪上脚を作製するように軟骨を谷折りにして縫合糸で固定することで，改善が得られることが多い（図 4）．立ち耳も同様に，耳介後面の切開から対耳輪を作製することが手術の主眼となる（図 5）．スタール耳では，第三耳輪脚をなくして舟状窩の陥凹を形成すること，耳輪辺縁の突出変形をスムーズな円弧に形成することが手術の主目的となる．耳介後面の切開からアプローチし，第三耳輪脚の周囲の軟骨を円形に摘出し，90 度回転・表裏反転して戻し移植することで第三耳輪脚の凸変形を舟状窩の陥凹に合わせる，など種々の術式が報告されているが，十分な形態の改善は難しいことが多い（図 6）．埋没耳では，耳介頭側における耳介側頭溝の皮膚が不足していることで，側頭部皮下に耳輪部が埋没している．この部分の皮膚を補うために，耳介後面から皮膚を回転移動させる方法や，耳介頭側の側頭部皮膚を前進させる方法などが報告されている（図 7）．

4 組織欠損を伴う耳介変形：小耳症・絞扼耳

皮膚・軟骨の組織欠損を伴うので，これらに対する組織移植が必要となる．自家肋軟骨で耳介の形態を模したフレームワークを作製し，皮下に移植する耳介形成術が一般的である．肋軟骨移植による耳介形成術後には，耳介側頭溝（耳介後面の溝）を再建する目的で，全層植皮を併用した耳介挙上術を行う．手術時期は，耳介の大きさが成人の 9 割程度となり，胸囲が大きくなって十分量の肋軟骨が採取できる 9〜10 歳ごろとすることが多い．小耳症の形態や術式により，半年程度の間隔をあけて 2〜3 回の手術で完了となる．当科では，耳甲介残存型に対しては自家肋軟骨移植による耳介形成術，耳介挙上術の 2 期法を，耳垂型に対してはさらに 1 期目として組織拡張器（ティシューエキスパンダー）による皮膚の拡張を加えた 3 期法を施行している（図 10）．

自家肋軟骨の代わりにシリコンフレームやポリエチレンなど人工物を移植した報告もあるが[6]，露出や感染などのリスクが高く，広くは普及していない．なお聴力改善のための外耳道，鼓膜および鼓室の形成術は，顔面神経麻痺などのリスクがあること，十分な聴覚の改善が維持され

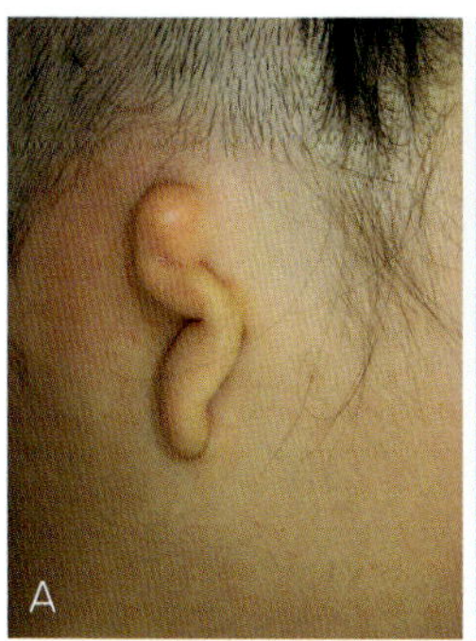

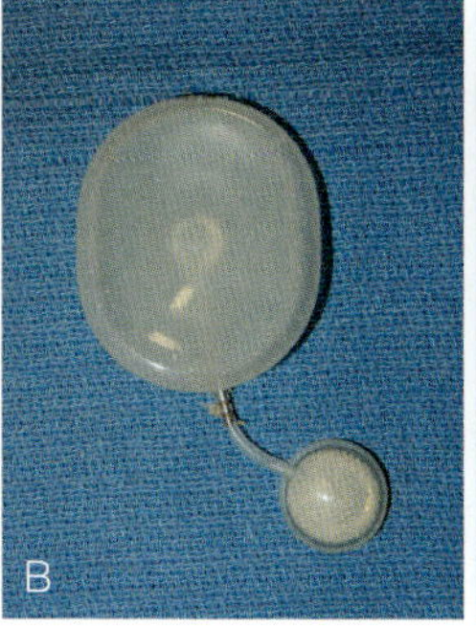

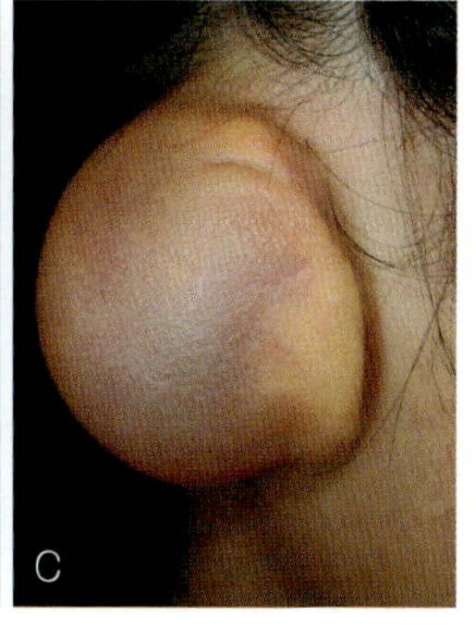

図 10-1 小耳症の手術（1 期目手術）（文献 1，p.1071 より引用，一部改変）

A．術前所見．小耳症（耳垂型）を認める．
B．組織拡張器．1 期目手術で組織拡張器を皮下に挿入する．
C．2 期目手術前の状態．3～6 カ月程度かけて生理食塩水を注入し，皮膚を拡張する．

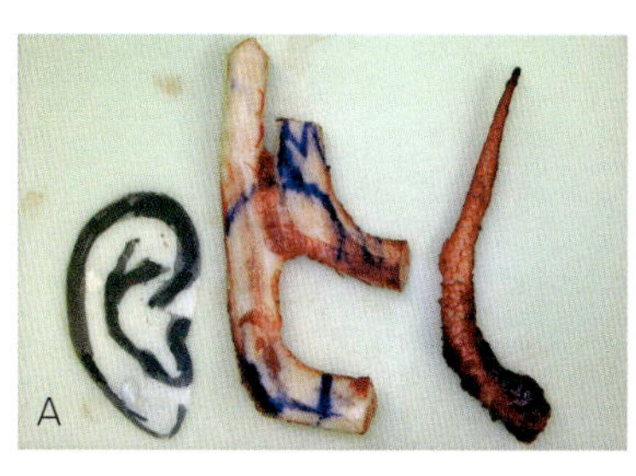

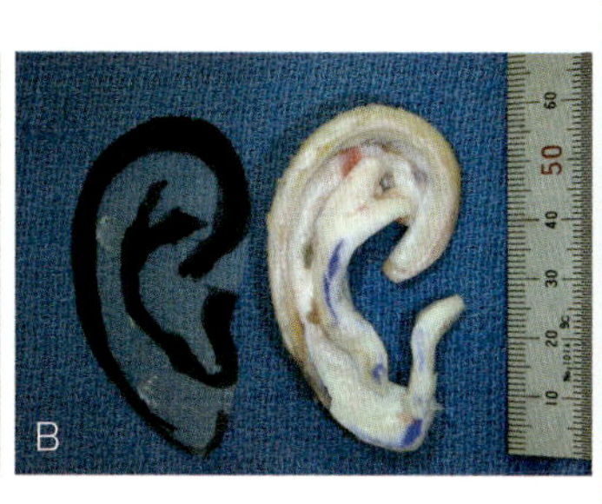

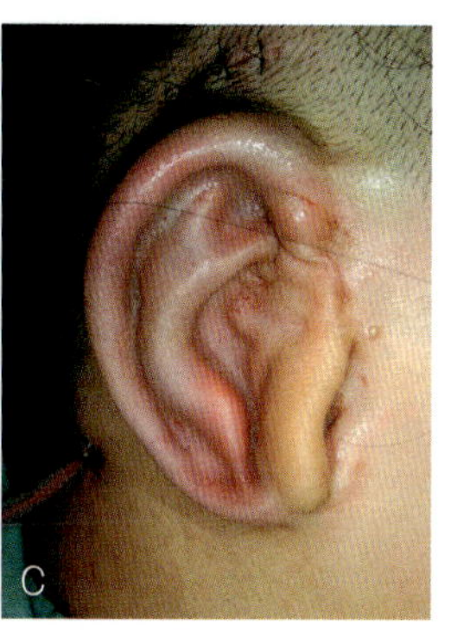

図 10-2 小耳症の手術（2 期目手術）（文献 1，p.1071 より引用，一部改変）

A．2 期目手術の術中所見．3本の自家肋軟骨を採取した．
B．2 期目手術の術中所見．肋軟骨フレームワークを作製し，皮膚を拡張して作製した皮下ポケットに移植する．
C．2 期目手術の終了時の状態．

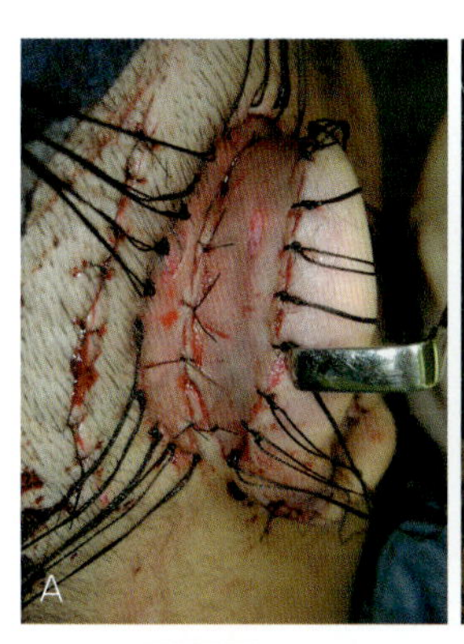

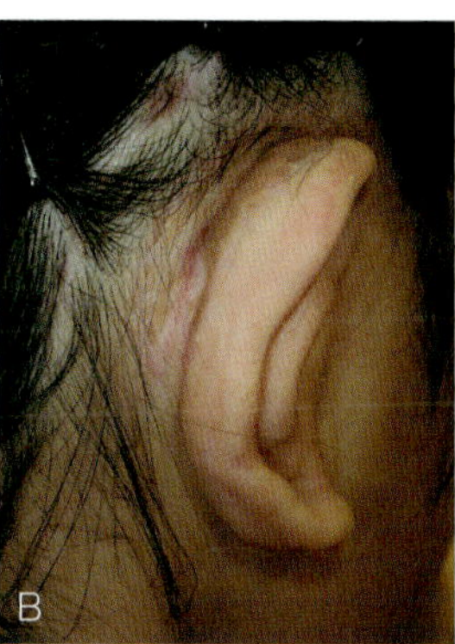

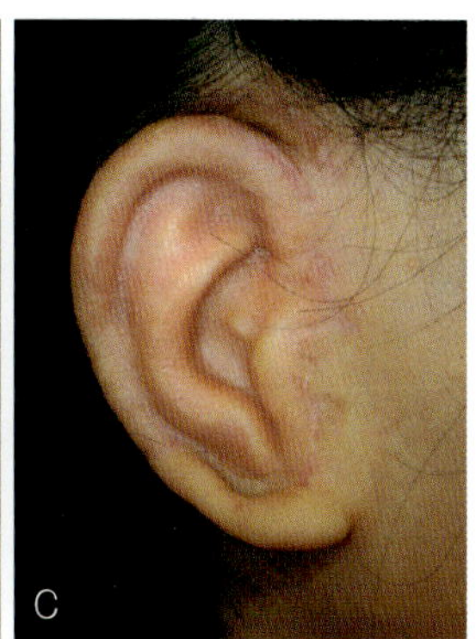

図 10-3 小耳症の手術（3 期目手術）（文献 1，p.1071 より引用，一部改変）

A．3 期目手術の手術終了時の状態．耳介を挙上して耳介側頭溝を形成し，鼠径部から全層植皮する．
B．術後所見．耳介側頭溝が形成されている．
C．術後所見．3 期目手術で耳垂位置も修正する．

にくいことなど課題が多いため，本人にも十分なインフォームド・コンセントが可能となる年齢まで待つことが望ましいと考えられる[7]．

絞扼耳については，変形が軽微である場合には経過観察とする．変形が目立つ場合，肋軟骨移植による耳介形成術が必要となることが多く，整容性と手術侵襲を踏まえて手術の適否を家族と相談する．

■ 文献

1) 彦坂信，金子剛．耳のかたちがおかしい．小児科．58 (9)，2017，1069-75.
2) 福田修．"副耳"．耳介の形成外科．福田修ほか編．東京，克誠堂出版，2005，252-7 (形成外科手術手技選書，3).
3) 福田修．"先天性耳介瘻孔"．前掲書 1)，239-51.
4) Matsuo, K. et al. Nonsurgical correction of congenital auricular deformities. Clin Plast Surg. 17 (2), 1990, 383-95.
5) 金子剛．"小耳症・外耳道閉鎖症"．よくわかる子どものための形成外科．中島龍夫編．大阪，永井書店，2005，265-72.
6) Reinisch, JF. et al. Ear reconstruction using a porous polyethylene framework and temporoparietal fascia flap. Facial Plast Surg. 25 (3), 2009, 181-9.
7) 耳介先天異常診療ガイドライン作成部門．"耳介先天異常診療ガイドライン"．形成外科診療ガイドライン 4　頭蓋顎顔面疾患（主に先天性）．日本形成外科学会／日本創傷外科学会／日本頭蓋顎顔面外科学会．東京，金原出版，2015，81-101.

2 口唇口蓋裂

吉田　聖

病態

口唇系組織は胎生4～7週，口蓋の組織は7～12週ごろに形成される．その時期に何らかの異常が生じると口唇口蓋裂が発生する．日本人では約500人に1人発生するといわれていて白人や黒人に比べて多い[1)]．手足や心臓，頭蓋，顔面などの他の合併症を伴って発症する場合や，Pierre Robin（ピエール ロバン）症候群，Down（ダウン）症候群，Treacher Collins（トリーチャー コリンズ）症候群，第1第2鰓弓症候群など大きな症候群の一症状として発症する場合もある．このような特別な症候群を除いて，原因として遺伝形式は多因子遺伝と考えられ，単一の遺伝子により発現するものではない．環境因子[2)]としては喫煙，アルコールなど種々の因子が発症に関与しているといわれている．また，ビタミンや葉酸の摂取が口唇口蓋裂発症率を下げるとの報告もある[3)]．口唇口蓋裂の発症に関しては，遺伝的要因と環境要因が複雑に関与していると考えられる．

診断

1 分類（図1）

口唇裂は裂が片側のみか両側かで片側唇裂，両側唇裂に分けられる．またその程度により不完全唇裂，完全唇顎裂に分けられる．口蓋裂は唇裂，顎裂を伴う唇顎口蓋裂，軟口蓋と硬口蓋に裂がある硬軟口蓋裂，軟口蓋のみの軟口蓋裂，口蓋垂のみの口蓋垂裂，肉眼的に裂は存在しないが，口蓋筋群が連続性を欠き言語障害により診断される粘膜下口蓋裂がある．

2 解剖

① 上口唇，外鼻の名称（図2）

上口唇部は赤唇と白唇に分けられる．赤唇正中の膨らみを上唇結節，正中上縁をその形からキューピッド弓という．白唇正中のくぼみを人中，頭側に続く鼻孔の間を鼻柱，鼻孔の外側を鼻翼という．

② 口輪筋の走行（図3）

口輪筋は口唇周囲にあり，口唇をすぼめる働きをする．唇裂の患児では口輪筋の走行異常があり，片側唇裂では健側の口輪筋は鼻柱に向かって，患側では鼻翼基部に向かって走行する．手術の際には裂を閉鎖するだけでなく，口唇の機能を回復するため，口輪筋を正常な走行に戻すことが重要である．

③ 口蓋の名称（図4）

口蓋は，前方の骨で構成される硬口蓋と，後方の筋肉が主体の軟口蓋，口蓋垂からなる．軟口蓋は呼吸，構音，嚥下に深く関与している．特に咽頭と鼻腔を遮断する鼻咽腔閉鎖機能は重要である．口蓋裂の患児は軟口蓋筋群の断絶により鼻咽腔閉鎖機能不全となることがある（図5）．発語時に空気が鼻から漏れてしまい開鼻

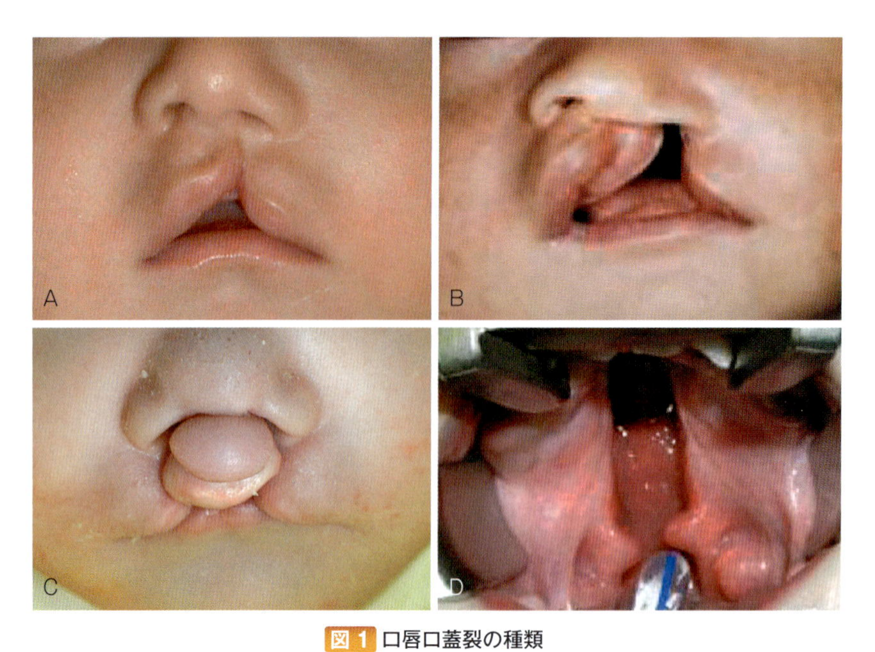

図 1 口唇口蓋裂の種類

A. 右不完全唇裂, B. 左完全唇裂, C. 両側唇裂, D. 硬軟口蓋裂.

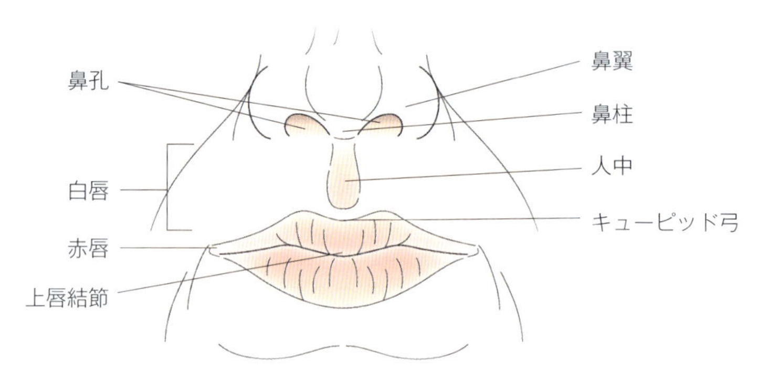

図 2 上口唇, 外鼻の名称

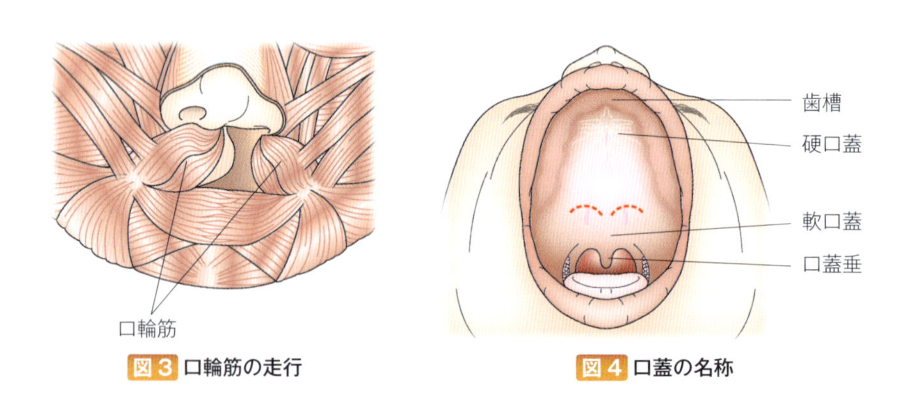

図 3 口輪筋の走行

図 4 口蓋の名称

声となったり，嚥下時に食物が鼻腔へ逆流したりする．口蓋裂の治療に当たり鼻咽腔閉鎖機能獲得は重要なポイントである．

また，口蓋筋の中で口蓋帆張筋は収縮することで，耳管を広げる働きをもつ．口蓋裂児は口蓋帆張筋の走行異常があり耳管機能不全を起こし，滲出性中耳炎となりやすい．

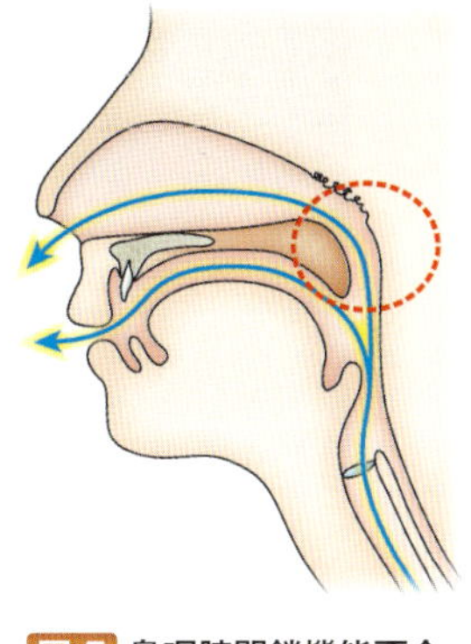

図5 鼻咽腔閉鎖機能不全

治療

口唇口蓋裂に対する治療は外科的な治療のみならず，歯列矯正や構音訓練，滲出性中耳炎に対する耳鼻科的治療，心のケアとしてのカウンセリングなど多くの専門家によるチーム医療が必要である．図6に治療の流れを示す。

1 口唇裂

口唇裂は胎生20週ごろよりエコーにて診断可能である．出産前にカウンセリングにより治療の流れを理解することは，母親の精神面で良い結果をもたらすとの報告が多い[2]．

出生後手術の前に裂の拡大を予防し，周囲の組織を含め正常な位置に近づける目的で口蓋床やテーピングによる術前矯正が行われる．

口蓋床としてHotz（ホッツ）床が広く使われているが，組織を正常な位置に誘導する矯正だけでなく，ミルクの鼻腔への漏れを防止し，鼻腔粘膜を保護し，舌の位置の安定化を促す効果もある．口蓋床に鼻の矯正を目的とした鼻用ステントを付与したNAM（nasoalveolar molding plate）を使用する場合もある（図7）．

口唇裂初回手術は生後3カ月，体重6 kgを越した時期に行われることが多い．片側唇裂ではMillardによるrotation-advancement法（図8）をアレンジした方法が広く行われている．患側

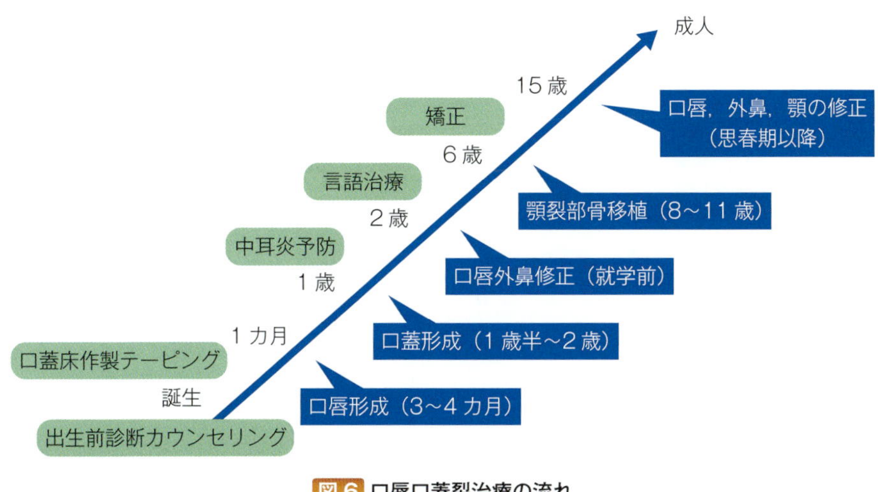

図6 口唇口蓋裂治療の流れ

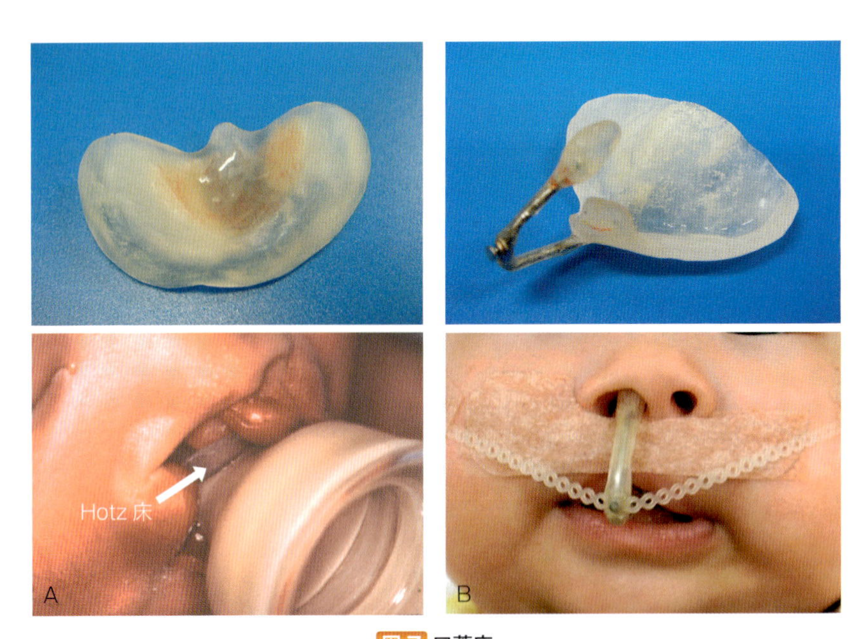

図 7 口蓋床

A. Hotz 床, B. NAM (Nasoalveolar Molding Plate).
(九州大学病院顎口腔外科　光安岳志先生よりご提供)

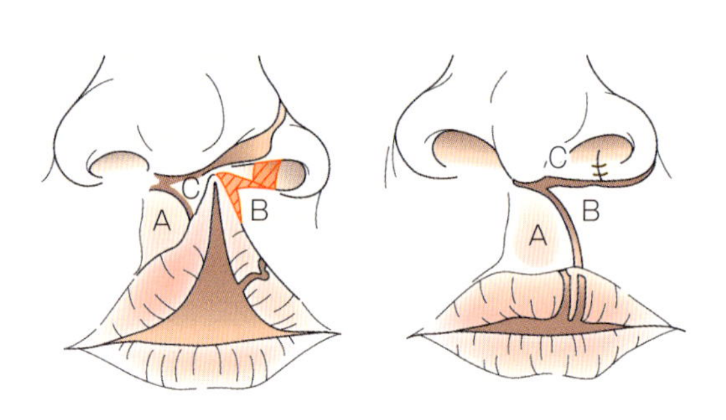

図 8 Millard 法

の白唇を回転下降し，外側唇を中央側へ進展する方法で，さらにキューピッド弓の形を改善する目的で白唇赤唇移行部に小三角弁を入れるなどの工夫を行っている．皮膚，口輪筋，粘膜を各層で縫合し，皮膚の縫合線は，可能な限り患側の人中に沿うように縫合する（図 9）．また両側唇裂では Mulliken 法[4]（図 10，11）などが広く行われているが，片側に準じて左右の裂を 2 回に分けて行う施設もある．

術後数カ月鼻孔プロテーゼを装用し，創部にテーピングを行う（図 12）．

成長に伴い外鼻を含む変形や瘢痕が目立つ症例に対しては，外鼻形成や瘢痕二次修正術を行うことがある．

2 口蓋裂

口蓋形成術の手術は生後 12～24 カ月で行う．早期に口蓋閉鎖を行ったほうが鼻咽腔閉鎖機能を獲得でき構音機能に関しても良好だが，顎発育が急速に起こる時期に侵襲の大きな手術を行うと，顎発育に影響があるとされている[2]．

手術としては口蓋の粘骨膜弁を後方にずらし縫合することで裂を閉鎖し，鼻咽腔閉鎖機能を

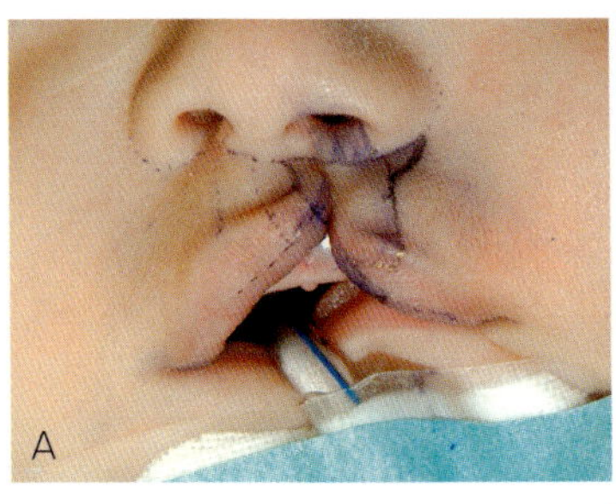

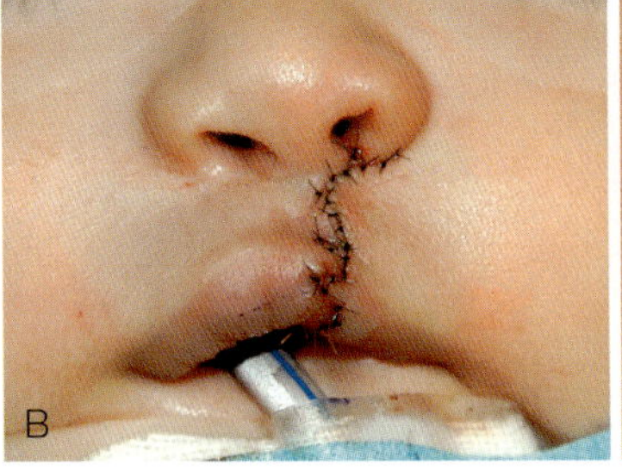

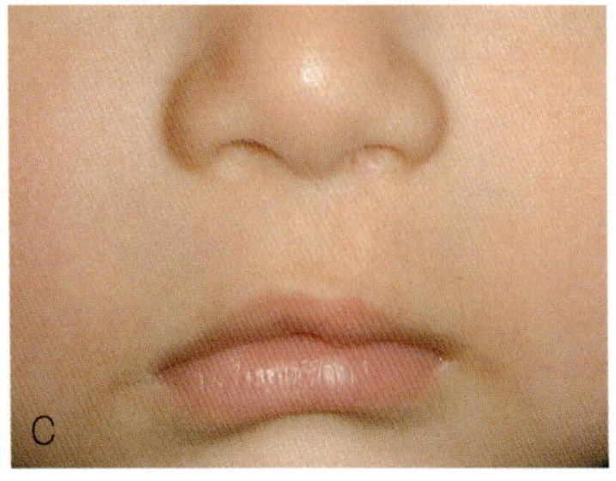

図9 Millard変法による片側唇裂症例

A. デザイン，B. 閉創時，C. 術後1年の状態.

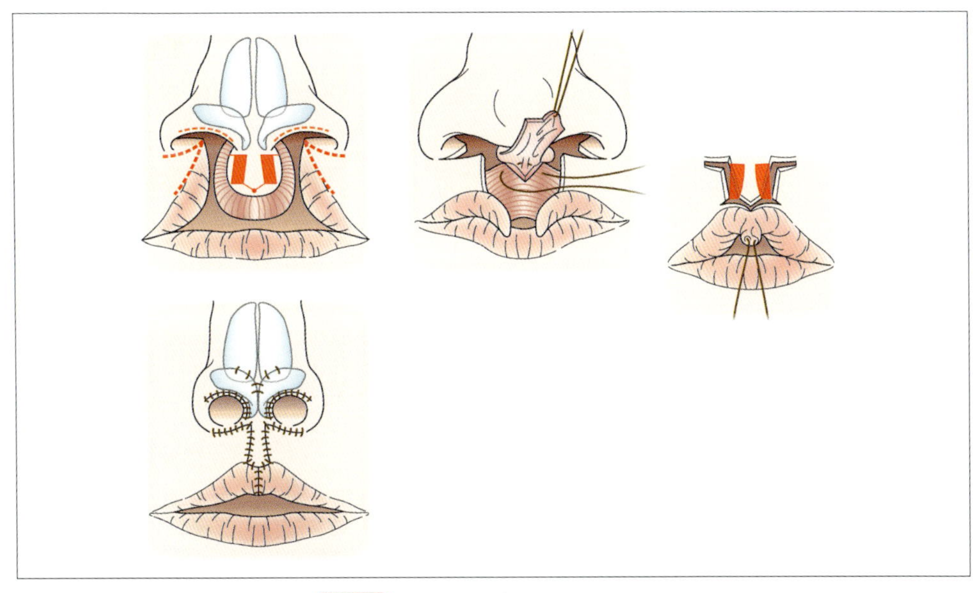

図10 Mulliken法（文献3より作成）

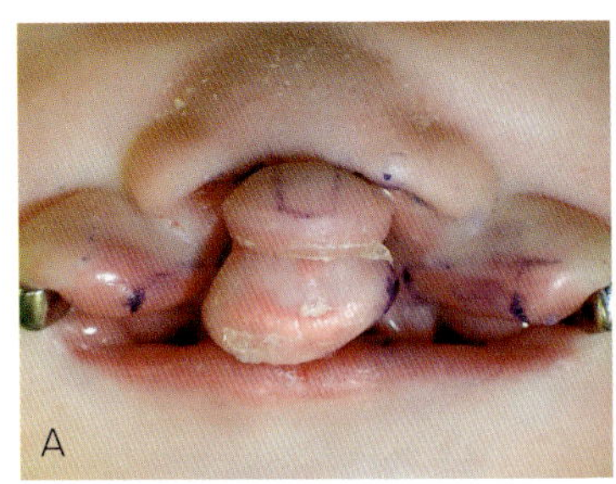

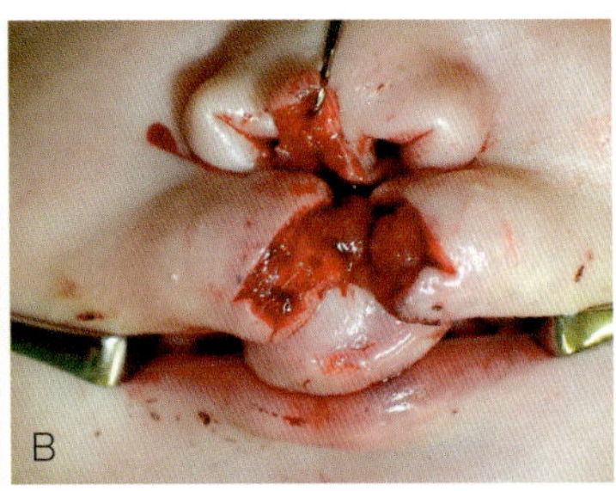

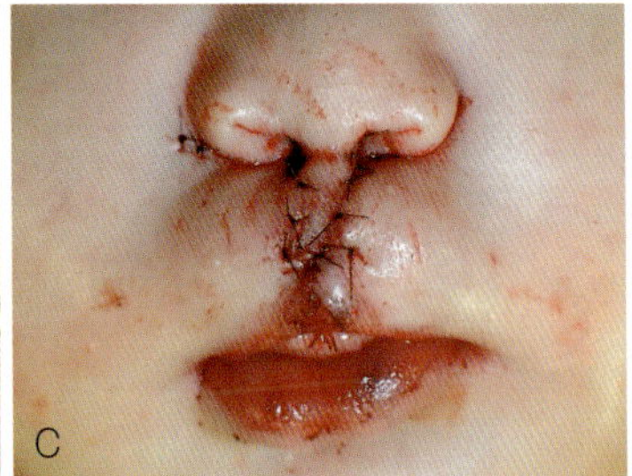

図11 Mulliken法による両側唇裂手術

A. デザイン，B. 術中所見，C. 閉創時.

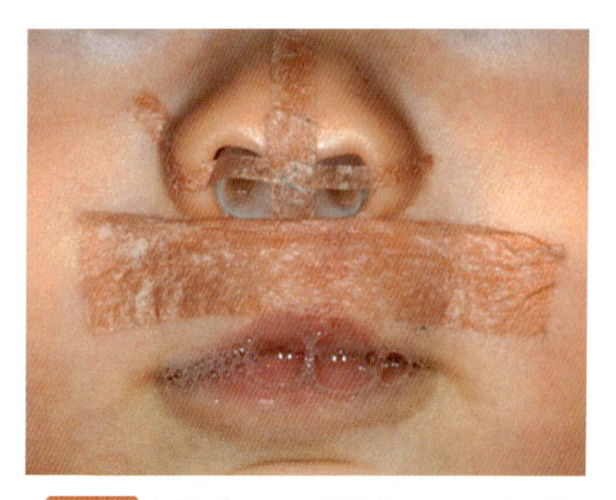

図 12 鼻孔プロテーゼ装着，テーピング

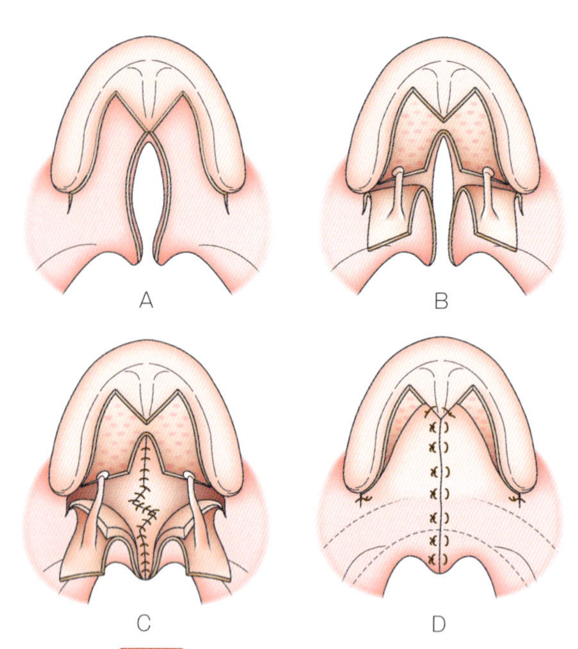

図 13 口蓋形成術（push back 法）

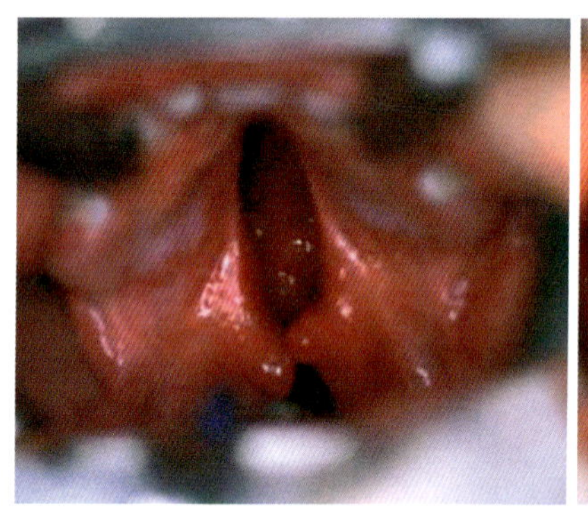
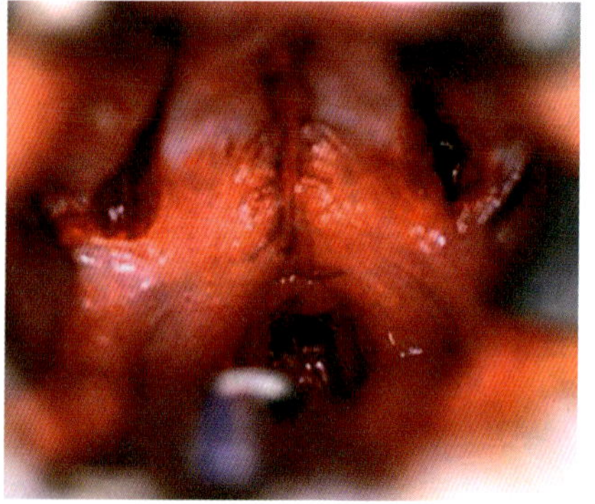

図 14 口蓋形成術（push back 法）術中所見

改善する push back 法（図 13，14）が広く行われていた．しかし，口蓋の骨膜を剝がし骨創面が露出することにより瘢痕が生じ，上顎の発育障害を呈することが指摘されてきた．最近では上顎成長に配慮して，骨膜を温存する push back 法や，軟口蓋筋群の再建は行うが，後方移動しないで裂を閉鎖する two-flap 法[5]，Z 形成術を使った Furlow（ファーラー）法[6] なども行われている．滲出性中耳炎を認める症例では，聴力障害のため言語発達に支障を来す恐れがある．そのため耳鼻咽喉科医により鼓膜チューブ留置を行う．

幼児期に入ると鼻咽腔閉鎖機能，構音機能の評価を行う．鼻咽腔閉鎖機能不全を認める場合は，スピーチエイド，パラタルリフトなどの口蓋に装着する発音補助装置を使用するか，外科的に咽頭弁法などの手術行う．さらに必要に応じて言語聴覚士による構音訓練を行う．

口唇口蓋裂児は上顎の発達障害のため，上顎より下顎が突出した反対咬合となりやすく，また顎裂により歯列の乱れも生じるため不正咬合となりやすい．良好な咀嚼，構音機能獲得のため歯科矯正治療は重要である．

乳歯列期，混合歯列期では顎骨成長のコントロールと歯列移動の目的で矯正を行い，その後8〜11歳に歯牙の萌出誘導目的に顎裂への腸骨海骨移植[7]が行われる．永久歯が生えそろった後正常な咬合を得るために歯科矯正治療を行う．それでも上下顎の位置が大きくずれていて正しい咬合を得ることが難しい場合，顔面骨の成長が終わった時期に上下顎骨切りなど外科的治療を行う．

その他瘢痕が目立つ場合は瘢痕形成や，外鼻の歪みがある場合は外鼻形成などを行う．

このように口唇口蓋裂の治療は長期にわたり，形成外科，歯科，耳鼻咽喉科，小児科，麻酔科，カウンセラー，言語聴覚士，看護師など多様な職種によるチーム医療が重要である．

■ 文献

1）吉村陽子．“第3章 先天異常 口唇・口蓋 A. 唇裂”標準形成外科学．第6版．平林慎一ほか編．東京，医学書院，2011，95-100.

2）土佐泰祥ほか．“1章 口唇裂．1 疫学・診断”形成外科診療ガイドライン4—頭蓋顎顔面疾患（主に先天性）．日本形成外科学会ほか編．東京，金原出版，2015，5-11.

3）Mitchell, LE. et al. Retinoic acid receptor alpha gene variants, multivitamin use, and liver intake as risk factors for oral clefts: a population-based case-control study in Denmark, 1991-1994. Am. J. Epidemiol. 158（1), 2003, 69-76.

4）Mulliken, JB.Bilateral cleft lip.Clin Plast Surg. 31（2), 2004, 209-20.

5）Bardach, J. et al. Influence of two-flap paltoplasty on facial growth in rabbits. Cleft Palate J. 16（4), 1979, 402-11.

6）Furlow, LT Jr. Cleft palate repair by double opposing Z-plasty.Plast Reconstr Surg. 78（6), 1986 ,724-38.

7）Boyne,PJ.et al. Secondary bone grafting of residual alveolar and palatal clefts. J Oral Surg. 30（2), 1972, 87-92

3 正中頸嚢胞（甲状舌管嚢胞）

小野　滋

病 態

甲状腺は発生過程において頸部前面を下降しながら発育し，気管前面で甲状軟骨と輪状軟骨にまたがって胎生7週ころに完成する．この甲状腺の下降に伴って舌盲孔から甲状舌管が伸びるが，甲状腺の完成後，舌骨により隔離され，内腔は閉鎖し吸収され消滅する．この甲状舌管が吸収されないまま遺残すると正中頸嚢胞（甲状舌管嚢胞）となる．正中頸嚢胞の発生部位は甲状舌管の下降経路となる舌盲孔に接する部位から，舌骨背面，甲状軟骨前面などから胸骨上縁までの正中線に沿ったどの部位にも発生するが，舌骨下に最も多く認められる．

診 断

臨床症状としては，前頸部正中，舌骨前方に無痛性の弾性軟の表面平滑な球状腫瘤として触知することが多く，大きさは小豆大からクルミ大までさまざまである（図1）．感染を生じなければ無症状であることが多く，自発痛，圧痛などの自覚症状に乏しい．感染を起こすと腫脹や発赤，圧痛などの炎症所見のほか，自潰して膿性の粘液分泌物を排出する．感染を繰り返すと硬結として触知するようになり，また表皮に瘻孔を形成することも多い．また，家族から口臭が強いとの訴えを聞くこともある．

診断のための検査は超音波検査が有用で，嚢胞性病変の確認とともに舌骨との位置関係や瘻管を同定することも可能である．MRI検査も有効であり，嚢胞性病変のみならず瘻管の描出にも優れている．鑑別診断には甲状腺腫，異所性甲状腺，類皮嚢腫，類表皮嚢腫，リンパ節などがあるが，特に異所性甲状腺との鑑別が重要で，超音波検査や甲状腺シンチグラフィが有用である．

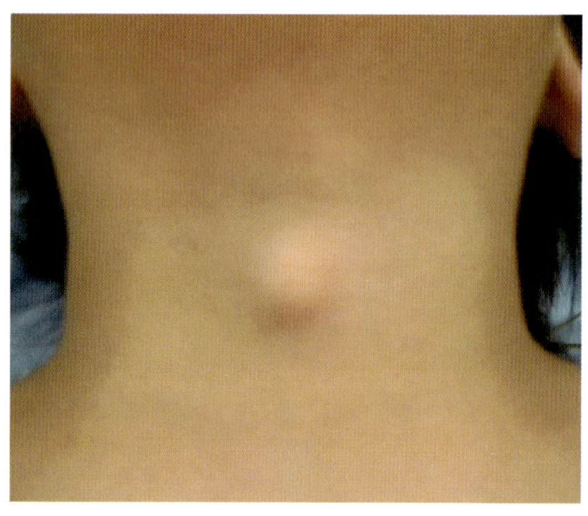

図1 頸部外観

治療・予後

治療の基本は炎症所見のない時期に手術にて完全切除を行うことである．成人期まで放置することで，約10%の症例に癌化が認められるとの報告[1]もあり，確定診断後は可及的早期の手術が必要である．感染症例に対しては，抗菌薬投与にて炎症所見の改善を待ってから手術を行う．

手術は舌骨中央の部分切除を含めた嚢腫，瘻管の完全切除を施行する（シストランク法）．嚢腫あるいは瘻管を全周性に剝離し，付着している舌骨を1cmほど部分切除する．さらに索状物を確認しながら舌盲孔近くまで完全切除する．術中に助手に口腔内に手指を挿入してもらい舌盲孔を圧迫してもらうことは有用である．舌骨を合併切除しないと再発の可能性が高くなる．また，瘻管が途中で分岐している症例も報告[1]されており，取り残すことがないように術中所見に注意を要するため，術前・術中の瘻管内への色素の注入は有用である．

術後は創感染に注意を要するが，経口摂取などは通常問題なく，再発がなければ予後は良好である．

こんな看護が必要です

- 手術侵襲の不安に対する術前看護 （p.230，p.232）
- 頸部の腫脹に対する術前・術後看護 （p.232）
- 術後の疼痛や違和感に対する看護 （p.232）

■ 文献

1）堀澤稔ほか．甲状舌管嚢胞：甲状舌管の基本的走行と手術法（総説）．耳鼻咽喉科臨床．105(6)，2012，587-98.

頸部・胸部

4 頸部リンパ管腫（リンパ管奇形）

小野　滋

病態

リンパ管腫は先天性に認められる大小さまざまな大きさのリンパ嚢胞を主体とする良性の腫瘤性病変である．近年は腫瘍ではなく，血管・リンパ管の先天性奇形の一種と考えられるようになり，国際分類（ISSVA 分類；The International Society for the Study of Vascular Anomalies）でも，リンパ管奇形（lymphatic malformation）と表記されているが，わが国ではまだリンパ管腫と呼ばれるほうが多い．組織学的にも腫瘍ではなく，あくまでも腫瘍性病変であり，拡張したリンパ管組織からなるリンパ系の奇形性病変である．

発生率は 6,000～16,000 出生に 1 例とされており，およそ半数の症例で出生時より腫瘤として認められる．大多数（およそ 80% 以上）の症例では 2 歳までに何らかの症状を呈する．発生率に男女差は認めない．

診断

1 胎児診断

近年の胎児診断の進歩に伴い，出生前診断される症例が増加しており，症例全体の 10% 以上になっている．好発部位は頸部，腋窩，体幹，四肢であり，胎児超音波検査にて嚢胞性病変あるいは腫瘍性病変として認められる．胎児 MRI 検査を追加施行されることも多く，診断は比較的容易である．また，胸腔内や腹腔内に認められることもあり，胎児胸水，胎児腹水の原因となり，重症例では胎児水腫を呈することもある．

2 臨床症状

リンパ管腫の臨床症状は外観上の腫瘤として認められることが多い．局所の感染を伴うと発赤・腫脹・疼痛を認め，感染を契機にリンパ管腫の存在に気付かれることもある．出生前診断症例を含め新生児期に認められる巨大な頸部リンパ管腫症例では，気管の圧迫による呼吸障害が認められることがあり注意を要する（図 1）．

3 診断および分類

超音波検査，MRI を中心とした画像検査により診断は比較的容易である．画像診断をもとにした嚢胞の大きさによる分類が行われており，

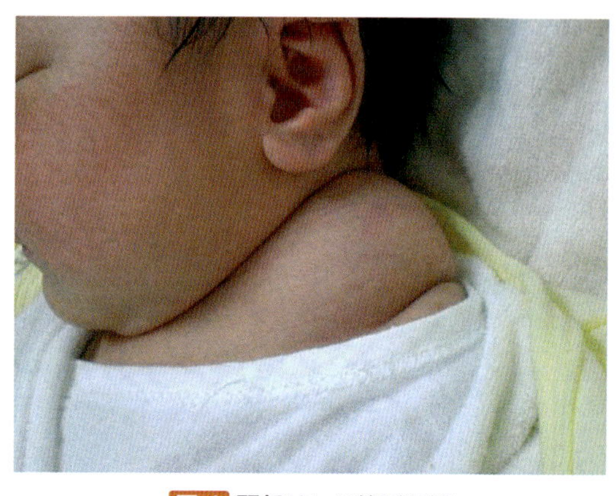

図 1 頸部リンパ管腫外観

以前は単純性，嚢胞状，海綿状に大別されていたが，最近ではmacrocystic type，microcystic type，mixed typeに分類されることが多い．macrocystic typeは，嚢胞径が1 cm以上のもので，頸部や腋窩に好発し，しばしば生命の危険を伴う．microcystic typeは嚢胞径が1 cm以下のリンパ嚢胞の集簇で，舌，顔面，体幹壁，四肢に多くみられる．縦郭や後腹膜に発生し，胸水・腹水の原因となることがある．

この形態的分類は後で述べる治療効果と密接な関わりがあり，治療戦略を考える上で重要である．また，先述した頸部や上縦隔のリンパ管腫症例では，胎児期も含めて，超音波検査やMRIにて病変の部位，範囲，そして大血管や気管などの周囲臓器との位置関係を把握しておくことが重要である．特に胎児診断症例では，胎児診断に基づいた計画分娩や適切な周産期管理が患児の予後の向上に寄与する．

治療・予後

1 治療戦略

治療に関しては，胎児診断例や新生児症例は生後数週間のうちに自然に縮小する症例も多く認められることから，経過観察が第一選択である．しかし，巨大頸部リンパ管腫による気道閉塞などの病態を有する症例では，致死的状況を回避するために緊急気管切開術や挿管呼吸管理など適切に対応する必要がある．経過観察にて縮小傾向のみられない症例に対しては，硬化療法あるいは外科的切除術が行われ，両者を組み合わせて施行することで一定の治療効果が上がっている．しかし，リンパ管腫の部位や周囲組織への広がりから治療に難渋する症例や硬化療法に治療抵抗性の病変も少なくない．さらに，年長児においては美容的問題もあり，個々の症例に応じた治療戦略が必要となってくる．

2 硬化療法

硬化療法に関しては，国内で用いられている主な薬剤は抗悪性腫瘍溶連菌製剤であるOK-432（ピシバニール®），ブレオマイシン，エタノールなどである．ブレオマイシンは間質性肺炎などの副作用の点から使用頻度は以前に比し て減少しているが，症例を選んで行われている．また近年，エタノールによる硬化療法が有効であったとの報告が散見される．そしてわが国で最も多く使用されているのはOK-432である．現時点では，硬化療法は使用する薬剤によらずmacrocystic typeに有効例が多く，microcystic typeでは縮小効果が少ない．効果不良例に対しては，硬化療法後の外科的切除の併用が検討される．

3 OK-432による硬化療法の実際

OK-432（ピシバニール®，中外製薬）は，悪性疾患に伴う胸腹水の治療などに用いられていたが，1984年にリンパ管腫に対する硬化療法に用いられて以降，国内外での良好な治療成績が報告され[1]，リンパ管腫に対する硬化療法の第一選択薬となっている．

新生児，乳児をはじめとして，小児においては基本的に全身麻酔下に硬化療法を行っている．学童期の患児においても顔面や舌の病変に対しては全身麻酔下の治療が望ましい．OK-432 0.1 mg（1単位）を生理食塩水10 mLに溶解希釈し，0.1 KE/mLのOK-432溶解液を作製する．超音波検査にて病変部を確認後，リンパ管腫を穿刺し内容液を吸引後，OK-432溶解液を局所注入する（図2）．macrocystic typeに対しては，可能な限り溶液を吸引後，同量の

OK-432溶解液を注入するが，microcystic typeに対しては，十分に吸引できないことも多く，3，4カ所に分けて1単位を局所注入している．また，頸部や縦隔など気管周囲に病変が広がっている可能性がある症例では，溶液内に造影剤を混入し，術中透視下にOK-432の広がりを確認するようにしている．治療1回におけるOK-432の最大投与量は2単位までとしているが，治療回数や総投与量に上限はなく，縮小効果が認められれば少なくとも6週間以上の間隔をあけて繰り返し施行することが可能である．われわれは縮小効果が認められなくても，6〜8週間あけて少なくとも2回は施行し効果判定を行うこととしている（図3）．

OK-432硬化療法の副作用としては，3〜4日続く38℃以上の発熱と1週間程度の局所の腫脹，圧痛，熱感などの炎症所見のみであり，皮膚の瘢痕形成や周囲組織への機能障害を残さないため，術後の整容性の面からも優れている．頸部や縦隔のリンパ管腫に対しては硬化療法後の局所の腫脹により呼吸状態の悪化を来さないか注意が必要である．

4 外科的切除術

外科的切除術は，古くから行われてきた治療法の一つであるが，術中出血や術後のリンパ漏などの問題があり，また完全切除が困難な場合は病変の再増大を認めることから，その適応は慎重に検討するべきである．しかし近年，

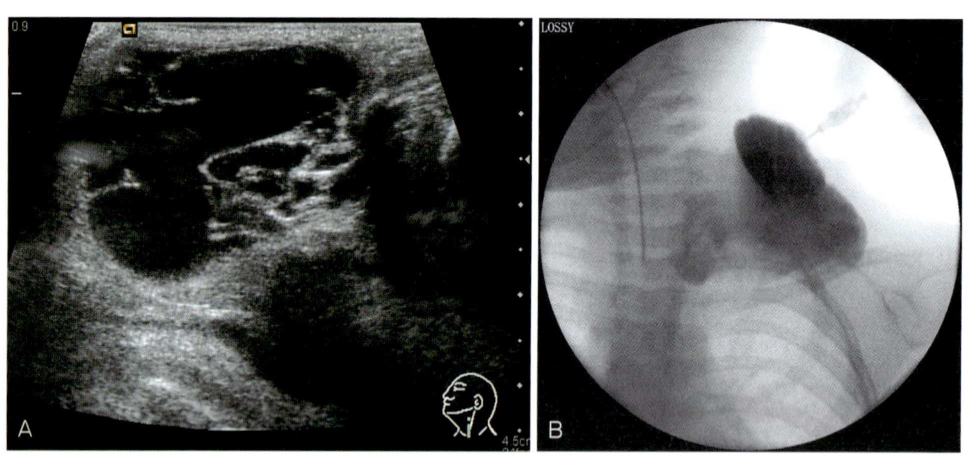

図2 硬化療法 超音波検査（A）と術中造影（B）

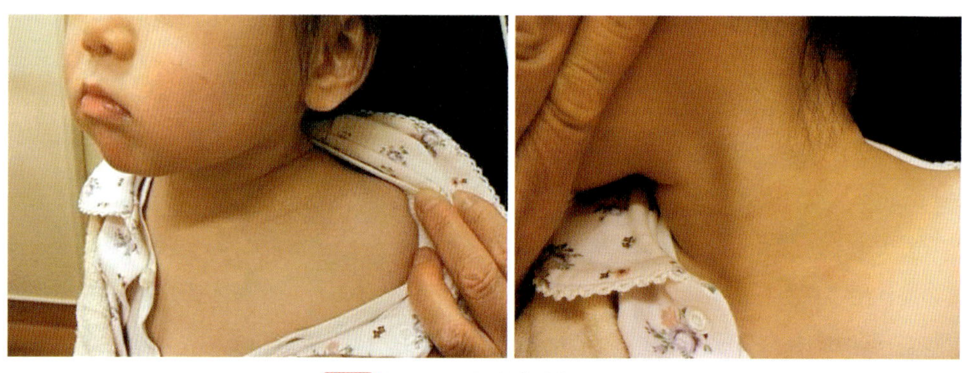

図3 OK-432硬化療法後6カ月

LigaSure™(Medtronic, USA) や ENSEAL®(Ethicon, USA) などの新しいエネルギーデバイスを用いた切除術の報告が散見され，術中出血の減少や手術時間の短縮，術後リンパ漏の軽減に有効である．今後，外科的切除術の適応が広がると考えられている[2]．

術中は，リンパ管奇形の切除予定線を常に立体的に認識して，周囲の重要組織を確認しながら切除を進める．周囲組織に重要血管や神経が走行している顔面や頸部の病変の切除では，一層残した層で切離を進めることで周囲の重要臓器の損傷の危険性をさらに減らすことができる．一方，腹壁や体幹部の病変などで境界が不明瞭な症例では，十分に周囲のリンパ管をシーリングしながらクリアな術野で切離を進めることが可能である（図 4）．術後の創部内へのドレーン留置は感染のリスクもあり議論のあるところであるが，われわれは細い J-VAC ドレーンを留置し，数日の陰圧管理後早期に抜去するようにしている．

術中・術後合併症については，リンパ管腫の初回手術の術後合併症は 30% 前後に及ぶとの報告もあるが，新しいエネルギーデバイスは先端周囲への熱拡散が少ないため，術中侵襲が少なく，上手に操作して切除フインを決定することで，周囲の神経損傷や不要な出血を抑えることが可能である．また，リンパ管は血管より内圧が低く内腔を十分にシーリングすることができるため，術野をドライに保つことが可能で，術直後のリンパ漏はほとんど認めない．さらに，硬化療法後に外科切除術を施行することに関して，硬化療法による炎症惹起後の癒着などの影響で切除術がより困難になるということはあまり問題にならず，術後成績は満足できるものである（図 5）[2]．

5 難治性症例への対応

厚生労働省の難治性疾患等克服研究事業として行われたリンパ管腫患者の全国調査[3]によると，病悩期間が 1 年以上，microcystic type，病変の最大径が 5 cm 以上，頭頸部病変，硬化療法・手術を含めて治療回数が 5 回以上，そして治療反応不良などが，重症度・難治性度に深く関わっている．

頸部，気管周囲など局在性による難治性症例に対しては，適切な気道確保・呼吸管理を行い硬化療法を施行する．占拠範囲が大きい難治性

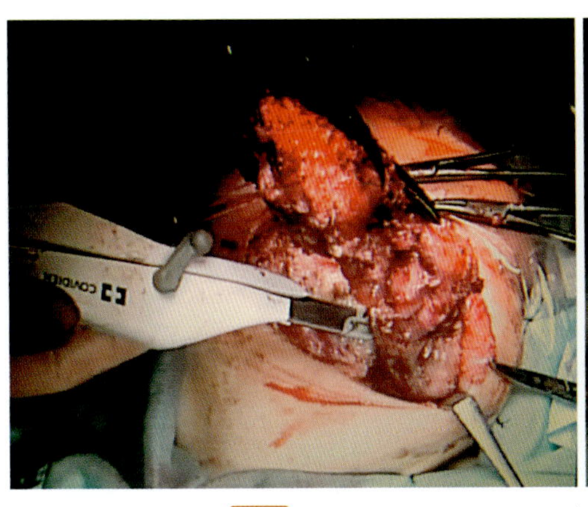

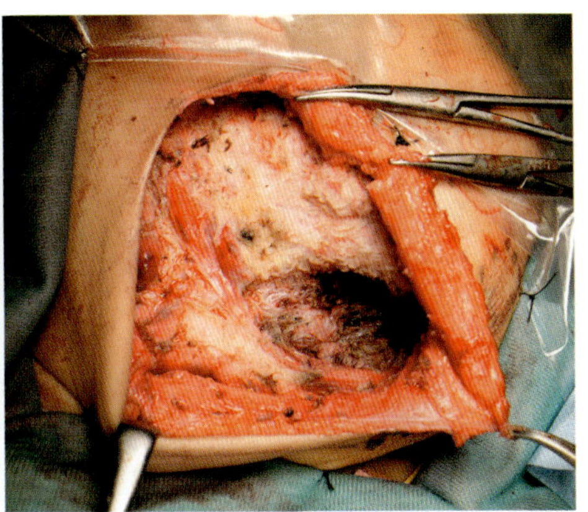

図 4 リガシュア（LigaSure™）を用いた切除術（文献 2 より）

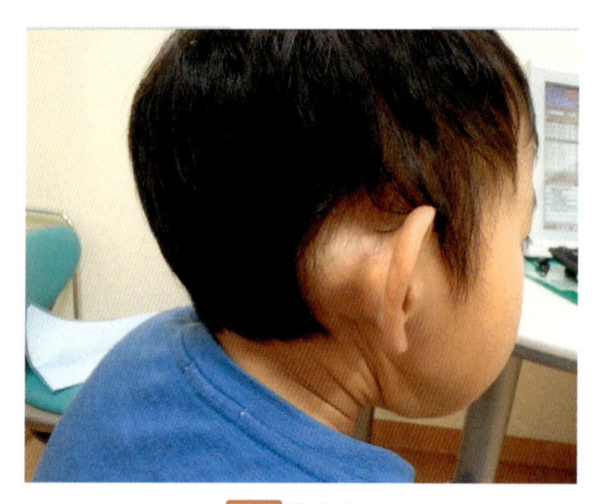

図5 術後外観

症例や硬化療法に反応不良な難治性症例に対しては，切除可能領域であれば硬化療法後に新しいエネルギーデバイスを用いた外科的切除術を積極的に取り入れることで治療効果が得られる可能性がある．

6 まとめ

頸部リンパ管腫は出生後自然縮小する症例が少なからず認められるため，呼吸障害などの症状を認めなければ，生後1〜2カ月は経過観察とした後，OK-432による硬化療法を検討する．出生前診断される巨大な頸部リンパ管腫症例では，出生後の気道確保を含めた周産期管理が重要である．硬化療法はmacrocystic typeに有効例が多く，microcystic typeでは縮小効果が少ない．硬化療法に対する効果不良例に対しては，硬化療法後に新しいエネルギーデバイスを用いた外科的切除術の併用が有用である．

こんな看護が必要です

・呼吸管理に関する術前看護（p.230，p.233）
・硬化療法に対する術後看護（p.233）
・切除術後の創部に対する看護（p.233）

■ 文献

1）荻田修平．リンパ管腫のOK-432局注療法による治療．小児外科．25，1993，371-6.
2）小野滋ほか．リンパ管腫に対する外科治療：リンパ漏防止手術．小児外科．48(12)，2016，1303-8.
3）藤野明浩（研究代表者）．日本におけるリンパ管腫患者（特に重症患者の長期経過）の実態調査及び治療指針の作成に関する研究；平成21年度総括研究報告書．厚生労働科学研究費補助金 難治性疾患克服研究，2010.

5 漏斗胸

小野　滋

病態

漏斗胸は胸骨下部を中心とした前胸部の陥凹を主訴とする疾患であり，陥凹の程度はさまざまで，左右対称のものから胸骨のねじれを伴う非対称の変形まで個人差が大きい．前後に扁平な胸郭を認めることが多く，男児に多いとされている．陥凹は乳児期から認められることが多いが，年齢とともに進行することがある．陥凹の原因は肋軟骨の過形成とする説もあるが詳細は不明である．家族内発生が約30％に認められるとされており，またMarfan（マルファン）症候群に合併することも多いため遺伝性素因の関与が考えられているが，気管支喘息などの呼吸負荷に伴い前胸部の陥凹が次第に出現してくることもある．一方で，成長とともに目立たなくなることもあり，患児や家族の希望を踏まえた上で，手術適応や手術時期について十分に説明する必要がある．

診断

外観の視診で診断は容易であるが，陥凹の程度と左右対称性の評価が大切である．胸部単純X線の正面，側面像を撮影し，心陰影の偏位や陥凹の程度を評価する．術前検査として胸部CT検査を施行し，胸郭横経に対する胸骨後面から椎体前面までの距離の比率（CT index）で陥凹の程度を客観的に評価し，手術適応の参考にする（図1）．その他，年長児であれば手術前後の呼吸機能評価を行うこともある．

臨床症状は特に認めないことが多く，いわゆる見た目の問題で本人や家族から手術治療を希望されることが多い．幼児期は風邪をひきやすいなど呼吸器の易感染性を認めることがあるが，思春期以降は労作時の呼吸苦や易疲労感，まれに胸部の圧迫感や胸痛を訴えることがある．幼稚園以降になると他人と違うことを気にしたり，いじめの対象になって悩んだりという精神面での問題が挙げられる．また，就学時の心電図検査で不完全右脚ブロックや右軸偏位などの異常所見を指摘され，受診されることも多い．呼吸機能検査では肺活量の低下や1秒率の低下が認められる．

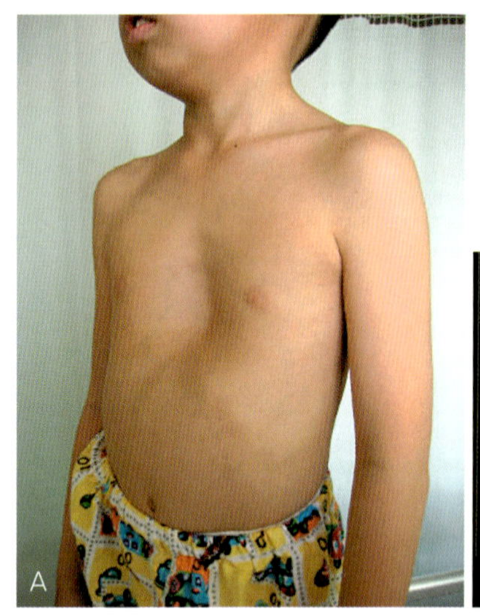

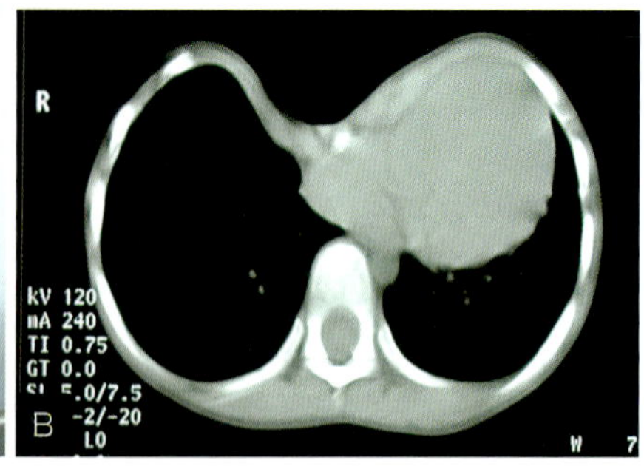

図 1 術前胸部外観（A）と胸部 CT（B）

治療・予後

学童期以前は経過観察が基本であるが，年齢とともに改善傾向が認められなければ，本人，家族の希望により手術による矯正術を施行する．以前は胸骨と肋骨を一塊に切離して翻転させる胸骨翻転術や，変形した肋軟骨を左右数本ずつ切除し胸骨を持ち上げる胸骨挙上術（Ravitch（ラビッチ）法）などが行われていたが，手術侵襲が大きく手術適応は限られていた．1998 年に報告された Nuss（ナス）法[1]（図 2）が低侵襲手術として評価され，かつ術後の胸郭形態も良好であることから，広く行われるようになった（図 3）．

Nuss 法は前胸部に手術創が残らず，それまでの術式に比べて手術時間の短縮や出血量の減少など低侵襲であることが利点であるとされている．Nuss 手術の施行適正年齢は，骨や軟骨の柔軟性の点から 6 歳以降 15 歳くらいまでと考えている．問題点としては，術後の疼痛管理や挿入した矯正バーの抜去を 3 年後に再度全身麻酔下に施行しなければならないことなどがある．術後の疼痛は特に年長児で強く，可能であれば硬膜外麻酔の使用が望ましい．いずれにしても十分な鎮痛薬を投与する．術後合併症としては，感染や挿入したバーのずれなどがあり，まれではあるが気胸や血胸，心タンポナーデなど重篤なものも報告されている．バーのずれや感染など合併症を生じた場合は，挿入したバーを早期に抜去しなければならないことがあり，これらの症例では前胸部の再陥凹が認められる．また，順調に経過し 3 年後に予定通りバーを抜去した症例でも，抜去後約 10% 弱に前胸部の再陥凹が認められる．挿入したバーのずれを予防するためにさまざまな工夫が行われているが，術後早期の安静が大切であり，離床励行の一方で上体のねじれを極力行わないように指導している．術後しばらくは運動制限を指導しているが，術後の経過に合わせて外来で順次解除していく．術後の外来経過観察では，適宜胸部の正面，側面の X 線撮影を行い，バーのずれや胸水の有無などをチェックする（図 4）．また，創部の安静と患児の姿勢療法を目的として胸部プロテクターの作製，装着を推奨している．

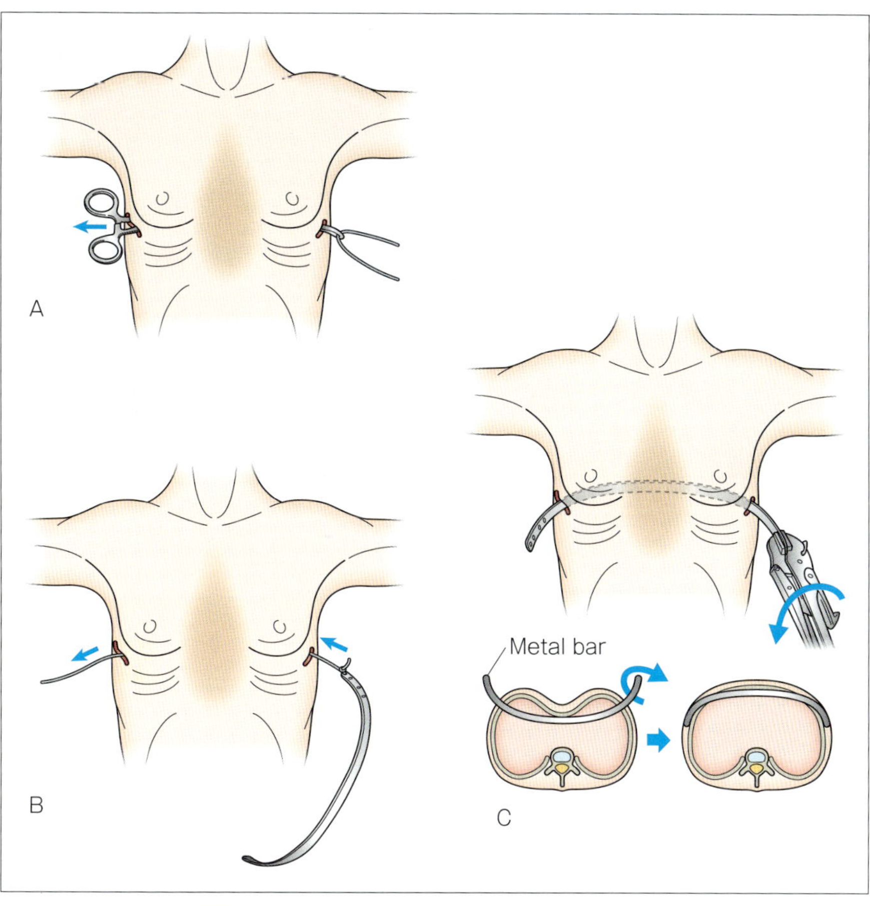

図2 Nuss 法の術式シェーマ（文献 1 より一部改変）

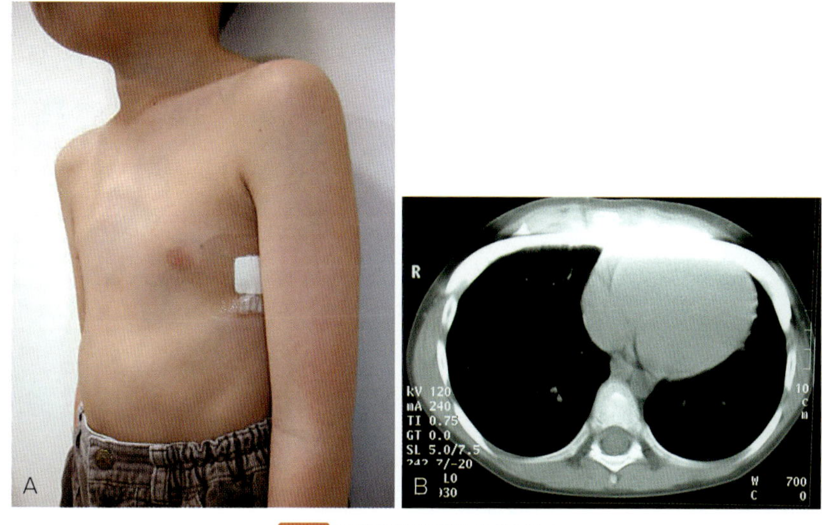

図3 術後胸部外観と胸部 CT

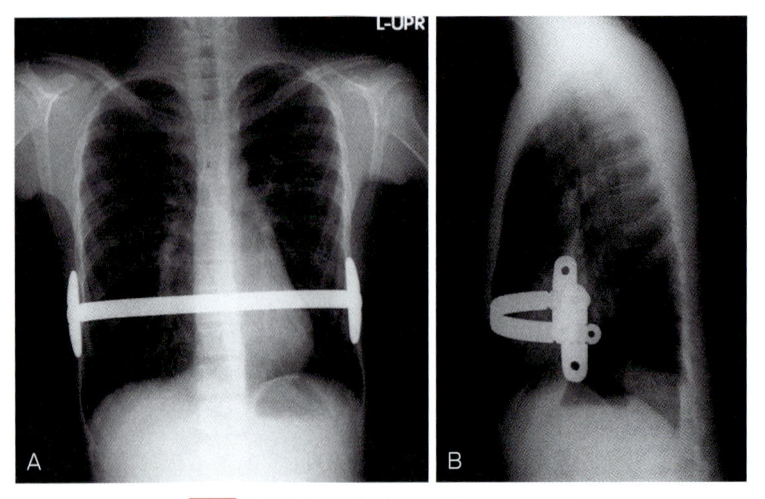

図 4 術後胸部 X 線（A：正面，B：側面）

こんなな看護が必要です

・術後を見据えた術前看護（p.230，p.234）
・術後疼痛に対する看護（p.234）
・術後の安静度，運動制限に関する看護（p.234）

■ 文献

1） Nuss, D. et al. A 10-year review of a minimally invasive technique for the correction of pectus excavatum. J Pediatr Surg. 33（4）, 1998, 545-52.

6 CCAM／CPAMおよび気管支閉鎖症

黒田達夫

病態

1 先天性嚢胞性肺疾患の定義と病態

肺内に気道以外に不可逆性に腔が存在するものを嚢胞性肺疾患と呼ぶ．嚢胞性肺疾患には先天性のものと後天性のものがあるが，このうち先天性嚢胞性肺疾患は肺の発生過程のさまざまな異常が原因で起こると考えられている．想定される発生の異常として，前腸から出た肺芽が気管支・肺に発生していく過程の障害，過剰な肺芽である副肺芽の発生，気管支の分化の障害などが挙げられ，これに基づいて表1のような分類案が考えられている[1]．

嚢胞性肺疾患の多くは新生児期には呼吸障害などの症状を呈さないが，その後，乳幼児期に嚢胞の感染から肺炎を反復するようになる．肺炎から膿胸を併発することもあり，さらに肺炎が反復すると嚢胞のある肺葉のみならず周辺の正常肺葉にも炎症が及び，肺発育の阻害や肺機能の低下を来す．

わが国の全国調査によれば，先天性嚢胞性肺疾患の10～15%の症例が出生前に胎児水腫に陥ったり，出生直後に重篤な呼吸障害を併発したりする[2]．胎児肺における嚢胞性病変の増大は胸腔内圧を高め，胎児心臓への循環還流を障害することから胎児水腫に陥ると考えられており，胎児水腫を呈した症例では高率に子宮内胎児死亡となる．

一方，生後に呼吸が始まると嚢胞内に流入した空気がチェックバルブ機序により排出され

表1 先天性嚢胞性肺疾患の分類

①気管支・肺発生の遅延・停止によると考えられるもの 　先天性肺気道奇形（先天性嚢胞性腺腫様奇形） 　　congenital pulmonary airway malformation (CPAM) 　　〔congenital cystic adenomatoid malformation (CCAM)〕
②肺芽の過剰（副肺芽）によると考えられるもの 　肺分画症　bronchopulmonary sequestration 　　肺葉内肺分画症　intralobar bronchopulmonry sequestration 　　肺葉外肺分画症　extralobar bronchopulmonry sequestration 　　前腸由来の管腔（食道・胃など）と交通のある肺分画症 　　　bronchopulmonary foregut malformation (BPFM)
③気管支形成の障害によると考えられるもの 　気管支閉鎖症　bronchial atresia
④前腸発生の異常によると考えられるもの 　気管支原性嚢胞　bronchogenic cyst
⑤その他の発生異常によると考えられるもの

ず，急激な嚢胞の拡大により正常肺が圧迫されて急性呼吸障害を呈することもある．このような症例では緊急手術が必要になる．

2 CCAM／CPAM

CCAM（congenital cystic adenomatoid malformation，先天性嚢胞性腺腫様奇形）は代表的な先天性嚢胞性肺疾患であり，1977年に病理学者のStockerらにより嚢胞壁が腺腫のような病理組織像を呈する一群の症例をCCAMとしてまとめることが提唱された[3]．始めは大きな嚢胞のあるI型，海綿状の小嚢胞の集合であるIII型，その中間の大きさの嚢胞をもつII型と3型に分類されていた．その後，Stockerはこれらが気道や肺の発生過程のある時点での分化の停止ないしは遅延の結果，形成されるとする概念を提唱し，今日では新たにCPAM（congenital pulmonary airway malformation，先天性肺気道奇形）と呼ばれて，さらに5型に分類されている（表2）[4]．出生前の胎児水腫や出生直後の呼吸障害など重篤な病態を呈する嚢胞性肺疾患のほとんどがCCAM／CPAMである．

3 気管支閉鎖症

先天性嚢胞性肺疾患として気管支閉鎖症も頻度が高い．これは区域気管支から亜区域気管支のレベルで気管支が膜様に閉鎖するもので，閉鎖部より遠位側に貯留嚢胞を形成する．気管支閉鎖の原因はわかっていないが，一部では閉鎖気管支に対応する区域肺動脈の起始異常がみられる．気管支が閉鎖しているために出生直後に空気呼吸が始まってもすぐに嚢胞が拡大することはない．しかしながら成長に伴い側副気道が形成され，閉鎖部位の遠位側にも空気が入るようになる乳幼児期に，肺感染の症状を呈するようになる．

表2 CCAM／CPAMの分類

CPAM	0型	1型	2型	3型	4型
CCAM		I型	II型	III型	
頻度	1～3%	＞65%	20～25%	8%	2～4%
肉眼所見	割面充実性	単一または複数の大型嚢胞	多数の小嚢胞	微小嚢胞 充実性外観	末梢部大型嚢胞
嚢胞径		1～10 cm	0.5～1.5 cm	0.2 cm未満	～7 cm

診 断

1 生後診断

① 胸部単純X線写真

胸部単純X線写真では肺野に透過性の亢進した嚢胞性病変やその周囲の浸潤陰影を認める．肺葉性に透過性が亢進して縦隔へ拡張した肺葉がヘルニアを起こす肺気腫の所見を認めることもある．

② CT検査

CT検査により罹患肺葉や病変の局在をより詳細に同定できる．

③ 気管支ファイバー

気管支ファイバー検査では気管支の分枝の異常や圧迫，閉鎖の所見を直接観察することができる．

④ 気管支造影

気管支内に造影剤を注入して，気管支の分枝や閉鎖を描出する．囊胞性病変に向かう気管支の同定や，囊胞性病変による気管支の圧迫なども評価できる．

⑤ 血管造影検査

肺動脈造影により囊胞性病変へ向かう血管を同定し，それにより病変部の局在や，閉鎖気管支の同定が可能である．

囊胞性肺疾患の診断はこれらの検査を組み合わせて行うが，年齢や呼吸状態，緊急性により，必ずしもすべての検査が行われてはいない．

3 出生前診断

① 胎児超音波検査

囊胞性肺疾患の出生前診断はまず超音波検査で胎児肺の異常を評価する．囊胞の部位を同定し，さらに縦隔偏移，胸水，腹水，胎児水腫や羊水過多の有無などを調べる．妊娠期間中に超音波検査を繰り返し行うことにより囊胞の大きさの変化や随伴所見出現の有無を評価する

② 胎児 MRI 検査

さらに詳細な評価には胎児 MRI 検査が行われる．

治療

治療の原則は罹患肺葉の切除である．病変部が限局している場合には区域切除が行われることもある．しかしながら肺は 4 歳ごろまで急速に発育し，8 歳過ぎころに完成するため，乳幼児期早期に単一肺葉を切除した場合は，その後の成長により残存肺の代償性発育が期待できる．このため小児では，合併症率が高いと考えられる区域切除よりも肺葉切除のほうが一般的である．

CCAM／CPAM など，複数肺葉が罹患していて罹患肺葉をすべて切除するために片側の肺切除や両側肺の手術が必要な場合には，はじめの手術では最も大きな容積が囊胞性病変により占められている一肺葉のみを切除することもある．

手術の至適時期に関しては議論が分かれるが，幼児期以降には年齢とともに肺感染などの発症率が高くなることが示されており，反復する肺感染後の手術では残存肺の発育がやや悪くなると考えられていることから，無症状の症例でも乳児期後半～1 歳前後の手術を勧める報告が多い[5]．

囊胞の増大により呼吸障害を呈している場合には緊急手術が必要な場合もある．

出生前に重篤な病態を呈している場合，出生前治療の対象となることもある．

予後

一般的には罹患肺葉を切除すれば予後は良好である．手術後に胸郭の変形や囊胞の遺残などが問題になる症例もみられる．一方で，わが国の調査によれば周産期に死亡に至る症例も 3% 程度あるものと考えられる[2]．

囊胞性病変からの発がんの報告があるが，近年行われたわが国の全国調査では発がん症例は見つからなかった．

■ 文献

1） 黒田達夫．“嚢胞性肺疾患”．標準小児外科学．第 7 版．高松英夫ほか監修．東京，医学書院，2017, 118-23.

2） Japanese Study Group of Peadiatric Chest Surgery, Kuroda, T. et al. Perinatal features of congenital cystic lung diseases：results of a nationwide multicentric study in Japan. Japanese Study Group of Pediatric Chest Surgery. Pediatr Surg Int. 32(9), 2016, 827-31.

3） Stocker, JT. et al. Congenital cystic adenomatoid malformation of the lung. Classification and morphologic spectrum. Hum Pathol. 8(2), 1977, 155-71.

4） Stocker, JT. "Congenital and developmental diseases". Pulmonary pathology. 2nd ed. Dail, DH. et al. ed. New York, Springer-Verlag, 1994, 174-80.

5） Kuroda, T. et al. Clinical features of congenital cystic lung diseases：a report on a nationwide multicenter study in Japan. Eur J Pediatr Surg. 26(1), 2016, 91-5.

呼吸器

7 肺分画症

黒田達夫

病 態

先天性嚢胞性肺疾患のうち，肺葉内あるいは肺葉外に正常の気管支系と交通しない肺組織をもつものを肺分画症といい，前者を肺葉内肺分画症，後者を肺葉外肺分画症と呼ぶ．発生学的には正常の肺芽のほかに過剰な副肺芽が発生することにより，正常の気管支系以外の肺組織が副肺芽から形成されるものと考えている[1]．分画肺には肺動脈系からではなく胸部や腹部の大動脈などの大循環系から弾性血管が流入しており，異常動脈（aberrant artery）と呼ばれる[2]（図1）．

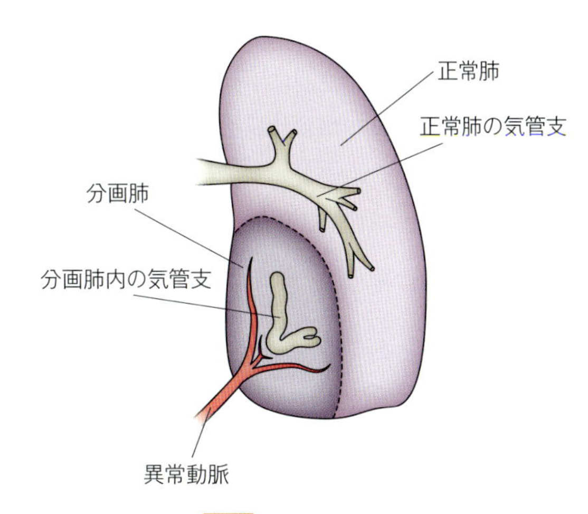

図1 肺葉内肺分画症

嚢胞性病変は分画肺内に形成されるが，乳幼児期に側副気道が形成されるまで分画肺は気道とは交通をもたないため，それ以降に感染などの症状で発症することが多い．肺葉外肺分画症では長期にわたり無症状の症例もみられる．また喀血，胸痛などの症状を呈する場合もある．CCAM／CPAM（先天性肺気道奇形／先天性嚢胞性腺腫様奇形）のように周産期に重篤な症状を呈することはまれであると考えられている．しかしながら一部の肺葉外肺分画症は難治性の胎児胸水貯留を併発することが報告されている．

診 断

嚢胞性肺疾患の診断・評価は「第1部 6 CCAM／CPAM および気管支閉鎖症」と同様である．肺分画症では異常動脈が解剖学的な特徴である．

① CT 検査

異常動脈は造影 CT により比較的容易に描出できる．腹部大動脈や胸部大動脈より本来はみられない太い血管が分画肺に流入しており，この所見があれば肺分画症と診断される．

② 血管造影検査

大動脈造影を行い異常動脈を描出することにより肺分画症の診断を確定できる．また肺動脈造影を同時に行って，肺動脈の分枝に異常がなく，病変部がおおむね大動脈からの血流で還流されていることを確認する．

③ 気管支ファイバー・気管支造影

まれな疾患である肺動脈の先天的な起始異常

では，病変部は正常気管支系と交通しているが大動脈からの弾性血管が流入している．こうした疾患の鑑別に用いられる．

④ 出生前診断

出生前診断でも異常動脈は超音波ドプラ検査で描出することができる．条件が合えば胎児MRIでも異常動脈が描出されることがある．

治療

分画肺を含む罹患肺葉切除が原則である．手術時期は，肺葉内肺分画症では残存肺の代償性発育や，肺感染の反復前に手術を行うことを考慮して，やはり乳児期後半～1歳前後での手術を勧める報告が多い．

偶然に発見された無症状の肺葉外肺分画症では，無治療で経過を見る場合もある．

予後

分画肺を含む罹患肺葉切除手術後の予後は良好である．

■ 文献

1） 石田治雄ほか．小児肺葉内肺分画症20例の検討—分画肺内の気管支構造より—．日本胸部外科学会雑誌．40，1992，957-68．

2） 黒田達夫ほか．肺葉内肺分画症における異常血管．小児外科．25，1993，1247-51．

8 気管・気管支軟化症

前田貢作

気管・気管支軟化症（tracheomalacia, bronchomalacia）とは，気管・気管支壁が脆弱なために内腔が虚脱した状態をいう．気管軟骨自体の問題と，外部からの圧迫（血管輪症や腫瘍性病変による）の両方が原因として挙げられる．

症状

生後2～3カ月に発症することが多い，いわゆるbawking cough，繰り返す肺炎，チアノーゼ発作，dying spell（窒息発作）などである．気管・気管支軟化症はさまざまな原因によって生じるが，小児ではこの膜性部／軟骨部の比率が大きくなっているため脆弱性が増している場合が多く，呼気時に気道閉塞を来すことにより症状が出る．

診断

単純撮影では，正面で太い気管が側面では細く虚脱して認められる．気管支鏡検査にて，内腔が三日月状に変形し閉塞した気管が観察され，診断が確定する（図1）．大血管の圧迫が疑われる場合は動脈造影もしくは心大血管の超音波検査を施行し，血管と気管の位置関係を明らかにする．最近では造影を加えた3D-CTが最も診断に有効である．

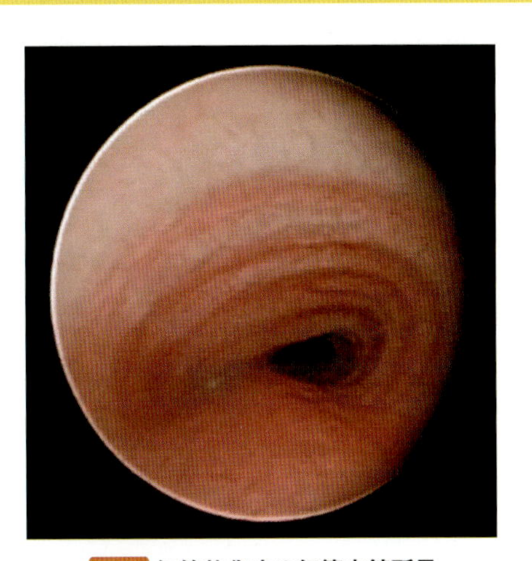

図1 気管軟化症の気管支鏡所見

治療

1 外科的治療の適応

気管・気管支軟化症では，dying spellのある例や，気管挿管や人工呼吸管理から離脱できない例が手術適応となる．原疾患により治療法が異なるため，原因に合わせた治療法を選択する（表1）．

① Ⅰ型（内因性）

低出生体重児にみられるものでは，保存的に気道の成熟による気管壁の強度の改善を待つ．通常は2歳ごろまでに症状は軽快する．気管内挿管もしくは気管切開による内ステント効果および呼気終末陽圧呼吸（positive and expiratory

表1 気管軟化症の分類

Ⅰ型：内因性（気管内腔を保持している軟骨の未熟性，もしくは形成異常によるもの）
①．低出生体重児にみられるもの
②先天性食道閉鎖症もしくは気管食道瘻に合併するもの
③骨軟骨系統疾患（Pfeiffer（ファイファー）症候群，campomelic 症候群など）

Ⅱ型：外因性（外部からの気管の圧迫によるもの）
①大血管異常（腕頭動脈起始異常，肺動脈スリング，重複大動脈弓などの血管輪症）
②腫瘍や先天性の腫瘤による外部からの圧迫

Ⅲ型：後天性（炎症や腫瘍の浸潤による気管壁の脆弱化）
①気管切開や喉頭気管分離を施行したことによる気管壁の変形・脆弱化
②重症心身障害児の脊椎変形や筋緊張の増大による腕頭動脈の気管圧迫
③悪性腫瘍による気管壁への浸潤

（文献1より引用，一部改変）

pressure；PEEP）を利用する．

気管食道瘻に関連する限局した軟化症では，血管との位置関係を確認の上，大動脈胸骨固定術，腕頭動脈，心膜パッチによるつり上げ術を行う．

② Ⅱ型（外因性）

大動脈・胸骨固定術およびその変法，血管輪症手術（大動脈弓離断，肺動脈移植術）など，積極的な外科治療を行う．

腫瘍や先天奇形による腫瘤（気管支原性嚢胞，消化管重複症など）による圧迫の場合は，腫瘍や腫瘤の摘出術を行う．

③ Ⅲ型（後天性）

重症心身障害児の腕頭動脈による圧迫では腕頭動脈離断術を行う．

気管内ステント，気管外ステントが有効なこともあるが，その適応には慎重であるべきである．

■ 文献

1）前田貢作ほか．気管軟化症に対する治療アルゴリズム―新分類の提案とそれによる治療法の選択．小児外科．43（3），2011，234-7.

9 先天性気管狭窄症

前田貢作

先天性気管狭窄症（congenital tracheal stenosis）は気管軟骨の形成異常のために生じる疾患と考えられ，狭窄部の気管には膜様部が存在せず，気管壁の全周を軟骨が取り囲んでいる（complete tracheal rings）．狭窄の形態により，Cantrell は全長型，漏斗型，限局型の 3 つに分類している[1]．気管支の分岐異常（気管気管支）を合併したり，肺動脈による血管輪症を合併することも多い．また，約半数に先天性心疾患を合併する．

症 状

先天性気管狭窄症では生後 1～2 カ月ごろから喘鳴，チアノーゼ発作などの呼吸症状が認められる．上気道感染を契機にして呼吸困難が強くなり，窒息に至ることもある．気管挿管が試みられ，適切な深さまで気管内チューブが挿入できないことから発見される．また，他疾患の治療に際して全身麻酔のために気管内挿管が試みられ，気管内チューブが挿入できずに気付かれることも多い．

診 断

胸部単純撮影（気管条件），MRI，3D-CT，硬性気管支鏡検査ならびに気管支造影により診断される．気管支鏡検査（図 1）は診断の確定および狭窄起始部の同定，狭窄の範囲，末梢気管支の状態の検索のために必須である．最近では 3D-CT にて多くの情報が得られるようになった（図 2）．

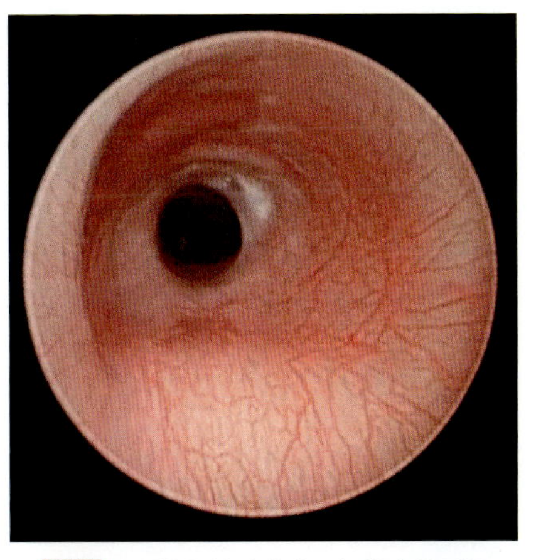

図 1 先天性気管狭窄症の気管支鏡所見

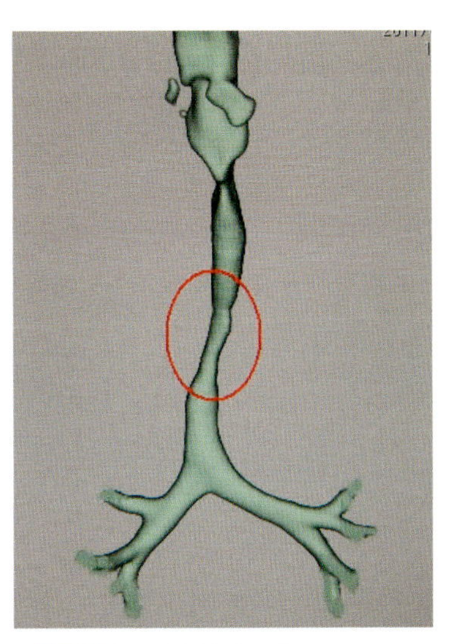

図 2 先天性気管狭窄症の 3D-CT

気管中央部が狭窄を呈している．

治療

1 保存的治療

狭窄の程度が軽く，呼吸症状が軽度な場合，去痰薬，気管支拡張薬，抗菌薬の投与にて経過観察することが可能である．成長とともに狭窄部気管が拡大し，症状が軽減していく症例も報告されている[2]．

2 外科的治療

狭窄が気管全長の1/3までの症例では狭窄部を切除し端端吻合が可能である．それ以上の長さの狭窄では切除端端吻合では吻合部に緊張がかかり再狭窄の危険性がある．広範囲の狭窄例に対しては種々の気管形成術が行われている．手術方法としては狭窄部の気管前壁を縦切開し，切開部に自家グラフト（肋軟骨，骨膜，心膜など）を当て，内腔を拡大する方法である．合併症として再狭窄や肉芽形成などがみられ，術後管理に難渋する例も少なくない．これらを克服するために，狭窄部中央の気管を横断した後，側側吻合するスライド気管形成（slide tracheoplasty）が開発された（図3）．内視鏡下に狭窄部をバルーン拡張して拡大を図る方法も試みられている．

狭窄の範囲が広い症例に行われた気管形成術の成績は不良であったが，最近では術式の改良・工夫により次第に治療成績の向上が認められている．

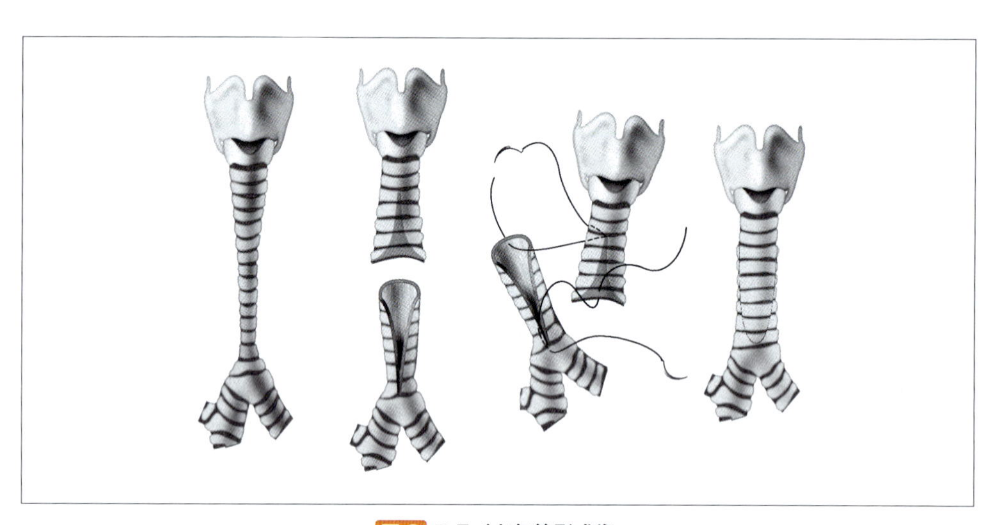

図3 スライド気管形成術

■ 文献

1) Cantrell, JR. et al. Congenital stenosis of the trachea. Am J Surg. 108, 1964, 297-305.
2) Cheng, W. et al. The role of conservative management in congenital tracheal stenosis：an evidence-based long-term follow-up study. J Pediatr Surg. 41(7), 2006, 1203-7.

呼吸器

10 気胸

前田貢作

気胸（pneumothorax）とは，肺臓側胸膜と壁側胸膜の間（胸膜腔）に空気が入った病態であり，自然気胸（特発性，続発性），外傷性気胸，医原性気胸に分類される．原因としては，①肺胞，気管・気管支，食道の破裂や穿孔，②胸壁・壁側胸膜の破断が挙げられる．

分類

1 新生児の気胸（空気漏出症候群）

新生児では約1％の頻度で気胸が発生し，不穏状態，多呼吸，チアノーゼなどの症状を呈する．胎便吸引症候群，呼吸窮迫症候群，新生児一過性多呼吸などの呼吸器疾患を有する児ではより高率に気胸を合併する．人工呼吸管理や蘇生操作も気胸の原因となる．

2 続発性気胸

気管支喘息や肺感染症（ブドウ球菌性肺炎，肺結核など），気道異物などを原因とし気胸が発生する．特に，乳幼児期のブドウ球菌性肺炎は重症になりやすく，気胸や膿胸を合併しやすい．

3 特発性気胸

臓側胸膜の弾力板直下に形成された嚢胞（ブラ：bulla），弾力板が破壊されて内外2層の間に空気が入り込んでできた嚢胞（ブレブ：bleb）は，いずれも胸膜直下の嚢胞で，これが破綻すると気胸の原因となる．思春期以降の長身，やせ型の男子に多い．突然の胸痛や咳嗽発作が症状で，程度により呼吸困難を呈する．胸部X線写真やCTで，ブラやブレブの存在が診断されれば外科的治療の対象となる（図1）．

4 外傷性気胸

交通事故など肺の外傷により発生する気胸である．

5 医原性気胸

中心静脈カテーテルの挿入など，医療行為に伴って発生する気胸である．人工呼吸管理中の高気道内圧を原因とするものもこれに含まれる．

6 緊張性気胸

チェックバルブ現象が働き，空気漏出量が多くなった気胸であり，緊張性気胸では肺が虚脱し，縦隔が反対側へ押され，対側の正常肺が圧迫される．縦隔の健側偏位は呼吸障害，循環障害によりチアノーゼ，頻脈，血圧低下などの症状を引き起こし，放置すれば生命の危険な状態となる．緊急の処置を要する．

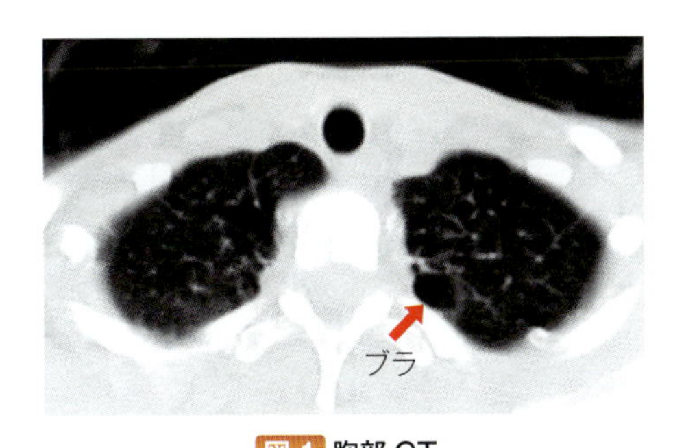

図1 胸部CT
左肺尖部にブラを認める．

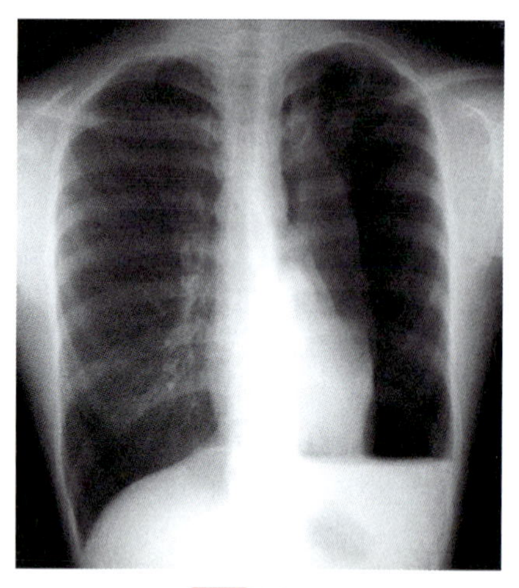

図2 左気胸

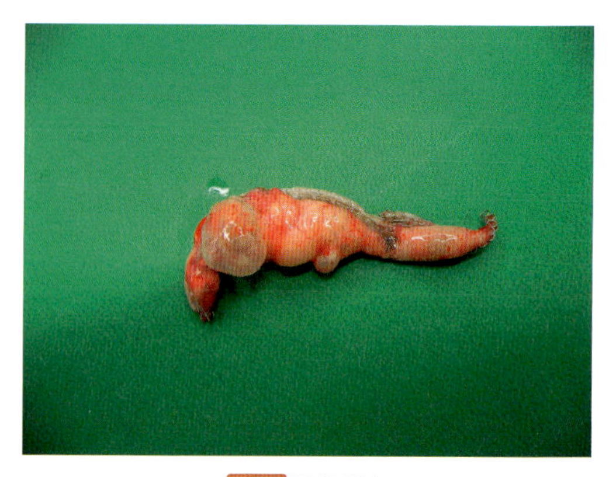

図3 切除標本

ブラを認める.

診 断

年長のやせ型の男児が，突然に胸痛や呼吸困難などを訴える場合には，気胸を考える．新生児では急に呼吸窮迫症状が出現する場合に気胸を考える．胸部単純X線写真で，空気の漏出が確認されれば診断が確定する（図2）．患側胸腔の肺尖部や上外側部に血管陰影を欠く透過性亢進像を認める．

治 療

1 胸腔ドレナージ

トロッカーカテーテルやアスピレーションキットを用いて胸腔穿刺を行う．

・穿刺部位：第4，5肋間中腋窩線上

・吸引圧：－10～－12 cm水柱

2 特発性気胸の外科的治療

特発性気胸で再発を繰り返す場合や，画像でブラやブレブの存在が診断される場合には外科的治療の対象となる．胸腔鏡による肺の観察を行い，ブラやブレブに対しては胸腔鏡下肺部分切除術が行われる（図3）．

予 後

一般に予後良好であるが，手術をしなかった場合，小児では50～60％の再発率があるとされる．

11 心房中隔欠損症

小田晋一郎

病態

心房中隔欠損症（atrial septal defect：ASD）は形態的には心房中隔に欠損がある（穴が開いている）疾患である．では，穴が開いていると何が悪いのかを図 1，2 を参照しながら説明する．

欠損孔のない正常な心臓の血液の流れを示したのが図 1 である．身体全体を流れている血液の量を仮に 1 とすると，その 1 の血液が右房に入り，その後右室に入り，そして肺動脈を通り，左右の肺へ流れていく．さらに 1 の血液は肺からは左房に入り左室へと流れそこから身体へと駆出されていく．つまり身体を流れている 1 の血液のみが心臓や肺に流れていることになる．よって心臓はその 1 の分だけ仕事をすればよいことになる．

一方，ASD（図 2）では，まず理解しやすいように，身体を流れている血液量を正常の場合と同じように 1 と仮定する．この 1 の血液は右房に入り，そこで左房から欠損孔を通して流れ込んでくる血液（仮に 1 とする）と合流し計 2 となる．その 2 の血液は右室に入り，肺へ流れ，左房に入る．左房からは 1 ほどの血液が右房に抜けるので残り 1 の血液が左室へと流入し，大動脈を通して身体へと流れていき，はじめに仮定した身体を流れている血液 1 と同量となりつじつまが合うことになる．つまり，ASD の場合，正常心臓（図 1）と同じ血液 1 を身体に流すためには，右房，右室，肺は，欠損孔を

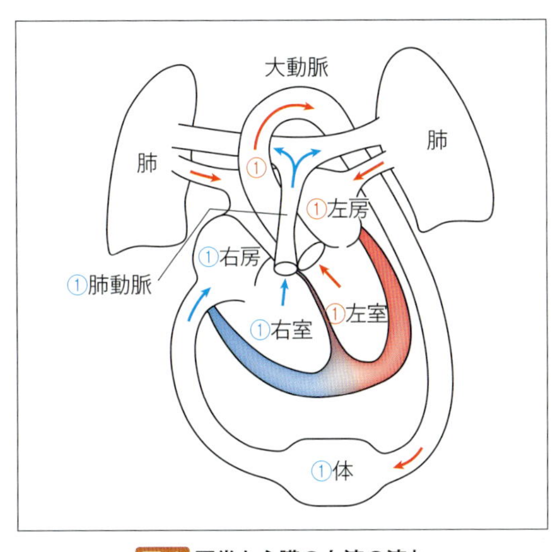

図 1 正常な心臓の血液の流れ

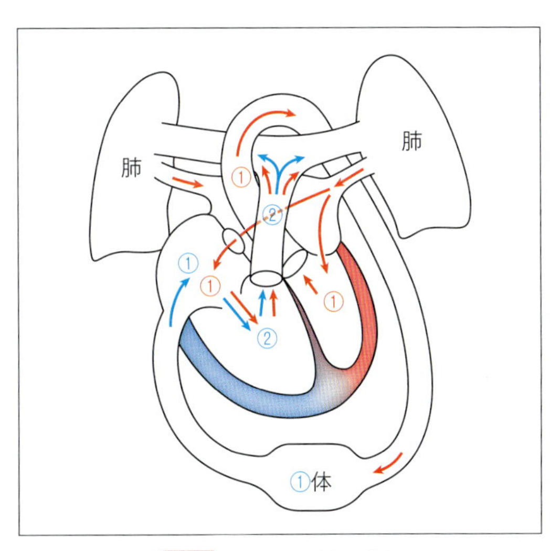

図 2 ASD の血液の流れ

通る血液分（この場合は1）余計に容量負荷がかかることになる．このため，右心系（右房，右室）と肺動脈は拡大する．なお，左房の血液はそのまま一部右房に抜けてしまうので通常は左房は拡大しない．また，肺血流が多いと，肺血管の変化（閉塞性肺血管病変）により肺血管抵抗が上昇し，肺高血圧となり，肺動脈圧や右室圧の上昇が認められるようになる．その他，静脈血栓が心房中隔欠損孔を通り体循環に入ると脳梗塞などを起こすことがある（奇異性塞栓）．

1 非チアノーゼ性心疾患

理論的には左室には静脈血は流入していない（図2参照）．つまり肺からの血液が静脈血と混ざることなく身体へ流れていくのでチアノーゼは認めない．

2 心房間左右短絡性心疾患

心房中隔欠損孔を通して血液が左房から右房へ流れていく．心房中隔欠損孔を流れる血液の方向を規定しているのは，心室のコンプライアンス（拡張のしやすさ）である．通常は左室に比べ右室のほうがコンプライアンスがよい（心室に血流を引き込みやすい）ので，左房の血流の一部が欠損孔を通じ右房へ流れる．重症肺高血圧症では右室圧が上昇し，右室心筋壁の肥厚が生じ，右室のコンプライアンスが悪化する．その右室のコンプライアンスが左室のコンプライアンスを下回った場合に，血液は右房から左房へ流れることになる（右左短絡）．そのため，左心系へ右房からの静脈血が混入するのでチアノーゼが起こる．このような病態をEisenmenger（アイゼンメンジャー）症候群という．

診 断

ASDは一般的に小児期は無症状であることが多く，心雑音で心疾患を疑われ，心エコー検査にて確定されることが多い．あるいは健診で右脚ブロックの心電図所見が認められ，精査の結果，ASDが発見されることもある．心エコー検査では心房中隔の欠損孔の位置や大きさのみならず，左室の大きさ，弁逆流の有無，肺静脈還流異常の有無，動脈管開存の有無などその他心疾患合併の有無を診断する．心臓カテーテル検査では肺高血圧の評価が重要である．造影検査では左室の大きさや機能，部分肺静脈還流異常の有無などを診断する．

治療，予後

外科治療の適応があれば，人工心肺を使用し心停止下に欠損孔の直接閉鎖（図3，4）やパッチ閉鎖を行う．ASDの病態を考えた場合，術前は左房の血液の一部が欠損孔を通り右房に抜けているため，左房の血液がすべて左室に入らないが，欠損孔閉鎖後は左房の血液はすべて左室に入ることとなる．術前容量負荷によって高容量であった右室からそのまま肺循環を通り左室に高容量の血液が流入すると，左室にとっては容量負荷が増える状態となる（右室左室拍出量不均衡）．そのため体外循環離脱時に急激に左室に容量負荷をかけてしまうと，重篤な左心不全を発症してしまう可能性がある．特に術前の左室が小さな症例には注意が必要である．術後管理においても過度の容量負荷には注意する．ASDでは術後1週間前後〜1カ月の間に心嚢水が貯留することがある（心膜切開後症候群）．微熱が続いたり，体重の急激な増加傾向

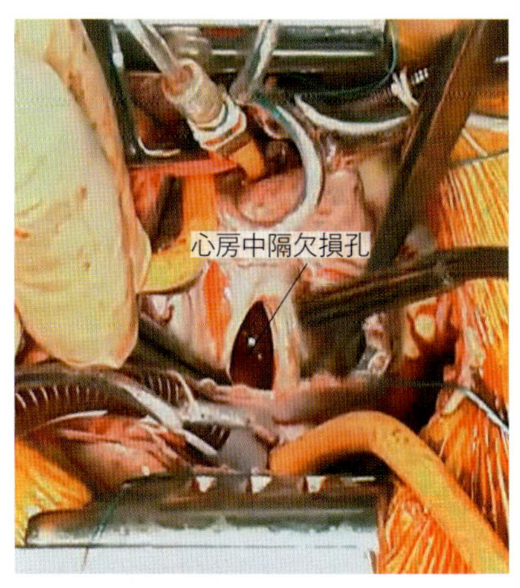

図3 ASD術中写真

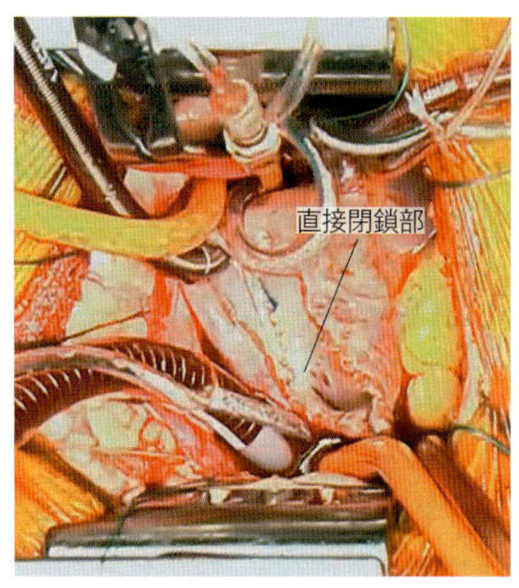

図4 ASD直接閉鎖部

を認めた場合には心嚢水貯留を念頭に置いて心エコー検査などを進めていく必要がある．大部分の症例では利尿薬，アスピリンやステロイド投与などの内科的治療で改善するが，まれに外科的なドレナージ治療が必要な場合もあるので注意する．

こんな看護が必要です

- **手術に向けた体調管理（風邪をひかせない，頭部打撲などけがをさせない，排便管理，環境の変化などによる不安感などの精神的サポート）**
- **術後管理**

水分管理は重要である．1 mL/kg/時以上の尿量が確保できる最低血圧は維持する．また高い体血管抵抗は心臓の後負荷増大となるので過度の血圧上昇は避けなければならない．中心静脈圧は10 mmHg以下が望ましいが，数値の絶対値よりも経時的変化が重要である．上昇傾向にあれば心不全やタンポナーデなどを疑う必要がある．下降傾向であり，尿量，血圧，心拍数，末梢温などに問題なければ回復過程にあると判断できる．ただし，過度の脱水には注意する．不整脈や心嚢水貯留にも注意が必要である．

12 心室中隔欠損症

小田晋一郎

病態

心室中隔欠損症（ventricular septal defect：VSD）は形態的には心室中隔に欠損がある（穴が開いている）疾患である．では，穴が開いていると何が悪いのかを図1，2を参照しながら説明する．

欠損孔のない正常な心臓の血液の流れを示したのが図1である．身体全体を流れている血液の量を仮に1とすると，その1の血液が右房に入り，その後右室に入り，そして肺動脈を通り，左右の肺へ流れていく．さらに1の血液は肺からは左房に入り左室へと流れそこから身体へと駆出されていく．つまり身体を流れている1の血液のみが心臓や肺に流れていることになる．よって心臓はその1の分だけ仕事をすればよいことになる．

一方，VSD（図2）はというと，理解しやすいように，身体を流れている血液量を正常の場合と同じように1と仮定する．この血液は右房に入り，その後拡張期に右室に入る．収縮期に右室はこの1の血液を肺へ送り出す．ただし収縮期のこの段階で右室には左室から欠損孔を通り血液が流入してくる（左室圧が右室圧より高い場合）．仮にこの血液量を1とすると，右室には計2の血液が存在することになると思われるかもしれないが，実は右室はこの血液分はそのまま肺循環へ流してしまうので右室には容量負荷がかからないことになり（ここが少しややこしいかもしれないが，容量負荷がかかるのは

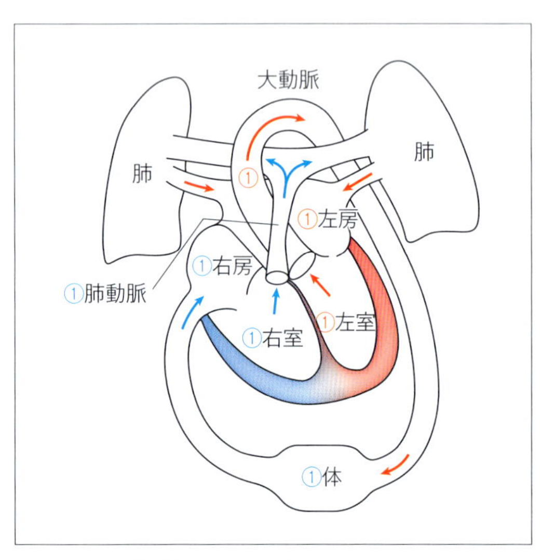

図1 正常な心臓の血液の流れ

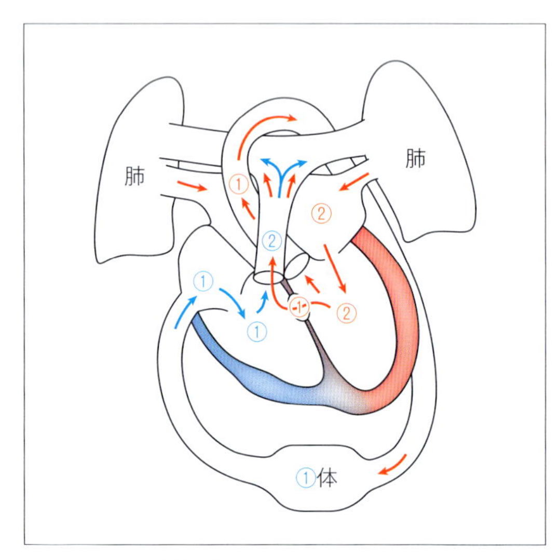

図2 VSDの血液の流れ

心室の拡張期であり，短絡血流は心室の収縮期に発生するので収縮期に右室に入ってくる血液はそのまま肺へ流れていくことになる．つまり短絡血流に対しては右室はただの通り道になる），右室にかかる容量としては1となる．いずれにせよ，肺循環には2の血液が流れ込んでくるので肺血流増加の状態となる．この2の血液は肺静脈還流の増加を来し，左房に入り，そして左室へと流入するため，左房，左室には容量負荷がかかる．左室からは1の血液が欠損孔を通り右室へと流れていくので，残り1の血液が大動脈を通して身体へと流れていくこととなり，はじめに仮定した身体を流れている血液1と同量となりつじつまが合うこととなる．つまり，VSDの場合，正常心臓（図1）と同じ血液1を身体に流すためには，左室は欠損孔を通る血液分（この場合は1）余計に働かなければいけないことになる．欠損孔を通る血液が多ければ多いほど心不全がより悪化するのは容易に想像できるだろう．左室機能不全が生じると，左室拡張末期圧，左房圧，肺静脈圧の上昇を起こし，肺うっ血を認めるようになる．また，肺血流増加により，肺血管の変化（閉塞性肺血管病変）を引き起こし，肺高血圧となる．これが右室に対しては圧負荷となり右室機能障害を生じることとなる．すなわち，体静脈系のうっ血を生じ，肝腫大や消化管うっ血を来すことになる．

1 非チアノーゼ性心疾患

理論的には左室には静脈血は流入していない（図2）．つまり肺からの血液が静脈血と混ざることなく身体へ流れていくのでチアノーゼは認めない．

2 心室間左右短絡性心疾患

心室中隔欠損孔を通して血液が圧の高いほうから低いほうへ（通常は左室から右室へ）流れていく．肺高血圧が進行し，右室圧が上昇してくると，左室と右室の圧較差が減少し，左右短絡血液量が減少する．そのため，一見心不全の症状が改善したようになるが，実際は病態が悪化していると考えるべきである．

3 高肺血流性心不全

左右短絡により高肺血流で肺が障害されかつ心不全となる（左室から右室への短絡の場合）．左室容量負荷，右室圧負荷，肺高血圧，肺うっ血の4項目がキーワードとなるだろう．

4 大動脈弁逸脱（一部のVSD）

欠損孔が大動脈弁に近接している場合，欠損孔に大動脈弁の一部弁尖がはまり込む形で変形（逸脱）する．逸脱の程度によっては大動脈弁逆流が起こる．また，弁尖がはまり込んだ分，実質血液の通る面積は欠損孔より小さくなっているため，解剖学的な欠損孔の大きさほど左右短絡する血液が多くない．つまり，あまり心不全にはならないし，肺障害も軽度なことが多い．このような場合には手術は学童期に行うことが多い．

診断

表1に高肺血流性心不全の場合によく認められる症状を示す．表1に示した症状や心雑音で心疾患を疑われ，心エコーで診断されることが多い．この検査では欠損孔の位置や大きさのみならず，心機能や弁逆流の有無やその他心疾患の合併がないかなどを診断する．心エコー検査のみで手術を行う施設もあるが，心臓カテーテル検査を行い，より病態を把握した後に手術を

行うことも多い．心臓カテーテル検査では高肺血流の程度を示すQp/Qsの値（Qpは肺血流量，Qsは体血流量，つまり前述の病態説明を参考にすると，Qpは2でQsは1となり，Qp/Qsは2となる），肺高血圧の有無を示す肺動脈圧や肺血管抵抗値などを計測する．造影検査では，心拡大の有無や収縮能，大動脈の走行，冠動脈起始部異常の有無，肺動脈の大きさ，弁逆流の有無や程度などを診断する．当然ながら，胸部X線検査は必ず行う．心拡大の程度，肺うっ血の程度や無気肺の有無などを診断する．術前肺うっ血が強いと術後呼吸管理に難渋することが予測され，より慎重な管理が必要となる．

表1 高肺血流性心不全でよく認められる症状

①呼吸が速い
②陥没呼吸である
③ミルクを飲んでいるときなどよく汗をかく
④ミルクを飲む量が少ない
⑤ミルクを飲む時間がかかる
⑥手足が冷たい
⑦体重が増えない
⑧痰が多い
⑨よく風邪をひく
⑩肝臓が大きい

治療，予後

外科治療は人工心肺使用下に心停止を行い，欠損孔をパッチ閉鎖する（図3，4）．完全閉鎖できずに左右短絡を残したり（遺残短絡），パッチ閉鎖の際に伝導路を障害し房室ブロックを発症しないようにすることが重要である．術後は，左右短絡の消失により心臓の負担は術前より軽くなっているはずであるが，人工心肺使用下心停止の影響で一時的に術後心不全の状態となっていると考え，カテコラミンなど強心薬を使用する場合もある．しかし，強心薬の使用にも増してさらに重要なことは後負荷を上げないことである．術後看護において後負荷が上がる要因としては，啼泣が続くことや末梢が適度に保温されていないことなどである．無意味に患児を起こさないこと，啼泣が続くようなら鎮痛薬や鎮静薬の使用を医師に相談すること，末梢温の重要性を認識し保温すること（われわれは術後早期に末梢温のモニターを必ず行っている）が後負荷を上げないようにする上で重要である．術後回復してくると，少々啼泣しようが，末梢が冷たくなることはなくなってくる．ここまでくると安心できることが多い．ただし，もう一つ認識しておかなければならない重要な点がある．肺の要因である．術前に肺うっ血が強いと，術後に痰が多いこともまれではなく，肺炎や無気肺に注意が必要である．また，術前肺高血圧症例における肺高血圧発作の予防は重要である．肺高血圧発作は急激に死を招くこともある．末梢肺動脈の血管攣縮により肺動脈圧が上昇し，低酸素血症や右室の拡大に伴う左室の圧迫による低心拍出状態を引き起こす．肺高血圧発作の引き金となるのは，低酸素血症，高二酸化炭素血症，代謝性アシドーシス，不穏などといわれている．実際の現場で最も肺高血圧発作あるいはそれに近い状態を経験するのは，気管内吸引が原因となることが多い．過度の鎮静も害（無気肺）であるし，過度の刺激も害（肺高血圧発作）である．このような症例は医師の立ち会いのもとに処置を行うことが望ましいと思われる．

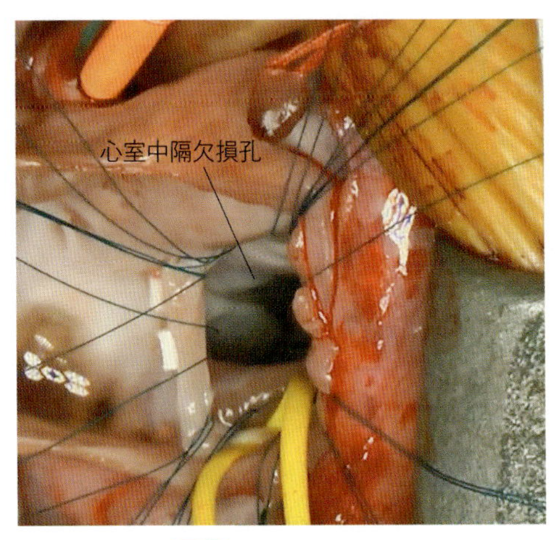

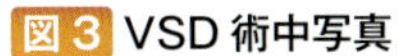
図3 VSD 術中写真

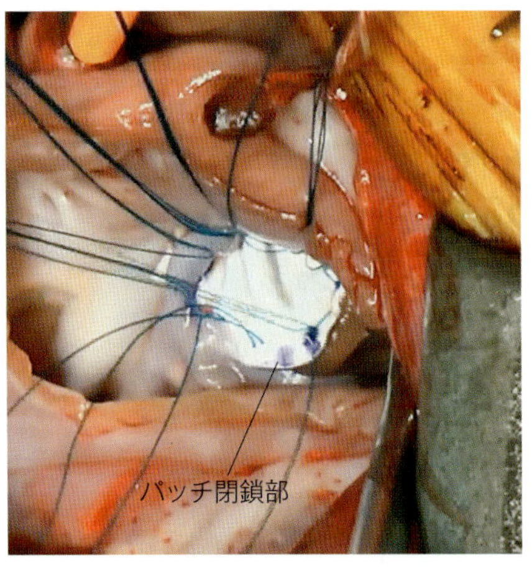

図4 VSD パッチ閉鎖

こんな看護が必要です

- **手術に向けた体調管理**（風邪をひかせない，頭部打撲などけがをさせない，排便管理，環境の変化などによる不安感などの精神的サポート）
- **術後管理**〔体温管理（中枢温，末梢温），尿量，ドレーン量，鎮静度，血圧，心拍数，不整脈など〕
- **無気肺，肺高血圧発作の予防**

13 ファロー四徴症

小田晋一郎

病態

ファロー四徴症（tetralogy of Fallot：TOF）の4つの特徴は心室中隔欠損，大動脈騎乗，右室流出路狭窄と右室肥大であるが，その病態の原因となるのは1つの形態異常から説明できる．すなわち，漏斗部中隔の前左方偏位である．図1に示すように大動脈弁下にある心室中隔が扉を開けるように前左方にずれている．それにより大動脈弁下に大きな心室中隔欠損が生じ，大動脈も中隔に騎乗する形態となる．また，このずれた中隔とそこから右室自由壁方向へ突き出た肥厚した筋束により右室流出路に狭窄を生じる．そのため右室に圧負荷がかかり，右室肥大を生じることになる．次に図2を参考に血行動態をみていく．まず重要なことは，右室流出路狭窄の程度である．右室流出路狭窄が軽度であればチアノーゼは軽度であるが，右室流出路狭窄が高度である場合は肺動脈へは血液が流れにくく，右室の静脈血の一部は騎乗した大動脈のほうへ容易に流れていくことになる（図2）．よって，大動脈では左室からの動脈血

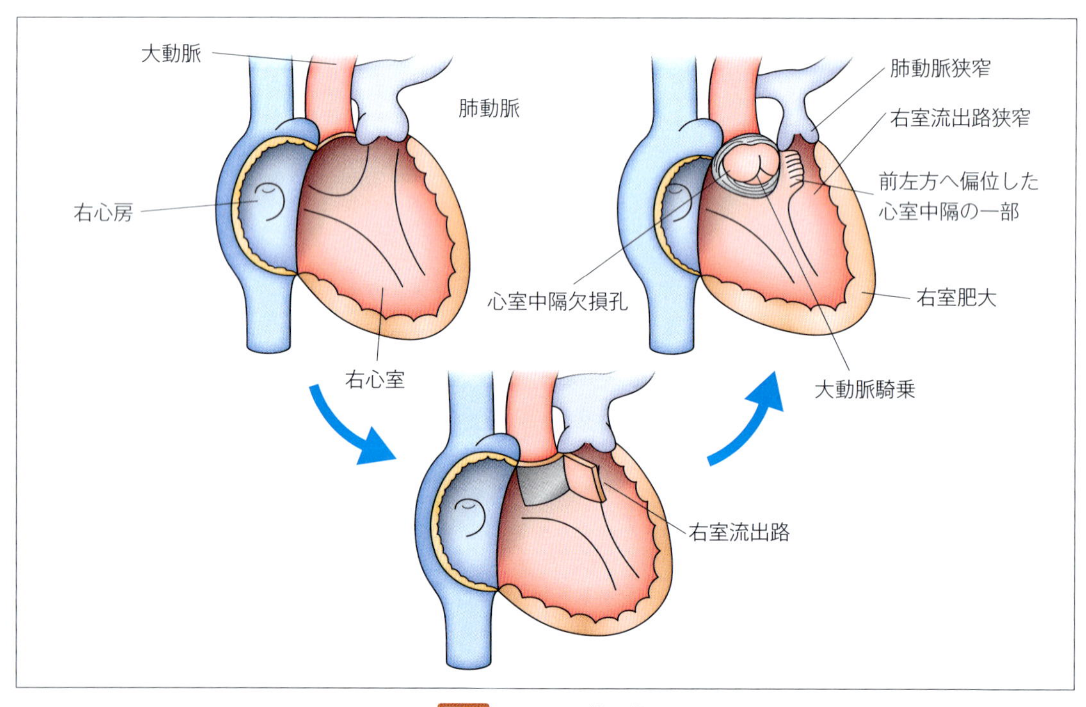

図1 TOFの形態異常

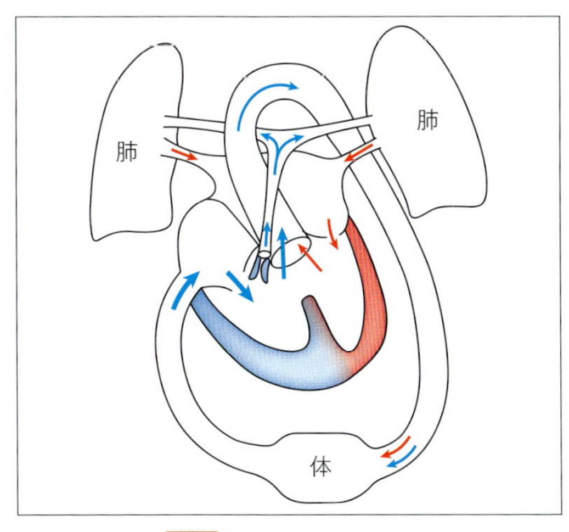

図2 TOFの血液の流れ

と右室からの静脈血が混合されチアノーゼを認めることになる．また，肺血流が減少すると酸素を含んだ動脈血自体も減少することになりチアノーゼが悪化する一方，左室に流入する血液量も減少するので左室が低形成となる．

ところで，右室漏斗部狭窄が発作的に増悪した場合，肺血流は急激に減少するので，急なチアノーゼの増悪を認め，発作的な意識消失や痙攣を引き起こす．この病態を低酸素発作（チアノーゼ発作，spell）と呼んでいる．低酸素発作を起こす要因として，啼泣，ぐずり，排便時のいきみ，脱水，貧血などがある．

診断

右室流出路狭窄や肺動脈の発育の程度により，新生児期から高度チアノーゼを呈する症例もあれば，生後数カ月でチアノーゼが進行してくる症例もある．

胸部X線写真では左第2弓陥凹と心尖部挙上による木靴型陰影を認める．心エコー検査では四徴である，心室中隔欠損，大動脈騎乗，右室流出路狭窄，右室肥大を認める．右室流出路狭窄では，肺動脈弁下狭窄（右室漏斗部狭窄），肺動脈弁狭窄（肺動脈弁や弁輪），肺動脈弁上狭窄（主肺動脈や左右肺動脈）の有無や程度の診断が重要である．また，左室容量の確認も必要である．

心臓カテーテル検査でも，肺動脈の形態を含めた，右室流出路狭窄の程度や左室容量の評価を行う．それに加えて，術前情報として欠かせないのが冠動脈の走行である．TOFの手術の場合，右室流出路に当たる右室心筋を切開することがあるが，その部位を冠動脈が走行していることがある．誤って術中に冠動脈を損傷してしまわないように術前情報は重要である．

治療，予後

外科治療は2つの選択肢がある．シャント術（姑息手術）か根治手術である．シャント術には，鎖骨下動脈や腕頭動脈と肺動脈間に人工血管をつなぐBTシャント術（modified BT shunt）や，大動脈と肺動脈間を人工血管でつなぐセントラル・シャント（central shunt）がある．シャント術の適応は肺動脈低形成例や左室低形成例である．また，新生児期よりチアノーゼの強い症例に対し，施設によっては新生児期や乳児期早期に根治術を行うところもあるが，われわれはこの時期は通常はシャント術を行い，乳児期後期から幼児期に根治術を行っている．根治術は，人工心肺使用心停止下に心室中隔欠損閉鎖と肺動脈を含めた右室流出路狭窄解除を行う．右室流出路狭窄解除の際，自己肺動脈弁や弁輪を温存できるかどうかを判断しなければならない．小さな肺動脈弁や弁輪であれば，弁尖切除と弁輪切開を行い，肺動脈弁下から肺動脈弁上にかけてパッチ拡大を行う．自己肺動脈弁温存可能な症例では，肺動脈弁下組織の筋切除と必要であれば右室流出路切開部のパッチ拡大や，肺動脈弁上の肺動脈パッチ拡大を行う．自己肺動脈弁温存の利点は，将来的に弁の成長が期待でき，再手術の可能性は温存できない場合より低いと予想されることである．しかしながら，無理に温存すると，術後病的な狭窄を残存させる結果となり循環動態を悪化させることになる．

シャント術後管理は非常に注意する必要がある．まず，シャント血流が多いと肺血流が増加し，左室に負荷がかかり心不全を引き起こす．逆にシャント血流が少ないと低酸素血症となる．術後早期は血圧（体血管抵抗），肺血管抵抗，シャント内血栓形成などによりシャント血流量は不安定で，急激な血流増加や急激な血流低下が起こり得ることを念頭に置いておかなければならない．急激な血流増加は心停止を起こすほどの急性心不全（高肺血流性ショック，high flow shock という）を発症し，心臓マッサージを行うことも珍しくない．また，血栓形成による急激なシャント閉塞は緊急再開胸によるシャント閉塞解除（シャントを鑷子で揉むことにより血栓を粉砕し血流を再通させる）などを行う必要が生じる場合もある．われわれは緊急再開胸を速やかに行えるよう，開胸セットと血管クリップ（シャント血流量が多い場合に人工血管にクリップを挟むことにより人工血管径を小さくし，血流量を減少させることができる）をベッドサイドに用意している．いずれにせよ，これら病態は一瞬で命に関わるのでその予兆を事前に診断し予防することが一番大切である．

TOF 根治術後管理のポイントは両心不全の管理である．左室をとってみると，術前は右室と共同で大動脈に血液を駆出していたものが心室中隔欠損閉鎖後の術後は左室のみで体血流を駆出させる必要がある．また，術後肺血流量が増加することや術前チアノーゼのため側副血行路が発達していることも多く，その血液も左室にかえってくるので左室には術前以上に容量負荷がかかる．その上，左室が低形成であると，当然の帰結で術後左室不全に陥りやすい．右室にとってみると，右室切開による収縮能低下，右室の肥厚心筋による拡張能低下や右室流出路狭窄の残存などにより右室には負荷がかかりやすく右室不全を発症しやすい．このような病態であるので，カテコラミンによる収縮能改善，血管拡張薬や適度な鎮静による後負荷軽減，厳密な水分管理による容量負荷軽減を行う必要がある．

14 大動脈縮窄・大動脈離断

菅野勝義／坂本喜三郎

概 念

新生児期に発症する左心閉塞性疾患である．大動脈縮窄と大動脈離断の病態は類似した点があるが，その成因はまったく別である．大動脈縮窄が形成の異常であるのに対し，大動脈離断は発生段階での異常な形成（発生異常）である．

1 大動脈縮窄（図1）

動脈管接続部周囲の大動脈（分類上では大動脈峡部および下行大動脈近位部という）に生じる限局性狭窄，または大動脈弓部～峡部の低形成による大動脈が細い異常である．後者はほとんどが心内奇形の合併を伴う（大動脈縮窄複合）．

成因については主に，大動脈内にまで迷入した動脈管組織が，動脈管閉鎖時に収縮して狭窄を生じるという説と，胎児期の上行～弓部大動脈の血流低下（心内奇形に起因する）により引き起こされる低形成という説で説明される．

2 大動脈離断（図2）

大動脈弓部の一部が欠損する疾患である．内腔の閉鎖した索状物で弓部の組織連続性が保たれているものは大動脈弓閉鎖（大動脈縮窄の極型）と呼ぶ場合もある．離断部よりも遠位部へは動脈管を介して心臓からの血流が供給される．ほとんどが心内奇形を伴い（大動脈離断複合），単独離断例はまれである．

離断の部位によって3型に分類されている．わが国で最も多いのはA型で7割ほど，B型は3割ほど，C型はほとんどみられない．B型は22q11.2欠失症候群に多く，この場合，特有顔貌や低カルシウム血症などの随伴症状がある．

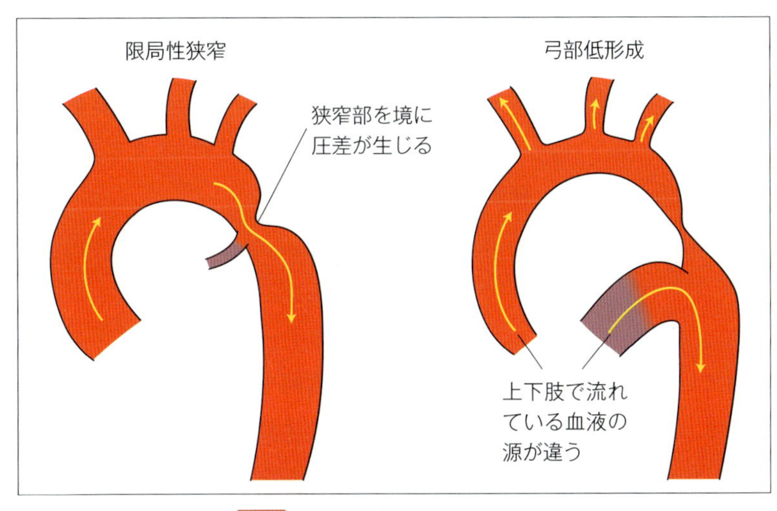

図1 大動脈縮窄（文献1より引用）

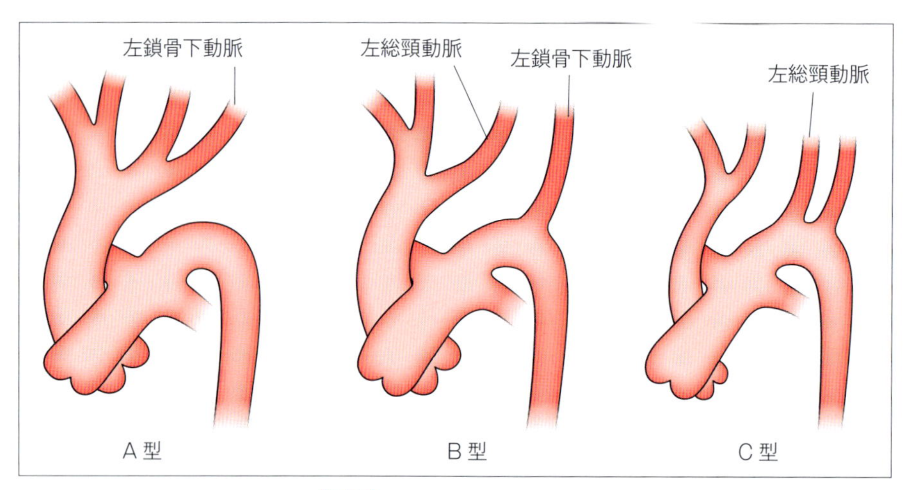

図2 大動脈離断とその分類

病態・診断

近年では胎児エコーで出生前に判明している場合も多く，事前に治療計画が立てられる．出生後もエコーで診断がつけられるが，症状出現後に受診し診断に至る例は全身状態が悪化していることが多い．

1 大動脈縮窄

下半身の血流低下によりレニン・アンギオテンシン系（腎臓の輸入細動脈を介した血圧上昇系の反応）が亢進するので，その血管収縮作用により上半身高血圧になる．血圧（脈圧）に上下肢差が生じ，下肢の脈拍は触知しにくくなる．この左室後負荷の上昇に対し，心収縮力の増大で追従できなくなると，心不全症状を呈するようになる．

心室間短絡を伴う弓部低形成では，肺血流増加による心室容量負荷が急速に増加する．動脈管を経由した肺動脈から下行大動脈への血流により，下半身の酸素飽和度が低下する．

動脈管閉鎖とともに急激に下半身臓器への血流が低下すると，循環不全，代謝性アシドーシス進行により状態が著しく悪化する（ductal shock という）．

2 大動脈離断

大動脈縮窄複合の症状がより早期かつ著明に出現する．心室間短絡を通して高肺血流化が進み，容量負荷上昇による心不全症状が強い．下行大動脈の血流は肺動脈から動脈管を経由したものが唯一であり，動脈管が閉鎖すると血流が途絶し，ductal shock となる．

治 療

1 大動脈縮窄

心不全症状を呈していれば修復手術適応である．無症状であっても，高血圧や検査所見上で縮窄前後の圧較差が 20 mmHg 以上ある場合は手術治療の対象とし，幼児期に行うことが多い．カテーテル治療（ステント留置）については成人例や術後の再狭窄例に適応することが多い．新生児の弓部低形成では，ductal shock を回避するためにプロスタグランジン製剤の持続投与を行い，動脈管を開存させて全身状態を維持しつつ，手術に向かう．合併する心内奇形と全身状態により，一期的修復と多段階手術を選択するが，選択基準は施設によりさまざまである．

2 大動脈離断

動脈管の開存が生存に必須であるため，生後すぐにプロスタグランジン製剤の持続投与を行い，動脈管を開存維持させる．心内奇形と全身状態，在胎週数や体重などを考慮に入れ，一期的修復と多段階手術を選択する．多段階手術では両側肺動脈絞扼術で肺血流制御を行い次段階へ進む場合や，弓部再建と肺動脈絞扼術の後に心内修復術を行う場合など，施設・状況によりさまざまなケースが考えられる．

3 弓部再建手術（図 3~6）

ductal shock に陥った症例については，救急蘇生に準じた処置が行われているはずであり，その後の回復傾向を診てからの手術介入となる．

心内短絡を有する例では高肺血流心不全症状が進行し始めたらできるだけ早期に手術介入する．いったん悪化したら自然軽快はしない．

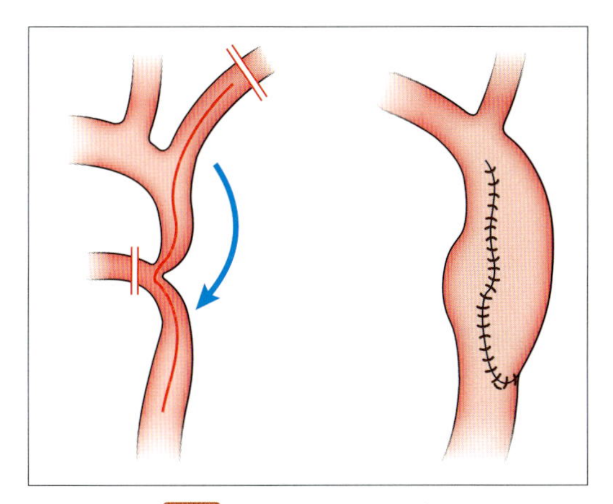

図 3 鎖骨下動脈フラップ法

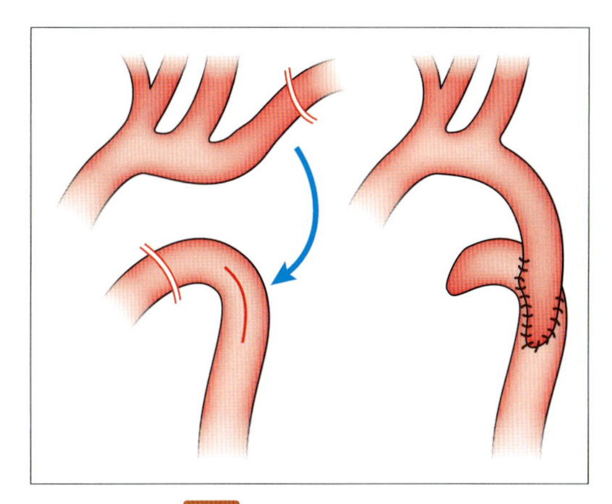

図 4 Blalock-Park 法

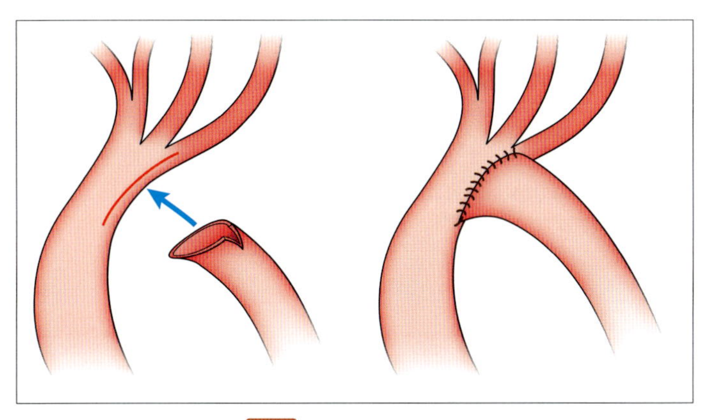

図 5 拡大大動脈弓吻合

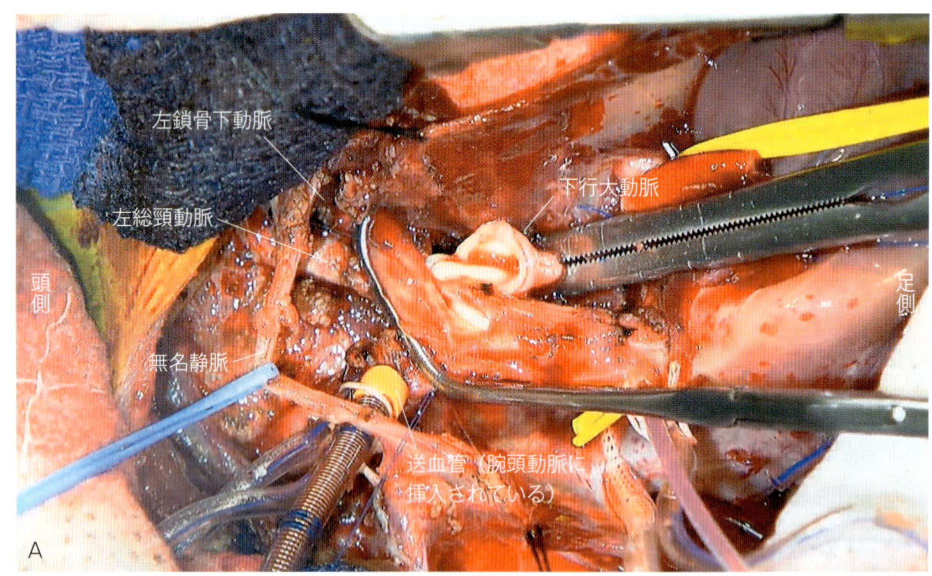

A．吻合開始時

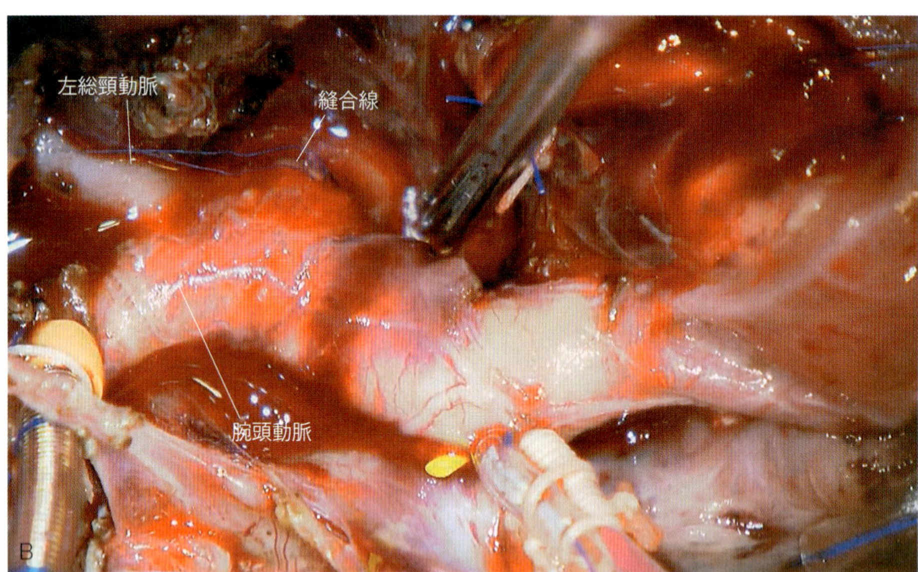

B．吻合終了後

図6 拡大大動脈弓吻合

■ 文献

1）菅野勝義ほか．“大動脈縮窄症（CoA）”．循環器の病気ずかん．木原康樹監修．ハートナーシング春季増刊．大阪，メディカ出版，2017，227-8.

15 完全大血管転位症

今井健太／坂本喜三郎

完全大血管転位症（transposition of the great arteries；TGA）とは，大動脈と肺動脈の起始が入れ替わった，すなわち右心室から大動脈が，左心室から肺動脈が起始する疾患である．頻度は先天性心疾患の約 5％で，新生児期に発症するチアノーゼ性心疾患のなかで最も多い．本稿では，TGA の病態，術前管理のポイントを整理するとともに，手術方法を術中写真を交えて解説する．

病 態

TGA は，心室中隔欠損（ventricular septal defect；VSD）の有無，左室流出路狭窄（＝肺動脈弁下・弁・弁上狭窄）の有無により，1 型，2 型，3 型に分類される．1 型は VSD がない（または小さい）型で，最も多く全体の約 75％を占める．2 型は VSD があり左室流出路狭窄がない型で，約 20％を占める．3 型は VSD と左室流出路狭窄がある型で，約 5％を占める．VSD がなく，左室流出路狭窄があるまれな場合を 4 型と表現するが，1％未満である．

TGA では，静脈血は全身へ，動脈血は肺へとそれぞれがぐるぐる回る並列の循環となっている．このままでは生命維持が不可能なため，心房間（心房中隔欠損または卵円孔開存），心室間（VSD），大血管間（動脈管開存，patent ductus arteriosus；PDA）のいずれかのレベルで，静脈血→肺，動脈血→全身の血流が不可欠である（図 1A）．これら血流が混ざり合うこと（ミキシング）により，肺での酸素化，全身への酸素供給が行われ生命を維持している．

血行動態は，各病型，随伴する心房間交通の大きさや PDA の血流により異なる．また，生後から低下する肺血管抵抗に連動し，時間経過によっても変化する．PDA を介する血流は，肺血管抵抗が高い生直後は両方向性（肺動脈→大動脈，大動脈→肺動脈）であるが，肺血管抵抗が低下する数時間後にはほぼ大動脈→肺動脈方向の血流となる．

1 型では，PDA を介する大動脈→肺動脈→肺の血流と，心房間を介する左心房→右心房→右心室→大動脈→全身の血流により酸素化された血液が全身へ供給される（図 1B）．または，PDA が閉鎖した（あるいはさせた）場合は，大きな心房間交通が必要となりこれを通した両方向性の血流により酸素化と全身への酸素供給が行われる．

2 型では，VSD を介する右心室→左心室→肺動脈→肺と，心房間を介する左心房→右心房→右心室→大動脈→全身の血流により酸素化された血液が全身へ供給される（図 1C）．

3 型では，左室流出路狭窄が存在するため，VSD を介する血流は 2 型とは反対に左心室→右心室方向となり，心房間は右心房→左心房となる（図 1D）．

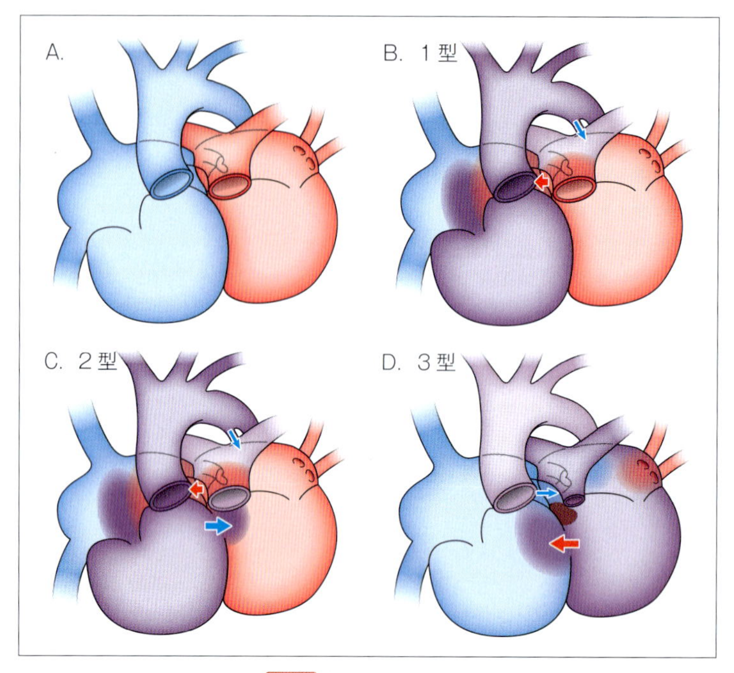

図1 各型の血行動態

心房間，心室間，大動脈間のいずれでもミキシングがないと生命維持は不可能である（A）．1型（B），2型（C）および3型（D）の血行動態を示す．

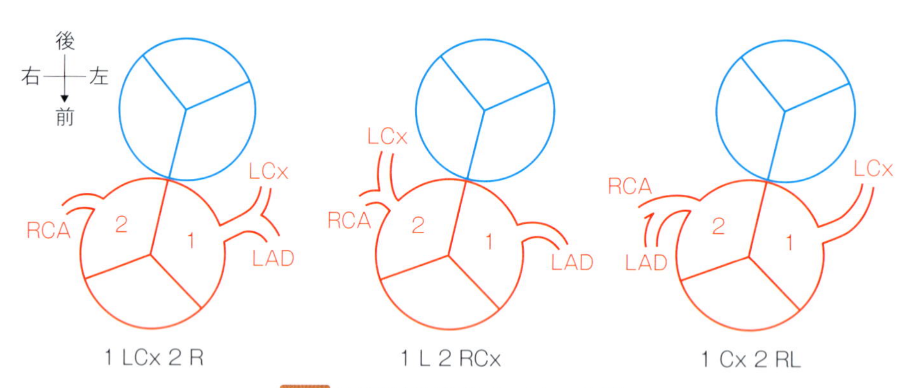

図2 冠動脈走行形態（Leiden 分類）

手前が大動脈，後ろが肺動脈．冠動脈が起始していない大動脈弁尖に立ち，右方（患者左）を1，左方（患者右）を2とする．代表的なものを示した．
LAD（L）：左前下行枝，LCx（Cx）：左回旋枝，RCA（R）：右冠動脈．

1型，2型，3型の分類に加え，手術を計画するうえでは冠動脈の走行形態を把握することが重要である．冠動脈の走行形態の分類には Shaher（シェイハー）分類，Leiden（ライデン）分類のほかいくつかの分類がある．臨床上は，多彩な冠動脈の走行形態を明確に分類でき，かつ記憶を必要としない Leiden 分類を用いると情報共有が容易である（図2）．また，大動脈壁からまっすぐ起始するか（壁内走行なし），大動脈壁に沿って数 mm 平行に走行した後に起始するか（壁内走行あり）を確認しておく必要がある．壁内走行ありの場合は冠動脈移植に際し，工夫とより細心な注意が必要となる．

診断

1 症状

生直後からチアノーゼが出現する．生後数時間はPDAを介する血流が肺動脈→大動脈方向であるため，下半身には酸素化された血液が流れることになる．したがって，この期間中 SpO_2 は下半身のほうが上半身より高くなる．肺血管抵抗の低下とともにPDAを介する血流は大動脈→肺動脈となり，この差は数時間で消失する．肺血管抵抗が徐々に低下し，PDAを介する大動脈→肺動脈血流や2型での心室中隔欠損を介する右心室→左心室の血流が増加すると，多呼吸や哺乳不良などの心不全徴候が出現する．3型で左室流出路狭窄が高度な場合，肺動脈の酸素化される血流が少なくなりチアノーゼが強く出現する．

胸部X線写真は，大動脈と肺動脈が前後関係であるため大血管陰影が1本分で幅が狭く，また拡大した心房と心室によりいわゆる卵型を呈する．また，心不全の進行とともに心拡大とうっ血が進行する．

2 心エコー検査

診断，術前管理と手術方法の検討に極めて有用かつ最も重要である．1～3型の分類，冠動脈形態の診断，PDAと心房間交通の大きさと血流方向などを評価する．冠動脈形態は分類だけではなく，冠動脈移植をイメージしてより詳細に評価する．壁内走行の有無，大動脈弁との位置関係（高さ，交連の位置），また大動脈弁と肺動脈弁の交連のずれ関係を評価する．将来の大動脈弁となる肺動脈弁の評価も必要である．形態，肺動脈弁逆流の程度，肺動脈弁狭窄の有無を評価する．まれではあるが，冠動脈や肺動脈弁の形態によっては大血管スイッチ手術（Jatene（ジャテン）手術）を断念せざるを得ない場合がある．その他，大動脈弓形態異常（大動脈縮窄，鎖骨下動脈起始異常など），MAPCA（major aortopulmonary collateral artery；大動脈－肺動脈側副血行）の有無などを評価する．

3 カテーテル検査，血管造影

心エコー検査の診断精度の進歩により，近年では行われる機会が減ってきている．心房中隔裂開術（Balloon atrioseptostomy；BAS）の際の補助，エコー診断に苦慮する冠動脈形態の評価やMAPCAの診断のために行われることがある．

治療

1 手術適応，目的と時期

自然歴は極めて不良で，無治療の場合は生後1週間以内に約30％が，1カ月以内に約50％が，1年以内に90％以上が死亡する．手術の目的は，チアノーゼの改善，左心室機能の維持，肺血管閉塞性病変（肺高血圧）の進行予防などである．現在では，1型，2型に対しては生後1～2週間でのJatene手術が標準治療となっている．

2 術前管理

肺血管抵抗の推移，心房間交通とPDAの大きさ，血流量を観察・制御しチアノーゼと心不全のバランスをとりながら管理を行う．PDAをプロスタグランジン製剤で大きく開存維持させると，肺血管抵抗の低下に伴い大動脈→肺動脈の血流が増加し，心房間を介する左心房→右心房の酸素化血が増加する．この際チアノーゼは軽減するが，心不全は増強することになる．

1型ではPDAを閉鎖させる場合は，十分な大きさの心房間交通による両方向性の短絡を維持させることが必要である．必要に応じBASを行う．2型では，右心室→左心室の血流により肺血流が増加し心不全となりやすい．3型では左室流出路狭窄の程度を見極め，肺血流の維持にPDAの開存維持が必要かどうか判断することが必要である．

3 手術

① 術式の選択

1型，2型に対しては肺血管抵抗が低下し，各臓器も成熟が得られ始める生後1〜2週間を目途に手術を行う．この時期は心不全が増強し始め，また左心室の機能低下が始まる時期でもある．現在では，Jatene手術が標準術式である．2型の場合は，同時にVSD閉鎖術を行う．PDAと心房間交通も同時に閉鎖する．

低体重，多孔性の筋性部VSDを伴う症例などでは，姑息手術として肺動脈絞扼術を先行して行う場合がある．

また，大血管スイッチ手術（Jatene手術）が標準術式となるより以前には，心房スイッチ術（セニング手術，マスタード手術）が行われていた．本術式は，右心室を体心室として利用するため，遠隔期の右心機能不全（体心室機能不全）が問題となることが知られている．

3型は左室流出路狭窄があるため，左心室の圧が保たれ機能が保持される．肺血流が少なくチアノーゼが強い場合は，必要に応じて体肺動脈短絡手術（BTシャント）を行う．成長が得られた段階で，心内修復手術（Rastelli（ラステリ）型手術）を行う．

② 1型に対する大血管スイッチ手術（Jatene手術）

大動脈および肺動脈をそれぞれ離断し，前後の位置を入れ替え，それぞれ再吻合する．この際，肺動脈を大動脈の前方へ転位させる方法をとることが多い（ルコン手技）．また，冠動脈はボタン状に切り抜き，新しい大動脈の基部へ移植する（図3）．

③ 手 順

胸骨正中切開を行う．後の新肺動脈再建用に心膜を2 cm × 4 cm程度採取する．前に大動脈，後ろに肺動脈がある（図4A）．体外循環を確立し，大動脈，肺動脈周囲を剝離しPDAを離断する．肺動脈はあとで前方に転位する（ルコン手技）ため可動性をあげておく必要があり，肺門部まで十分に剝離する．自施設では奇静脈を切離し，より肺動脈の可動性を確保している．いったん脱血を緩め，心臓にボリュームを戻した状態で冠動脈移植部位の想定とマーキングを行う．またこの時点で移植後の冠動脈の位置と高さをイメージし，大動脈と肺動脈の切開の高さを想定しておく．心筋保護液を注入すると同時に，頭側の高い位置で大動脈を遮断し心停止を行う．右心房を切開し心房間交通を閉

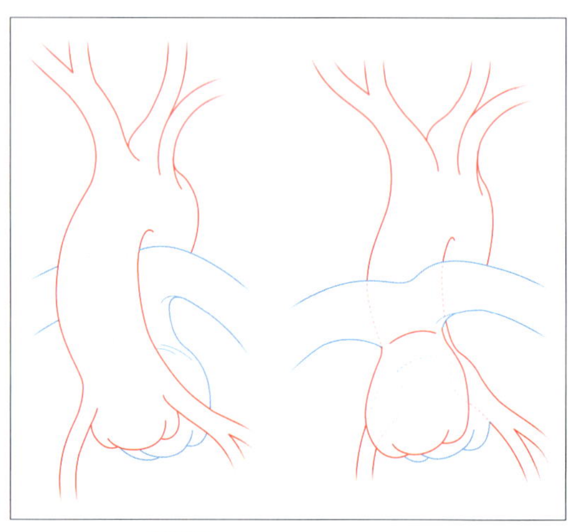

図3 Jatene手術模式図
赤色部分は大動脈，青色部分は肺動脈を示す．大動脈，肺動脈をそれぞれ離断し，前後を入れ替え再建する．冠動脈はボタン状に採取し，肺動脈基部へ移植する．

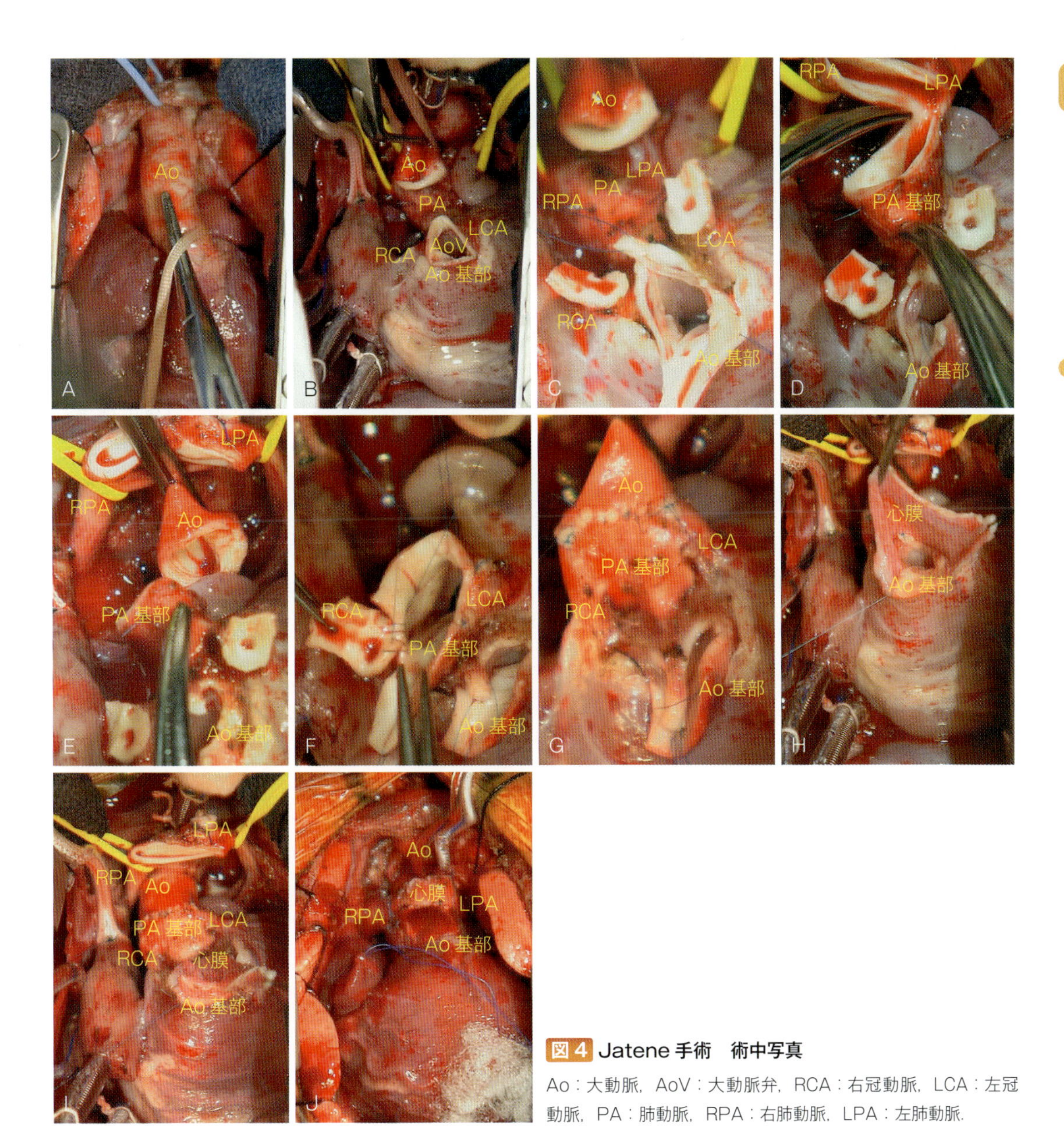

図4 Jatene手術　術中写真

Ao：大動脈，AoV：大動脈弁，RCA：右冠動脈，LCA：左冠動脈，PA：肺動脈，RPA：右肺動脈，LPA：左肺動脈．

鎖する．大動脈を切開し，大動脈弁と冠動脈の位置を確認する（図4B）．大動脈弁に留意し，左右冠動脈をボタン状に採取する．また，移植に際し最低限必要な可動域を得られる程度に心外膜から剝離する（図4C）．肺動脈を切開し，末梢側（左右肺動脈）を大動脈の前方へ転位させる（ルコン手技）（図4D，E）．肺動脈基部を切開し，採取した冠動脈ボタンを吻合する（図4F）．鑷子の先端は約1 mmである．左右の冠動脈ボタンを吻合した後，大動脈を吻合し新大動脈の再建とする（図4G）．冠動脈ボタンを採取した後の大動脈基部に心膜パッチを当てる（図4H）．この前後で大動脈遮断を解除し，自己心拍を再開させる．肺動脈末梢側（左右肺動脈）を心膜補填した大動脈基部に吻合し，新肺動脈再建とする（図4I，J）．これにて新大動脈が後方へ，新肺動脈が前方へのスイッチが完了する．右心房を縫合閉鎖し，体外循環を離脱し手術を終了する．

4 その他の合併心奇形とその対策

① 特異な冠動脈走行

大動脈壁内走行や単冠動脈の移植について，さまざまな方法が報告されている．移植が極めて困難な場合は，肺動脈絞扼術で成長を待ってJatene手術を行うことも選択肢となり得る．

② 筋性部VSD

欠損孔が小さい場合は経過観察のみで自然閉鎖することが多い．心不全となり得る大きな欠損孔の場合には，直接閉鎖やサンドイッチ法などで閉鎖する．Jatene手術の際のサンドイッチ法は，大動脈，肺動脈を離断するため比較的良い視野で行うことができる．

③ MAPCA

まれではあるが，血行動態に影響を及ぼす体肺動脈側副血行がある場合は，術中に処理をしておくことが望ましい．術後も再発することがあり，その場合カテーテルでの塞栓術の適応となる．

5 術後管理

血行動態は正常心と同等となるが，新生児期の侵襲の大きな手術であるため急性期には細心の管理が必要となる．心不全（心機能低下），不整脈，冠動脈イベント，肺高血圧発作，心タンポナーデなどに注意する．モニター，尿量や乳酸値の推移を追うことはもちろんであるが，皮膚色や体温感など患児をよく観察することが肝要である．また，神経学的評価も怠ってはならない．

6 遠隔期

遺残病変がない，または軽度な場合は正常児と同等の活動が可能である．新大動脈弁逆流，冠動脈狭窄・閉塞，肺動脈狭窄・逆流などが経過観察や再介入の対象となる．

最後に

患児は生まれて間もない時期に大きな心臓の手術を受けることになり，家族は不安な時間を過ごすことになる．看護師は家族と笑顔で接し，その不安を和らげることが肝要である．そのためにはチームドクターと綿密に情報共有，意見交換を行い患児の血行動態を正確に理解し，それに基づいた確実な看護を実践する必要がある．本稿での解説が少しでも臨床看護に役立ち，ひいては患児と家族へ笑顔を届けられる手助けとなれればと願う．

16 左心低形成

村田眞哉／坂本喜三郎

解剖学的には左心系の構造物は僧帽弁・左室・大動脈弁・大動脈を指すが，ここで述べる左心系とは機能的な体心室系のことであり，時には〔後述する左心低形成症候群類縁疾患（variant hypoplastic left heart syndrome；variant HLHS）など〕解剖学的三尖弁・右室を指すこともある．

これらの中から，本稿では重症大動脈弁狭窄，左心低形成症候群について述べる（大動脈縮窄・大動脈離断については第1章14参照，先天性僧帽弁狭窄については割愛）．

重症大動脈弁狭窄（critical aortic stenosis；critical AS）

1 病態

高度な大動脈弁狭窄により新生児・乳児期早期に低心拍出量症候群（low cardiac output syndrome；LOS），ショック（急性循環不全）を来す．大動脈弁は正常な三尖弁ではなく，二尖弁や一尖弁であることが多い（図1，2）．胎生期の半月弁原基（弁隆起）の陥凹過程の異常による．

2 診断

胎児エコーで出生前診断されることがある．出生後の心エコーで大動脈弁尖の可動性の低下，有効弁口面積（EOA）の低下を認める．

重症例では左室収縮能低下（後負荷ミスマッチ）や左室心内膜の高輝度化が認められる〔虚血から壊死，線維化が進行すると心内膜線維弾性症（endocardial fibroelastosis；EFE）となる〕．大動脈弁での血流加速は低下し，簡易Bernoulli（ベルヌーイ）法による圧較差は重症度を反映しなくなる．動脈管経由で体循環は維持され（動脈管依存循環），大動脈弓への逆向性血流が認められる場合もある．EFE以外にも，肥厚した弁尖が冠動脈開口部を覆うように大動脈壁に癒着することで心筋虚血を来すことがある（coronary fooding）．

3 治療・予後

自然予後は不良であり多くは乳児期に死亡する．

上記のような症候性の場合は緊急的に経皮的大動脈弁バルーン形成術（BAVP）や大動脈弁形成術（AVP，図1，2），Ross-Konno（ロスコンノ）手術の適応となる．

AVPに先行してBAVPを行うかどうかは施設の方針により異なる．一尖弁やraphe（痕跡的交連）のない二尖弁などBAVP無効例も多い．

近年では乳幼児期のRoss-Konno手術は回避される傾向にある．

AVPには肥厚した弁尖の菲薄化（スライシング），交連切開，自己心膜による交連作成・弁尖延長・弁尖置換（二尖，三尖）などがある（図1，2）．

左室機能低下が高度で二心室治療が困難な場合はHLHSとしてNorwood（ノーウッド）手術（後述）を選択せざるを得ない．これら境界群のリスク評価には

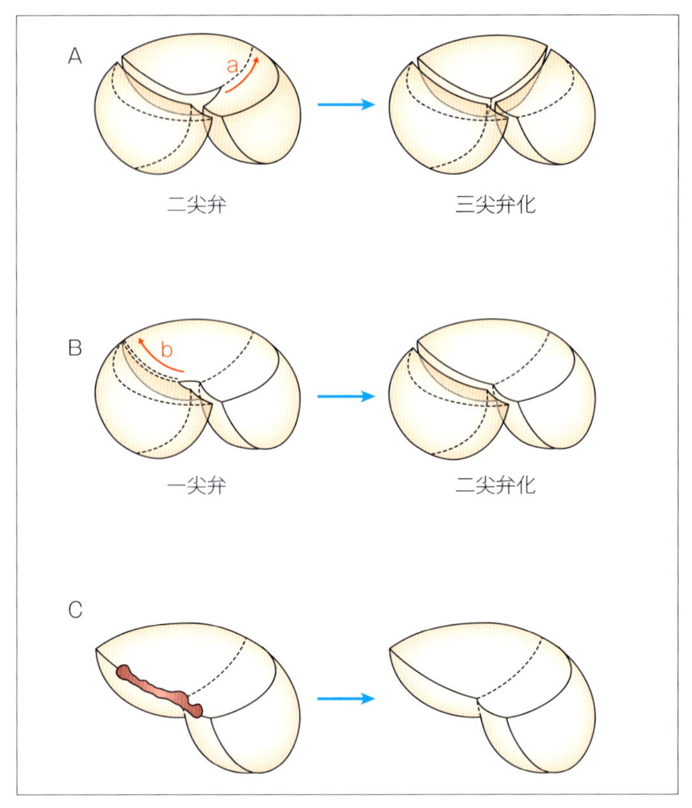

図1 交連切開，弁尖スライシング

A．交連 a の未分化による開放制限→交連切開．　B．交連 b の未分化による開放制限→交連切開．
C．弁尖のスライシングによる弁尖可動性の改善．

Rhodes Score，Discriminant Score，CHSS Score などがあるので参照されたい．

無症候性の AS の場合は待機的手術も可能となる．適応は，心エコーで最高血流速度（Vp）> 4 m/s，有効弁口面積係数（EOAI）< 0.5 cm^2/m^2，心臓カテーテル検査で左室－大動脈圧較差 > 50 mmHg が目安となる．

左心低形成症候群（classic HLHS，variant HLHS）

1 病態・診断

狭義には，僧帽弁閉鎖（MA）または狭窄（MS）と，大動脈弁閉鎖（AA）または狭窄（AS）を示し，心室中隔欠損はもたず，classic HLHS と呼ばれる（図3）．

近年の治療成績の向上に伴い，胎児エコーでの出生前診断が予後を左右しつつある．

胎生期の卵円孔早期閉鎖（intact atrial septum；IAS）や狭小化（restrictive atrial septum；RAS）に伴う左室流入血の減少により，左室および上行大動脈の低形成を生じると考えられている．そのためか生存に必要であるにもかかわらず卵円孔（卵円窩）は小さく，心房中隔は肥厚しており，経皮的心房中隔裂開術（BAS）は奏効しないことも多い．心房間ステント留置が試みられる場合もあるが，多くは外科的心房中隔欠損作成術（ASD creation）を行う．IAS/RAS 合併例では胎生期からの肺うっ血による肺リン

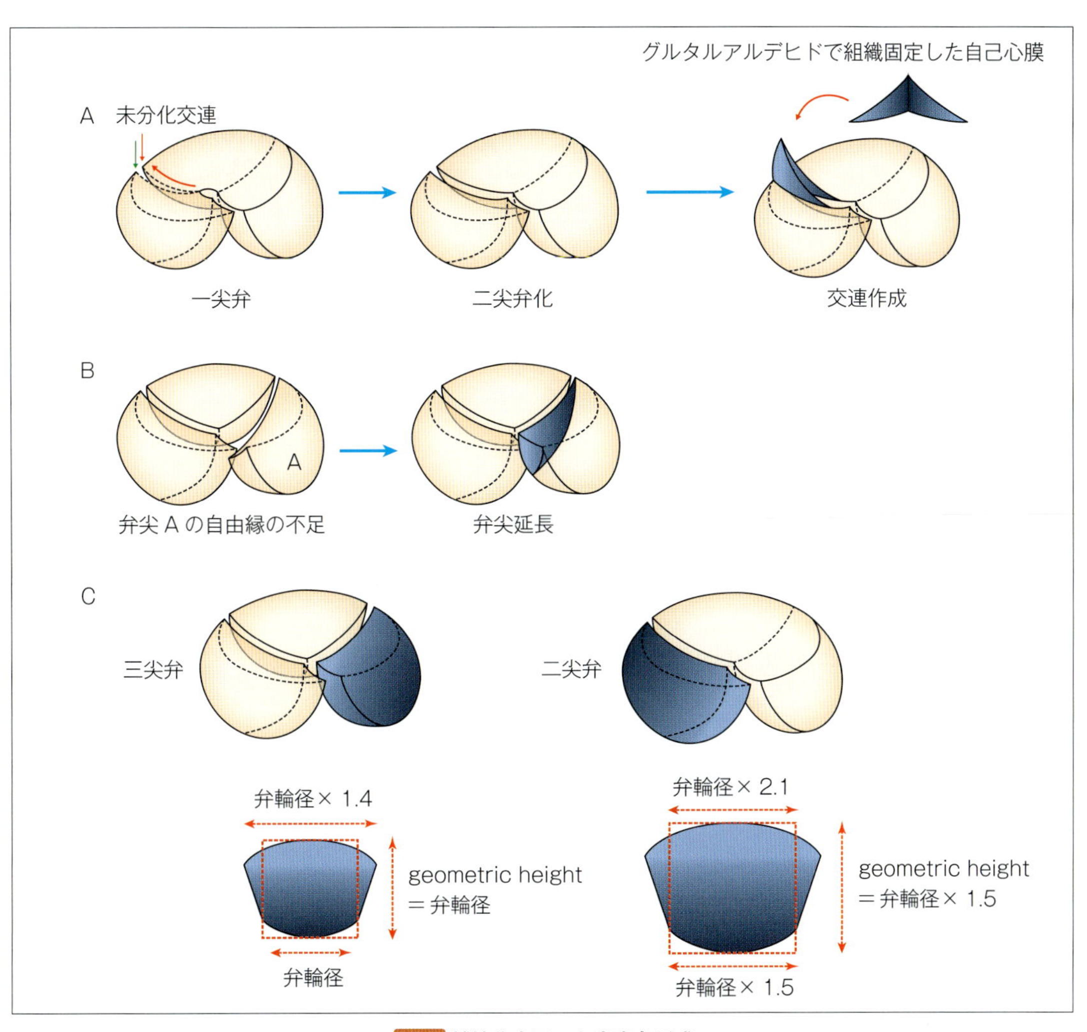

図2 補填物を用いた高度弁形成

A. 交連形成, B. 弁尖延長, C. 弁尖置換.

パ浮腫や肺気腫，肺静脈の arterialization（肺静脈狭窄）が予後を悪化させ，levoatriocardinal vein の存在がそれらを緩和すると考えられている．

卵円孔開存（心房間交通）と同時に，動脈管開存も生存に必須であり，プロスタグランジン E_1（PGE_1）投与により開存を維持する．上行大動脈の逆行性血流が冠動脈血流も維持する．

MS/AA 症例では左室冠動脈瘻（類同交通とそれに伴う冠動脈の離断，閉塞）が発達し，心筋虚血が予後を悪化させることがある．

このほか，心室中隔欠損をもちながら同様の血行動態〔一側の低形成・痕跡的心室（rudimentary chamber），体循環系流出路狭窄，大動脈弓低形成〕と治療適応〔両側肺動脈絞扼術（BPAB）あるいは Norwood 手術，後述〕を有する疾患群を左心低形成症候群類縁疾患（variant HLHS）と呼ぶ．

術前は PGE_1 投与による動脈管開存維持が生存に必須である．上行大動脈の逆行性血流が冠動脈血流を維持する．

2 治療・予後

自然予後は不良であり多くは乳児期に死亡す

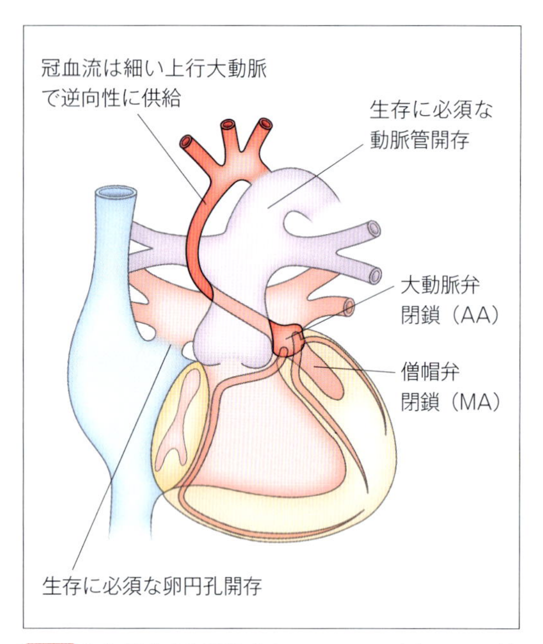

図3 左心低形成症候群〔classic HLHS(MA/AA)〕

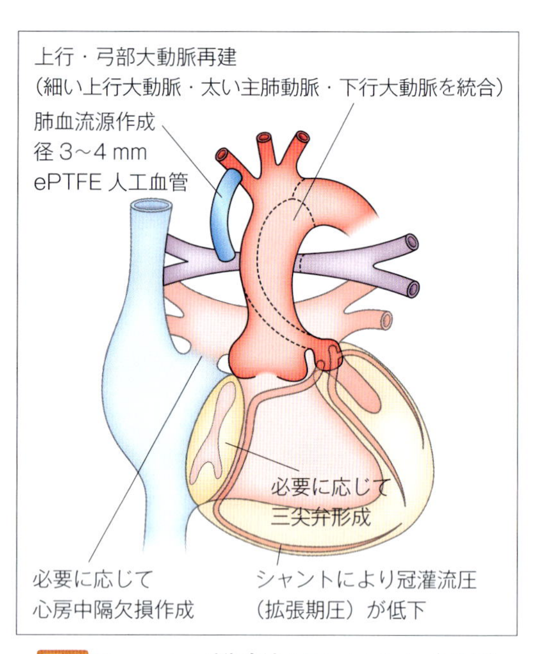

図4 Norwood 手術変法：BT シャント（BTS）

る．

出生後の生理的肺血管抵抗の低下に伴う肺血流の増加により，容易に高肺血流性心不全（LOS および肺うっ血）に陥るため，生後1週程度までには肺血流制御が必要となる．外科的介入までの間，窒素吸入による低酸素療法や肺血管拡張作用のないドパミン投与などで体肺血流バランスを維持することもできるが，そのときには外科的介入を急いだほうがよいと考えられる．

肺血流制御のための初回姑息術として一期的に Norwood 手術（図4）を行うか，BPAB（図5）を先行するかは施設の方針により異なる．BPAB を先行する場合には，生後1カ月程度で Norwood 手術，あるいは生後数カ月で Norwood および両方向性 Glenn（グレン）手術（BDG）の同時手術を選択する．この間は動脈管開存維持のため PGE_1 持続静注か動脈管ステントが必要となる．

Norwood 手術とは，「主肺動脈を用いた上行（≒ DKS）・弓部（≒ EAA）大動脈再建」，および「肺血流源作成」からなる姑息手術である．これにより PGE_1 からの離脱と冠血流の安定化が得られる．

超音波による胎児診断で心房間交通が狭小な場合（IAS/RAS）や，肺静脈閉鎖（PVO）を伴う総肺静脈還流異常症（total anomalous pulmonary venous connection；TAPVC）合併例では，出生と同時に ASD 作成術，TAPVC 修復と BPAB あるいは Norwood 手術を計画的に行う．

肺血流増加（心室容量負荷の増大）に伴う三尖弁逆流（TR）が高度な症例に対しては弁形成術を併施する．弁の異形成・低分化というより弁輪拡大による逆流が主体であるため，HLHS の三尖弁形成術は効果が得られやすいと考えられる．

Norwood 手術時の肺血流源としては，病態や解剖学的特徴に応じて体肺動脈短絡（図5，BT シャント変法，径 1 mm/kg 程度の ePTFE 人工血管）あるいは心室肺動脈導管（図6，VPC，径 5 mm のリング補強付き ePTFE 人工血管）を選択する．心臓や肺のコンプライアンス低下

両側肺動脈絞扼術（BPAB）
幅 2 mm ePTFE 製テープ
（施設により異なる）

肺血流源作成
径 5 mm リング補強付き ePTFE 人工血管

図 5 両側肺動脈絞扼術（bilateral PA banding；BPAB）

図 6 Norwood 手術変法：心室肺動脈導管（VPC）

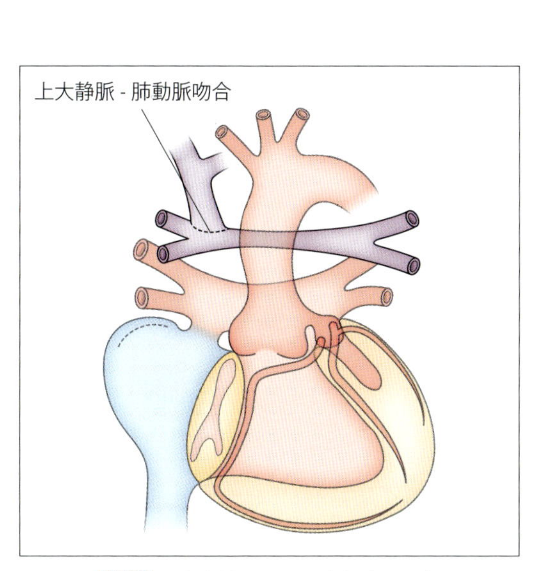

図 7 両方向性 Glenn 手術（BDG）

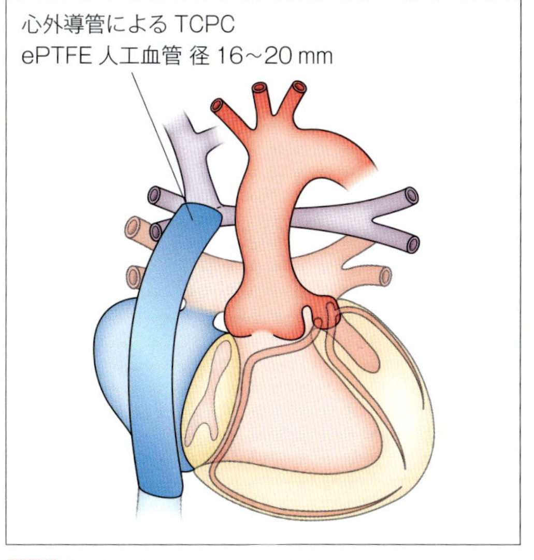

図 8 完全右心バイパス手術：心外導管（extracardiac TCPC）

を鑑み，あるいは体肺血流バランス破綻時の緊急肺血流調節のため，開胸のまま Norwood 手術を終了し，数日後に閉胸することが一般的である（二期的閉胸）．

Norwood 術後は，単心室治療として生後 6 カ月～1 年で BDG（図 7，BCPS）による心不全の改善，1～3 歳で完全右心バイパス術（図 8，Fontan（フォンタン）手術，TCPC）によるチアノーゼの改善（機能的根治術）を目指す．

初回姑息術として Norwood 手術を要するが，最終的に二心室治療（Rastelli（ラステリ）型手術）の余地があるものを borderline（境界型）HLHS と呼ぶ．borderline HLHS の治療方針は施設により異なる．BPAB による左室容量負荷軽減の前の評価が重要である．

食道・横隔膜

17 先天性食道閉鎖症

漆原直人

病 態

先天性食道閉鎖症は食道の先天的な形成異常で，食道が盲端になったり，食道と気管の間に瘻孔（気管食道瘻）を形成したりする．緊急手術が必要な代表的な新生児外科疾患である．胎生4〜6週ごろに前腸から食道原基と気管原基が隔壁により分離するが，この分離不全によって食道閉鎖や気管食道瘻が発症すると考えられている．病型にはGross（グロス）分類が広く用いられ，C型（85〜90%）とA型（7〜8%）の2つのタイプで90%以上とほとんどを占め，その他のタイプは非常にまれである（図1）．最も頻度の高いC型食道閉鎖は，上部食道は盲端に終わり，下部食道は気管と交通がみられる．A型食道閉鎖は上部食道と下部食道ともに盲端となり食道と気管との交通はないが，上部食道盲端部と下食道盲端部の距離が長いlong gapのことが多い．その他のタイプは非常にまれで，E型では食道閉鎖はなく気管食道瘻のみがあり，H型気管食道瘻とも呼ばれる．本症では50%以上に合併奇形がみられ，特に心奇形は治療方針や予後に影響する．

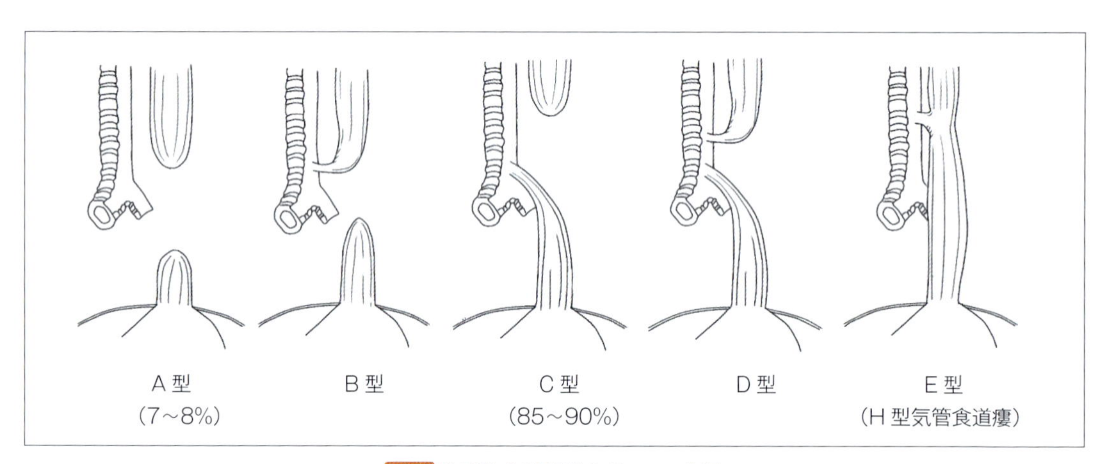

図1 先天性食道閉鎖のGross分類

診断

胎児期に羊水過多で，胎児超音波検査の際に拡張し盲端になった上部食道や胃泡が見えない，または小さいなどから出生前に食道閉鎖が診断されることがある．

症状は，出生後は泡沫状流涎，嘔吐や唾液の誤嚥と気管食道瘻による肺炎，呼吸困難などがみられる．また胃管チューブが挿入できない．Gross 分類 C 型，D 型，E 型では気管食道瘻を介して胃内に空気が流入するため，腹部膨満がみられるようになる．

1 検査

① 腹部 X 線・透視

経鼻的にチューブを挿入し，上部食道盲端部で反転する所見（coil up）を確認する（図 2）．まれではあるが B 型，D 型の場合もあるためこの病型が疑われる場合には水溶性造影剤をごく少量用いて口側食道の盲端造影を行うこともある．A 型，B 型では気管と下部食道の交通がなく腹部 X 線像で胃泡が確認できない．一般的に胃泡を認めれば C 型，認めなければ A 型の可能性が高い（図 2）．

② 心エコー

合併奇形で最も頻度の高い心大血管奇形は治療方針の決定に重要である．術前には必ず心エコーで心奇形の有無，心機能，大動脈弓の位置を評価する必要がある．

③ 腹部エコー

腎奇形などの腹部泌尿器疾患の合併の評価を行う．

④ 気管支ファイバー

気管食道瘻を直接確認できるので，気管食道瘻の位置や H 型気管食道瘻の診断に有効である．

2 鑑別診断

食道狭窄，喉頭気管食道裂などとの鑑別を行う．

3 リスク分類

合併奇形や出生体重により予後が大きく異なり，また治療方針の決定にも重要である．出生体重 1,500 g 未満と重度心奇形の合併の有無で分けた Spitz（スピッツ）のリスク分類[1]が予後を反映したものとして使用されている（表 1）．

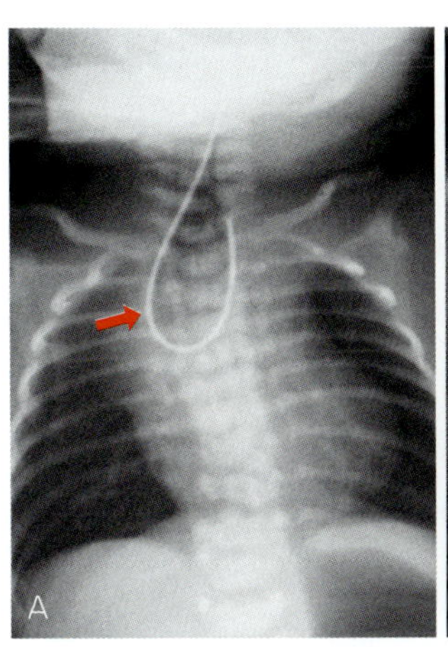

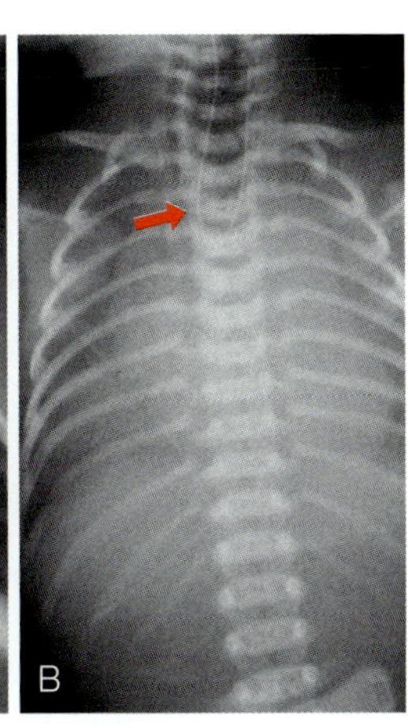

図 2 食道閉鎖の coil up 像

A. C 型食道閉鎖．胃泡が見える．
B. A 型食道閉鎖．胃泡が見えない．

表 1 Spitz のリスク分類

Group Ⅰ	出生体重 1,500 g 以上で重症心奇形なし
Group Ⅱ	出生体重 1,500 g 未満あるいは重症心奇形あり
Group Ⅲ	出生体重 1,500 g 未満で重症心奇形あり

治療・予後

C 型食道閉鎖では，気管食道瘻を介しての胃液の気管内への逆流による肺炎や空気の胃内への流入による腹部膨満を防ぐために，生後早期の手術が必要である．手術には、早期に気管食道瘻切離と食道吻合を行う一期的根治術，初回手術では胃瘻造設と気管食道瘻の切離あるいは食道バンディングを行い，後に食道吻合を行う多段階手術がある．通常は一期的根治術が行われるが，心奇形や低出生体重児で全身状態が不良な場合には多段階手術になることがある．以前は肺合併症が多く，胃瘻造設後に食道吻合を行うことが多かったが，肺合併症が減少し一期的根治術が行われるようになり，最近では極低出生体重児でも状態が良ければ一期的根治術が行われるようになっている．

A 型食道閉鎖は上部・下部食道盲端部の距離が長い long gap の症例が多く，新生児期は胃瘻を作り，体重増加と食道延長術を行い待機的に根治術が行われることが多い．胃管などによる代用食道が必要になることもある．

ここでは最も頻度の高い C 型食道閉鎖の手術について解説する．術中写真は細部が明瞭な胸腔鏡手術中の写真を使用している．

1 C 型食道閉鎖の手術

気管食道瘻閉鎖・食道吻合が根治術である．右開胸による手術が一般的であったが，術後の胸郭変形，翼状肩，側弯などの晩期合併症があることから，最近では筋肉の切離が少なく，創が目立たない腋窩皺皮膚切開[2]や胸腔鏡下手術[3, 4]も行われるようになっている．

① 食道へのアプローチ（図 3）

右開胸アプローチ：体位は，右上側臥位で皮膚切開は右後側方切開あるいは右側方切開で，広背筋と前鋸筋など背筋群を切離し第 4 肋間で肋間筋を切開する．食道到達法には，胸膜を切開せずに壁側胸膜を胸壁より剝離して食道に到達する胸膜外法と，胸膜を切開して直接食道に到達する開胸法がある．胸膜外法は開胸法に比べ術後の肺の癒着が少なく，縫合不全があっても重症化のリスクを軽減できるとの考えから採用されている．

胸腔鏡アプローチ：体位は，腹臥位に近い左側臥位とする．3〜4 カ所に 3〜5 mm のトロッカーを挿入する．人工気胸により肺を圧排し視野を確保する．カメラは 5 mm の斜視鏡を使用する．

② 気管食道瘻の切離

奇静脈周囲の胸膜を剝離し奇静脈を結紮切離するが，著者らは術後の気管食道瘻の再発予防を目的に，食道吻合部と気管側瘻孔断端との介在組織として，胸腔鏡手術では奇静脈を切離せず温存するようにしている（p.76，図 4A）．奇静脈の裏にある下部食道を同定し，下部食道を全周剝離する（図 4B）．尾側への剝離は，術後の胃食道逆流を予防するために最初は必要最小限にとどめておき，食道吻合の際に過度の緊張がかかるようであれば剝離を追加する．気管食道瘻を気管近くで吸収糸を用いて刺入結紮し切離する（p.76，図 5A）．

③ 食道吻合

麻酔医に経鼻的に上部食道内に挿入しておいたチューブを尾側に押してもらい，上部食道盲端部を確認する．上部食道は気管膜様部を損傷しないように注意し，頭側に向かって剝離する（図 5B）．次いで上部食道盲端部を切除するが，その際には食道内腔をしっかりと確認し全層が切除されていることを確認する．下部食道の断端開口部をケリー鉗子で丁寧に拡張する．食道吻合は5-0あるいは6-0吸収糸による6〜8針の全層一層結節吻合を行う．後壁の吻合終了後に8Frチューブを鼻から胃内にステントとして留置し（p.76，図6A），前壁を縫合する（図6B）．最後に吻合部近くに胸腔ドレーンを留置し創部を閉鎖する．

術後は食道吻合部の安静を保つために鎮静と呼吸管理を3日間ほど行うことが多い．食道造影を行い縫合不全がなければミルクを開始する．術後の食道吻合部狭窄に関してはバルーン拡張術を行う．

近年ではその治療成績は飛躍的に向上してきており，現在では極低出生体重児，重症心奇形，18トリソミーなどのハイリスク症例を除けば，ほぼ全例が救命されるまでになっている．

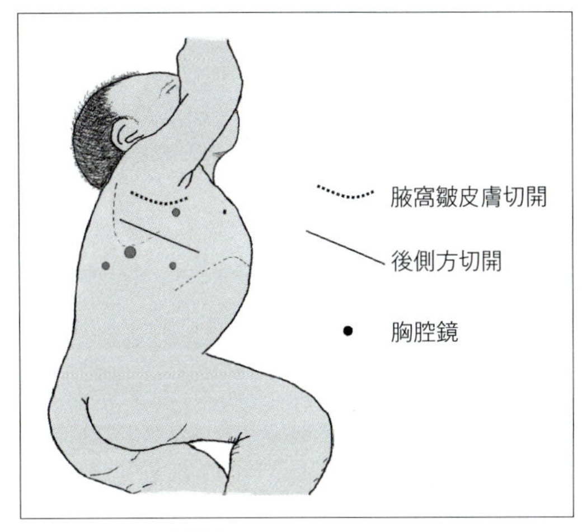

図3 食道へのアプローチ

こんな看護が必要です

●術前の観察ポイント

- 呼吸状態，チアノーゼの有無
- 唾液の誤嚥が起こらないように，口腔内吸引がきちんと行われているか
- 上部食道に留置したチューブから有効な吸引ができているか
- 適切に保温されているか
- 他の外表奇形がないか注意する

●術後の観察ポイント

- バイタルサインは安定しているか
- 尿量は確保できているか
- 浮腫の有無
- 胸腔ドレーンの性状，リークの有無
- 経口開始後は，誤嚥や嘔吐に注意する（食道吻合部狭窄や胃食道逆流症）

■ 文献

1) Spitz, L. et al. Oesophageal atresia：at-risk groups for the 1990s. J Pediatr Surg. 29 (6), 1994, 723-5.
2) 田口智章ほか．腋窩皺切開による食道閉鎖根治術．小児外科．41 (3)，2009，263-7.
3) Rothenberg, SS. Thoracoscopic repair of esophageal atresia and tracheo-esophageal fistula. Semin Pediatr Surg. 14 (1), 2005, 2-7.
4) 漆原直人ほか．C型食道閉鎖症に対する胸腔鏡下食道閉鎖根治術．小児外科．45 (5)，2013，538-45.

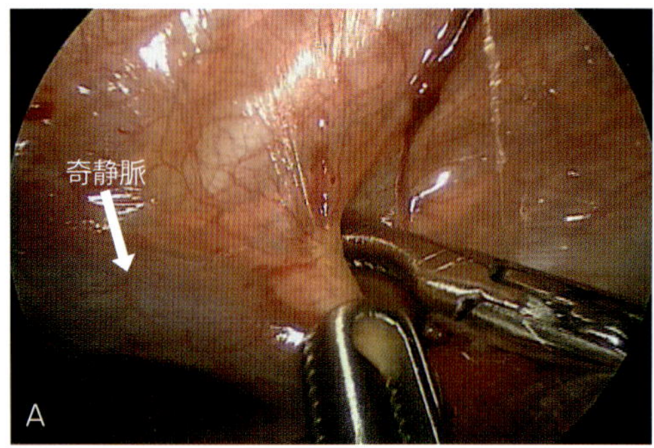

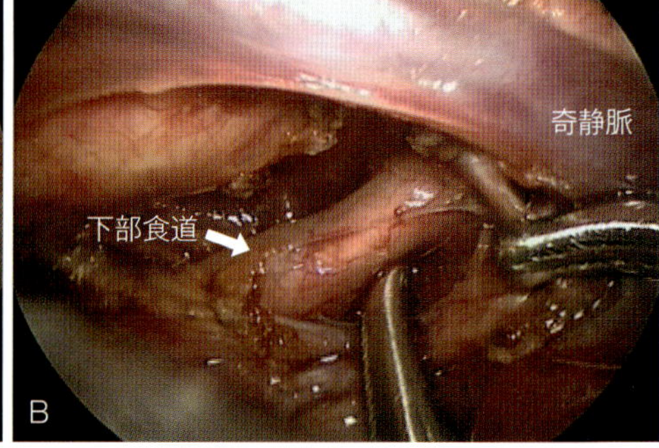

図 4 下部食道の剥離

A. 奇静脈周囲の胸膜を剥離.

B. 奇静脈の裏にある下部食道を同定し迷走神経を温存しながら下部食道を気管流入部まで剥離するが，尾側への剥離は最小限にとどめておく.

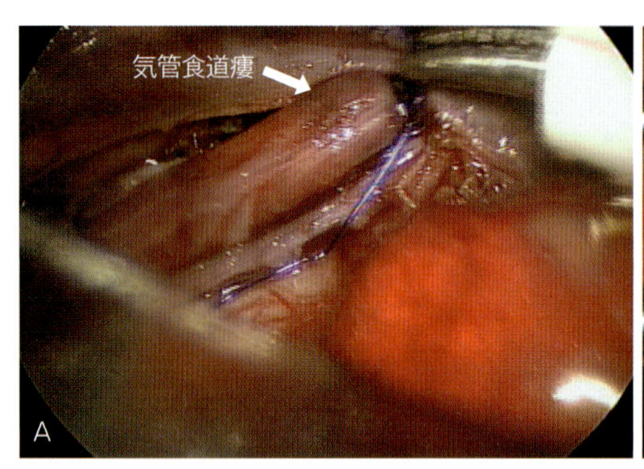

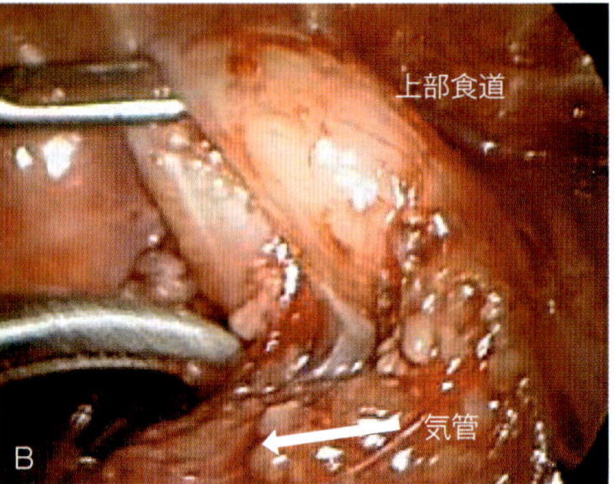

図 5 気管食道瘻の閉鎖と上部食道の剥離

A. 気管食道瘻を気管近くで 4-0PDS で刺入結紮する.

B. 上部食道を気管膜様部から剥離する.

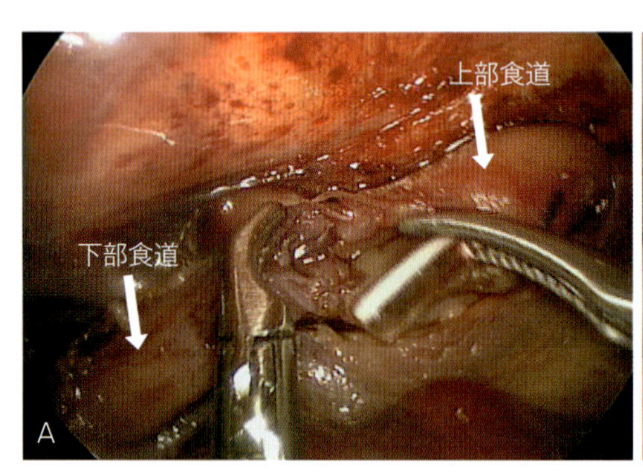

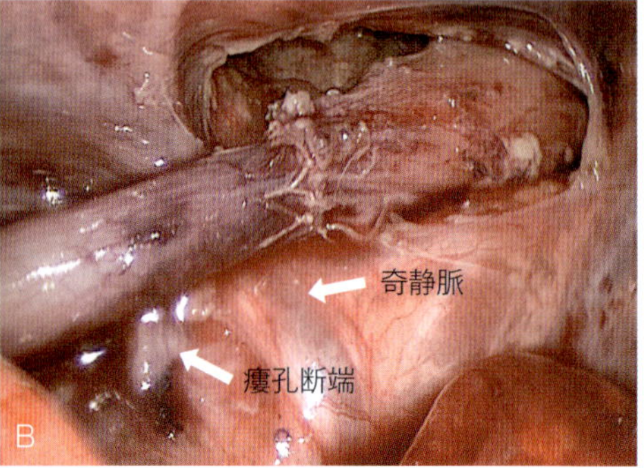

図 6 食道吻合

A. 食道吻合は 5-0 あるいは 6-0 吸収糸による 6～8 針の全層一層結節吻合を行う．後壁両端，後壁中央の 3 カ所をしっかりと縫合し，必要があればその間の縫合を追加する．後壁の縫合終了後，8Fr チューブを鼻から胃内にステントとして留置する.

B. 食道吻合終了後.

食道・横隔膜

18 先天性食道狭窄症

漆原直人

病態

先天性食道狭窄症は，食道の発生異常により狭窄を来す疾患で，25,000～50,000 出生に1人の割合でみられるまれな疾患である[1]．狭窄部位は下部食道，中部食道の順に多い（図1）．アカラシアなど他の基礎疾患によるものや，逆流性食道炎による続発性食道狭窄とは区別される．発生原因により，気管原基迷入型狭窄（tracheobronchial remnant：TBR），筋線維性肥厚型狭窄（fibromuscular thickening：FM），膜様狭窄（membranous web：MW）の3病型に分けられる．他の合併奇形を17～33％に認め，特に食道閉鎖や21トリソミーに合併することが多い．離乳食（固形食）開始時期の嘔吐や食事の詰まりなどの食道通過障害が典型的な発症様式であり，咳嗽・喘鳴や誤嚥性肺炎など呼吸器症状を認めることもある[2,3]．まれな疾患であることから，診断が遅れ体重増加不良など栄養障害がみられることがある．また食道閉鎖に合併することが多いことから，術後の食道造影で発見されることもある．

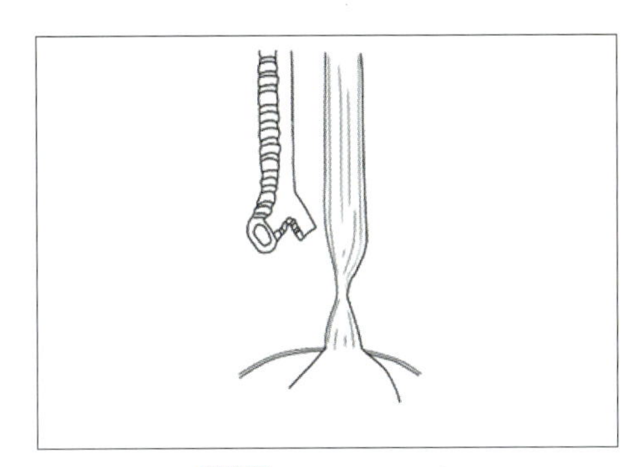

図1 先天性食道狭窄
下部食道，中部食道の順に多い．

診断

診断法としては病歴，消化管造影，食道内視鏡などが挙げられる．また超音波内視鏡で異所性軟骨組織や筋層肥厚の有無を検索することも有用といわれているものの，診断は必ずしも容易ではない．

食道造影：中下部食道に狭窄を来すことが多い．狭窄部の所見は，abrupt narrowing（限局性に突然細くなる）や tapered narrowing（先細り）を認める（図2）．

食道内視鏡：直接狭窄部を観察するとともに，内視鏡により狭窄の程度や食道炎の有無などを調べる．また同時にバルーン拡張術を行う（図3）．

食道超音波内視鏡：狭窄部の食道壁構造を検索し，筋性肥厚や異所性軟骨組織の有無を調べる[4,5]．しかし術前の正確な病型診断は困難なことが多い[6]．

24時間pHモニター・食道内圧検査：胃食道逆流症や食道アカラシアとの鑑別診断に使用される．

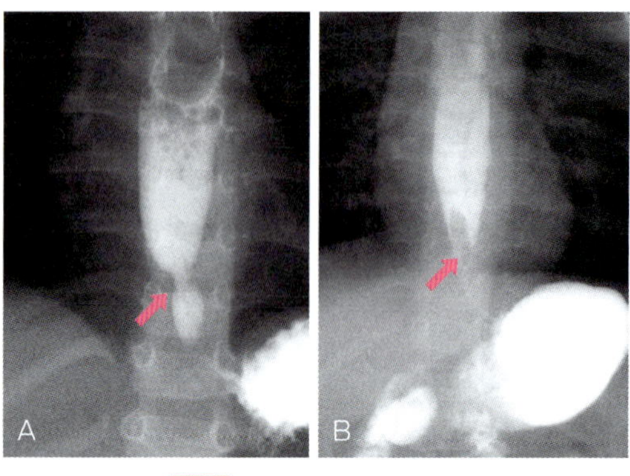

図 2 食道狭窄の食道造影

A. 限局性に急に細くなる abrupt narrowing（➡）を認める.
B. 先細りの tapered narrowing（➡）を認める.

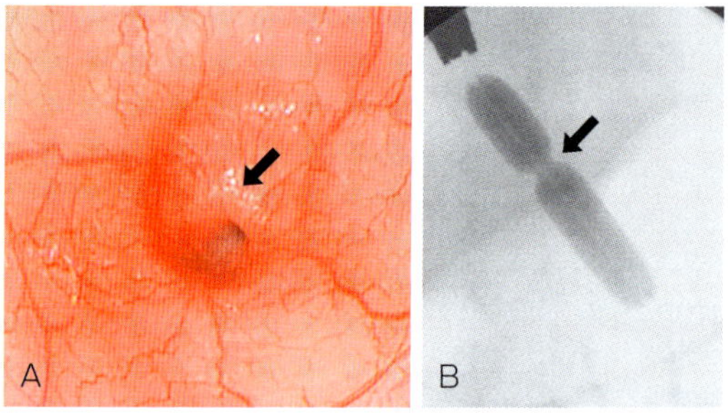

図 3 気管原基迷入型の食道狭窄

A. 食道内視鏡でピンホール状の狭窄（➡）を認める.
B. バルーン拡張術を行うが効果はなく，手術を必要とした.

鑑別診断には，胃食道逆流症などの食道炎による狭窄，食道アカラシアなどがある.

治療・予後

治療はまず，内視鏡的バルーン拡張術が行われるが，気管原基迷入型の食道狭窄では無効なことが多い．何回かの拡張術が無効な場合には，外科的治療が必要である．食道へのアプローチは食道狭窄部位により経胸・経腹手術を選択するが，近年では胸腔鏡・腹腔鏡下手術が選択されることがある[3, 6-8]．狭窄部の解除には，食道筋層切開，食道狭窄部切除端々吻合や[6]，食道全層縦切開・横縫合（Wendel（ウェンデル）法）[7] ないし食道狭窄部部分切除・横縫合（準 Wendel 法）[8] などさまざまな術式が行われている．本稿では，著者らが施行している腹腔鏡下の食道狭窄部部分切除・横縫合（準 Wendel 法）を中心に解説する．術中写真は細部が明瞭な腹腔鏡手術中の写真を使用している.

1 食道バルーン拡張術

透視下にバルーンカテーテルを用いて狭窄部を拡張する．気管原基迷入型の食道狭窄では無効なことが多く，何回かの拡張術が無効な場合には外科的治療が必要である．合併症として食道穿孔がある.

2 食道狭窄部部分切除・横縫合

開腹も腹腔鏡下手術も手技は基本的に同じである．手術開始前にバルーンカテーテルを狭窄部を越えて留置しておく.

① 食道の剝離

臍部をカメラポートとして，左右肋弓下と左側腹部にポートを挿入する．心窩部からネイサンソンリトラクターを挿入して，肝外側区を挙上する．噴門形成と同じ方法で迷走神経肝枝の頭側で食道を全周剝離しテーピングする．食道を牽引しながら頭側に剝離し，腹部食道を十分に確保する（図 4A）．その際，迷走神経前幹が分かるようであれば食道壁から剝離しておく（図 4B）.

② 狭窄部の確認

術前に挿入しておいたバルーンカテーテルを造影剤で拡張させ，透視下に狭窄部を確認しマーキングする．外からは狭窄部が分からないことが多い．

③ 狭窄部の部分切除・横縫合

狭窄部を中心に食道前壁を縦長のダイヤモンド型に約 2 cm 切除して狭窄を解除する（図 5）．食道壁欠損部を 4-0 あるいは 5-0 吸収糸を用いて全層結節縫合で修復する（図 6）．

④ Thal 法による噴門形成

横隔膜脚を修復した後，2 時，10 時方向で横隔膜脚と食道を縫合する．その後，胃体上部前壁で縫合部を覆うように Thal（タール）法による噴門形成を行う（図 7）．吻合部近くにドレーンを留置し創を閉じる．

術後 5〜7 日目に食道造影を行い，リークがなければ食事を開始する．1 カ月後に内視鏡検査を行い，必要ならバルーン拡張術を行う．

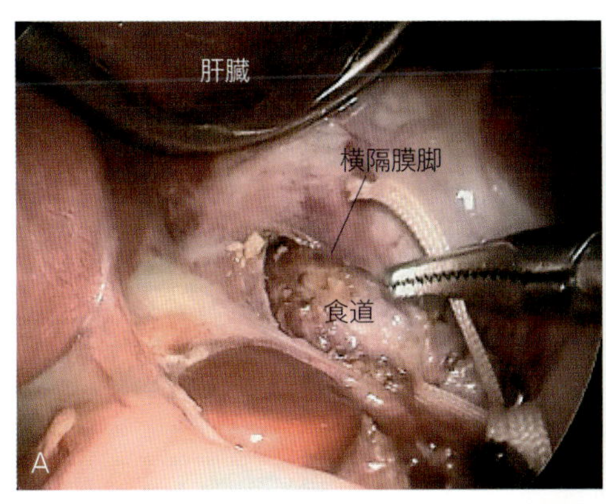

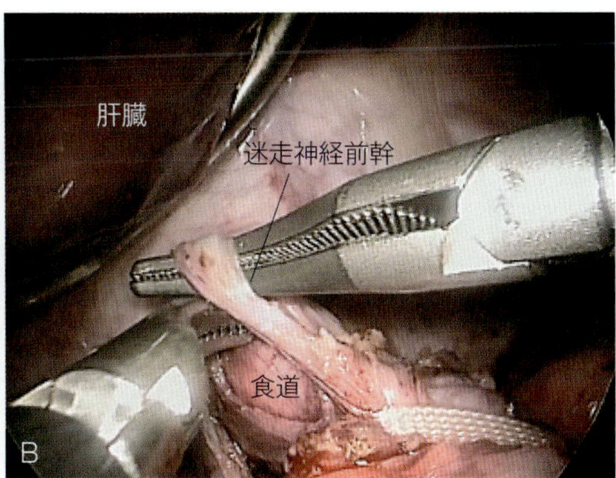

図 4 食道の剝離

A. 食道を全周剝離し頭側に剝離を進め，腹部食道を十分に確保する．
B. 迷走神経前幹を食道壁から剝離しておく．

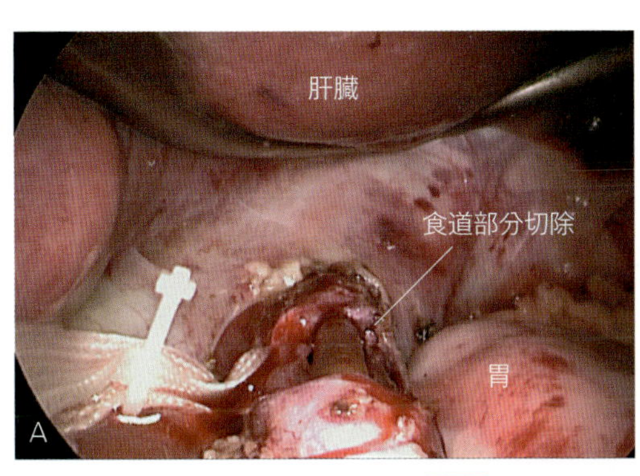

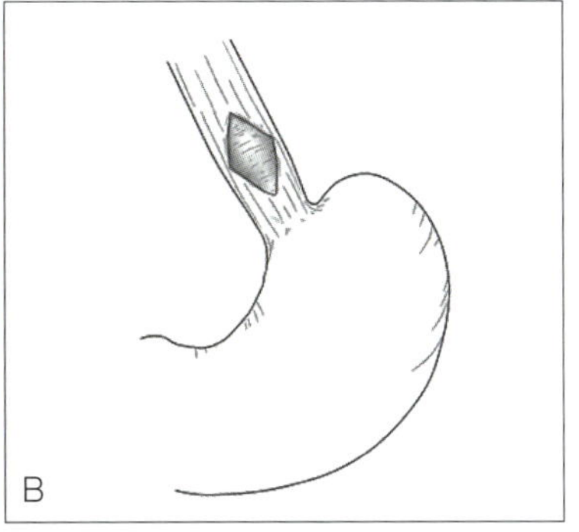

図 5 食道狭窄部の切除

狭窄部を中心に食道前壁を約 2 cm 切除して狭窄を解除する．

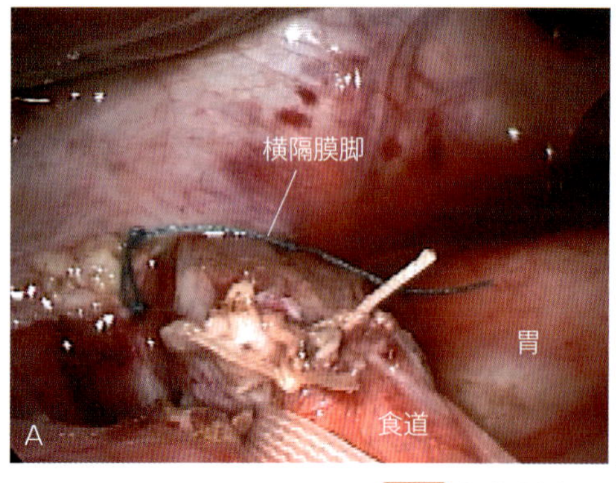

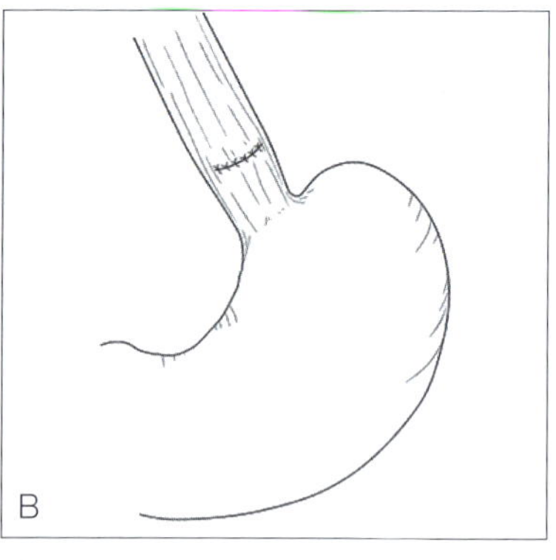

図6 食道壁欠損部の横縫合

食道壁欠損部を 4-0 あるいは 5-0 吸収糸を用いて全層結節縫合で修復する.

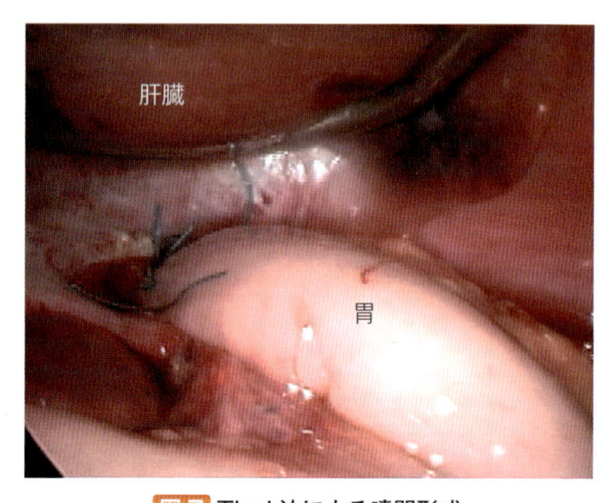

図7 Thal 法による噴門形成

胃体上部前壁で食道縫合部を覆うように Thal 法による噴門形成を行う.

こんな看護が必要です

●ケアで見逃してはいけないこと

・栄養状態

●術後の観察ポイント

・食道損傷による縦隔炎

・ドレーンの性状，リークの有無

・経口開始後は，誤嚥や嘔吐に注意する（食道縫合部の浮腫や胃食道逆流症）

・拒食症

■ 文献

1) Nihoul-Fékété, C. et al. Congenital esophageal stenosis：a review of 20 cases. Pediatr Surg Int. 2 (2), 1987, 86-92.
2) 山内健ほか．先天性食道狭窄症の診断．小児外科．42 (12), 2010, 1300-4.
3) 中島秀明ほか．当院における先天性食道狭窄症の臨床的検討．日本小児外科学会雑誌．53 (1), 2017, 56-62.
4) Takamizawa, S. et al. Congenital esophageal stenosis：Therapeutic strategy based on etiology. J Pediatr Surg. 37 (2), 2002, 197-201.
5) Usui, N. et al. Usefulness of endoscopic ultrasonography in the diagnosis of congenital esophageal stenosis. J Pediatr Surg. 37 (12), 2002, 1744-6.
6) Martinez-Ferro, M. et al. Thoracoscopic approach for congenital esophageal stenosis. J Pediatr Surg. 41 (10), 2006, e5-7.
7) Deshpande, AV. et al. Laparoscopic treatment of esophageal stenosis due to tracheobronchial remnant in a child. J Laparoendosc Adv Surg Tech. 19 (1), 2009, 107-9.
8) Urushihara, N. et al. Thoracoscopic and laparoscopic esophagoplasty for congenital esophageal stenosis. J Pediatr Surg Case Rep. 1 (12), 2013, 434-7.

食道・横隔膜

19 先天性横隔膜ヘルニア

臼井規朗

病態

先天性横隔膜ヘルニアとは，発生異常によって生じた横隔膜の欠損孔を通じて，腹腔内臓器が胸腔内へ脱出する疾患をいう．欠損孔は左右横隔膜の外側・背側を中心にして生じることが特徴で，欠損孔の名称から胸腹裂孔ヘルニアあるいはBochdalekヘルニアとも呼ばれる（図1）．発生頻度は，3,000～4,000出生に対して1例といわれている．理由は不明だが左側に発症することが多く，左側例が85～90％を占める．まれだが1％程度に両側例もある[1]．欠損孔のサイズは，裂隙程度の小さなものから，横隔膜がほとんど欠損している大きなものまで幅広い．腹腔内臓器が直接胸腔内に脱出する無嚢性ヘルニアが多数を占めるが，ヘルニア嚢に覆われて脱出する有嚢性ヘルニアも15％程度みられる．本症の発症機序は胎生8週ごろの胸腹裂孔膜の形成不全とされているが[1]，なぜ形成不全が生じるのかはわかっていない．

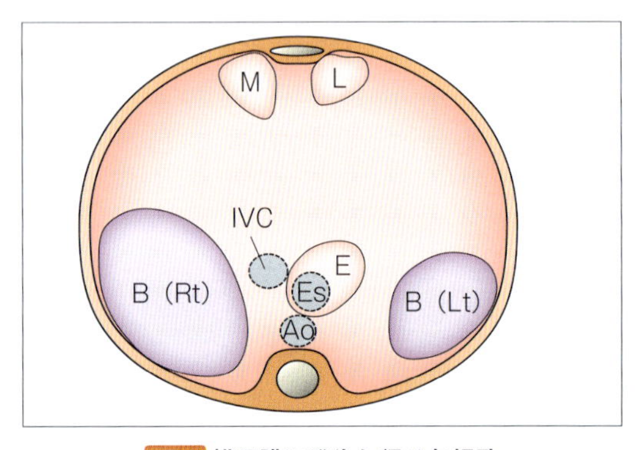

図1 横隔膜に発生し得る欠損孔

B（Lt）：Bochdalek孔（左側），B（Rt）：Bochdalek孔（右側），E：食道裂孔，M：Morgagni孔，L：Larrey孔，IVC：下大静脈，Es：食道，Ao：大動脈．

合併奇形としては腸回転異常症が最も多いが，これを除けば本症の7割程度は単独で発症する．3割程度の症例には，先天性心疾患，肺分画症，Meckel憩室，口唇口蓋裂などのさまざまな先天異常を伴う．複雑心奇形を合併したり，多発奇形症候群や18トリソミー，13トリソミーなど重症染色体異常の一徴候として本症を発症している場合は予後不良である．

本症の主な病態は，肺低形成と新生児遷延性肺高血圧症（persistent pulmonary hypertension in the neonate；PPHN）による呼吸循環不全である（図2）．胎生期に脱出臓器によって肺が圧迫されることで，胎児の呼吸様運動は阻害される．そのために肺の発育が抑制されて肺低形成を生じる．患側肺が圧迫されるだけでなく，著明な縦隔の偏位によって健側肺も圧迫を受けるため，肺低形成は健側肺にも生じる．また，肺低形成を伴った本症の肺の肺動脈は，中膜肥厚を伴っていて機能的攣縮を起こしやすい．肺動脈が機能的攣縮を起こすと肺血管抵抗が上昇するので，いまだ開存している動脈管や卵円孔を通じて右左短絡を生じ，PPHNの状態となる．出生後にみられる腹部臓器による肺の圧迫と，肺低形成やPPHNが相まって，呼吸不全の状態を呈する（図2）．さらに，重症例では肺低形成に伴って左心系の形成が不良なため，左心不全症状により心拍出量が低下している．PPHN の状態では，右心室にかかる後負荷が増大して右心不全症状を示すため，循環不全の状態を呈する（図 2）．

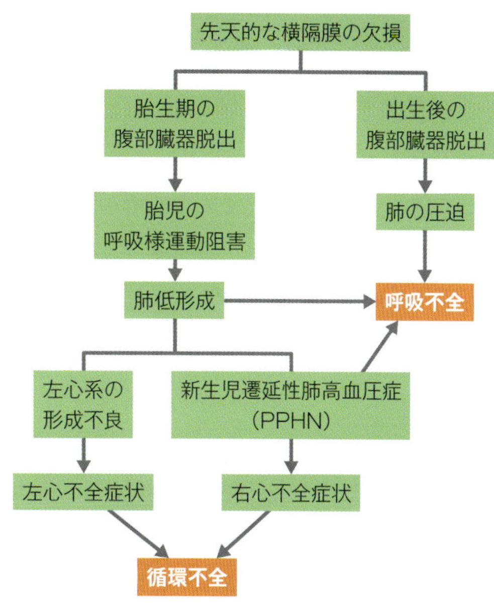

図 2　先天性横隔膜ヘルニアの病態

診 断

横隔膜の欠損孔の大きさによって重症度は大きく異なり，出生後早期に死亡する最重症例から，新生児期には症状を認めない軽症例まで非常に幅広い．重症例では出生直後から著明な呼吸循環不全を生じ，チアノーゼ，徐脈，無呼吸などを呈する．出生直後の症状が軽くても，消化管内のガスの増多とともに多呼吸，陥没呼吸，呼吸促迫，呻吟などの呼吸困難症状が進行する．外観は胸郭が膨隆し，腹部が陥凹するのが特徴である．聴診では，心音最強点の健側への偏位と，患側での呼吸音の減弱を認める．9割以上の症例は出生後 24 時間以内に発症するが，乳児期以降に嘔吐や腹痛などの消化器症状で発症する例や，胸部 X 線検査で偶然発見される無症状例もある．

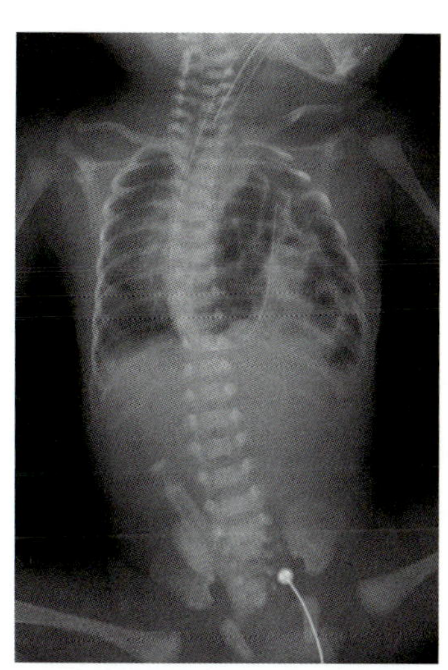

図 3　先天性横隔膜ヘルニアの胸腹部 X 線写真（日齢 0，男児，左側）

左胸腔内に腸管ガス像を認め，胃管は胸腔内に留まっている．心臓や食道などの縦隔は右方へ偏位し，腹部には腸管ガス像を認めない．

本症が疑われた場合の診断は，胸腹部 X 線検査で行う．胸腔内に胃や腸管など消化管のガス像を認めること，気管・食道，心臓など縦隔陰影の健側への偏位，腹部腸管ガス像の消失などが特徴である（図 3）．時間的な余裕がある場合は CT 検査も有用である．

わが国では新生児例の約 3/4 の症例が出生前

に診断されている[2]．出生前診断例は，胎児超音波検査で胃泡や心臓の位置異常をきっかけに発見されることが多い．発見後は胎児MRI検査もしばしば行われる（図4）．これらの検査では疾患の診断だけでなく，重症度の評価が重要である．重症度の評価にはまず，予後を大きく左右する他の先天異常や染色体異常を合併するかどうかを検索する．次に，肝臓や胃などの脱出臓器の状態と，健側肺のサイズによって肺低形成の程度を評価する．肝臓が胸腔内に脱出した症例や，胃が胸腔内に大きく脱出した例では肺低形成が強いため予後不良である[3]．また健側肺のサイズが小さい症例では肺低形成が強く，予後不良である[4]．

PPHNがあるかどうかは，動脈管前の右上肢と，動脈管後の下肢で経皮酸素飽和度や動脈血ガスの差を測定したり，心臓超音波検査で動脈管における血流の向きを観察して診断する．

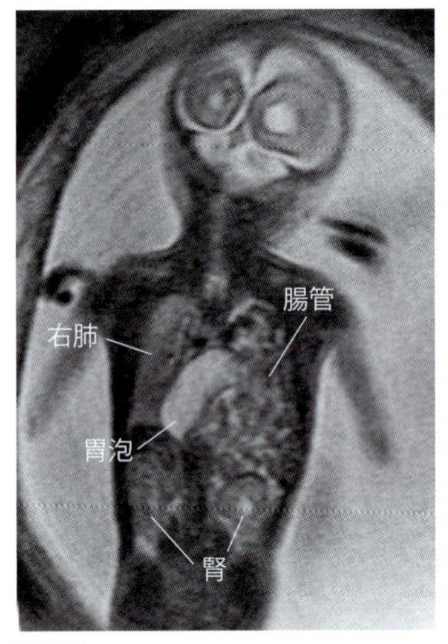

図4 先天性横隔膜ヘルニアの胎児MRI（在胎23週，女児，左側，T2強調画像）

T2強調画像では，肺，胃，腸管などが高信号で描出される．

治療，予後

出生前診断症例は，本症の治療に習熟した施設で周産期管理を行う．あらかじめ治療計画を立てて，新生児科医や小児外科医が待機した状態での分娩を計画する．本症では術前・術後の呼吸循環管理が非常に重要である．呼吸管理では，肺を保護するために高二酸化炭素血症や低酸素血症を容認しつつ，人工呼吸器の設定条件を最小限に抑制するgentle ventilationが推奨されている[5]．本症の呼吸管理では，これまで肺血管抵抗を下げる目的で過剰換気が行われていた．しかし，本症の肺に対して過剰換気を行うと，肺低形成のために気圧外傷を生じやすく，気胸による急性増悪や気管支肺異形成などの慢性肺障害が原因で死亡することが多かった．gentle ventilationを中心とした呼吸管理の普及によって本症の治療成績は向上した．

本症の循環管理は，PPHNと心不全に対する治療が重要である．PPHNの治療としては，肺血管抵抗を選択的に低下させることができる一酸化窒素（NO）吸入療法を行って，肺に流れる血流を増加させる．これにより，血液の酸素化が促進されるとともに，右心室にかかる後負荷が軽減される．肺動脈圧が体血圧を上回っている間は，動脈管が開存しているほうが右心不全の回避や心拍出量の維持にとって有利な場合があるため，必要に応じてプロスタグランジン製剤を用いて動脈管の開存を維持する．心不全の治療としては，十分量のカテコラミンを投与して循環を維持する．これらの循環管理によって，PPHNの治療法としての体外式膜型人工肺

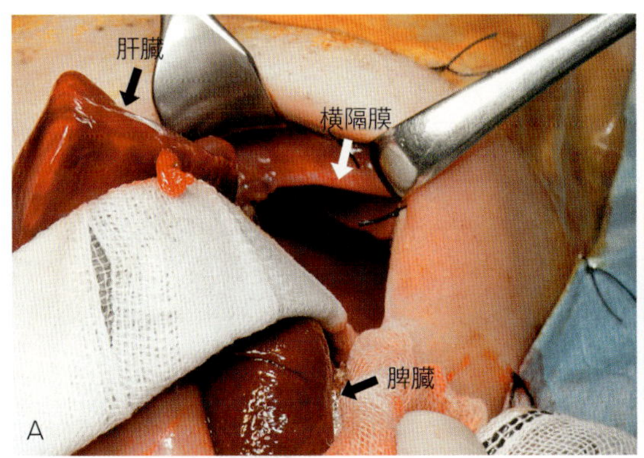

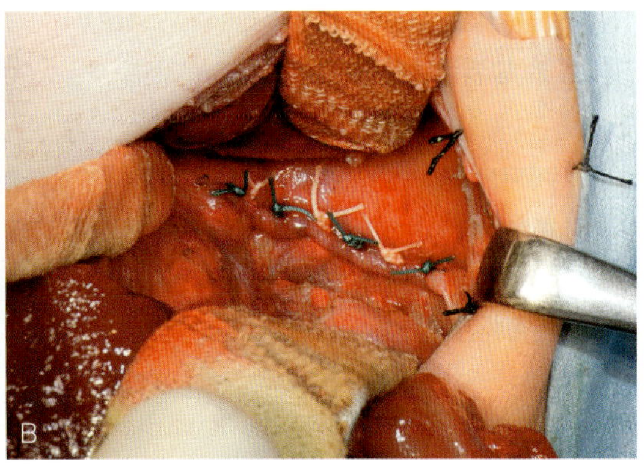

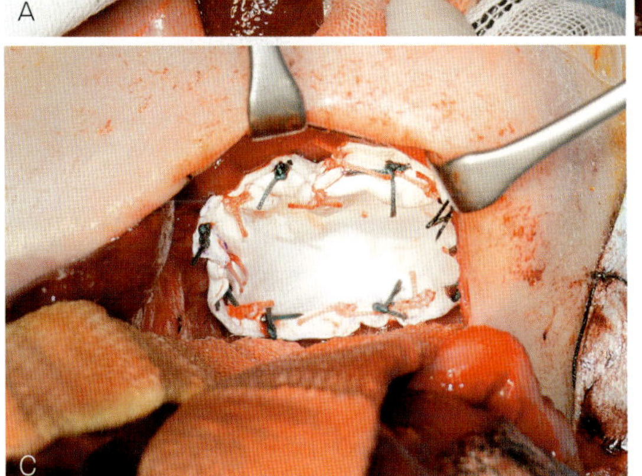

図5 先天性横隔膜ヘルニアの術中写真

A. 胸腔から肝臓や脾臓を脱転したところ．腹側と内側に残存した横隔膜の辺縁が認められる．
B. 横隔膜の辺縁どおしを10 mm程度重ねて水平マットレスで直接縫合閉鎖している．
C. ゴアテックス®パッチを水平マットレスで縫着して閉鎖している．

(extra corporeal membrane oxygenation；ECMO）の適応は減少したが，一定以上の肺機能を有する症例において，気胸などをきっかけに急激に呼吸循環状態が悪化したような場合にはECMOの使用も考慮すべきである．

本症に対する手術は，呼吸循環状態の安定化を確認してから行う．通常，開腹によってアプローチし，胸腔内に脱出した臓器を胸腔から脱転させる（図5A）．このとき，肝臓や脾臓を損傷しないように慎重に行うとともに，ヘルニア嚢の存在に注意する．横隔膜の欠損孔は，小さければ直接縫合閉鎖し（図5B），大きければ人工布を用いてパッチ閉鎖する（図5C）．近年では，新生児であっても症例を選んで胸腔鏡などを用いた内視鏡外科手術が行われるようになった．

新生児例の生存率は近年向上しており，わが国の全国調査では，新生児例全体の75％が生存退院し，本症単独例に限れば84％の症例が生存退院していた[2]．術後早期の合併症としては気胸，乳び胸水，腸閉塞などが挙げられ，ことに重症例に気胸が発症すると致命的になることがあるので注意を要する[6]．軽症例の長期予後は良好で，後遺症や障害を残すことは少ないが，重症例ではヘルニア再発や癒着性腸閉塞，胃食道逆流症などに対して手術が必要になる場合がある．また，慢性肺機能障害，呼吸器感染，気管支喘息，成長障害，精神運動発達遅延，漏斗胸，脊椎側弯症などを発症しやすいため，退院後も十分なフォローアップが必要となる[7]．

こんな看護が必要です

- 出生前診断症例に対する機器・機材の準備や，母体・家族のケア
- PPHN 管理のための右上肢と下肢の経皮酸素飽和度や動脈圧モニター
- 呼吸状態の注意深い観察：高頻度振動換気時の胸の振動，気管チューブ位置，気胸の発生に注意した聴診など
- 処置を行う際に過度な刺激を避ける
- 家族に対するケア

■ 文献

1） Stolar, CJH. et al. “Congenital diaphragmatic hernia and eventration”. Pediatric Surgery. 7th ed. Coran, AG. et al., ed. Philadelphia, Elsevier Saunders, 2012, 809-24.
2） Nagata, K. et al. The current profile and outcome of congenital diaphragmatic hernia：a nationwide survey in Japan. J Pediatr Surg. 48 (4), 2013, 738-44.
3） Kitano, Y. et al. Re-evaluation of stomach position as a simple prognostic factor in fetal left congenital diaphragmatic hernia：a multicenter survey in Japan. Ultrasound Obstet Gynecol. 37（3), 2011, 277-82.
4） Usui, N. et al. Prenatal risk stratification for isolated congenital diaphragmatic hernia：results of a Japanese multicenter study. J Pediatr Surg. 46（10）, 2011, 1873-80.
5） 新生児先天性横隔膜ヘルニア研究グループ編．新生児先天性横隔膜ヘルニア（CDH）診療ガイドライン．東京，メジカルビュー社，2016, 8-84.
6） Usui, N. et al. Pneumothoraces as a fatal complication of congenital diaphragmatic hernia in the era of gentle ventilation. Eur J Pediatr Surg. 24（1), 2014, 31-8.
7） Peetsold, MG. et al. The long-term follow-up of patients with a congenital diaphragmatic hernia：a broad spectrum of morbidity. Pediatr Surg Int. 25（1), 2009, 1-17.

20 横隔膜弛緩症

臼井規朗

病態

横隔膜弛緩症とは，神経や筋の異常が原因となって横隔膜が常に挙上した病態をいう[1]．横隔膜挙上症や横隔膜麻痺などの用語もあるが，おおむね同義に用いられていると考えてよい．本症の特徴は，横隔膜の辺縁が全周で正常位置に付着し，胸膜や腹膜の連続性も保たれていることである．多くの場合，筋組織は弛緩した横隔膜全体に分布しているが，時に一部で菲薄化したり，変性したりして非活動性となっている．

横隔膜が先天的に欠損する有嚢性の先天性横隔膜ヘルニアとは，挙上部分に筋組織があるかないかで区別される[1]．しかし，実際には筋組織が菲薄化したり変性していると，横隔膜弛緩症でも筋の存在が明らかでない場合があり，区別が困難なこともある．多くの場合，横隔膜弛緩症では横隔膜全体が挙上し，有嚢性横隔膜ヘルニアでは横隔膜が部分的に挙上するが，この特徴だけで両者を完全に鑑別はできない．病態がほぼ同様なため，臨床的には両者の区別はあまり意味がない場合もある[2]．

横隔膜弛緩症の原因は，先天性と後天性に分けられる[2]．先天性のものは比較的まれで，胎生8～12週ごろの胸腹裂孔膜における筋の形成不全や，横隔神経の不完全な分布，全身の神経筋疾患，サイトメガロウイルスや風疹ウイルスの胎児期感染による神経炎に起因した横隔神経麻痺などとされている．先天性のものは，胎児超音波検査や胎児MRI検査によって出生前診断されることもある（図1）．

これに対し，後天性のものは頻度が高く，頸椎から横隔膜に至る神経・筋組織のどこに異常があっても発生する．小児では分娩外傷や手術による横隔神経障害，腫瘍などが原因となる[2]．先天性，後天性ともに男児に多く，左側に発生しやすい．両側性に発症することもあり，横隔膜全体が挙上することが多いが，部分的に挙上することもある．

一側の横隔膜が弛緩していると，吸気時に患

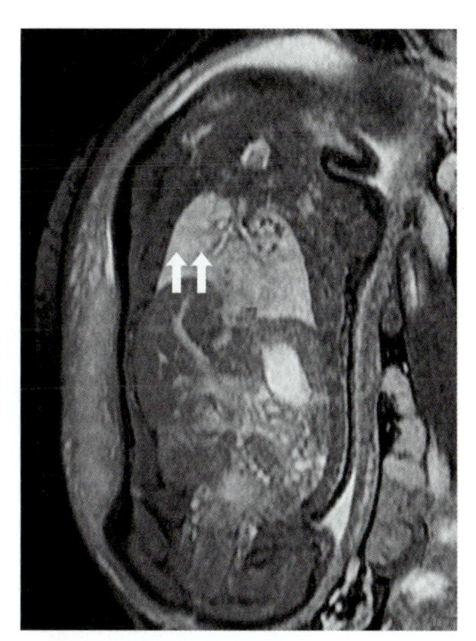

図1 先天性横隔膜弛緩症の出生前診断例
胎児MRI検査で右横隔膜が挙上し，肝右葉が胸腔に突出している（⇨）．

側の横隔膜が下がらないため，患側肺を拡張させることができない．健側の胸腔では吸気時に陰圧がかかり，縦隔が健側に偏位するため患側にも陰圧がかかり，結果的に患側の横隔膜が奇異性に挙上する．1回の呼吸運動による換気量が減少するため，呼吸障害を生じる．

診断

新生児期から乳児期早期に発症する症例では，努力性呼吸やチアノーゼなどの呼吸困難症状を示す．年長児では，反復する呼吸器感染や運動時呼吸困難，発育不良，消化器症状などを呈するが，無症状のまま経過し，胸部X線写真で偶然発見される例もある．

胸部X線写真で，横隔膜頂部の位置が健側に比べて患側で高いことで本症が疑われるが，診断のためには呼気時と吸気時の胸部X線写真を比較して，患側の横隔膜の不動や奇異性運動，縦隔の動揺などを確認する（図2）．小児では呼気，吸気で意図的に息止めすることができないため，横隔膜の奇異性運動が確認できる横隔膜透視が有用である．横隔神経麻痺の原因検索も兼ねて，頸部や縦隔の精査ができるCT（図3）やMRI検査も有用である．

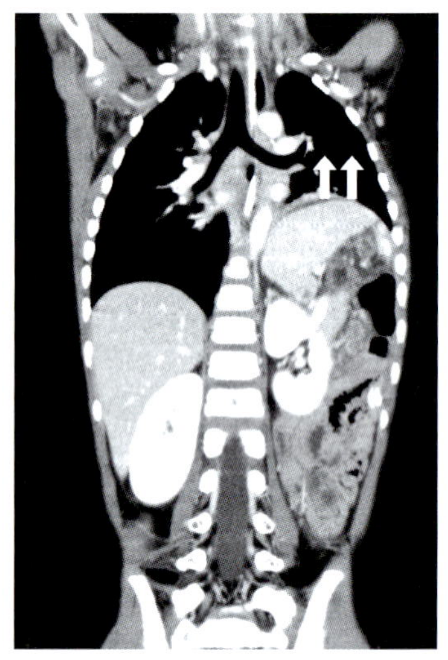

図3 左横隔膜弛緩症のCT（3歳，男児）

左横隔膜は挙上し（⇨），脾臓や消化管も左胸腔内に挙上している．頸部や縦隔に腫瘍などは認めない．

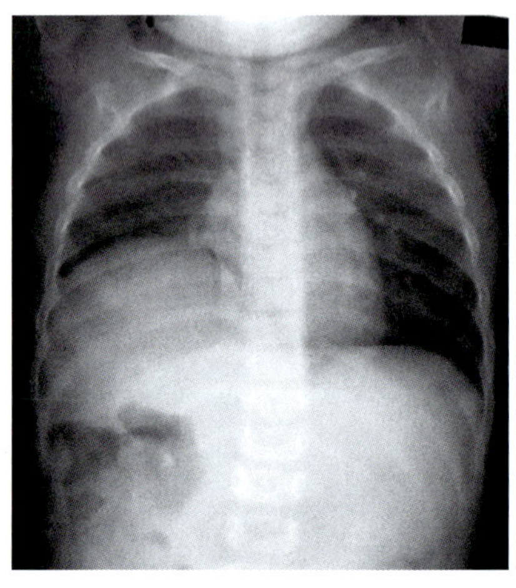

呼気

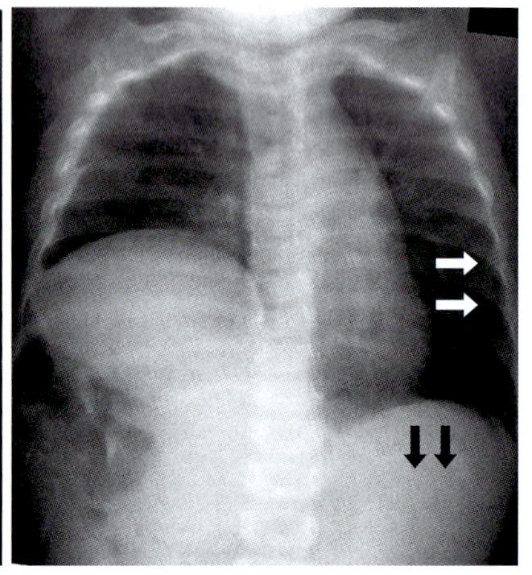

吸気

図2 右横隔膜弛緩症（1歳6カ月，女児）

呼気時に右横隔膜が左横隔膜に比べて3肋間挙上している．吸気時に左横隔膜は低下し（➡），同時に心陰影は左方に偏位する（⇨）が，右横隔膜の高さは変化しない．

治療，予後

軽度の横隔膜弛緩症であれば，経過観察で問題ない．外傷や手術の影響による横隔神経麻痺に伴う場合，自然軽快を期待して呼吸管理を行いながら保存的治療を試みる．保存的治療でも軽快せず，呼吸困難症状を認める場合は手術の適応となる．症状が軽度でも，肺換気 / 血流シンチグラフィーにより肺機能障害が認められる場合や，横隔膜の挙上が大きい場合は手術適応となる．

手術は，弛緩した横隔膜を縫縮することによって横隔膜を低位で固定させ，胸腔容積を増大させるとともに，奇異性運動を防止することを目的に行う．必要に応じて弛緩した横隔膜の一部を切除する場合もある．横隔膜が低位で固定されれば，縦隔の動揺がなくなり，健側肺の換気に対する悪影響が取り除かれる[3]．横隔膜縫縮術では，横隔膜が平坦になるように強めの緊張を与えることと，横隔神経を損傷しないことが重要である．

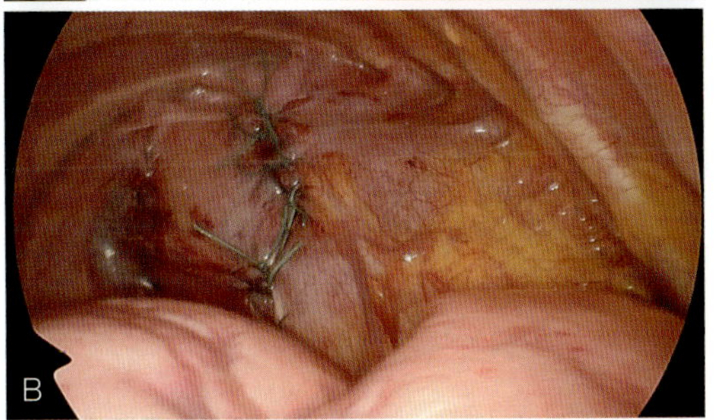

図 4 胸腔鏡下横隔膜縫縮術（3 歳，男児，図 3 と同一症例）

修復前（A）には横隔膜が胸腔内にドーム状に大きく突出しているが，修復後（B）は横隔膜が平坦となっている．

直視下に行う横隔膜縫縮術は，経腹的にも経胸的にも行えるが，右側は肝臓が視野を妨げるため，経胸的に行う場合が多い．非吸収性の合成糸を用いて，水平マットレス縫合により横隔膜を細かく折りたたむように縫縮する．近年では，より低侵襲な内視鏡視下手術が選択されることが多い．内視鏡視下手術は胸腔鏡，腹腔鏡ともに可能である（図 4）．直視下手術も内視鏡下手術も経胸的に行う場合は，腹部臓器に針がかからないように注意して運針する．

手術によって効果的に横隔膜が縫縮されれば，左右の横隔膜の高さはほぼ同程度になり（図 5），呼吸困難症状は改善するため，予後は良好である．横隔膜弛緩症に伴う合併症として，横隔膜下にスペースが生じるため，左側例では胃軸捻転（図 6），遊走脾，結腸捻転，イレウスなどを生じやすいことが報告されている．

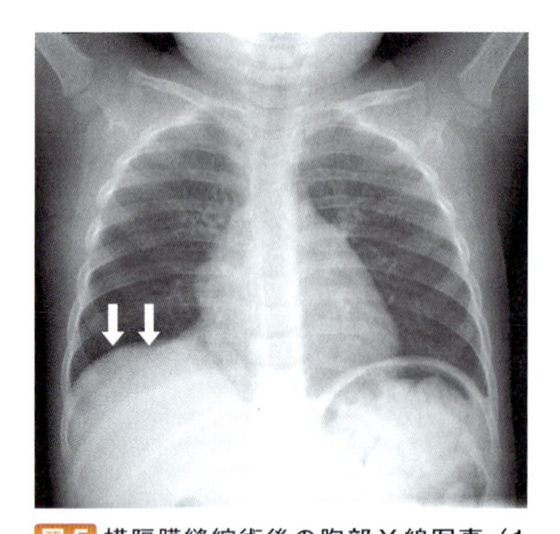

図5 横隔膜縫縮術後の胸部X線写真（1歳6カ月，女児，図2と同一症例）

右横隔膜の高さは，左横隔膜とほぼ同程度である．

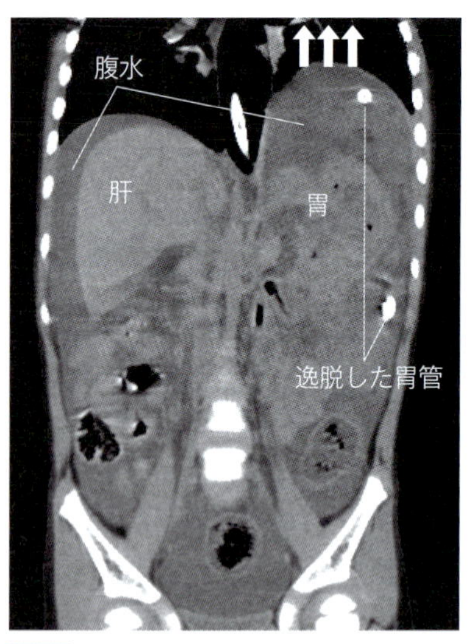

図6 左横隔膜弛緩症に胃短軸捻転を合併し，胃穿孔を来した症例のCT（3歳，男児）

腹腔内に腹水を認め，虚脱した胃から逸脱した胃管が左腹腔内に認められる．

こんな看護が必要です

- 心臓や縦隔，胸腔内の術後には，呼吸様式や胸郭の動きに注意して観察する
- 陽圧換気下では症状が出ない場合があるため，自発呼吸下での注意深い観察が必要である

■ 文献

1）里見昭ほか．横隔膜挙上症と有嚢性横隔膜ヘルニア．小児外科．41（4），2009，336-40.

2）Stolar，CJH. et al. "Congenital diaphragmatic hernia and eventration". Pediatric Surgery. 7th ed. Coran，AG. et al., ed. Philadelphia，Elsevier Saunders，2012，809-24.

3）仁尾正記ほか．分娩外傷に伴う横隔膜弛緩症に対し横隔膜縫縮術を施行した10例の検討．日本小児外科学会雑誌．28（6），1992，1121-4.

21 胃食道逆流症

川嶋　寛

病 態

胃食道逆流症（gastroesophageal reflux disease；GERD）は，胃内容が食道に逆流する現象である胃食道逆流現象（gastroesophageal reflux；GER）に何らかの症状や合併疾患を伴った状態と定義されている．GER は正常児でも認められる現象であるが，GERD では嘔吐や出血，肺炎などの多彩な症状を伴う．

小児における GER の原因として，下部食道括約筋（lower esophageal sphincter；LES）の未熟性により下部食道括約筋圧（LES 圧）が低いことで逆流が惹起されると考えられていた．最近の研究では，LES が一過性に弛緩することによる LES 圧の低下（transient lower esophageal sphincter relaxation）や，痙攣や咳嗽に伴う腹腔内の変化に LES 圧とのバランスが不均衡になること，解剖学的な異常（食道裂孔ヘルニア，腹部食道の短縮，His（ヒス）角の開大，胃軸捻転）に伴う逆流など，複合的な多くの要因により逆流防止機構が破綻することで発症すると考えられる（図 1）．

GERD に伴う症状を，以下に列記する．

- 消化器症状：嘔吐，吐血，下血，哺乳不良
- 呼吸器症状：咳嗽，喘鳴，反復性呼吸器感染症，無呼吸
- 神経症状：血圧低下，徐脈
- その他：体重増加不良，胸痛，腹痛，貧血，食道逆流音の聴取

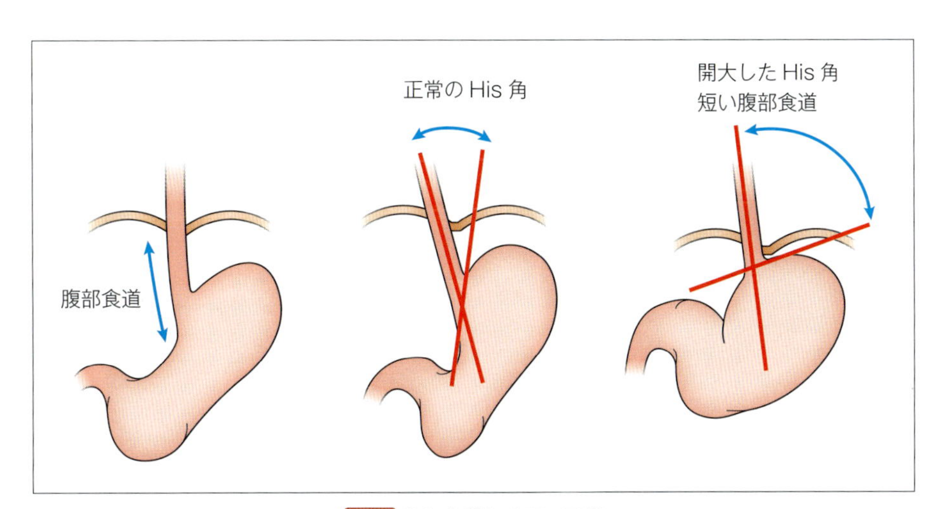

図 1　腹部食道と噴門の形態

診断・検査

GERDの診断は，個々の検査では確定診断に至ることは難しく，複数の検査を組み合わせて診断される．GERDの診断に必要な検査を以下に解説する．

1 上部消化管造影検査（図2）

食道から造影剤を注入し，食道狭窄，食道裂孔ヘルニアなどの形態的異常を捉える方法である．噴門部の形態やHis角を観察する（図2）．また胃軸捻転や十二指腸狭窄などの鑑別にも重要な検査である．

2 24時間食道pH測定（図3）

下部食道と胃内にセンサーを置き，食道内のpHの値を測定することで逆流の有無を確認する．食道内のpHが4以下を逆流とし，24時間中の時間率で4%以上を逆流陽性と判定する．逆流時間，逆流回数，最長逆流時間などが測定され診断の参考となる．ミルクの注入や制酸剤の投与後などは，non-acid refluxとなるため，制酸剤は事前に中止する必要がある．non-acid refluxでは，時間率だけで判定するのは難しいため，波形の形態，胃内のpHを考慮し判定する必要がある．

3 胃食道シンチグラフィー（図4）

放射性同位元素を混じた栄養剤を胃内に注入し，逆流の有無，逆流の高さ，逆流回数，胃排泄時間などが測定される．検査時間が短いため，1回の検査で判定が難しいことがあり注意が必要である．

4 食道内視鏡検査

食道から胃までの粘膜所見を直接観察する．食道粘膜のびらんや潰瘍，Barrett（バレット）食道，食道狭窄，噴門の形態などの所見から逆流の有無を確認する．食道粘膜の生検を行うことは逆流の有無を判定するうえで診断的意義が高い．

5 食道内圧検査

圧センサーを胃から食道内に引き抜きながら，胃・食道の圧を測定する．これにより，LES圧，LES長が測定される．乳児ではLES圧が低いこと，他の検査での検出が良好なことから行われることは少なくなった．近年では多チャンネル圧センサーを用いたインピーダンスの測定により，24時間食道pHモニターと連携した測定などの報告もある．

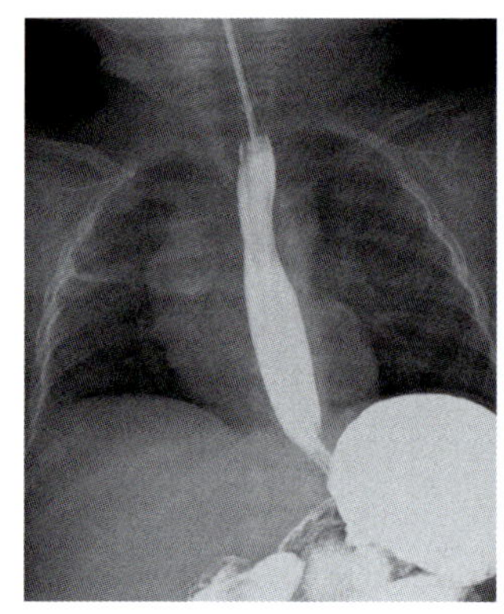
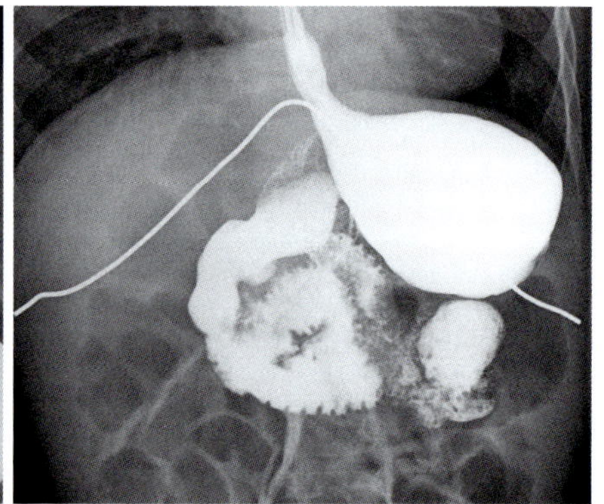

図2 上部消化管造影

食道裂孔ヘルニアにより腹部食道の短縮とHis角の開大を認める．

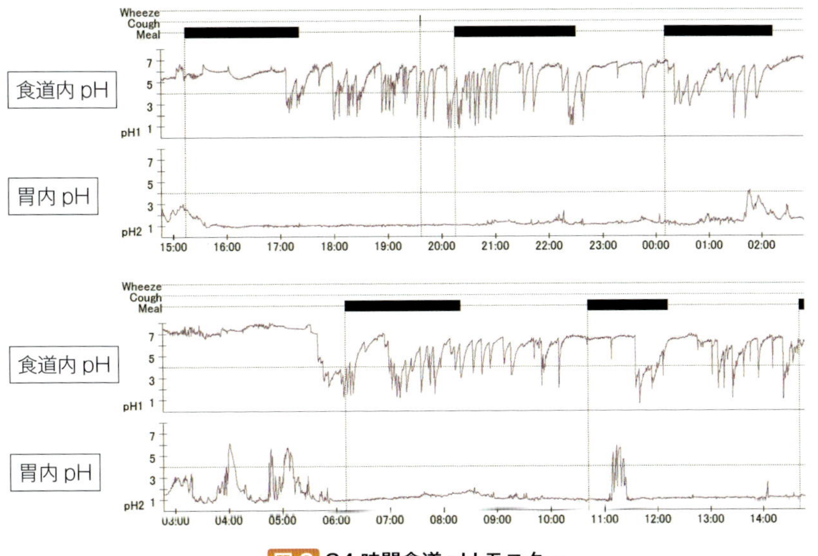

図3 24時間食道pHモニター

胃酸の逆流により食道内のpHが低下している．胃内のpHは低くnon-acid refluxではないことが確認できる．

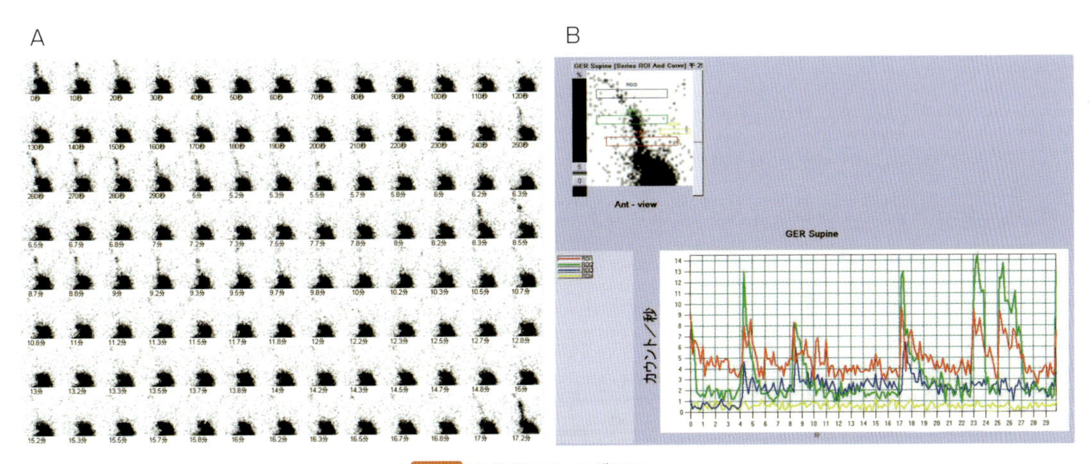

図4 胃食道シンチグラフィー

A．胃に注入された核が食道内に逆流している．

B．逆流の程度を測定したグラフ．

治療・予後

新生児や乳児のGERDは，逆流防止機構が未発達なためにGERの症状を呈することが多い．逆流防止機構は年齢とともに発達するため，保存的治療が原則である．保存的治療は，ミルクや経腸栄養剤の小量頻回投与，ミルクや栄養剤の粘稠度を上げて投与する，哺乳後に座位や立位を保つ姿勢療法，胃の排出を促進するための薬物療法などを行う．

保存的治療が無効な症例では，手術治療が必要である．手術適応は，食道裂孔ヘルニア，反復する誤嚥性肺炎，吐血を伴う食道潰瘍などが挙げられるが，特に新生児や乳児では，体重増加不良や逆流に伴う迷走神経反射による徐脈や無呼吸なども手術の適応と考えられる．

腹腔鏡下噴門形成術が多くの施設で行われており，Nissen（ニッセン）法やToupet（トゥーペ）法などが代表的な術式である[1]．いずれも噴門機能を強化し胃から食道への逆流の防止を目的としている．

噴門形成術を行った場合の食道裂孔ヘルニアの再発率は，おおむね10～15％である．再発の原因は，誤嚥に伴う肺炎や痙攣のコントロール不良などで腹圧が上昇することである．重症心身障害児では，成長に伴う側弯の進行により，食道裂孔の変形も再発の原因となる[2, 3]．

1 手術方法

当院で行っているNissen噴門形成術について解説する．

ポートデザインは，図5のごとく，臍に5 mmのカメラポート，臍の左右に5 mmのワーキングポート2本，肝臓挙上用の2 mmのリトラクター（ポートを使用せず直接挿入），胃や食道の牽引用に3 mm鉗子（ポートを使用せず直接挿入）の3ポート，2鉗子で手術を行っている．また3 mm鉗子を挿入する創を胃瘻造設に利用している．

食道に胃壁を巻き付け，wrapを行うために胃底部を脱転するため胃脾間膜の切離から開始する（図6）．胃底部の剝離から続けて食道左側の剝離を行う．食道の全周の剝離を縦隔内まで行い，十分な長さの腹部食道を確保する．食道の剝離が終了したら，食道裂孔を縫縮し，さらに食道を固定する（図7）．食道の固定は施設により実施しない場合もある．裂孔の縫縮と食道の固定を行うことで，食道裂孔ヘルニアの再発を予防する．次に，胃後壁を食道の背側から通し前壁と合わせ，wrapの位置と長さを調整する．wrapの縫合は，胃前壁→食道→胃後壁と縫合する．wrapの縫合は，3-0非吸収糸を使用し3～4針で行い，噴門形成を完成する（図8～10）．wrapの長さは1.5～2cmで，wrapの締め付けは食道の間に鉗子が挿入できる程度のloose and shortとなるように縫合する．経口摂取が困難な症例では胃瘻を造設も併せて行う．

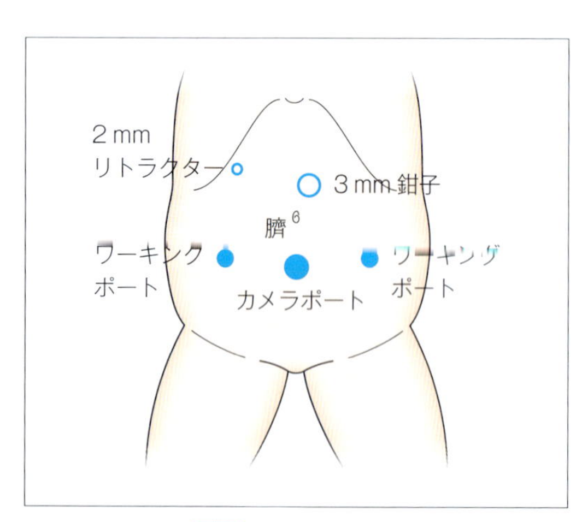

図5 ポートデザイン

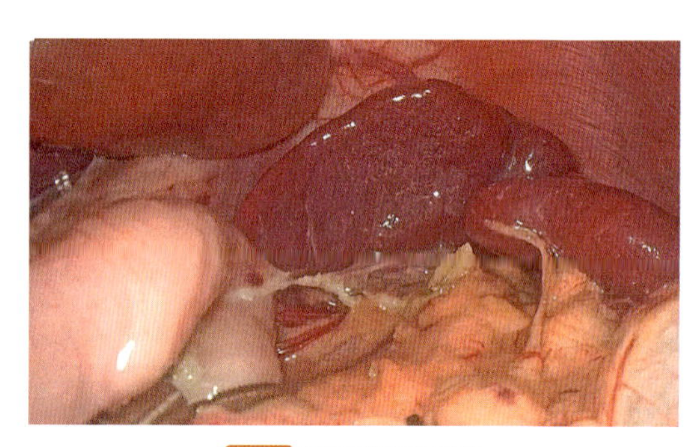

図6 胃脾間膜の切離

胃脾間膜を切離し胃底部を脱転している．

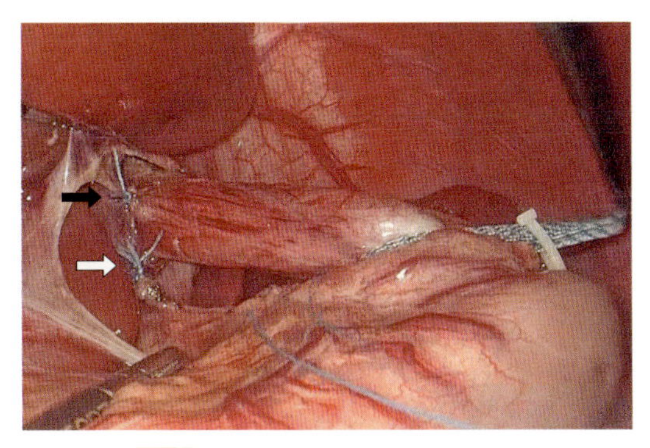

図7 食道裂孔の縫縮と食道の固定

食道裂孔の縫縮と食道の固定が終わり十分な腹部食道が確保されている.

➡：食道の固定，⇨：食道裂孔の縫縮.

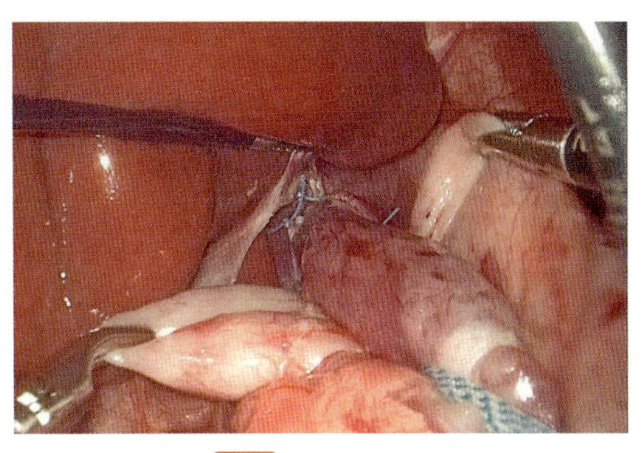

図8 wrap の調整

食道の背側を通した胃後壁と胃前壁を把持し wrap の位置と幅を調整する.

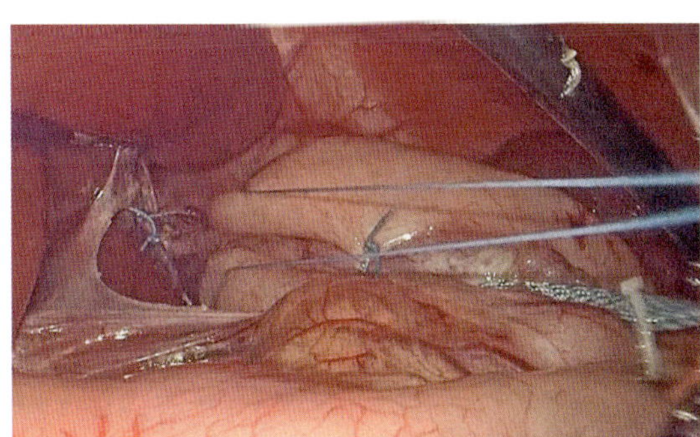

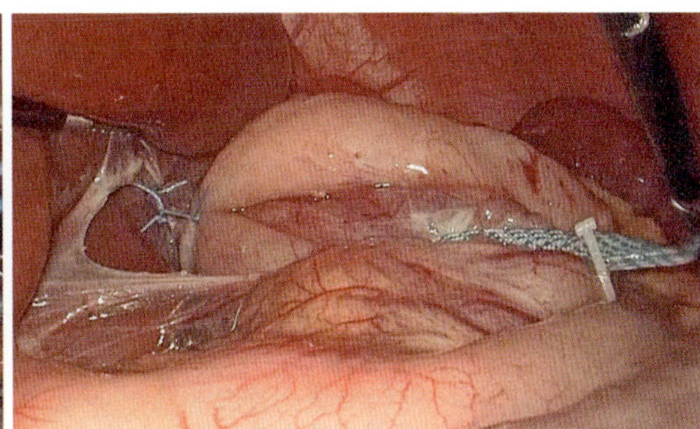

図9 wrap の縫合

最頭側の wrap の縫合を行い噴門形成を行う.

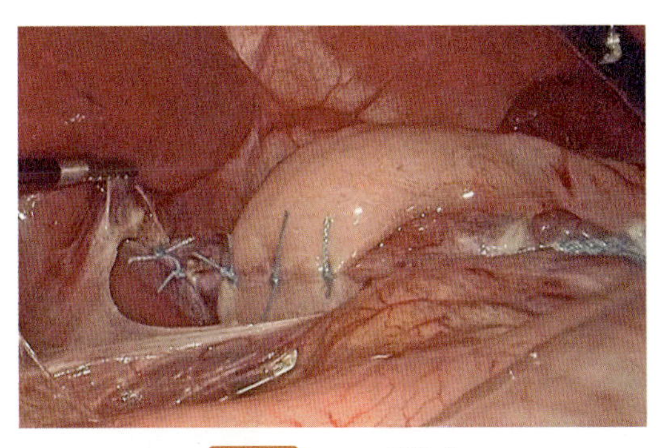

図10 wrap の完成

3 針の wrap の縫合が終了し噴門の形成が完成した.

■ 文献

1) 川嶋寛ほか．私の噴門形成術．小児外科．41（1），2009，59-62.
2) 川嶋寛ほか．GER 術後の長期フォローアップ．小児外科．39（10），2007，1154-7.
3) 石丸哲也ほか．腹腔鏡下噴門形成術後に再発した 6 症例の臨床的検討－再発原因の検討と腹腔鏡下再手術の是非について．日本小児外科学会雑誌．43（4），2007，603-8.

消化器・消化管

22 胃軸捻転

八木　実

概 念

周囲組織（胃横隔膜靱帯，胃脾間膜，胃結腸間膜，肝胃間膜など）からある程度の可動性を残し固定されている胃が，過度に許容される可動性を逸脱し180°以上回転した結果，嘔吐，腹痛，腹部膨満などの消化器症状を呈する疾患である．突然発症して胃の血流が絶たれ胃組織の壊死に至る病変から，慢性的な嘔吐の原因となる病態まで捻転の程度によりさまざまな臨床像を呈するが，小児の急性腹症の原因として重要な疾患の一つに挙げられる．

発生要因

胃をある程度の可動性をもって固定している胃周囲組織（靱帯）の脆弱性が主たる要因である．一方で，胃の生理的位置の変位を来しやすい遊走脾や先天性横隔膜疾患（横隔膜弛緩症，横隔膜ヘルニア）も要因となることがある．

分 類

回転軸から見た分類として，胃の捻転軸により噴門と幽門を結ぶ線を軸とする長軸捻転（図1）と小弯と大弯を結ぶ線を軸とする短軸捻転（図2）に大別される．しかし，両者の混合型も認められ，両者を厳密に分類する意義は少ない．発症形式（臨床経過）から見た分類として，急性（まれ），慢性（長軸捻転のことが多い），反復性に大別される．原因から見た分類として，特発性や二次性に分類される．

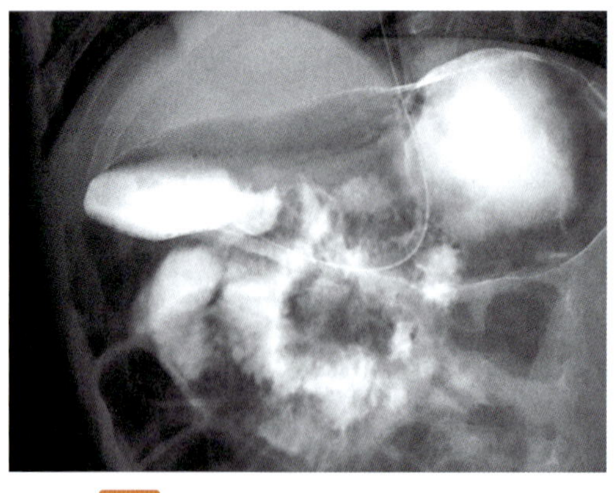

図1 胃長軸捻転像（上部消化管造影）

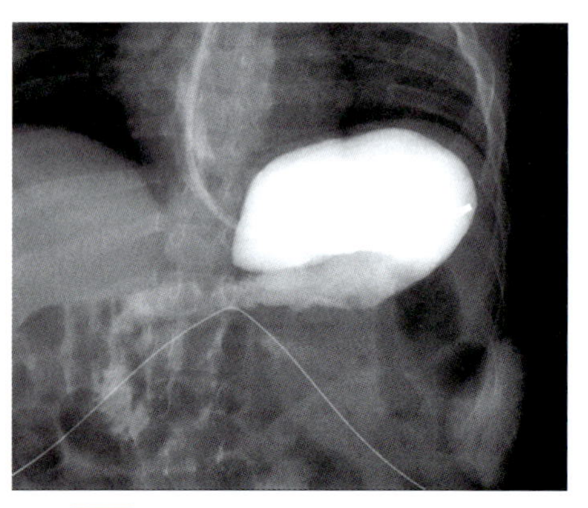

図2 胃短軸捻転像（上部消化管造影）

症状

急性胃軸捻転では突発性の腹痛，嘔吐，上腹部膨満を呈し，胃の虚血性変化からショックに陥る症例も認められることがある．慢性ないし間欠性胃軸捻転では腹痛，悪心・嘔吐を呈するだけのこともある[1]．古典的にはBorchardt（ボルハルト）の3徴（急性限局性胃拡張，経鼻胃管挿入不能，悪心が強いが嘔吐できない）[2]が知られているが，一般に症状は捻転や閉塞の程度によって異なる．

発症時期は，急性は乳児期，年長児期に多く，慢性は新生児期，乳幼児期に多い．

手術の時期は，急性では発症した後，胃内減圧ができない場合はすぐに，減圧できたら待機する．慢性は体位を工夫する保存療法を行い，無効な場合は手術を考慮する．

診断

臨床症状と軸捻転時の腹部単純X線写真（急性型では強い胃の拡張像，立位で二重胃泡像）から本症が示唆されることがある．胃軸捻転発症時の上部消化管造影（大弯側が小弯側の上方に位置するupside-down stomach像）により確定診断が得られる．

治療

多くは慢性の長軸型胃軸捻転による嘔吐を呈し，体位療法などの保存的治療が行われることが多い．新生児や乳児で突発的に発症する急性胃軸捻転に対しては，胃管挿入による胃内減圧が図れなければ時期を逸することなくすぐに外科治療を行うべきである．幼児期になっても症状の完全寛解の得られない，慢性ないし反復性の胃軸捻転も外科治療の適応となり得る．胃軸捻転に対しては軸捻転解除と胃前方固定術や胃底部の横隔膜固定を行う．年長児でみられる二次性の胃軸捻転では原因となる先天異常に対する修復も必要である．胃食道逆流症を合併している胃軸捻転に対して噴門形成術が行われることもあるが，一定の見解はない．いずれの胃軸捻転に対しても，今日では腹腔鏡下に胃固定術を行うことが多い[3]．

予後

新生児や乳児に認められる胃軸捻転は，慢性化し，繰り返すことが多いものの固形食を食べるようになり，胃前庭部が発達し患児の体位が立位や起座位が多くなる1歳以降に軽快することが多い[1]．急性胃軸捻転では診断と手術治療が遅れると死亡率が高くなるとの報告もあるが，時期を逸することなく外科治療を行えば予後は良好である．

■ 文献

1）Honna, T. et al. Idiopathic gastric volvulus in infancy and childhood. J Pediatr Surg. 25（7）, 1990, 707-10.

2）Borchardt, M. Zur Pathologie und Thrapie des Magenvolvulus. Arch Klin Chir. 74, 1904, 243-60.

3）Odaka, A. et al. Laparoscopic gastropexy for acute gastric volvulus : case report. J Pediatr Surg. 34（3）, 1999, 477-8.

消化器・消化管

23 肥厚性幽門狭窄症

八木　実

概 念

新生児期から乳児期早期に噴水状嘔吐を主訴として発症する疾患で，幽門筋の肥厚と幽門管の狭小化と延長を特徴とする胃排出障害が主たる病態の疾患である．

発症要因

出生 1,000 人に対して 1～2 人に認められ，男女比は約 5：1 で男児に多く，また出生順では第 1 子に多い．病因はいまだ不明であるが，本症に特徴的な幽門筋肥厚が先天的あるいは後天的に発生するかについても議論は分かれている．診断名も congenital hypertrophic pyloric stenosis としている報告もみられ，生後早期に発症する症例や家族内発生例が認められることも先天性疾患とする考えの背景となっている[1]．しかし近年，肥厚した幽門筋の組織学的研究により，非アドレナリン非コリン性神経伝達物質である一酸化窒素の産生が低下していることから[2]，幽門括約筋の弛緩が阻害され幽門括約筋が肥厚するのではないかと考えられ，幽門筋の肥厚は出生後に生じる考え方が一般的である．

症 状

症状は生後 10～14 日ころより生じる噴水状嘔吐が特徴的である．また，上腹部膨満と上腹部の皮膚を通じて胃蠕動の亢進も肝申される．頻回な嘔吐の繰り返しによる脱水，低栄養のため，患児の体重減少と全身状態の悪化が認められ，逆流性食道炎も併発してコーヒー残渣様嘔吐を呈することもある．頻回の嘔吐による胃酸の喪失により血清クロール（Cl）の低下を来し，代謝性アルカローシスを来すことがある．昨今，早期受診診断増加により，典型的な低 Cl 血症を呈することは少なくなった．診断に当たり，患児の胃内容を十分に吸引した上で，右上腹部にオリーブ様腫瘤を触知することが重要である．検査法として，上部消化管造影による「ストリングサイン（string sign）（図 1）」「ア

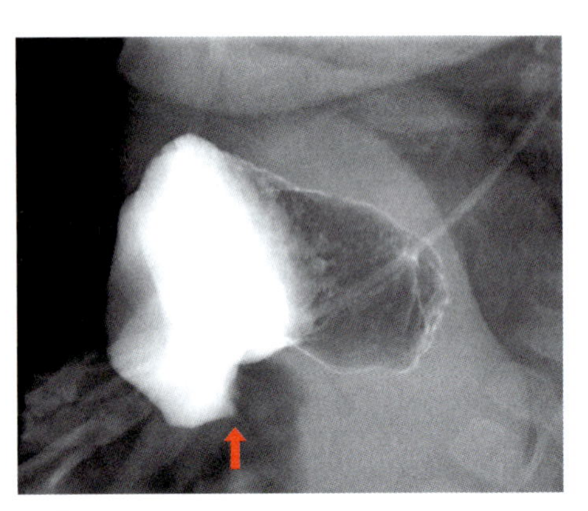

図 1　肥厚性幽門狭窄症における ストリングサイン（➡）（上部消化管造影）

ンブレラサイン（umbrella sign）」「マッシュルームサイン（mushroom sign）」の描出が一般的である．しかしながら，昨今では超音波検査で直接，幽門筋の肥厚や幽門管の延長が容易に観察できるようになり，上部消化管造影はあまり行われなくなってきた．超音波検査での診断の目安は幽門の短軸描写で肥厚した幽門筋がドーナツ状に見えるドーナツサイン（図2）が有名で，幽門筋の厚さが4 mm以上，幽門管長が15 mm以上で確定診断されることが多い．しかし診断率が高いことや，食道裂溝ヘルニアの合併が認められることもあり，上部消化管造影も完全に行われなくなったわけではない．

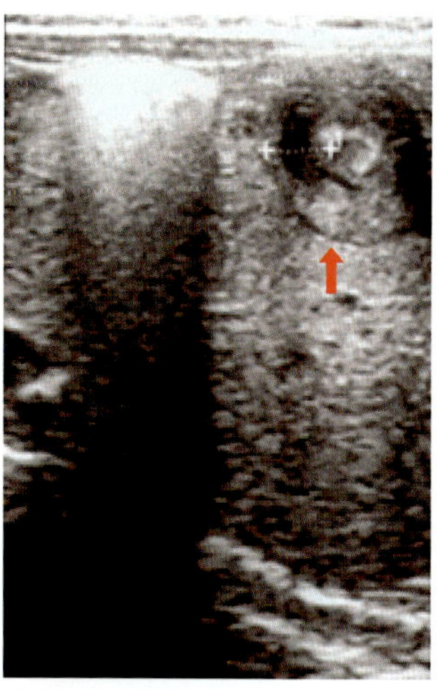

図2 肥厚性幽門狭窄症におけるドーナツサイン（➡）（腹部超音波検査）

治療

以前は指摘されることが多かった低Cl性アルカローシスの補正を術前にしておくことが重要と考えられていたが，現在では早期診断例が多く術前に電解質補正を要することは少ない．粘膜外幽門筋切開術（Ramstedt（ラムステッド）手術）が一般的に行われている標準治療法であるが，手術を選択せず硫酸アトロピン経口投与や静脈注射により幽門筋を弛緩させて治療する治療法が有用な症例も認められる[3]ものの治療期間が長く，効果も安定しないため標準治療法とはいえない．Ramstedt手術は上腹部に横切開ないし，臍上部弧状切開を加え，開腹し，幽門部の肥厚した筋腫瘤の無血管野で長軸方向に筋層切開を加え（図3A），粘膜下層が十分膨隆するまで筋層切開を拡大する（図3B）．この際，十二指腸側の筋層に急に菲薄化している部分があり，穿孔を生じやすいので注意を要する．胃側の筋層切開を正常筋層部に達するまで行うことが肝要である．外科的合併症として十二指腸穿孔と創感染が挙げられるが極めてまれである．

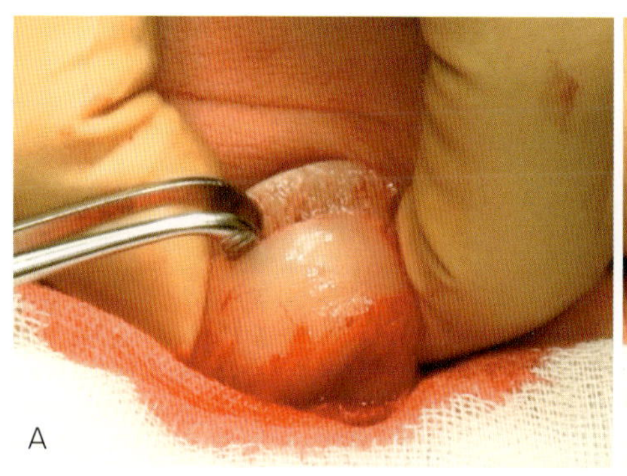

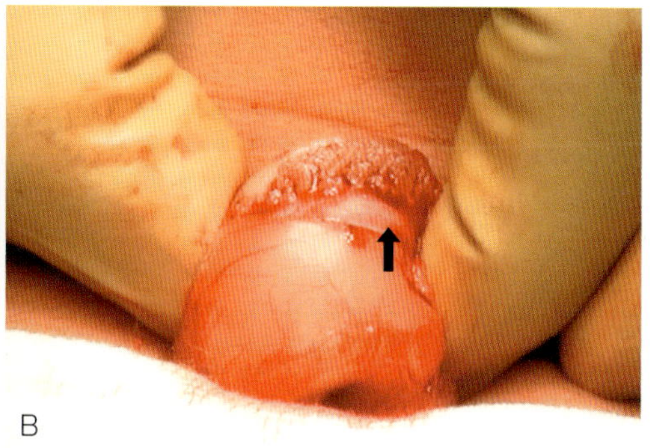

図3 肥厚性幽門狭窄症に対するRamstedt手術

幽門筋肥厚部漿膜筋層を長軸方向に切開し，ベンソン鉗子で切開創を広げ（A），最終的に粘膜下層が膨隆する（➡）まで切開創を広げる（B）．

予後

手術療法でも硫酸アトロピンによる保存療法でも，いったん治癒すれば再発することはない．発症時に認められた筋組織の異常肥厚は数カ月後には正常化していると報告されている[4]．

■ 文献

1）Rollins, MD. et al. Pyloric stenosis；congenital or acquired? Arch Dis Child. 64（1), 1989, 138-9.

2）Vanderwinden, JM. et al. Nitric oxide synthase activity in infantile hypertrophic pyloric stenosis. N Engl J Med. 327（8), 1992, 511-5.

3）Kawahara, H. et al. Intravenous atropine treatment in infantile hypertrophic pyloric stenosis. Arch Dis Child. 87（1), 2002, 71-4.

4）Nagita, A. et al. Management and ultrasonographic appearance of infantile hypertrophic pyloric stenosis with intravenous atropine sulfate. J Pediatr Gastroenterol Nutr. 23(2), 1996, 172-7.

24 先天性腸閉塞症

飯田則利

病 態

先天性腸閉塞症には，口側腸管と肛門側腸管との交通が全く遮断された閉鎖症と，内腔は細いが交通している狭窄症がある．

閉塞部位は十二指腸以下，空腸，回腸，結腸のいずれにも起こる．発生頻度は先天性十二指腸閉塞症が 6,000～10,000 出生に 1 人，先天性小腸閉塞症は 4,000～5,000 出生に 1 人，結腸閉鎖症は 40,000～60,000 出生に 1 人[1]といわれているが，日本小児外科学会の 2003 年新生児外科全国集計[2]によると，十二指腸閉鎖＞回腸閉鎖＞空腸閉鎖＞十二指腸狭窄＞空腸狭窄＞回腸狭窄＞結腸閉鎖の順である．

病 因

1 腸管再開通障害説（Tandler）

胎生 30 日ごろから腸管内腔上皮が増殖し，内腔が閉鎖される．その後，中心部の細胞に空砲化が起こり，胎生 60 日ごろには腸管内腔が再開通するが，この再開通の障害により腸閉塞症が生じると考えられている．膜様閉鎖や狭窄症の発生をよく説明でき，十二指腸，空腸上部，結腸などでみられる．

2 血行障害説（Louw）

胎生期に完成した腸管の血行が障害され腸閉塞症が生じるという説である．胎生後期に起こり，血行障害の原因としては子宮内腸重積，腸軸捻転，腸管重複症などがある．

病型分類（Louw）（図 1）[3]

膜様型，索状型，離断型，多発型があり，離断型の特殊型として apple-peel 型がある．頻度は離断型が最も多く，次いで膜様型，以下索状型，多発型，apple-peel 型である[4]．十二指腸の膜様閉鎖には膜様部が肛門側腸管内へ吹き流し状に伸展する“windsock 型”がある．

症 状

1 母体羊水過多

高位腸管の閉鎖であるほど羊水過多の頻度は高く，十二指腸閉鎖では約半数に合併する．

2 胎便排泄遅延

一般に生後 24 時間以内に排泄される胎便が遅延する．また，閉鎖部位が Vater（ファーター）乳頭以下では胎便は少なく，淡色調で（図 2），Vater 乳頭よりも口側の閉鎖や狭窄症では正常胎便に近い．

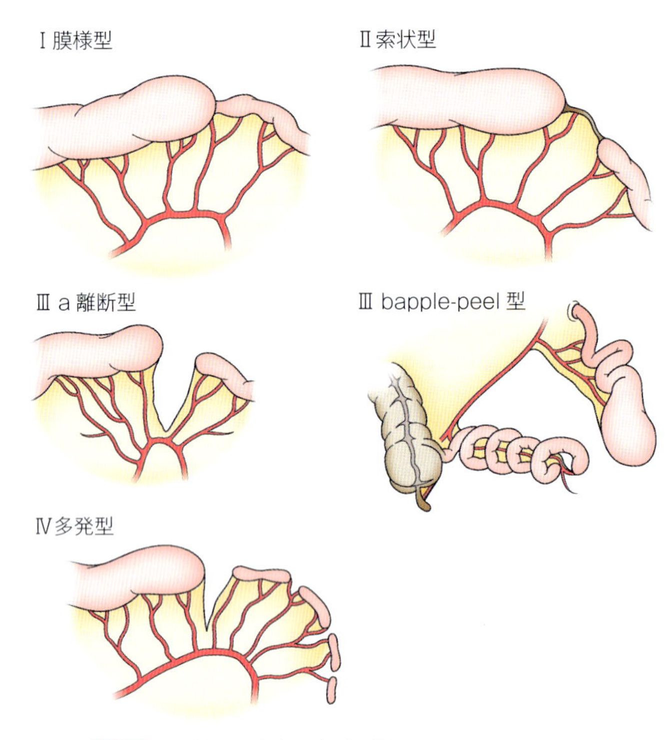

図 1 先天性腸閉塞症の病型分類（文献 3 より引用改変）

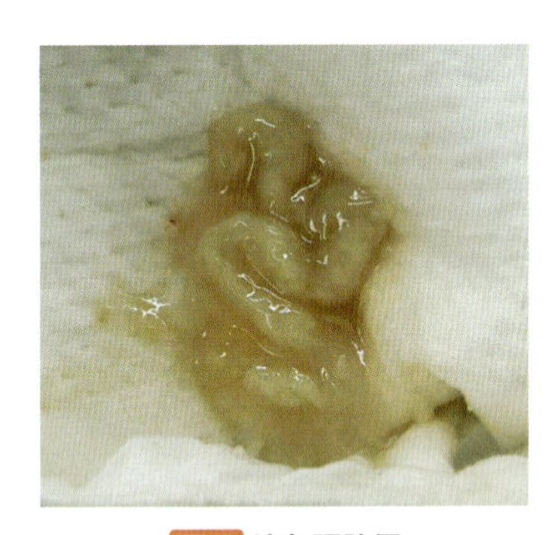

図 2 淡色調胎便

3 嘔 吐

閉鎖部位が Vater 乳頭より口側では非胆汁性嘔吐であるが，Vater 乳頭より肛門側では胆汁性嘔吐となる．閉鎖部位が高位であるほど発症は早く，嘔吐は激しい．一方，狭窄症では嘔吐はあるが，排便排泄もみられ乳児期以降に診断が遅れることもある．

4 腹部膨満

閉鎖部位が高位の場合は上腹部の膨満であるが，下位になると腹部全体の膨満となる．

5 黄 疸

間接型優位の高ビリルビン血症を認めることがある．

6 穿 孔

腹部膨満の増強，全身状態の悪化を伴う．閉塞部が下位になるほど胃管による減圧が不良のため穿孔の危険性が高く，早期手術が必要である．

7 合併奇形

空回腸閉鎖症に比べ，十二指腸閉鎖症では心大血管奇形，食道閉鎖や鎖肛などの消化管奇形を合併しやすく，特に Down（ダウン）症候群の合併を約 30％に認める．

診断

1 胎児超音波検査

胎児超音波検査で十二指腸閉鎖症では拡張した胃と十二指腸球部から double bubble sign 様の像を呈する（図 3A）．空回腸閉鎖では拡張した腸管像がみられる（図 3B）．閉鎖が高位であるほど母体の羊水過多を伴いやすい（図 3A）．日本小児外科学会の 2013 年新生児外科全国集計における腸閉鎖症の出生前診断率は 60.4％であった[4]．

2 腹部単純 X 線写真

立位正面像における鏡面像の数で閉塞部位が推定できる．十二指腸閉鎖では拡張した胃泡と十二指腸球部からなる double bubble sign（二泡性）（図 4A），空腸起始部閉鎖では tripple bubble sign（三泡性），以下の閉塞では鏡面像の数が増加し multiple bubble sign（多泡性）となる．また，仰臥位正面像においては拡張した腸管盲端像より閉塞部が推測できる．一方，狭窄症では狭窄部を通過したガスを下位腸管に認めるが拡張はない（図 4B）．

3 上部消化管造影

閉塞部での穿孔の危険性から上部消化管造影は原則的に禁忌であるが，十二指腸閉塞では胃管からの減圧ができるため行うことがある．また，狭窄症の場合の診断に有用である．

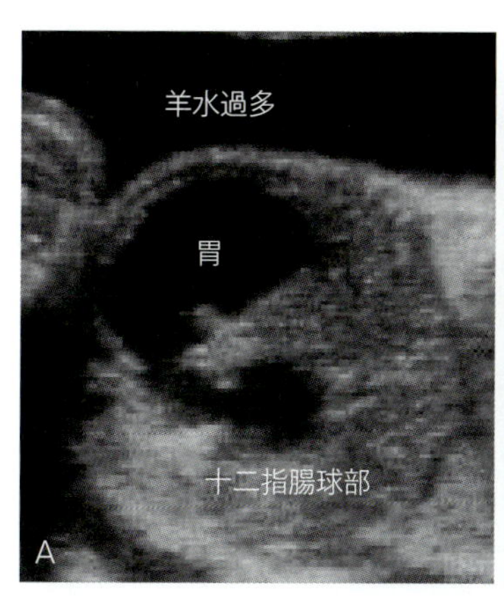

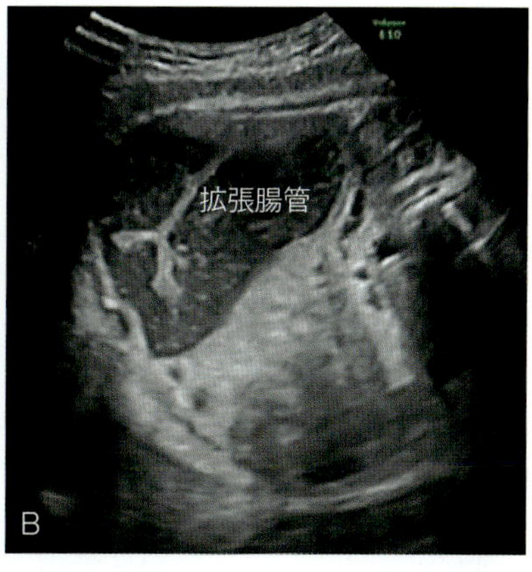

図 3 胎児超音波検査

A．十二指腸閉鎖症，B．回腸閉鎖症．

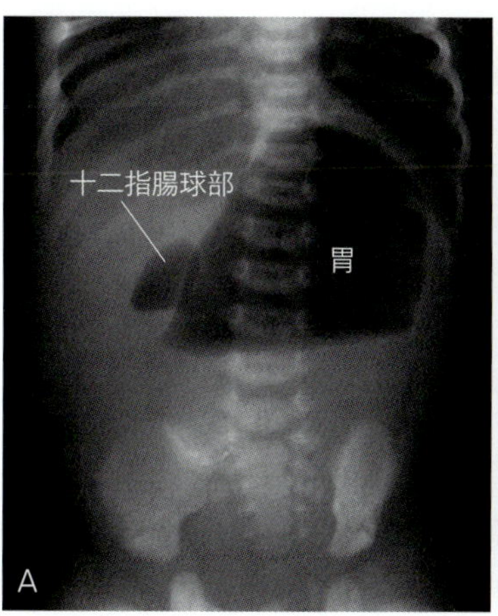

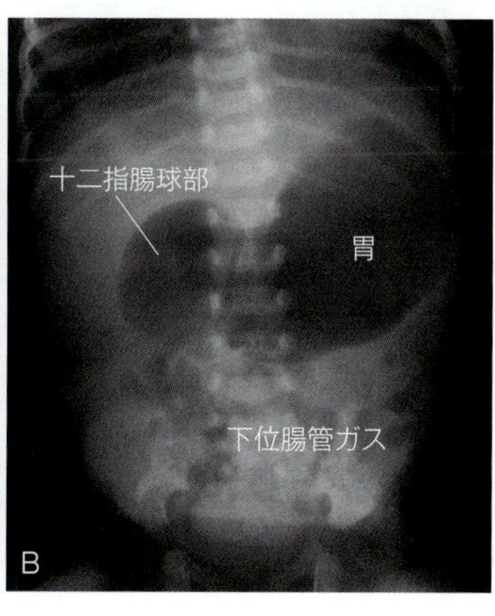

図 4 先天性十二指腸閉塞症（腹部単純 X 線写真）

A．閉鎖症：double bubble sign，
B．狭窄症．

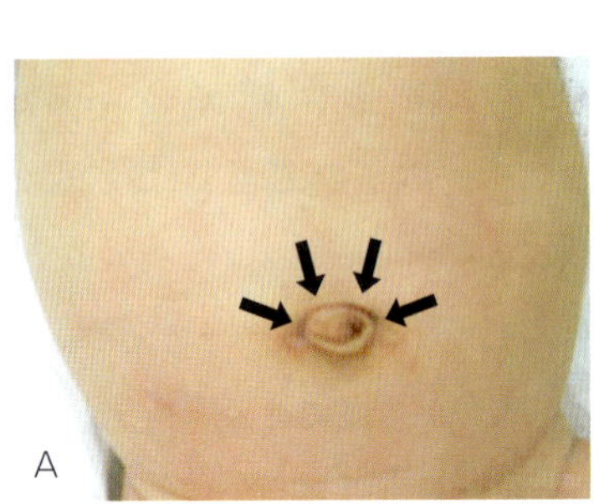

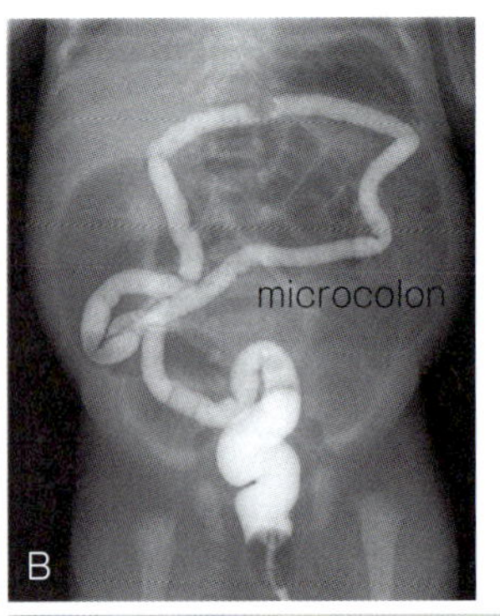

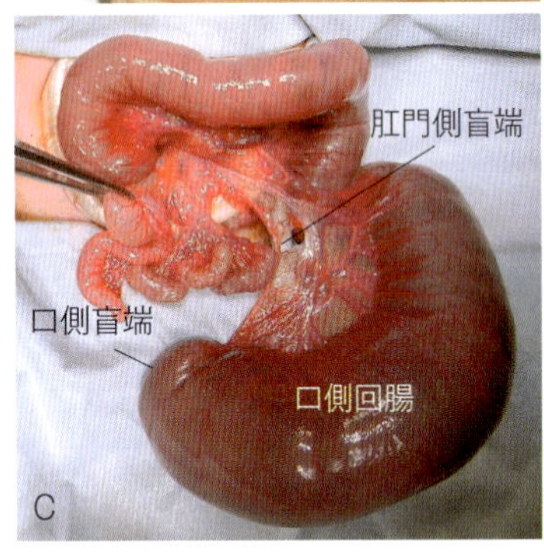

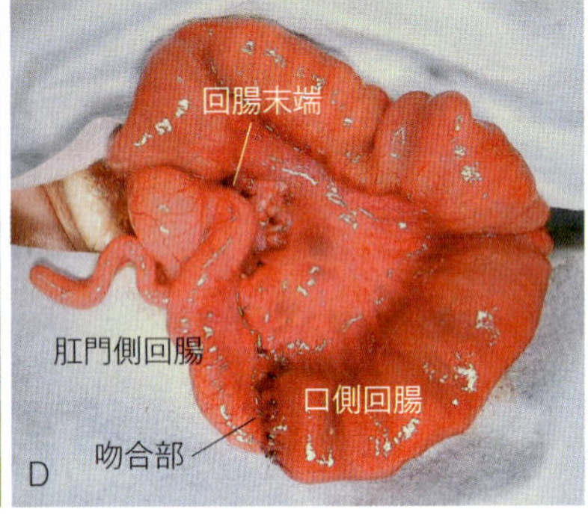

図 5 回腸閉鎖症

A．臍上部弧状切開（➡），B．注腸造影：microcolon，C．回腸離断型閉鎖症，D．回腸吻合後．

4 注腸造影

閉塞部位以下が microintestine となるため，十二指腸～小腸閉鎖では microcolon（細小結腸）を呈する（図 5B）．一方，狭窄症では結腸径の細小化はあまりみられない．

治 療

1 術前管理

先天性腸閉塞症では穿孔や腸管血行障害例以外は，術前管理で全身状態を改善した後に手術を行う．その間に合併奇形の評価も行う．特に，十二指腸閉塞症は胃管による減圧が可能であるため，空腸以下の閉塞症に比べ時間的余裕はある．

① 輸 液

嘔吐に伴う脱水，電解質異常に対する補正を行う．引き続き維持輸液に加え，胃管からの排液量の補正も併せて行い，手術前に時間尿量 1～2 mL/kg を目標とする．

② 胃管留置

6F ないし 8F の栄養チューブを胃内に留置し，腸管閉塞部より口側に貯留した消化液の吸引，減圧を行い腸穿孔を防止する．

③ 体温維持

保育器に収容し低体温を防止する．

2 手 術

従来，上腹部横切開が多用されてきたが，近年はよりよい整容性のため臍上部弧状切開が好まれるようになった（図 5A）．

① 十二指腸閉塞症

十二指腸－十二指腸吻合（ダイアモンド吻合）を行う（図 6A）．十二指腸下降脚を取り囲む輪状膵が半数以上に合併するが（図 6B），同様に十二指腸－十二指腸吻合を行う．一方，膜様閉鎖・狭窄症（図 6C）では膜様物切除を行

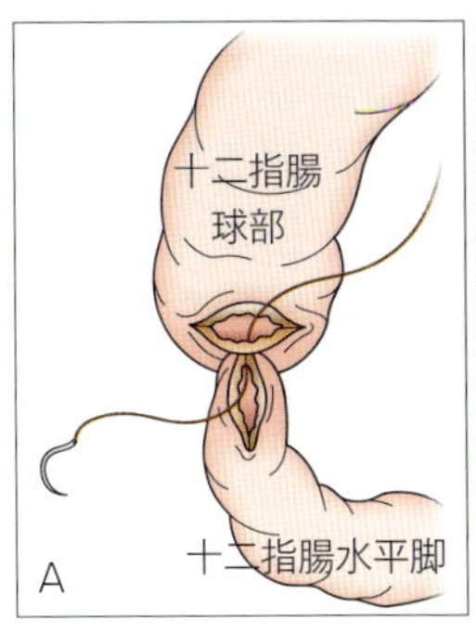

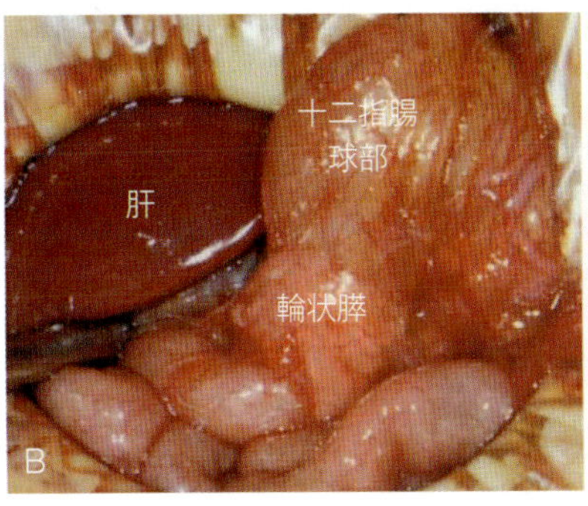

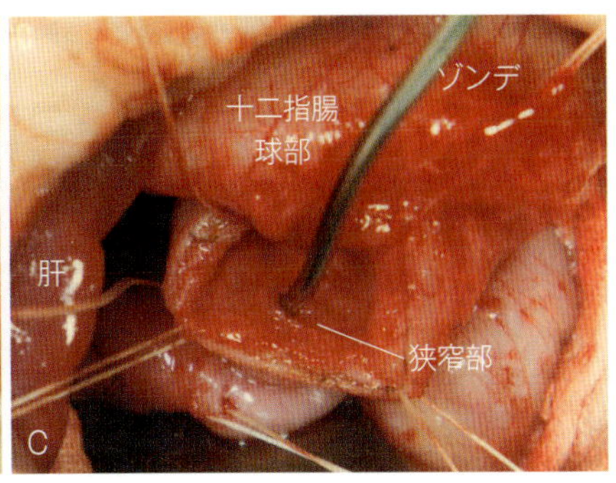

図6 先天性十二指腸閉塞症

A．ダイアモンド吻合，B．輪状膵，C．膜様狭窄．

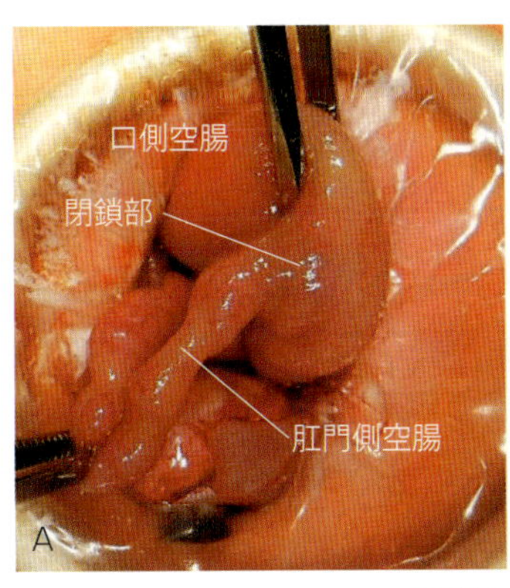

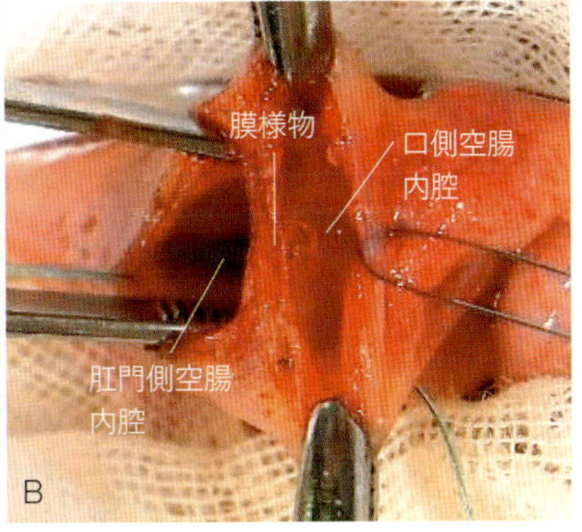

図7 空腸膜様閉鎖症

A．閉鎖部，B．空腸壁縦切開後．

うが，術中にVater乳頭を損傷しないことが重要である．吻合部を越えてtransanastomotic tubeを留置すると術後早期からのミルク注入が可能となる．

② 小腸閉塞症

膜様閉鎖（図7A）・狭窄症では膜様物切除を行う．索状閉鎖や離断型閉鎖では拡張した口側の拡張腸管を切除し（図8A）[5]，肛門側腸管は斜切開し端端吻合するか（図8B）[5]，腸間膜対側に縦切開を加え吻合径を広げ端背吻合を行う（図8C）[5]．高位空腸閉鎖症では拡張した口側腸管を自動吻合器で切除・縫縮し，肛門側腸管との口径差を小さくして端端吻合する術式もある（空腸形成術）（図8D）[5]．

③ 結腸閉塞症

小腸閉鎖と同様に吻合するか，拡張結腸を一時的に人工肛門とし，二期的に吻合する場合もある[1]．

3 術後管理

① ドレーン管理

ドレーンを留置した場合には，ドレーンの性状，量をチェックする．性状が漿液性となり量が減少すれば，抜去のタイミングを判断する．

② 胃管管理

胃管からの排液が術後早期は胆汁性であるが，腸蠕動の回復，吻合部での通過により徐々に胃液となり排液量が減少してくるとともに，排ガス・排便がみられるようになる．腹部膨満

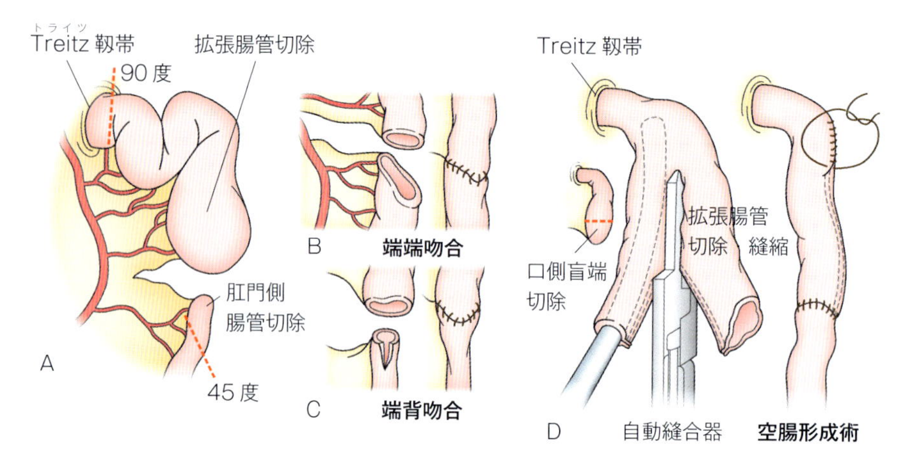

図 8 **高位空腸閉鎖症の吻合法**（文献 5 より引用改変）

の程度，グル音の聴取，また腹部単純写真での腸管ガスの分布を見て，哺乳ないしミルク注入を開始する．

③ 輸 液

十分な吻合径が確保できた場合には術後早期からミルク投与が可能で末梢輸液で管理することも可能であるが，胃管排液が持続し，吻合部の通過が遅延する場合もあり，末梢留置型の中心静脈カテーテルから静脈栄養を併用する．

④ 抗菌薬投与

術中の汚染に応じ抗菌薬を選択するが，通常は 2〜3 日間の広域抗菌薬の投与で十分である．

予 後

低出生体重児例や重症合併奇形例以外は一般に予後は良好である．日本小児外科学会の2013 年新生児外科全国集計では，腸閉鎖症の死亡率は 2.5% と極めて低く[4]，2008 年の 4.2%[6] からさらに向上している．

■ 文献

1）Cox, SG. et al. Colonic atresia：spectrum of presentation and pitfalls in management. A review of 14 cases. Pediatr Surg Int. 21（10), 2005, 813-8.

2）日本小児外科学会学術・先進医療検討委員会．わが国の新生児外科の現状— 2003 年新生児外科全国集計—．日本小児外科学会雑誌．40（7），2004，919-34.

3）高松英夫ほか監修，上野滋ほか編．標準小児外科学．第 7 版．東京，医学書院，2017，222.

4）日本小児外科学会学術・先進医療検討委員会．わが国の新生児外科の現状— 2013 年新生児外科全国集計—．日本小児外科学会雑誌．51（7），2015，1234-45.

5）高松英夫ほか監修，上野滋ほか編．標準小児外科学．第 7 版．東京，医学書院，2017，224.

6）日本小児外科学会学術・先進医療検討委員会．わが国の新生児外科の現状— 2008 年新生児外科全国集計—．日本小児外科学会雑誌．46（1），2010，101-14.

25 胎便性腹膜炎

飯田則利

病態

消化管閉塞や血行障害などの種々の原因により出生前に腸管が穿孔し，漏出した胎便の化学的刺激により起こる無菌的腹膜炎である．原因として，小腸閉鎖症（図1B），胎便関連性腸閉塞，腸軸捻転，腸重積症などが考えられている．本症の発生頻度は1,500～2,000出生に1例といわれているが，わが国の新生児外科全国集計によると年間に50例前後の比較的まれな疾患で，2013年の全国集計では81％が出生前診断されている[1]．

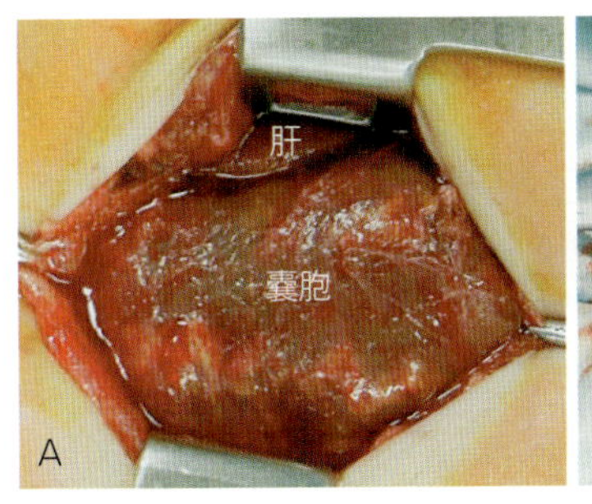

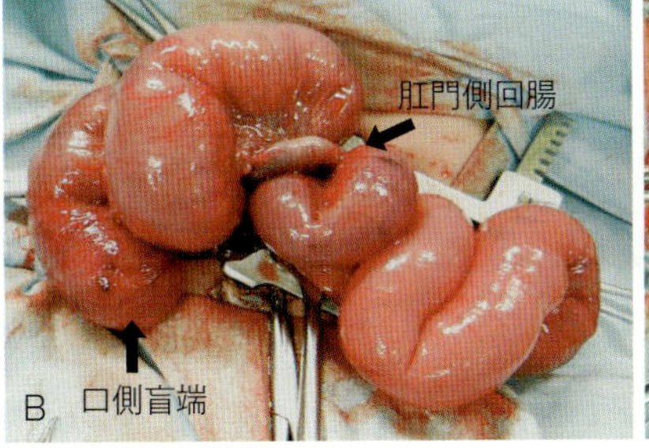

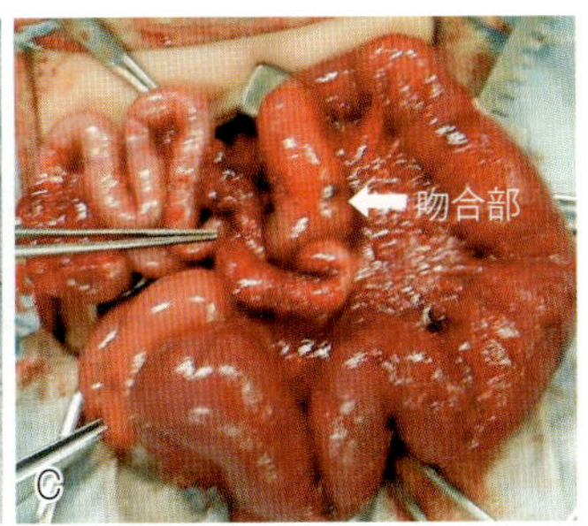

図1 嚢胞型胎便性腹膜炎（一期的根治術）

A．腹腔内．
B．回腸閉鎖．
C．回腸吻合後．

病型分類

病型は穿孔時期，漏出した胎便の量，腸管との交通性により以下のLorimer（ロリマー）らの分類が用いられている[2]．

①線維性癒着型（fibroadhesive type）：胎生早期に消化管が穿孔し修復過程が進んだもので，腹腔内の線維性癒着が著明で穿孔部が閉鎖しているもの．

②嚢胞型（cystic type）：穿孔部付近の線維化が不十分で，周囲の腸管や大網が嚢胞状構造物となるものである（図1）．そのうち，腹腔内全体が胎便で充満した嚢胞で占拠され，腸管は虚脱し腹壁後方に圧排されたものを巨大嚢胞型胎便性腹膜炎（giant cystic meconium peritonitis；GCMP）と呼ばれている[3~5]（図2）．

③汎発型（generalized type）：出生直前に穿孔し，線維化の乏しい汎発性腹膜炎の型をとるもの．

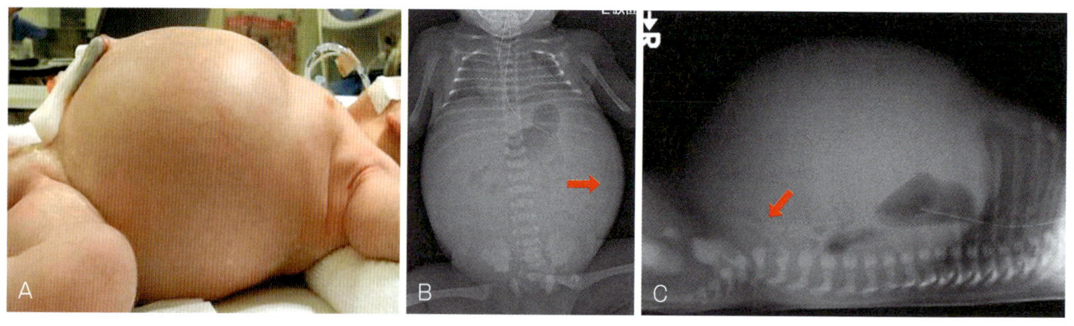

図2 巨大嚢胞型胎便性腹膜炎（GCMP）

A. 腹部所見：著明な腹部膨満.
B. 腹部単純X線写真（正面像）：すりガラス様陰影，横隔膜挙上，石灰化（➡）.
C. 腹部単純X線写真（側面像）：著明な腹部膨満，すりガラス様陰影，石灰化（➡）.

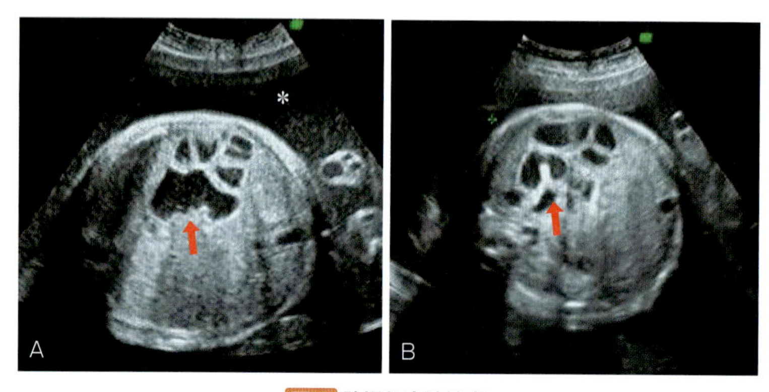

図3 胎児超音波検査

A. 胎児腹腔内嚢胞（➡），母体羊水過多（*）.
B. 胎児小腸拡張（➡）.

症 状

代表的な症状として以下が挙げられる.

①腹部膨満：胎児水腫例，GCMP（図2）では特に著明である.

②呼吸困難：胎児水腫例，GCMP では特に著明である.

③胆汁性嘔吐

④胎便排泄遅延

⑤全身浮腫，腹部発赤：胎児水腫例では著明である.

診 断

① 胎児超音波検査所見（図3）

胎内での消化管穿孔により腹水が生じ，その後徐々に腹水が減少し，高輝度の嚢胞様構造物（図3A），膜様構造物を認めるようになり，一方腸管の拡張像（図3B）を伴う．また，腹水中の胎便による snow storm sign や児の消化管閉塞に伴う母体羊水過多（図3A），男児では腹膜鞘状突起の開存に伴う腹水貯留により陰嚢水腫，陰嚢腫大を認めることがある[3]．所見の頻度は，石灰化（40～80%）や胎児腹水（50～

80%)，腸管拡張像（25〜35%）が多く，巨大囊胞，囊胞内に胎便が混じった snow storm sign，母体羊水過多（40〜50%）がそれにつづく．

② 胎児 MRI 検査

胎児超音波検査所見と同様の所見である．

③ 出生時腹部単純写真

横隔膜挙上（図 2B，図 4A），腹部すりガラス様陰影（図 2B，C，図 4A），石灰化（図 2B，C，図 4A），腸管拡張を認める．

④ 注腸造影

腸閉鎖合併例では microcolon を呈する（図 4B）．

⑤ 腹部超音波検査

囊胞性腫瘤を認める（図 4C）．

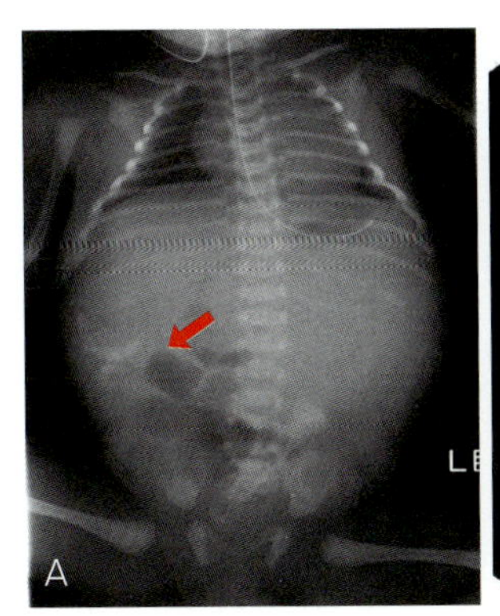

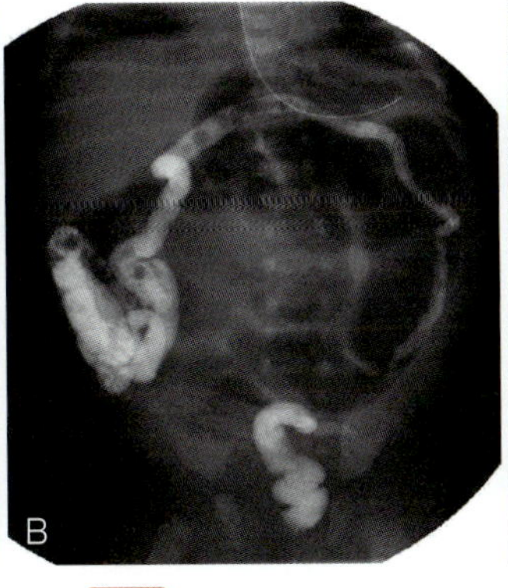

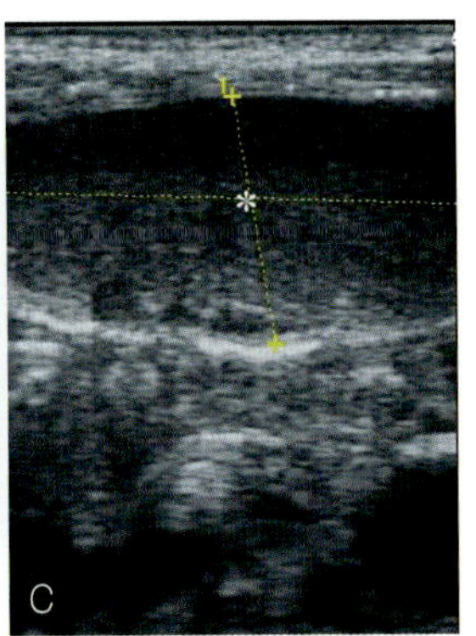

図 4 出生時画像検査

A．腹部単純 X 線写真：石灰化（➡）、横隔膜挙上．
B．注腸造影：microcolon．
C．腹部超音波検査：debris が充満した囊胞性腫瘤（＊）．

治療

全身状態を考慮しながら手術時期，術式を検討する．一部に穿孔部が自然閉鎖され，腸管の通過障害を伴わない症例があり，その場合は経過観察が可能であるが，一般に手術治療が必須である．

本症の治療の根幹は，①出生直後の呼吸不全に対する腹腔内の減圧，②全身ならびに腹腔内の炎症・癒着に対する対処，③胎生期消化管穿孔に至った原因疾患の治療である[5]．

1 術前管理

① 輸 液

血圧維持のための補充輸液を行う．引き続き維持輸液に加え，胃管やドレーンからの排液量の補正も合わせて行い，手術前に時間尿量 1〜2 mL/kg を目標とする．

② 胃管留置

6F ないし 8F の栄養チューブを胃内に留置し，腸管閉塞部より口側に貯留した消化液の吸引，減圧を行う．

③ 呼吸管理

GCMP を含め著明な腹部膨満を呈する症例では，横隔膜の挙上によって呼吸障害を来すため，気管挿管による呼吸管理を要する．人工換気を行っても呼吸状態が安定しない場合には，腹腔ドレナージを行い腹部膨満の軽減を図る．

④ 抗菌薬投与

本症は本来無菌性腹膜炎であるが，二次的な細菌性腹膜を併発するリスクがあり，広域抗菌薬の投与を行う．

⑤ 体温維持

保育器に収容し低体温を防止する．

2 手術

手術法としては腹腔ドレナージ，腸瘻造設を伴う多期手術，または一期的手術が行われている．

① 一期的根治術（図 1）

腸瘻管理や長期の静脈栄養など長期入院を要さず，近年は一期的手術の有用性と妥当性が報告されている[4]．

② 二期的根治術

腹腔ドレナージを行い全身状態を安定化した後に根治術を行う[3,5]．

③ 三期的根治術

腹腔ドレナージ後に腸瘻を造設し，待機的に根治術を行う．

3 術後管理

①腹部膨満に対する腹腔ドレナージ後はドレーンからの排液の性状，排液量をチェックするとともに，腹部膨満が改善され呼吸状態の安定化が図れているかを身体所見およびモニターでチェックする．一方，腸吻合後のドレナージについては排液の性状，量をチェックし，性状が漿液性となり量が減少すればドレーン抜去のタイミングを判断する．

②胃管からの排液は腸吻合術後早期は胆汁性であるが，腸蠕動の回復，吻合部での通過により徐々に胃液となり排液量が減少してくるとともに，排ガス・排便がみられるようになる．腹部膨満の程度，グル音の聴取，腸瘻を造設した場合には腸瘻からの排泄状態も確認する．また，腹部単純写真での腸管ガスの分布をみて，哺乳ないしミルク注入を開始する．

③輸液：末梢留置型の中心静脈カテーテルから静脈栄養を併用する．ドレナージ中は維持輸液に加え排液量に応じた補正が必要である．

④抗菌薬投与：本症は本来無菌性腹膜炎であるが，二次的な細菌性腹膜を併発する可能性も少なくなく，広域抗菌薬の投与を行う．

予後

一部には胎児水腫から救命困難な症例もあるが，胎児超音波検査や胎児 MRI により胎児診断率が向上し，出生直後からの計画的，綿密な術前管理や治療を行うことにより生存率は 90% 前後と良好である．一方，約 10% の頻度で術後に胆汁うっ滞を来す症例があり，胆道閉鎖症との鑑別を要することがある[6]．

■ 文献

1) 日本小児外科学会学術・先進医療検討委員会．わが国の新生児外科の現状─ 2013 年新生児外科全国集計─．日本小児外科学会雑誌．51（7），2015, 1234-45.

2) Lorimer, WS Jr. et al. Meconium peritonitis. Surgery. 60（2）, 1966, 470-5.

3) 飯田則利．巨大嚢腫型胎便性腹膜炎．小児外科．28, 1996, 463-6.

4) 漆原直人ほか．巨大嚢胞性胎便性腹膜炎に対する一期的根治手術──期的根治手術と多次手術の比較検討─．日本小児外科学会雑誌．41（2）, 2005, 183-90.

5) 岩淵敏久ほか．巨大嚢胞性胎便性腹膜炎（Giant Cystic Meconium Peritonitis）の 1 例．日本小児外科学会雑誌．38（4）, 2002, 702-6.

6) 田中裕次郎ほか．胎便性腹膜炎術後の胆汁うっ滞．小児外科．43（7）, 2011, 767-70.

26 消化管穿孔

金森　豊

限局性腸穿孔（focal intestinal perforation；FIP）

低出生体重児の限局性腸管穿孔症例は，以前は壊死性腸炎の特殊型と考えられてきたが，全身状態が比較的保たれており穿孔が限局的であることなどから，その病因が壊死性腸炎とは異なるという報告が2000年ごろに相次ぎ，現在では壊死性腸炎とは異なる病態であると考えられるようになった[1]．

奥山らの報告によると，本疾患は出生体重が壊死性腸炎患児に比して小さく，炎症所見に乏しいことが特徴とされる[1]．また穿孔部腸管の病理学的検討により，穿孔部周辺の壊死性変化に乏しく筋層の欠損が認められることから，窪田らは腸管蠕動の未熟性に起因する腸管内圧の限局性圧上昇が先天性に形成された筋層欠損部に穿孔を起こすのではないかと推測している[2]．

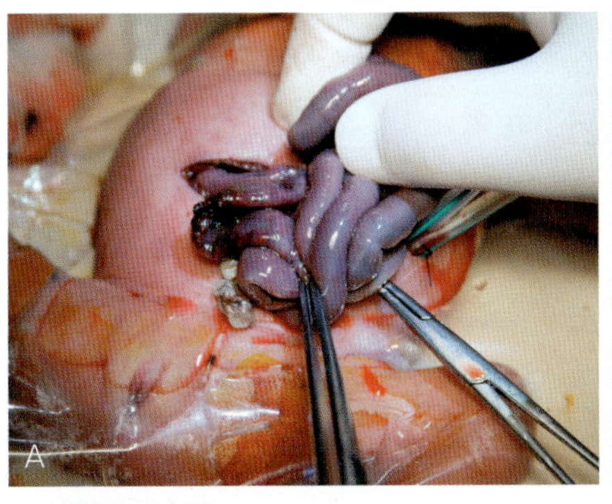

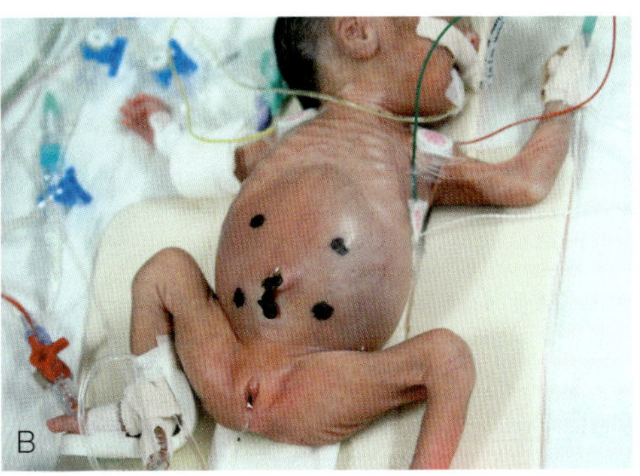

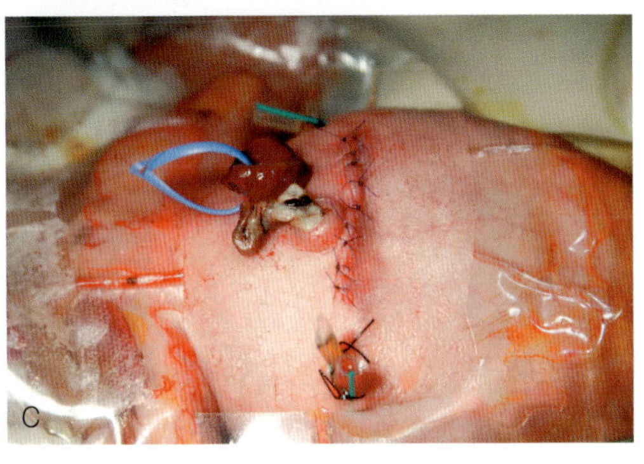

A. 限局性腸穿孔（FIP）症例の術中所見：回腸末端に限局性の腸穿孔を認める．他の部位の腸管には異常を認めないことが特徴である．

B. ストーマサイトマーキング：低出生体重児では腹部面積が小さく適当な位置にストーマを造設することが難しい．そこで手術前にあらかじめパウチを張ることなどを予想して最適なストーマ造設位置をプランニングして示しておくことが行われる．これをストーマサイトマーキングという．この部位に必ずしもストーマを造設できないこともあるが，できるだけこのマーキング部位に造設するように心掛ける．

C. FIP患児の（腸管）穿孔部分をループストーマとして挙上した．

図1 FIP患児の腹部所見

1 症状

低出生体重児で生後早期に突然，腹部膨満が出現する．腸管穿孔に伴い，腸液が腹腔内に漏れて青味がかった色調が透見される（blue-gray discoloration）．壊死性腸炎に比べて比較的全身状態は保たれていることが多い．

2 検査所見

血液検査所見では炎症反応は軽度である．腹部単純X線検査では腸管内にガス像が乏しく，腹腔内遊離ガス像が認められる．

3 治療

全身状態が保たれていれば早期に開腹手術を施行し，回腸末端部に限局性の穿孔を認めれば本症を疑う（図1A）．穿孔部の直接縫合閉鎖を行うことも可能であるが，腸管の未熟性に起因する穿孔と考えられるので，腸管機能が成熟するまでは回腸ストーマを造設して急性期を乗り切る方法が安全である．そのため，ストーマ造設予定部位を術前に想定して位置決めをしておくことが望ましい．これをストーマサイトマーキングという（図1B）．穿孔部が単独の場合には穿孔部を引き上げたループストーマにする（図1C）が，多発穿孔の場合には穿孔部より近位側の回腸をループストーマにする．低出生体重児が多いこともあり，腸管の壁は非常に菲薄であるので，縫合による腸管穿孔を避けるために腸管を腹壁に固定しないで単純に創外に持ち上げるスーチャーレス法が注目を集めている[3]．低出生体重児に多い疾患であり，小腸ストーマであることと合わせて，ストーマ管理には難渋することが多い．低出生体重児では腹部の面積が小さく，創や臍などのパウチを張る際に邪魔になる皮膚の突出が近く，パウチを貼付する際に困難が生じる．また小さなパウチがないことや皮膚が脆弱でびらんを起こしやすい，など解決すべき問題が多く，皮膚・排泄ケア認定看護師との共同対応が必須である．腸液喪失による体液管理や経静脈的栄養管理も重要で，中心静脈カテーテル感染や肝機能障害に十分に気を付ける．

ストーマ造設した場合には体重増加を待ってストーマ閉鎖を行う．

4 予後

本疾患は，壊死性腸炎や胎便関連性腸閉塞症に比して生命予後は良好であるが，低出生体重児に多くみられることから，早期診断，早期手術の対応が重要である．

胎便関連性腸閉塞症（meconium-related ileus；MRI）

低出生体重児において，粘稠な胎便が回腸から結腸に充満し腸閉塞症状を呈するものを胎便関連性腸閉塞症と呼んでいる．古くは下行結腸が狭小化し，近位結腸に胎便が充満している病態をmeconium plug syndrome，small left colon syndromeなどと呼んでいたが，現在では回腸に胎便が充満して腸閉塞症状を呈する病態の存在も考慮して，「胎便関連性腸閉塞症」と呼ぶことを窪田らが提唱し，受け入れられている[4]．本疾患の原因はいまだ不明であるが，超・極低出生体重児に多くみられることから，腸管蠕動の未熟性が原因であるとの考え方が受け入れられている．

1 症状

低出生体重児に多くみられ，生後数日の間に徐々に腹部膨満が出現し，胎便の排泄遅延がみられる．胆汁性嘔吐や胃管からの胆汁吸引などの腸管通過障害の症状が認められる．本症を疑った場合は腸管造影を行うことが診断と治療を兼ねた有効な対処法である．

2 検査所見

腹部単純X線検査で拡張した小腸像がみられる．先天性腸閉鎖症との鑑別が必要である．

3 治 療

本症を疑った場合には，水溶性造影剤を用いて注腸検査を施行する．透視室に患児を移動できない場合には病室で適量の造影剤を注腸してX線検査を行うような対応も必要である．狭小化した下部結腸（microcolon）に続いて胎便が充満している拡張した腸管像がみられれば診断されるが，拡張腸管まで造影剤が到達しない場合には注腸検査後の胎便排泄を待って，もし十分な胎便がみられない場合には繰り返し注腸を施行する．施設によっては，上部消化管に造影剤を注入して，下部からの注腸と合わせて胎便の排泄を促し良好な成績をあげている報告もある．無理な注腸検査は腸管穿孔を引き起こすこともあり，慎重な処置が重要である．

このような保存的治療が奏効しない場合には，開腹手術によって腸管を切開し胎便を取り除くことが必要になる．また腸管穿孔の徴候が出現すれば開腹手術が必要となる．腸管蠕動が未熟であることや腸管吻合が困難なことなどを考慮して，小腸ループストーマを造設することが多い．低出生体重児に多くみられる病態であるため，ストーマ管理や輸液・栄養管理は限局性腸穿孔と同じ対応が重要である．急性期を乗り切り体重増加が得られ，腸管蠕動が十分になればストーマ閉鎖を行う．

新生児・乳児消化管アレルギー

近年，新生児や乳児の消化管アレルギーが，これまでに知られている外科疾患との鑑別で話題になっている．嘔吐や血便といった非特異的消化管症状で発症し，重症なものは消化管壊死や消化管穿孔を起こす．2016年には新生児・乳児消化管アレルギー診断治療指針が発表された[5]．

1 症 状

新生児，乳児期に哺乳開始後，不活発，腹部膨満，嘔吐，胆汁性嘔吐，哺乳力低下，下痢，血便，のいずれかの症状がみられた場合に本疾患を疑う．本疾患を疑った場合には鑑別すべき消化器疾患があるので，それらを鑑別しながら，アレルギー関連の検査を進めることが重要である．特に外科治療が必要になる可能性のある，壊死性腸炎，腸回転異常症，ヒルシュスプルング病などは鑑別すべき重要な疾患群である．

2 診 断

血液検査で好酸球が増加している，あるいは便粘液細胞診で好酸球が石垣状にみられる所見は，強く消化管アレルギーを疑う所見とされている．可能であれば消化管内視鏡検査を行って粘膜組織を採取し好酸球の集積を証明できれば診断が確定する．他にも，抗原特異的リンパ球刺激試験（allergen-specific lymphocyte stimulation test；ALST），牛乳特異的免疫グロブリン（Ig）E抗体なども参考になる．

最近では，発症初期の新生児・乳児において嘔吐と血便のそれぞれの有無に従って，アレルギー疾患を4つのクラスターに分類できることが示され，それぞれに応じた対応が示されている[6]．

3 治 療

重症消化管アレルギーが疑われたらまず経腸

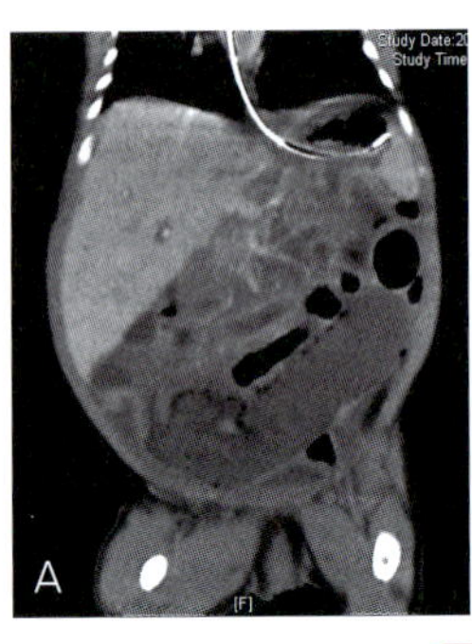

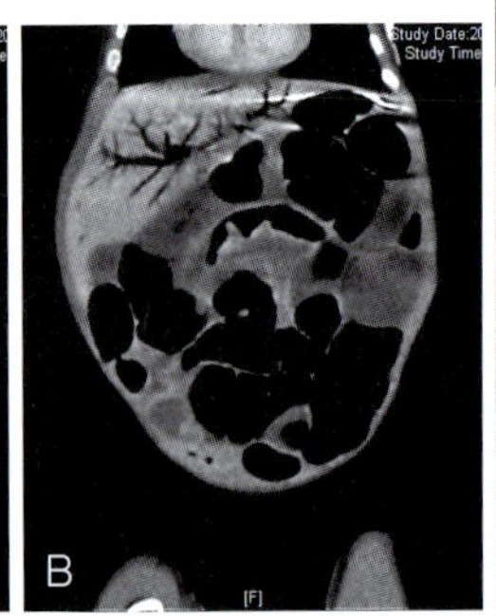

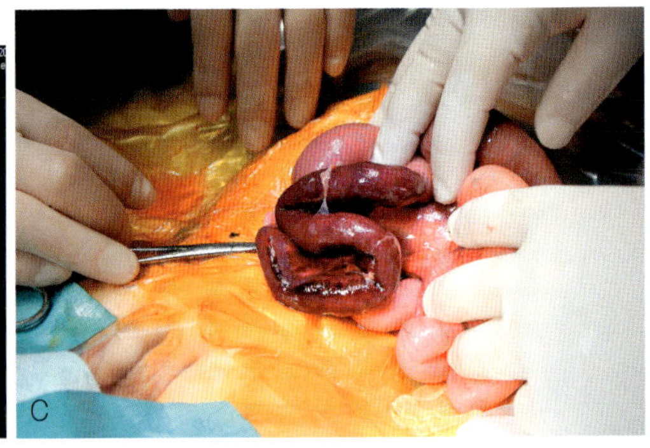

図2 乳児重症消化管アレルギー症例の画像所見と術中所見

A．1カ月，女児の消化管アレルギーに伴う腹部CT画像（1）：突然ショック症状と著しい腹部膨満を呈して来院，小腸腸管壁内気腫像を認めた．

B．1カ月，女児の消化管アレルギーに伴う腹部CT画像（2）：また同時に著しい門脈内ガス像を認めた．本症例は緊急手術を施行したが，開腹時には腸管壊死は認められず，腸管内容減圧のために回腸ストーマを造設した．

C．1カ月，男児の消化管アレルギー症例の術中所見：突然の血便，ショック症状で入院した．来院時の腹部CT検査で一部小腸の造影が不良で絞扼性イレウスが疑われ，緊急手術となった．開腹所見は，回腸に限局性の壊死を認めたものの，血流障害を起こすような捻転などの器質性異常は認めなかった．同部位を切除してループストーマを造設した．後日，便中好酸球陽性，抗原ALST陽性で消化管アレルギーと診断された．

栄養を中止して輸液を開始する．その間に診断を進め，本疾患であることが疑われる場合には経腸栄養剤として母乳，加水分解乳，アミノ酸乳などの投与を行う．これらの栄養剤では不足する栄養素がそれぞれ存在するため，必要に応じて補給する．

外科的な介入が必要な症例も存在する．腸炎の症状が強く腸管壁内気腫像や門脈内ガス像などがみられることもある（図2A，B）．また突然の腸管壊死（図2C）や腸管穿孔を来す症例もあり，これらは診断を待たずに手術治療を行って，後に診断が確定することもある．必要に応じてストーマ造設などを行い，消化管減圧を行って診断を進めながら治療乳の効果を判定する．

■ 文献

1) Okuyama, H. et al. A comparison of the clinical presentation and outcome of focal intestinal perforation and necrotizing enterocolitis in very-low-birth-weight neonates. Pediatr Surg Int. 18 (8), 2002, 704-6.
2) Kubota, A. et al. Focal intestinal perforation in extremely-low-birth-weight neonates：etiological consideration from histological findings. Pediatr Surg Int. 23 (10), 2007, 997-1000.
3) 大橋研介ほか．極・超低出生体重児　腸瘻造設　sutureless enterostomy のコツ．小児外科．48 (6), 2016, 558-61.
4) 窪田昭男ほか．周産期センターにおける胎便関連性腸閉塞症例の検討．日本新生児学会雑誌．3 (1), 1995, 120-7.
5) 厚生労働省難治性疾患研究班，新生児－乳児アレルギー疾患研究会，日本小児栄養消化器肝臓病学会ワーキンググループ編．新生児－乳児消化管アレルギー（新生児－乳児食物蛋白誘発胃腸炎）診断治療指針（2016年1月12日改定）．
6) 野村伊知郎．新生児－乳児消化管アレルギーのクラスター分類．小児内科．48 (9), 2016, 1279-83.

27 壊死性腸炎

金森　豊

壊死性腸炎（necrotizing enterocolitis；NEC）とは，低出生体重児の増加に伴って，NICU（新生児集中治療室）での新生児・乳児期の重篤な消化管合併症として問題となった疾患で，発症すると予後不良である．経腸栄養を行っている児で腸内細菌叢の異常から粘膜障害が引き起こされることが発症の重要な引き金となっていることが明らかになり，腸内細菌叢コントロールを行うことで最近は発症率が低下している．

発症率

全新生児の 5～10％に発症するという報告があるが，国によって発症率が異なる．極低出生体重児における発症率は，日本では 1～2％であるが，香港では 28％と報告されており，新生児の管理法や遺伝的背景，環境因子によって発症率には差があるものと推測される．また初期の疑い症例を含めるかどうかによっても発症率には差が出ることも考えられ，正確な発症率をいうことは難しい[1]．

発症因子

早産の低出生体重児に多くみられることが特徴である．ミルクを早期に増量することが原因になるという報告もあるが，議論のあるところである．

腸管血流の低下から低酸素状態が引き起こされ，細胞傷害から粘膜防御機構が破綻し炎症反応が誘導されることが一因と考えられる場合もある．例えば，動脈管開存が血行動態に影響を与える低出生体重児では，インドメタシン投与を行うことが多く，この治療によって腸管血流が低下することが原因の一つと考えられている．また，心疾患を合併した患児に起こる結腸の NEC なども血流障害に起因するものである（図 1A）．

さらに，腸管の未熟性に起因する防御機構の脆弱性も原因と考えられている．母乳栄養児には NEC は起こりにくいという事実から，人工ミルクを投与することで母乳に含まれるさまざまな有効因子が誘導する腸管機能の成熟が阻害され，これが腸管防御機構の発達に影響して NEC の引き金になると考えられている．

最近では NICU における抗菌薬耐性菌の汚染が問題になっているが，これらの好気性菌が腸管内で異常増殖を起こし腸管炎症を引き起こすという機序も NEC の重要な原因の一つと考えられている．

以上述べてきたようなさまざまな因子が複合的に絡み合って NEC が発症するという考え方が一般的となっている[2]．

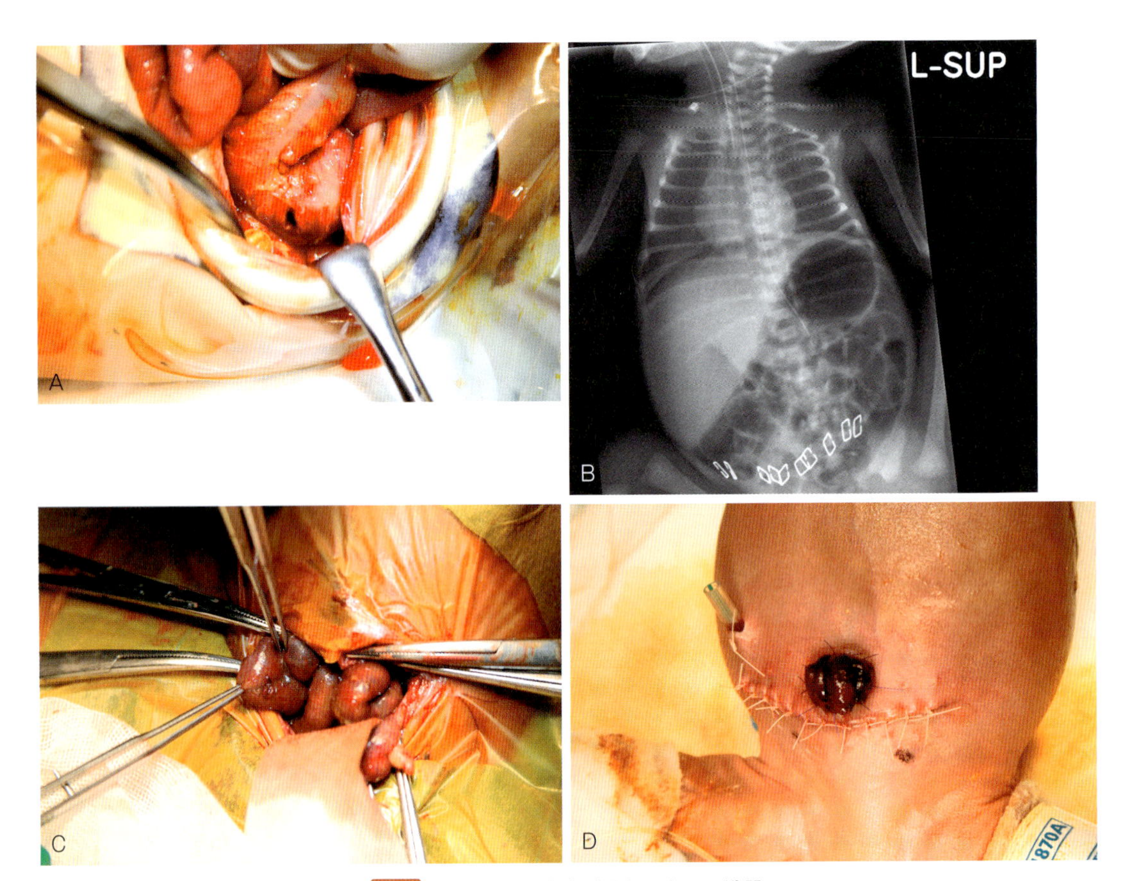

図 1 NEC 患児の術中所見とストーマ造設

A. 生後 15 日・男児．純型肺動脈閉鎖症に対する治療中に，肺高血流性ショックから結腸穿孔となった．上行結腸は広範囲に壊死性変化を示し，回腸ストーマを造設した．

B. 生後 10 日・女児（1）．仙尾部奇形腫術後（開腹して腫瘍への結構遮断を施行した後）に，突然腹腔内遊離ガス像が出現した．腹部単純 X 線像では，肝周辺に明らかな遊離ガスを認める．腸管気腫像は明らかではない．

C. 生後 10 日・女児（2）．開腹すると回腸の血流が不良で，穿孔も認めた．血流不良の回腸を切除して回腸ストーマを造設した．

D. 生後 10 日・女児（3）．本症例はストーマを臍部に造設した．低出生体重児では臍部に造設すると腹部の頂部にストーマが位置することや，臍自身がパウチを張る際に邪魔にならないなどの利点がある．一時的に造設する場合には有効な場合がある．

症 状

一般的には NEC の初期症状は非特異的である．体温の変動や無呼吸発作，徐脈，低血糖などが出現したら本疾患を疑う．消化管症状としては，腹部膨満，胃残増加，嘔吐，血便などがみられる．病気が進行すると腹部の圧痛が明らかになり，腹部皮膚の色調変化や浮腫が目立つようになる．腸管穿孔を起こすと腹部に暗紫色の色調変化がみられる．早期に非特異的な症状から本疾患を疑い，精査・加療を進めることが重要である．

一般検査所見

血液検査では，白血球・血小板減少，CRP の急激な上昇，代謝性アシドーシスなどが出現する．これらの所見は重症感染症や敗血症を示唆しており，中心静脈カテーテル感染などとともに，NECを疑うことが重要である．また，監視的各種培養検査も重要で，便培養などに普段から注意をする必要がある．気管切開や腸瘻を造設している児，肺炎を繰り返している児，外科疾患を有する児などでは抗菌薬耐性菌の異常増殖が起こりやすいので特に注意が必要である．

画像検査所見

1 腹部単純X線検査

腹部単純X線検査が最も重要かつ容易な検査法である．初期には腸管蠕動低下に起因する腸管拡張像が出現する．他の原因で敗血症になり腸管蠕動が低下した場合も同様な変化がみられ鑑別する必要がある．腸管壁の気腫像は病気の初期にみられることもあり見逃さないことが重要な所見である．感染性細菌が産生するガスが腸管粘膜内にとどまってみられる現象で，NECに限らずさまざまな病態で出現するため，鑑別も必要である．新生児期の腹部X線像を見慣れた医師でないと見逃す可能性もあり，画像読影の熟練と細心の注意が必要である．さらに病態が進行すると門脈内にガス像がみられることがある．この所見は予後不良のサインと考えられている．腸管穿孔が起こると，腹腔内遊離ガス像が出現する（図1B）．しかし少量のときは見逃す可能性があり，疑わしいときは腹部側面X線像（クロステーブル）を撮影して遊離ガスを確認する．この所見は手術治療の必要性を示しており重要である．また拡張した腸管ループが動かなくなることも重要な所見といわれている．24時間以上腸管ループの形が変化しない場合には手術治療を考慮することが必要である．

2 腹部超音波検査

腹部超音波検査は腹水の量や性状を判断するのに有効で，また腸管血流や腸管蠕動を判断することも可能である．門脈ガス像も捉えることが可能である．腹部単純X線検査との組み合わせでより正確な情報獲得がもたらされる有用な検査法である．

病期分類

治療を考慮する上で重要な病期分類が，Bellらによって1978年に提案され，原則的にその分類が現在も利用されている．病気を3つに分類し，ステージⅠはNECを疑う病期，ステージⅡはNECと確定でき手術を含めた治療を行う病期，ステージⅢは腸管壊死や穿孔が起こった進行期，とされている[3]．

治 療

病期の初期にはまず保存的治療が行われる．血算，生化学検査，血液ガス検査などの血液検査を行い，腹部単純X線検査を行って病態の評価を行うと同時に，適切な輸液療法，抗菌薬投与を開始，経腸栄養を中止して消化管減圧治療を行う．血液，便培養を行っている場合にはその結果を参考にして抗菌薬選択を行うが，そうでない場合には培養検査をいち早く提出して，結果が出るまでは感染菌を予想して抗菌薬を使用する．真菌感染についても可能性を考慮して，抗真菌薬を使用することも考慮する．保存的治療を開始したら，注意深く経過観察を行い，時間単位で検査を繰り返し施行して治療効果を評価する．

手術治療に踏み切るタイミングは議論があるところであるが，腹腔内遊離ガス像の出現，門脈ガス像の出現，腸管ガス像の固定化，腹水の貯留などの所見があるときには，患児の全身状態と合わせて手術適応を決めることが必要である．時機を失すると手術治療が致命的な侵襲になることもあるので，進行期を示唆する所見が出たら早期に決断することが必要である．

また，手術術式については，過去には腹腔内ドレナージをまず行って患児の状態を安定化させてから開腹術に移行する方法が推奨されたが，現在では可能であれば開腹術を選択することが多くなっている．開腹した場合には，壊死病変の広がりによって壊死腸管切除端端吻合術，壊死腸管切除小腸ストーマ造設術（図1C），減圧用ストーマ造設術のみ，などの術式を選択する．小腸ストーマを造設した場合には腸液の喪失は多く，厳密な輸液管理が必要になる．また中心静脈栄養も必要となり，感染に対する注意も必要である．低出生体重児では，ストーマ管理も難渋することが多く，皮膚のびらん，ストーマの穿孔・脱出・脱落などの合併症にも注意が必要で，皮膚・排泄ケア認定看護師との協力も重要となってくる．臍部にストーマを造設する方法は，腹部の頂部にストーマが位置してパウチを張りやすく，一時的な造設では有効なことがある（図1D）．ストーマを造設した場合には，急性期を乗り切って落ち着いたら遠位腸管の通過性を確認してストーマ閉鎖を行う．

NECの場合には腸管穿孔を起こさなくても腸管全層性の炎症の結果，狭窄を起こすことがあり，急性期を乗り切った後に通過障害がある場合にはこの状態も考慮する．狭窄部腸管切除が必要となる．

予防的治療

母乳栄養は，免疫グロブリンA，免疫担当細胞，ラクトフェリン，ビフィズス菌などの腸管防御因子や腸管成長因子を多く含むために，NECの予防に有効と考えられている．最近ではプロバイオティクス，プレバイオティクスといった新しい概念が導入されてNECの予防に効果があると報告されている[4]．これらは，腸管内において病原性菌の増殖を抑制し，腸管防御因子を増加し，腸管機能を成長させる効果が証明されており，多くのNICUで使用されるようになっている．われわれも新生児外科疾患患児に投与して腸内細菌の異常増殖を抑制し腸管機能を向上させる結果を報告し，NECの予防に効果があると考えている[5]．

■ 文献

1）日本小児外科学会学術・先進医療検討委員会．新生児栄養フォーラム：超低出生体重児における消化管穿孔の実態調査．日本小児外科学会雑誌．46（4），2010，791-6．

2）窪田昭男．“壊死性腸炎”．系統小児外科学．福澤正洋ほか編．大阪，永井書店，2013，529-35．

3）Bell, MJ. et al. Neonatal necrotizing enterocolitis. therapeutic decisions based upon clinical staging. Ann Surg. 187（1），1978，1-7．

4）Lau, CS. et al. Probiotic administration can prevent necrotizing enterocolitis in preterm infants：A meta-analysis. J Pediatr Surg. 50（8），2015，1405-12．

5）Kanamori, Y. et al. Early use of probiotics is important therapy in infants with severe congenital anomaly. Pediatr Int. 52（3），2010，362-7．

28 腸回転異常症

江角元史郎

腸回転異常症（intestinal malrotation，または malrotation）は実臨床で日々遭遇するほど頻度の高い疾患ではないが，小児・新生児医療に携わるものが必ず認識しておかなければならない疾患である．なぜなら，本症に合併する中腸軸捻転は大量腸管虚血により容易に死亡転帰を取り得るからである．たとえ救命できても大量小腸切除に伴う短腸症候群となり著しいQOL低下を来すため，本症が疑われる場合においては的確に判断し，期を逃さずに治療を進めることが必要である．本稿では，腸回転異常症，および中腸軸捻転の病態，診断と治療について概説する．

病 態

1 定 義

腸回転異常症の病態を理解する上で最初に理解すべきことは，腸回転異常症は腸管固定の異常である，ということである．正常では小腸，

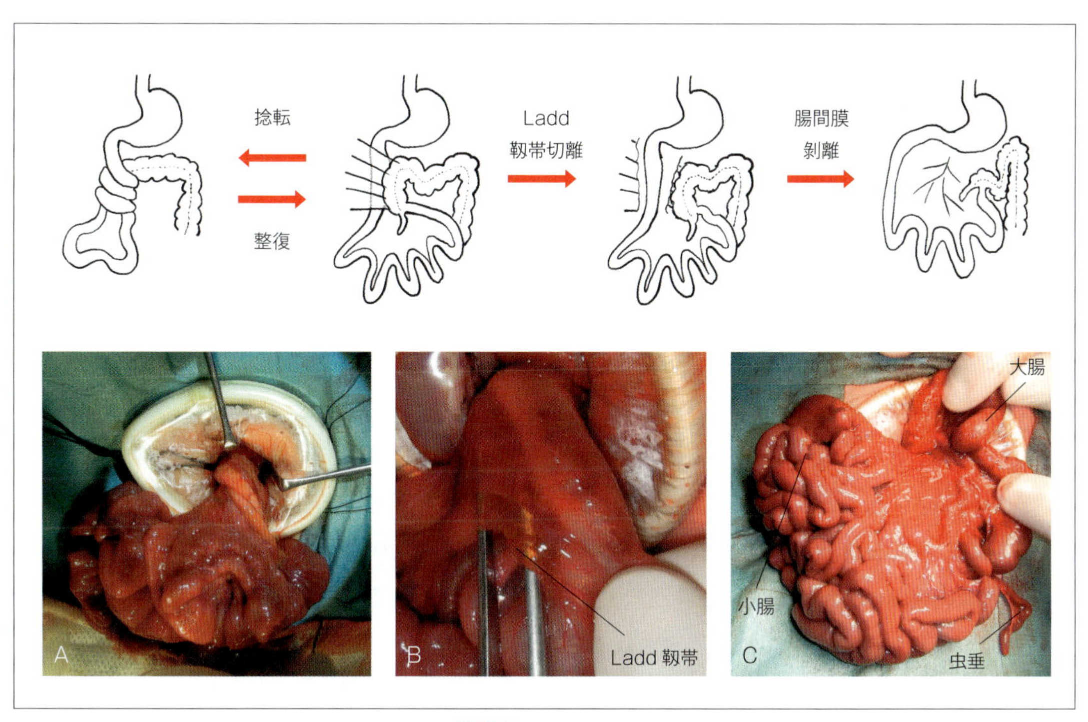

図1 腸回転異常症

A. 狭小化した腸間膜を軸として捻転した中腸（小腸＋大腸の一部）．色調は保たれている．
B. 回盲部結腸と右側腹部との間のLadd 靭帯．背側に十二指腸が圧迫されている．
C. 捻転を解除し，腸間膜の癒着を解除し基部を拡張した状態．

横行結腸，S状結腸は腸間膜をもち後腹膜に固定されていないのに対し，十二指腸，上行結腸，下行結腸は腸間膜をもたず，後腹膜に固定されている．一方で，腸回転異常症では，固定されるはずの十二指腸から上行結腸が固定されておらず，その結果，消化管症状を呈する[1]．

2 発生（正常）

発生学上，十二指腸から横行結腸中部までの上腸間膜動脈（superior mesenteric artery；SMA）によって栄養される腸管は中腸（midgut）と呼ばれている．胎生8週ごろの発生の初期において中腸は腹腔内ではなく臍帯内に存在しているが，胎生10週ごろになると腹腔への収納が始まる．このとき，SMAを軸として中腸の口側端（十二指腸）がSMA背側を通って左側腹壁へ牽引固定され，同時に中腸の肛門側端（上行結腸に相当する部分）がSMAの前面を通って右側腹壁へ牽引固定される．これにより中腸は全体に「の」の字を描いて腹腔内に収納されるが，この様子はSMAを軸とすると腸が回転して収納固定されるようにみえるため，これを腸回転（intestinal rotation）と呼んでいる．

3 発生（腸回転異常症）

一方で，腸回転異常症は腸回転が完成せず，十二指腸と上行結腸が後腹膜に固定されてない状態のことを示している．十二指腸はTreitz（トライツ）靱帯により固定されるが，腸回転異常症ではTreitz靱帯の形成を認めない．また，上行結腸は右側腹部後腹膜に固定されるが，腸回転異常症における上行結腸は後腹膜には固定されず，右上腹部から伸びる膜状の結合組織により支持されている．この結合織はLadd（ラッド）靱帯と呼ばれる．

4 2つの病態

腸回転異常症により引き起こされる消化管症状には2つの病態がある．1つは中腸軸捻転，もう1つはLadd靱帯による腸管の圧迫である．

① 中腸軸捻転

中腸軸捻転は固定されていない中腸（十二指腸～結腸起始部）が捻転絞扼する状態のことである．これは腸回転異常症の患者にのみ起こる現象であるが，大量の腸管が一度に虚血に陥る非常に危険な状態である．軽度の捻転では腹痛，嘔吐症状を呈するだけの場合もあるが，捻転回数が多い重度の捻転になると短時間で全小腸が壊死する．

中腸軸捻転が腸回転異常症において特徴的に認められる理由として，膜の基部が狭小化して捻転しやすくなっているということが挙げられる．小腸の腸間膜は正常であれば左上腹部のTreitz靱帯から右下腹部の回腸末端に至る幅広い基部をもつが，腸回転異常症においては腸管固定異常に伴い相互に癒着し，狭小化してしまっている．

腸回転異常症はその70％が新生児期に発症するが，その中でも腸壊死を伴う重篤な中腸軸捻転の症例は新生児期早期に集中している．新生児では特に中腸軸捻転の発症に注意が必要である．

② Ladd靱帯による圧迫症状

Ladd靱帯は上行結腸と右側腹部の間に形成される膜様の結合組織であるが，この靱帯が十二指腸を前面から圧迫するため，腹痛，経口摂取不良などの症状を呈する．Ladd靱帯による圧迫症状は，慢性的・持続的な消化管通過障害を呈するのが特徴である．Ladd靱帯による圧迫は虚血を伴わないため緊急手術は必要ない．しかし，現在の画像検査ではLadd靱帯を直接描出することができないため，術前には手術適応を十分に評価してから手術を行う必要がある．

腸回転異常は無症状の剖検症例においても報告されており，腸管固定に異常があっても症状の発症なく経過する例は少なからず存在すると考えられる[2]．そういった背景から，成人まで無症状で経過した腸回転異常は経過観察してもよいとする報告もある[3]．しかし，小児においては中腸軸捻転発症のリスクが成人よりも高く，偶発的に発見された腸回転異常であっても全例で手術を検討するべきであると考えられる．

症状

腸回転異常症の症状は，①中腸軸捻転によるものと，② Ladd 靭帯の十二指腸圧迫によるものの 2 つの病態によって起こる．

1 中腸軸捻転の症状

中腸軸捻転の症状は，絞扼性イレウスとそれに伴う腸管虚血として発症する．捻転は十二指腸下行脚部分で起こることが多く，胆汁性嘔吐を認めることが多い．小腸よりも口側の腸閉塞であるため，胃の膨満は認めても腸管内ガスは消失し所見としての腹部膨満を呈さないことがある．腸管虚血が進行すると吐血，血便を認め，急速に全身状態が悪化する．

2 Ladd 靭帯の十二指腸圧迫による症状

Ladd 靭帯の十二指腸圧迫による症状は十二指腸の不完全閉塞として発症する．症状の程度は症例によって異なり，新生児期に胃と十二指腸の拡張を伴う嘔吐として発症する症例から，慢性的な食思不振，体重増加不良として長期間経過した後，青年期以降に診断される症例までさまざまである．このため，慢性消化器症状を呈する症例では，本症を疑う必要がある．

診断

新生児，小児症例において，開腹歴を伴わないのに胆汁性嘔吐などのイレウス症状を呈する場合は，腸回転異常症を疑うことが必要である．腸回転異常症を疑った場合は，まず上部消化管造影と注腸造影を行い腸管走行の確認を行う．これら造影検査を行っても診断がつかない症例や，重篤な症状により診断確定を急ぐ場合は腹部造影 CT 撮影する場合もある．腸管ガスが少なければ腹部超音波検査による腸管血管の走行確認も診断に有用である．

1 上部消化管造影

上部消化管造影は経口摂取や経鼻胃管から造影剤を注入し，X 線透視下に十二指腸～小腸の走行を確認する検査である．通常は胃を出た造影剤は椎体右側を下後し（十二指腸下行脚），その後水平方向に向きを転じて第 1 腰椎の前面を横切って椎体の左側へ向かう（十二指腸水平脚）．腸回転異常症においては十二指腸水平脚の形成を認めず，十二指腸～小腸が下行脚からそのまま右腹部へ向かうのが認められる．

2 注腸造影

注腸造影は経肛門的に挿入したチューブから造影剤を注入し，X 線透視下に結腸の造影を行い，結腸の走行と回盲部の位置を確認する検査である．通常では左側腹部に下行結腸が描出され，右側腹部に上行結腸と回盲部が描出される．腸回転異常症では結腸は全体に左側に偏在しており，回盲部も右下腹部ではなく腹部中央に位置するのが認められる．

3 腹部造影 CT

上記造影検査で診断を確定できない場合，または手術適応の確認のため検査を急ぐ必要がある場合は腹部造影 CT が診断に有用である．上腸間膜動静脈の走行異常の有無，十二指腸水平脚と SMA の位置関係，虫垂の位置，これらが描出できれば腸回転異常症と診断し得る．

4 腹部超音波検査

腹部超音波検査では小腸を還流する SMA，上腸間膜静脈の走行を観察する．通常では上腸間膜静脈と上腸間膜動脈は平行に走行するが，中腸軸捻転では，上腸間膜静脈が SMA の周囲を渦巻状に走行する whril sign を呈する．腹部超音波検査は腸管ガスが多いと検査が困難だが，中腸軸捻転においてはガスが腸管に入らなくなっている場合が多く，腸間膜血管の観察は容易なことが多い．

5 診断の限界

しかし，これらの造影検査にも診断の限界がある．腸回転異常は腸管の固定異常であるため，腸管の可動性が高く，造影検査時点で一見正常走行と見えてしまう場合がある．慢性症例では特に，診断を確定するまで複数回の造影検査を行う必要がある場合も少なくない．一方で，急速に全身状態が悪化するような症例においては，画像検査なしで試験開腹を行うことが必要な場合もある．

治療

腸回転異常症の治療は手術が基本である．この手術は，①捻転を確認・解除し腸管が温存できることを確認する，② Ladd 靱帯を切離し十二指腸前面の圧迫を解除する，③癒着により狭小化した腸間膜の癒着を剝離拡張し，捻転の再発を抑制する，④予防的虫垂切除を行う，⑤予防的腸管固定を行う，⑥腸管配置の整列化して腹腔内に戻す，の 6 つの手技に分けられる．

この手術は，開腹手術だけでなく腹腔鏡手術によっても行うことができるが，新生児〜乳児の症例では開腹手術が選択されることが多い．これは腹腔が狭く手術野の確保が困難なためである．新生児における待期的手術では可能な限り創を小さくするため臍部弧状切開なども選択されるが，中腸軸捻転が疑われる緊急手術では開腹を急ぐ目的で腹部横切開が選択される．開腹以後の手術手技を順を追って説明する(p119，図 1 参照)．

1 捻転の解除

腸回転異常症の手術では，術前の症状にかかわらず何かしらの捻転を認めることが多い．まず腸管を体腔外へ引き出し，捻転の状況を確認し，捻転と逆方向に腸管を回転させることで捻転を解除する．十二指腸水平脚を支持する Treitz 靱帯がないこと，回盲部が右下腹部に固定されず腹部正中に位置していることを確認し，腸回転異常症を確認する．

2 Ladd 靱帯の切離

十二指腸前面を覆う Ladd 靱帯を切離し，十二指腸の圧迫を解除する．

3 狭小化した腸間膜基部の拡張

SMA を中心として相互に癒着し狭小化した腸間膜の癒着を解除し，腸間膜基部の幅を拡張する．腸間膜基部を広基性とすることで再捻転の予防を行う．

4 予防的虫垂切除

腸回転異常症において虫垂切除は必須手術で

はないが，腸回転異常症においては虫垂位置が正常の右下腹部に位置しないため診断困難となる可能性を考慮して，予防的な虫垂切除が行われることが多い．

5 予防的腸管固定

捻転を解除した後，再捻転の予防のために腸管の固定を行う場合がある．十二指腸を右腎の皮膜に，結腸を左腎の皮膜に固定する Bill の固定[4]がよく知られているが，腸管固定後に再捻転したとする報告があること，および腸管固定の手技のために創を大きく取る必要があることから，必ずしも全例で腸管固定が行われるわけではない．

6 腸管配置の整列化

体腔外へ引き出した腸管を順に腹腔内へ還納する．ねじれがないように腸管を腹腔へ戻し，口側の十二指腸が右上腹部に，回盲部～結腸が左下腹部にくるように還納する．腸管の還納が完了したら閉腹して手術を終了できる．

7 腸管壊死が疑われる場合

ここまでは腸管血流に問題がない場合の手術手技について述べた．開腹時点で完全に腸壊死となっている状況であれば壊死腸管の切除を行う．しかし，虚血範囲が大きい場合，切除により短腸となり予後の維持が困難となるため，血流改善の可能性を考慮し，いったん腸管を腹腔に納めて閉腹し，12～24 時間後に再度開腹して血流の状態を確認する手術（second look operation）も行うことがある．

予後

中腸軸捻転に伴い大量小腸切除後に短腸となった症例では，長期の中心静脈栄養（total parenteral nutrition；TPN）管理が必要となる．中には，時間経過とともに残存腸管が馴化し，腸管延長手術などを追加することにより，長期経過においては中心静脈栄養を離脱できる症例もある．しかし重症例では TPN に伴う肝不全を合併し，救命できない症例も存在する．小腸移植をはじめとした臓器移植も治療法として検討されるが，治療予後が安定しておらず，現時点で一般的な治療法とはいえない．

おわりに

腸回転異常症の診療においては，嘔吐のある児に対し本疾患を疑うことが必要である．新生児の胆汁性，血性嘔吐や血便を認めた場合，まずこの疾患を疑い，緊急開腹のタイミングを逸さないことが重要である．いたずらに経過観察をして判断を引き伸ばさず，本症が疑わしい場合はチームとして鋭敏に反応できるというイメージをもって診療に参加していただきたい．

■ 文献

1）上野滋．“腸回転異常症”．標準小児外科学．第 7 版．東京，医学書院，2017，179-82．

2）Fukuya, T. et al. Midgut volvulus as a complication of intestinal malrotation in adults. Dig Dis Sci. 38（3），1993, 438-44.

3）Malek, MM. et al. The optimal management of malrotation diagnosed after infancy：a decision analysis. Am J Surg. 191（1），2006, 45-51.

4）Bill, AH Jr. et al. Rationale and technic for stabilization of the mesentery in cases of nonrotation of the midgut. J Pediatr Surg. 1（2），1966, 127-36.

消化器・消化管

29 腸重積症

江角元史郎

腸重積症は腸管が腸管に嵌入し腹痛，嘔吐などを伴うものと定義され，成人では比較的まれであるが，小児診療においては日常的に遭遇する．小児症例の多くは手術に至らず軽快するが，診断・治療の遅れは重症化につながる可能性があり，死亡の原因ともなり得るため，的確な診断と治療を行うことが求められる．本稿では，小児における腸重積症について，外科的観点から，その病態と診断，治療について概説する．

病因・病態

腸重積症は，腸管内壁が連続する腸管内腔に引き込まれ，嵌入することにより生じる疾患である．最初に引き込まれる腸管は先進部と呼ばれるが，限られたスペースに嵌入するため，結果として嘔吐，腹痛などの腸閉塞症状や，血便などの腸管虚血症状を呈する．１歳未満の発生頻度は出生10万に対し50前後とされ，好発年齢は１歳未満の乳児が半数以上を占め，３カ月未満，６歳以上での発症は少ない．男女比は2：1と男児に多い[1]．

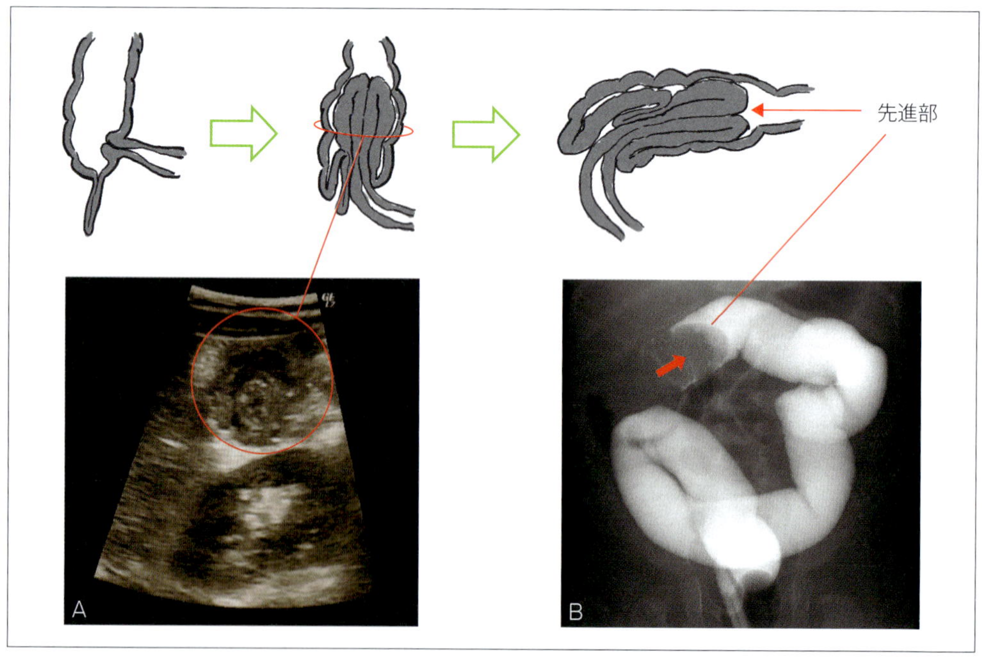

図1 腸重積症

A．腹部超音波検査にてTarget Sign（○）を認めた．

B．高圧浣腸にて蟹爪陰影（➡）を認め，腸重積症を確認した．

腸重積症は，発症の原因となる器質的病変が存在しない特発性腸重積症と，病変が存在する二次性腸重積症に分けられるが，小児症例の大多数は器質的病変のない前者である．この特発性腸重積症は，その発症頻度に季節的変動があること，および発症に先行して感冒症状や消化器症状（下痢など）を認める場合が多いことより，感染症との関連が疑われている．二次性腸重積症の器質的病変としては，Meckel（メッケル）憩室，ポリープ，腸管重複症の順に多く，他に，腫瘍性病変，異所性膵，紫斑病などが報告されている[1]．小児において多数を占める特発性腸重積症は器質的病変を伴わず，また発症リスクは成長とともに低下すると考えられるため，保存的に整復することができれば外科手術をすることなく診療を完遂可能である．

また腸重積症は，重積する腸管の部位によっても分類される．回腸が結腸に陥入する回腸結腸型，小腸が小腸に陥入する小腸小腸型，結腸が結腸に陥入する結腸結腸型のように分けられており，小児症例における頻度は回腸結腸型が最も多い[2]．この理由としても，肥厚した回腸末端周囲のリンパ組織が先進部となっているからと推測され，特発性腸重積症の発症背景を反映していると考えられる．

近年広く使用されるようになったロタウイルスワクチンは，接種することにより腸重積の発症リスクが増加すると報告されているが，2016年のLedentの報告によるとロタウイルスワクチンの接種による入院回避，救命効果は，合併する腸重積のそれらよりも高いと結論付けられており，現状では投与を控える理由はないと考えられる[3]．

症状

腹痛（不機嫌）で急に発症する．腸重積症の三主徴として腹痛，嘔吐，血便が挙げられているが，初診時に3つとも症状が揃う症例は10～50%であるとされるため，上記三主徴が揃わなくても，腹部膨満，顔面蒼白，活気不良などを認める場合は本症を疑う必要がある．

血便の正常はイチゴゼリー状と形容される粘血便が特徴であるが，鮮血そのものが出る場合も，血便を認めない場合もあるため，血便の有無のみで診断を確定することはできない．

小児であり鑑別が難しいため，類似した症状を呈する急性胃腸炎，急性虫垂炎，Meckel憩室，腸回転異常症，中腸軸捻転，鼠径ヘルニア嵌頓などとの鑑別が必要である．

診断

腸重積症は早期に診断し治療を開始できれば，外科的手術に移行することなく整復できる可能性が高い．しかし，その症状は非特異的であり，また，患児が低年齢であり症状の把握が困難であるため，その的確な診断は容易ではない．

腹部触診においては，右季肋部にソーセージ様腫瘤を触知することや，右下腹部が触診上空虚となる（Dance（ダンス）徴候）ことが特徴的所見とされているが，時間経過とともに腹部膨隆が進行するため，常に有効な所見とはいいがたい．

腸重積症の診断においては，画像検査が重要である．画像検査としては腹部X線，腹部超音波検査，逆行性大腸造影（注腸造影），腹部

CT などが挙げられる．

腹部 X 線の占める位置は大きくないが，腹部ガス貯留，結腸ガスの消失といった腸閉塞所見を認める所見は腸重積症を示唆すると考えられる．

腹部超音波検査では，重積腸管を単軸（輪切り）方向に観察した場合に描出される target sign（ターゲットサイン）を認めれば診断は確定的であると考えられる．

逆行性大腸造影においては造影剤の結腸内充満に伴い，先進部が突出して描出される．これは蟹爪サインと呼ばれ，これも腸重積症に特徴的な所見であるとされる．腸重積症における逆行性大腸造影は造影剤ボトルからの落差による加圧式の注腸造影を行うことが多く，これは高圧浣腸と呼ばれ，腸重積整復方法の第一選択手技である．高圧浣腸を行い，蟹爪サインによって診断を確認し，そのまま加圧することで整復を開始するのが一般的な診療手順である．

腹部 CT は，全身状態不良で開腹手術を検討する場合や，症状・所見から他疾患鑑別の必要がある場合などに選択される．腹部造影 CT を行うことで，腸重積の有無，嵌入腸管の虚血の有無，腹腔内腹水の有無，その他病変の有無を評価することができる．

腸重積における画像診断は重積部位の診断には非常に有用であるが，原因となる器質的病変が存在するかどうかは画像検査ではわからないことが多い．器質的病変を認める症例，整復困難な症例，再発を繰り返す症例では外科的治療（観血的治療）に移行する可能性があるため，家族にはその可能性をあらかじめ説明しておく必要がある．

治 療

腸重積症の診療においては，まず全身状態の把握を行うことが重要である．まず最初にルート確保を行うこととし，同時に採血を行い，輸液を開始してから診療を進めるのがよい．この時点で採血を行っておくことで，全身状態の把握がより的確になるほか，観血的治療への移行の場合も準備がスムーズとなる．腸重積症の患児の場合，腸閉塞症状に伴う脱水と迷走神経反射により，ルート確保が困難になる可能性があることから，静脈ライン確保はしておいたほうがよいと考えられる．輸液はカリウムを含まないものを選択するのが望ましい．

次に，非観血的に腸重積の整復を行うべきか，観血的に外科手術を行うかを検討する．通常ほとんどの腸重積症例は発症からの時間経過が短く，全身状態も保たれているため非観血的な腸重積整復が第一選択となる．しかし，発症から 24 時間以上経過している場合や，腹膜炎症状を認める場合は，重積の整復に伴う腸穿孔や虚血組織の再灌流に伴うショックのリスクが高くなるため，緊急手術での観血的治療を検討する必要がある．

1 非観血的治療

非観血的治療とは，造影剤や生理食塩水などの液体，または空気を経肛門的に注入することにより重積腸管を押し戻して整復を行う方法のことである．液体を使う場合は高圧浣腸と呼ばれ，通常バルーン付きチューブを肛門に挿入し，落差による水圧で整復を行う．一方で，空気を用いて整復を行う場合も少なくなく，バルーン付きチューブを肛門内に挿入し，圧測定のできる加圧ポンプ（多くの場合は血圧計を用いる）を使用して整復が行われている．

腸重積症の非観血的治療中には，X線透視装置や腹部超音波検査装置を使用して，途中経過を観察しながら整復を行う．いずれの方法を用いた場合でも，整復中に先進部の器質的病変を描出できる場合があり，この場合は手術での病変部切除を準備する．

非観血的治療においては，高すぎる整復圧は消化管穿孔につながるため，圧を調節しながら整復を進めることが重要である．ガイドラインでは整復圧は6倍希釈のガストログラフィンを用いた場合で落差120 cmまでを推奨しているが，穿孔リスクが高いと考えられる6カ月以下の乳児においては80 cm程度の高さから順次加圧圧を上げていくことを推奨している[1]．また，非観血的治療で整復を断念した場合でも，ある程度の時間をあけて再度高圧浣腸を行うことで整復できる場合が少なからずあり，これはDelayed Repeated Enema（DRE）と呼ばれる．DREを行うことで，初回整復時に整復されなかった症例の半数以上が整復されたとする報告もあり，DREは侵襲の大きい外科手術を回避する手段として検討すべきと考えられる[1]．時間経過とともに児の全身状態が悪化するような場合は，観血的治療のタイミングを逸するべきではなく，整復困難症例においては常に開腹手術を検討する必要がある．

2 観血的治療

腸重積症に対し観血的治療を検討するのは，非観血的治療の適応がない，または無効であると判断された場合である．観血的治療には，開腹手術によるものと腹腔鏡によるものがある．

開腹手術による腸重積の整復は，腸重積の観血的治療法として最も一般的に行われる手技である（図2，3）．開腹手術での整復では，腫瘤状になった腸管を両手で把持し，外筒腸管の上から先進部を圧迫することで，内筒を口側へ押し出して整復を行う，Hutchinson（ハッチンソン）手技と呼ばれる整復法が一般的である．これは，重積した腸管を牽引して整復すると脆弱化した重積部にテンションがかかり，断裂する恐れがあるからで，整復の際には先進部となった腸管を把持する必要があることから，比較的大きな手術創が必至である．

腹腔鏡手術による腸重積整復も報告はされているが，Hutchinson手技を腹腔鏡鉗子で完遂す

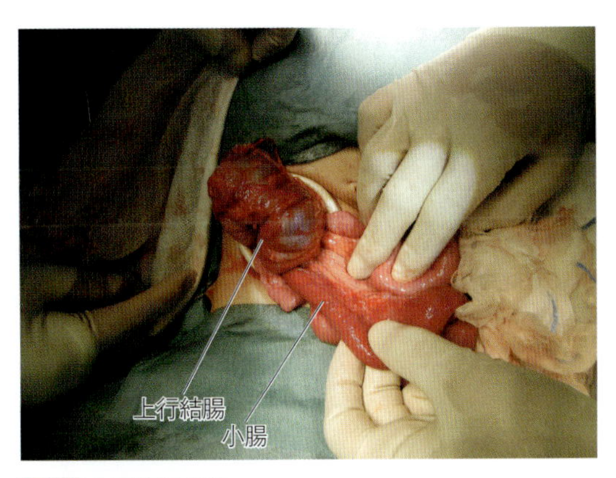

図2 小腸結腸重積
上行結腸に小腸が陥入しているのが認められる．

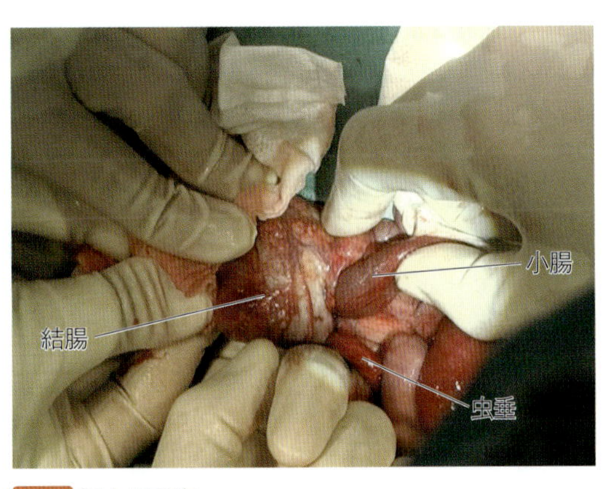

図3 観血的整復
結腸に陥入した小腸を押し出すことで整復を行っている．
巻き込まれて陥入していた虫垂も整復されてきている．

るのは容易ではないこと，および腸重積症の好発年齢が1歳以前と体格的に小さく視野と術野が取りにくいことから年少児においては一般的ではない．

画像検査や高圧浣腸において病的先進部を確認された症例においては，病的先進部を含む腸の部分切除と吻合を行うのが一般的である．また観血的治療においては，腸重積の整復後に，重積部分周囲を含めた広範囲の腸管を順次触診で確認し，ポリープなどのしこりを触れないか確かめ，病的先進部の存在の有無を確認している．腸管切除を行った場合で縫合不全の可能性が懸念される場合は一時的に腸瘻を増設する場合もあり得る．

腸重積症を反復する症例では，予防的な腸管固定を検討することがある．通常は上行結腸と回腸末端を縫合固定するが，完全に腸重積症の再発を予防できるわけではなく，術後も慎重な経過観察が必要である．

好発年齢を過ぎた症例（3歳以上）では器質的病変による病的先進部が存在する割合が多くなるといわれているが，これは年長児に病的先進部が少ないというよりは，年少児に非特異的な腸重積の発症が多いからであると考えられる．

腸重積症の死亡症例の報告は多くはないが，学会関連施設全体の集計では，2歳未満の腸重積症について，毎年2例程度の報告があるとのことである[1]．死亡症例は少ないものの死亡転機をとる症例もある，ということを忘れてはならない．

おわりに

本稿においては，小児における腸重積症について，外科的観点から病態と治療を概説した．小児腸重積症は比較的頻度の高い疾患であるが，大半の症例において高圧浣腸のみで整復され再発も来さない場合が多い．しかし，緊急手術を必要としたり，再発を反復するのみならず悪性疾患を背景とする場合まである幅の広い疾患である．

腸重積症の診療においては，その発症背景が予想よりも複雑である可能性，予後が良好に経過しない可能性も念頭に置いた上で診療に参加していただきたい．

■ 文献

1）日本小児救急医学会監修．エビデンスに基づいた小児腸重積症の診療ガイドライン．東京，へるす出版，2012，10-13，15，47，54．

2）上野滋．“腸重積症”．標準小児外科学．第7版．東京，医学書院，2017，182-4．

3）Ledent, E. et al. Post-marketing benefit-risk assessment of rotavirus vaccination in Japan：A simulation and modelling analysis. Drug Saf. 39(3), 2016, 219-30.

消化器・消化管

30 腸閉塞（イレウス）

吉丸耕一朗／古澤敬子／田口智章

病態

イレウスは消化管内容の通過が障害されたときに生じる病態である．新生児期早期から発症するものと，新生児後期から乳児期以後に発症するものがあり，新生児期早期に発症するものは腸閉鎖など先天的な病気が多い（表1）[1]．

イレウスは，消化管運動の減弱によって生じる機能的イレウスと，消化管内腔の閉塞・狭窄によって生じる機械的イレウスに分類される[2]．機械的イレウスでは開腹歴のある者によく起こる癒着性イレウスが多いが，開腹歴のない者に起こるイレウスもある．開腹歴のないイレウスは必ず原因となる閉塞機転があり，絞扼性イレ

表1 小児でイレウスを来す疾患

	機能的イレウス	機械的イレウス	
		単純性イレウス	絞扼性イレウス
新生児早期	大腸運動機能異常 ヒルシュスプルング病 ヒルシュスプルング病類縁疾患 全身性疾患 周産期胎児循環異常 低出生体重児 敗血症 甲状腺機能低下症	先天性腸閉鎖・狭窄 先天性食道閉鎖 先天性十二指腸閉鎖・狭窄 先天性小腸閉鎖・狭窄 直腸・肛門形成異常 直腸肛門奇形	腸捻転 腸回転異常（中腸軸捻転，部分的腸捻転） ヘルニア嵌頓 鼠径ヘルニア嵌頓 内ヘルニア嵌頓（腸間膜裂孔ヘルニア，傍十二指腸ヘルニア，横隔膜ヘルニア，閉鎖孔ヘルニアなど）
新生児後期～	大腸運動機能異常 ヒルシュスプルング病 ヒルシュスプルング病類縁疾患 汎発性腹膜炎 壊死性腸炎 消化管穿孔 膵炎 ミルクアレルギー 腸管麻痺 術後早期一過性 薬剤性	腸管外病変 腸管癒着 腸管外腫瘍（神経芽腫，腎芽腫，肝芽腫など） 巨大水腎症 腸管内病変 肥厚性幽門狭窄症 腸管重複症 ポリープ 正常腸管の閉塞 胆石イレウス 胃石 （胎）便 外傷性壁内血腫	腸捻転 腸回転異常（中腸軸捻転，部分的腸捻転） ヘルニア嵌頓 鼠径ヘルニア嵌頓 内ヘルニア嵌頓（腸間膜裂孔ヘルニア，傍十二指腸ヘルニア，横隔膜ヘルニア，閉鎖孔ヘルニアなど） 腸重積症 特発性 続発性（ポリープ，Meckel 憩室，腫瘍など） 腸管索状物 Meckel 憩室 術後癒着性索状物

ウスを合併する危険性があるので注意が必要である．われわれが経験した開腹歴のないイレウスには年齢的に特徴があり（図1），新生児期では腸回転異常が多く，乳児期では腸重積が多くなる．内ヘルニアやMeckel（メッケル）憩室は年齢関係なく起こっている[3]．

機械的イレウスのうち単純性イレウスは腸管内腔の閉塞のみが生じたものをいい，内腔閉塞のみならず血流障害を伴ったものは絞扼性イレウスと称される．絞扼性イレウスは，さまざまな腹腔内臓器の疾患や腹壁疾患を原因として生じ，嘔吐，腹痛，血便などを初発症状とする．診断されれば緊急手術による治療を要し，対応が遅れると腸管壊死，穿孔，腹膜炎を来し，ショック状態から多臓器不全となり致死的な結果をもたらす．小児救急における「地雷」ともいわれ，原因不明のまま死に至り，司法解剖で診断されたという事例を耳にする．

絞扼性イレウスの病態を呈する最も日常的な疾患は腸重積（図2A）であり，嘔吐，不機嫌，腹痛，腹部膨満，血便といった腸重積によくみられる症状は絞扼性イレウスに共通する．鼠径ヘルニアの嵌頓（図2B）や術後癒着性イレウス（図2C）も比較的頻度が高い．そのため腹部の診察では鼠径部や陰嚢の膨隆や手術瘢痕などを見逃さないように注意する．まれではあるが開腹歴のないイレウスでは内ヘルニア（図2D）や腸回転異常に発症する中腸軸捻転（図2E）も念頭に入れておく[4]．

診 断

小児のイレウスの主症状は嘔吐や腹痛である．新生児では腹壁が薄いので，腹部膨満が著明で拡張腸管の蠕動が見えることもある．乳児期以後では日常診療で嘔吐や腹痛を主訴として訪れる小児救急患者は多く，大部分は感染性胃腸炎や便秘である．しかも乳幼児では訴えがあいまいなため腹痛の程度の判断が難しい．イレウスでは嘔吐を繰り返し，はじめは吐物が食物残渣や胃液であったのが，だんだん黄色の胆汁から緑色の腸液を嘔吐するようになる．さらに

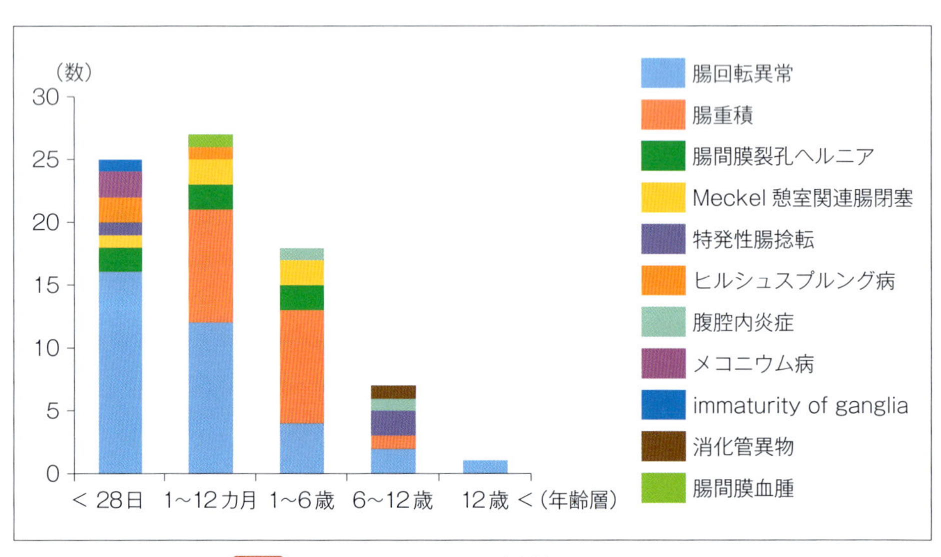

図1 開腹歴のないイレウス手術例（文献3より改変）

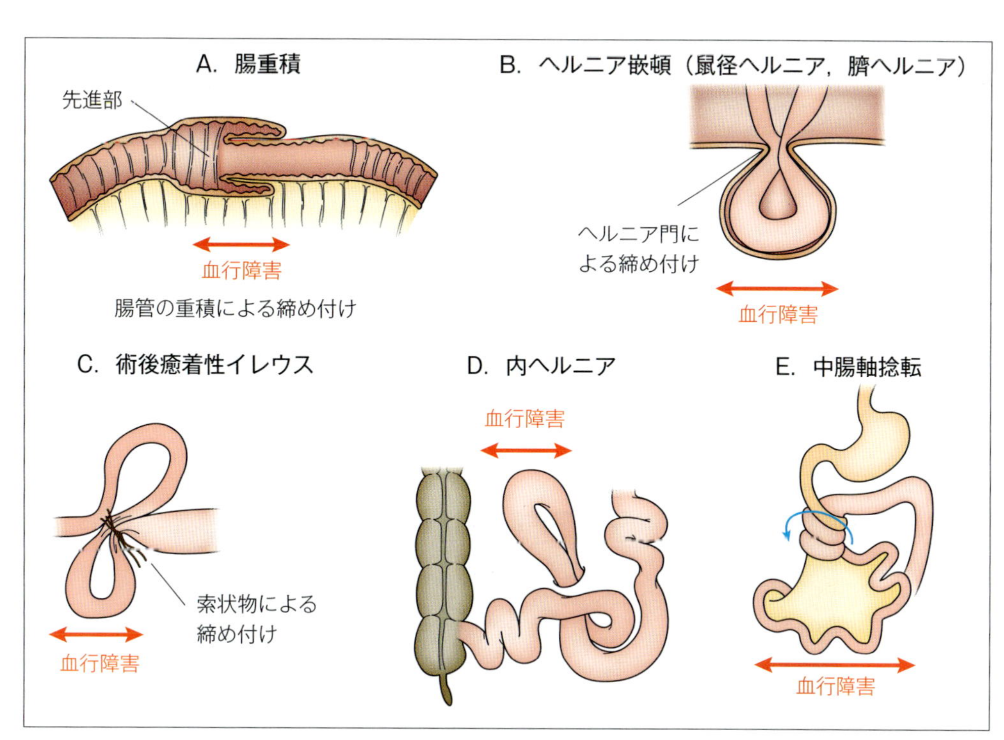

図2 絞扼性イレウスのさまざまな型

絞扼性イレウスを疑う徴候は，①強い腹痛（不機嫌）の持続（間欠性もある），②胆汁性嘔吐，③腹部膨満，④腹膜刺激症状，⑤血性嘔吐や血便，⑥開腹歴あり，⑦全身状態不良（not doing well），⑧末梢循環不全などである．

採血検査では左方移動を伴う白血球増多，代謝性アシドーシス，CPK や LDH の高値は絞扼の存在を疑わせる．重症化するとカリウムも高値を呈する．

画像診断ではまず腹部単純 X 線立位像である程度鑑別が可能である（表2）．イレウスでは小腸が拡張し鏡面像がみられる．大腸の鏡面像は感染性胃腸炎でよくみられるので鑑別が必要である（図3，4）．中腸軸捻転では gasless abdomen を呈する場合もある．超音波検査や造影 CT 検査も診断に有用である．超音波検査にて蠕動のない拡張した壁の肥厚した小腸像や腹水の存在は有意な所見である（図5）．中腸軸捻転では上腸間膜動脈のまわりに上腸間膜静脈が巻き付いて渦巻き様に見える（図6）．CT では小腸の拡張と液体貯留，腸管壁の肥厚，造影効果の減弱，腹水，腸間膜血流の消失などがみられる．CT は客観的な診断が可能であるが，蠕動が評価できない点が欠点である．

絞扼性イレウスは発症が急激で病状が急速に進行することがあるため，疑われたら迅速に小児外科の専門施設（日本小児外科学会認定施設，教育関連施設）に搬送し対応する．

表2 腹部単純X線立位像による外科疾患の鑑別

・小腸異常ガス像	
局所的拡張像（ケルクリング）	→腸閉塞
鏡面形成（ニーボー）	→腸閉塞
gas less 像	→中腸軸捻転
・大腸拡張像	→ヒルシュスプルング病，便秘
・大腸の鏡面形成	→感染性胃腸炎（嘔吐下痢症）
・フリーエアー	→消化管穿孔
・腸管ガスの偏在	→腹部腫瘤，腸回転異常

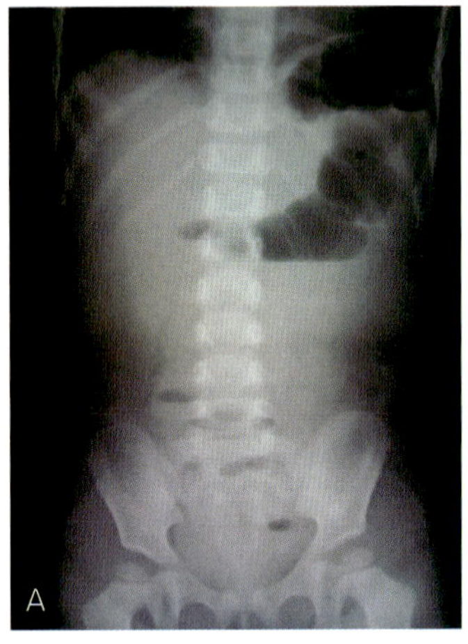
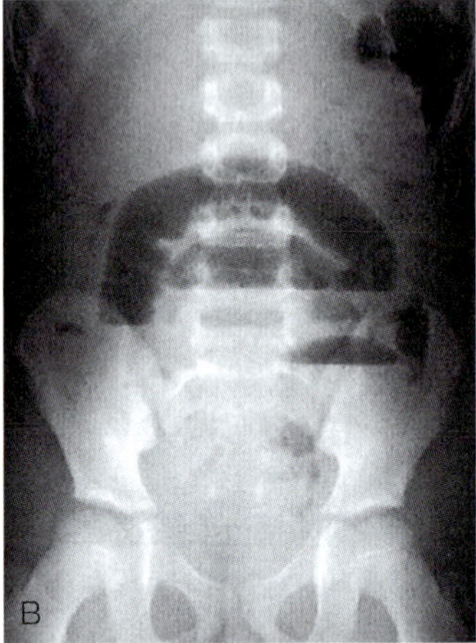

図3 腹部単純X線（立位）による鑑別

A．2歳，女児，感染性胃腸炎，主訴：嘔吐腹痛下痢．大腸に鏡面像がみられる．
B．3歳，男児，Meckel 憩室によるイレウス，主訴：腹痛嘔吐．小腸に鏡面像がみられる．

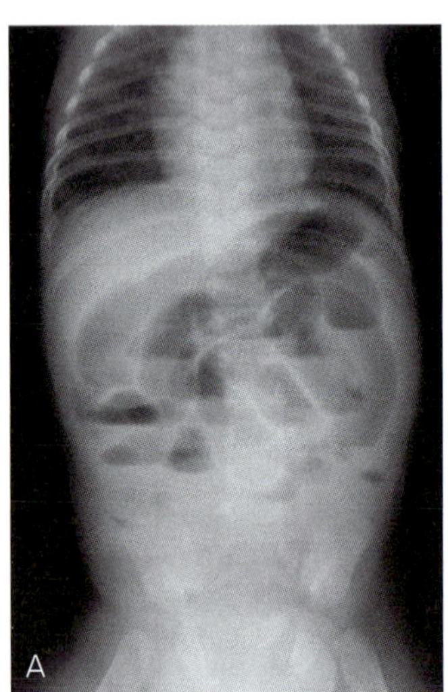
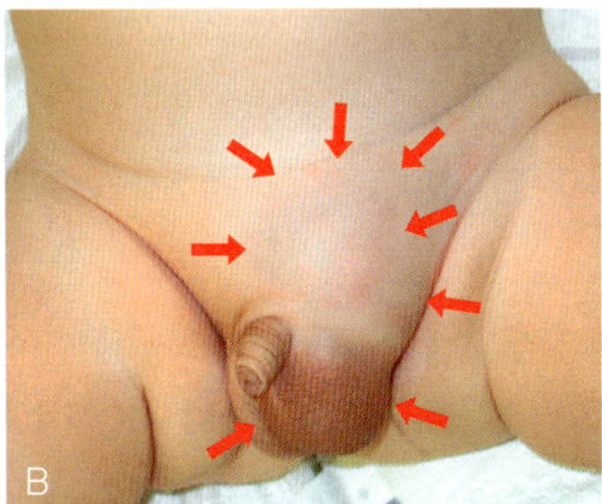
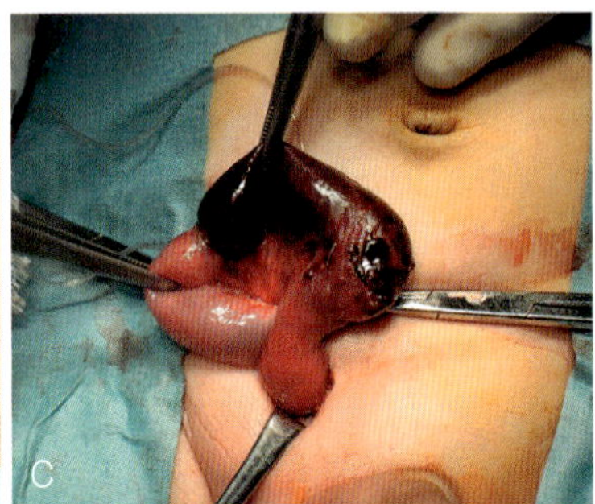

図4 鼠径ヘルニア嵌頓によるイレウス

A．腹部単純X線立位像：多発性の小腸鏡面像がみられる．B．3カ月，男児，不機嫌と嘔吐，左鼠径部陰嚢の腫脹と発赤（➡）．C．手術所見：陰嚢内に小腸が嵌頓し壊死している．

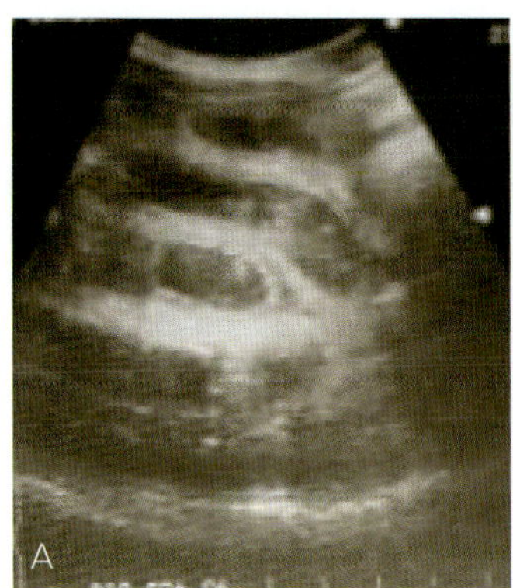
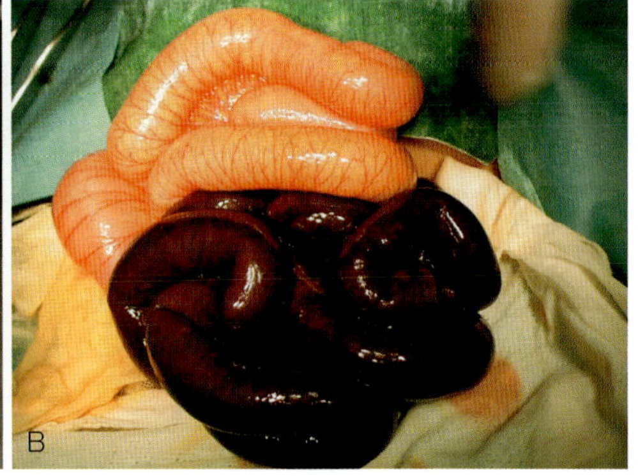

図5 絞扼性イレウス超音波画像と手術所見

30生日，男児．10時半ごろより急に機嫌が悪くなった．15時より激しく啼泣するようになり，嘔吐出現．17時ごろより活気がなくなったため，当院救急外来を受診した．超音波所見（A）から緊急手術を行った．

A．腹部超音波画像．小腸の拡張と壁の肥厚，液体で満たされて蠕動消失，腹水を伴う．

B．手術所見．回盲部付近の腸間膜に内径2 cmの腸間膜裂孔を認め，同部位への腸管の嵌入による腸間膜裂孔ヘルニアであった．120 cm腸管壊死（黒色）を認め切除端端吻合．予後良好．

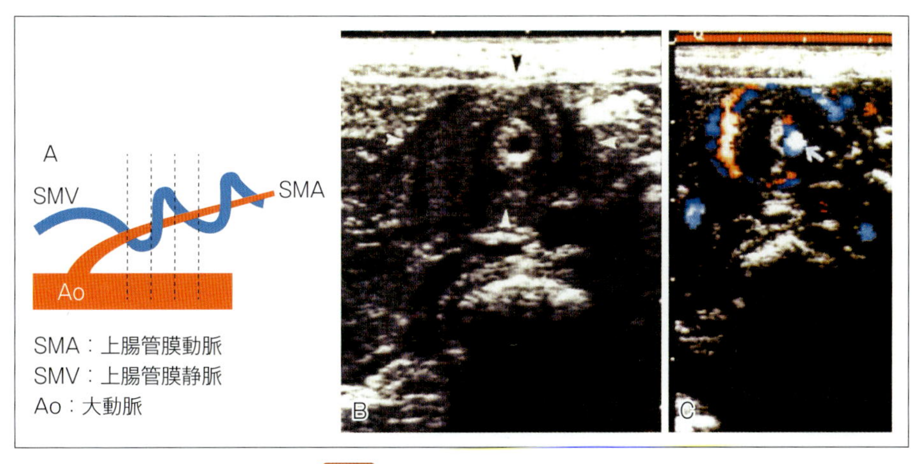

図6 中腸軸捻転の超音波画像

A．SMAの周りにSMVが巻き付く模式図．

B，C．超音波では単純（B）でもwhirlpool（渦巻き）様にみえるが，カラードプラをかけると（C）より鮮明になる．矢印はSMA．

治療・予後

1 機能的イレウス

術後の一過性麻痺性イレウスは胃管による減圧で十分である．徐々に胃管の量が減少してきたら，胃管をクランプし嘔気がなければ抜去する．排ガスがあることも重要である．薬剤が原因と考えられる麻痺性イレウスは薬剤の投与を中止し，輸液により薬剤の代謝排泄を促す．嘔気があれば胃管による減圧を行い，保存的に軽快するのを待つ．ヒルシュスプルング病や類縁疾患は原因疾患の治療が必要なので別項目に譲る．

2 機械的イレウス

① 単純性イレウス

大部分は術後の癒着性イレウスである．手術の既往があり腹痛，胆汁性嘔吐で来院することが多い．術創の確認と手術の時期や部位，術式の確認が重要である．他施設の手術の場合は，前医に問い合わせて手術法の確認を行い手術記事も提供してもらう．絞扼性イレウスの徴候（診断の項を参照）がなければ，消化管の減圧（胃管やイレウスチューブの挿入）を行い，絶食輸液で保存的に様子をみる．イレウスチューブが閉塞部の近くまで届いた場合は，そこから水溶性造影剤で閉塞部を確認し，手術適応を決定する．保存的治療の効果がない場合も手術を考慮する．ただし手術を繰り返すと癒着は強くなり再発のリスクも高いので，手術適応はよく検討する．

② 絞扼性イレウス

診断がつき次第，静脈路の確保，補液，ショックの対応を行いながら手術にもっていく．手術では，まず絞扼の原因を解除し，腸管の血流障害が可逆性であるかを判定する．広範な壊死腸管を残すのは全身状態の悪化・死亡につながるため，腸管壊死が確定したら躊躇なく腸切除を行う．腸管の血流が良好な場合はできるだけ腸を温存し短腸症になるのを回避する．腸管壊死であるか判断に迷う場合は，全身状態がよければ腸管切除をいったん見送り，再度開腹し腸管血流を確認するセカンドルック手術にもっていく場合もある．腸管の血行障害の範囲が広いもの（例えば中腸軸捻転や内ヘルニアなど）では，循環障害ショックになり死亡する場合もあるため全身の呼吸循環管理が必要とされる．敗血症が疑われる場合はエンドトキシンの吸着療法や血液透析などが有効な場合もある．

■ 文献

1）日本小児外科学会．腸閉塞．http://www.jsps.gr.jp/general/disease/gi/83pw8q

2）上野滋．重篤な小児への初期対応　日常診療における危急的症例　絞扼性イレウス．小児科診療．73（6），2010，997-1003．

3）Yoshimaru, K. et al. Bowel obstruction without history of laparotomy：Clinical analysis of 70 patients. Pediatr Int. 58（11），2016，1205-10.

4）田口智章．“絞扼性イレウス”．標準小児科学，第8版．内山聖監，原寿郎ほか編，東京，医学書院，2013，498-9．

31 急性虫垂炎

松浦俊治／田口智章

急性虫垂炎は，乳児から高齢者まで幅広い年齢で発症するが，小児では学童期以降に比較的多く，新生児や乳児例はまれとされる．小児の腹痛を来す疾患として最も一般的なものであるが，進行が早く診断時にはすでに穿孔性腹膜炎を来していることも少なくない．年少児ほど高い穿孔率があるとされている．

病 態

1 発症機序

虫垂は通常右下腹部に存在する盲腸から細長く伸びた盲端で終わる組織である．何らかの原因（糞石，リンパ濾胞腫大，屈曲など）により虫垂内腔の狭窄や閉塞が起こり，虫垂内圧が上昇すると，腸内細菌による二次感染を伴うことで炎症や血流障害を生じ急性虫垂炎が発症する．細菌感染として特定の起炎菌があるわけではなく，好気性菌と嫌気性菌の複数の細菌に起因する混合感染症とされている．穿孔性虫垂炎の膿汁培養の検出菌の頻度としては，大腸菌，緑膿菌，*Klebsiella*，*Bacteroides* 群などが多い．

2 病 型

虫垂炎の病型は，手術時の虫垂の肉眼的所見と病理組織学的所見を総合して，カタル性（catarrhal），蜂窩織炎性（phlegmonous），壊疽性（gangrenous）の3型に分類される．炎症が進行し虫垂が穿孔したものを穿孔性虫垂炎として分類する．穿孔部位から漏出した腸管内容物により腹腔内が汚染され腹膜炎となるが，炎症が腹膜全体に及ぶ汎発性腹膜炎と，大網や周囲組織との癒着に応じて炎症が限局性に留まる限局性腹膜炎とに分類される．限局性腹膜炎では右下腹部から骨盤内にかけて膿瘍形成を認めることが多く，腫瘤形成性虫垂炎とも呼ばれる．

診 断

1 症 状

腹痛，嘔吐，発熱が三主徴である．年長児の腹痛は典型的なものは心窩部あるいは臍周囲から始まり，徐々に右下腹部に移動しながら増強する．痛みのために歩行時には前傾姿勢となり，右下腹部を抱え込むように歩く．ただ，非典型的な例として，腸回転異常症を合併している場合には虫垂が上腹部に存在し圧痛の位置が異なる症例があり得ることも念頭に置いておく必要がある．嘔吐は，初期は胃内容物であるが，病状が進行し穿孔性虫垂炎から腹膜炎を併発し麻痺性イレウスになると胆汁性嘔吐となってくる．便性も腹膜炎の進行とともに下痢症状が強くなってくる．

2 身体所見

腹部の触診では，痛みのない可能性の高い部位から開始し最後に右下腹部の診察へと進める．虫垂炎にはいくつかの大切な圧痛点が知られている（図 1）．なかでも McBurney（マックバーニー）圧痛点（臍と右上前腸骨棘を結ぶ線上で右外側 1/3 の点）は最も有名である．これは，通常直下に虫垂根部が存在する部位となる．その他に Lanz（ランツ）圧痛点（左右上前腸骨棘を結ぶ線上で右 1/3 の点），Kümmell（キュンメル）圧痛点（臍より右下方約 1〜2 cm の点）などが知られている．疼痛発試験としては，Rovsing（ロブジング）徴候（左下腹部を圧迫すると右下腹部に疼痛を訴える），Rosenstein（ローゼンシュタイン）徴候（左側臥位にして McBurney 圧痛点を圧迫すると仰臥位のときよりも疼痛が増強する），腸腰筋徴候（左側臥位で右大腿を屈曲させた後に伸展させると右下腹部痛が増強する）などが知られている．また，腹膜炎を示唆する所見として，筋性防御や Blumberg（ブルンベルグ）徴候（圧痛部位において圧迫時の痛みに比べて圧迫を解除した直後に痛みが増強する）などがあり，これらの所見をとることは手術適応を決める上においても極めて重要である．

3 血液検査

左方移動を伴った白血球数の増加を認める．CRP 値も病初期にはごく軽度の上昇にとどまるが炎症の進行に応じて上昇する．プロカルシトニンは，細菌感染のマーカーとして CRP 値よりも短時間で変化するため，早期診断に有用な指標となり得る．

4 画像診断

① 腹部単純 X 線撮影

腹膜炎に伴う麻痺性イレウスの有無の評価に有用である．小腸ガス像の有無，鏡面形成の有無をチェックする．また，虫垂周囲の膿瘍形成がある場合には，右腸腰筋陰影の不鮮明化が認められる．糞石を伴う虫垂炎では X 線でその

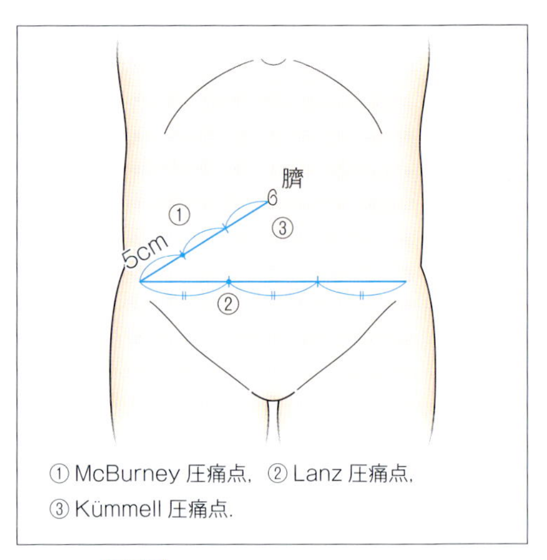

図 1 急性虫垂炎における圧痛点

存在が確認されることもあり，虫垂炎の診断の一助となり得る．

② 超音波検査

外来で簡便に行える検査としてまず行うべき検査である．虫垂の腫脹と虫垂壁構造の不鮮明化の有無，糞石の有無，虫垂周囲膿瘍の有無，Douglas（ダグラス）窩などへの腹水貯留の有無などを主にチェックする．しかし，麻痺性イレウスなどで腸管ガスが多い場合，虫垂が解剖学的に盲腸背側に回り込んで存在している場合，穿孔によりすでに虫垂が虚脱してしまっている場合などには，必ずしも虫垂が同定できるとは限らないことも認識しておく必要がある．

③ CT 検査

超音波検査で明らかな虫垂が描出できないときや，炎症の進行例において周囲臓器との関係を把握する場合には CT 検査が必要となる．CT 検査では，虫垂の腫大と虫垂壁の炎症性肥厚所見を認める（図 2）．糞石を伴う虫垂炎は保存的加療後の再発率が高いことから，糞石が確認できた時点で手術適応としている施設も多い．CT 検査における糞石の同定は超音波検査に比べてはるかに容易で確実性があることから，

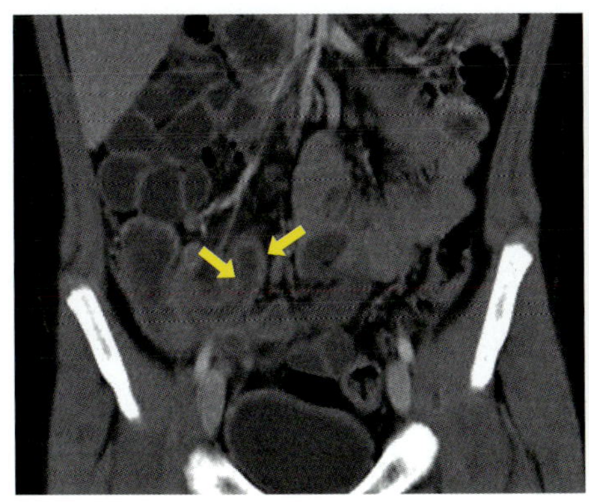
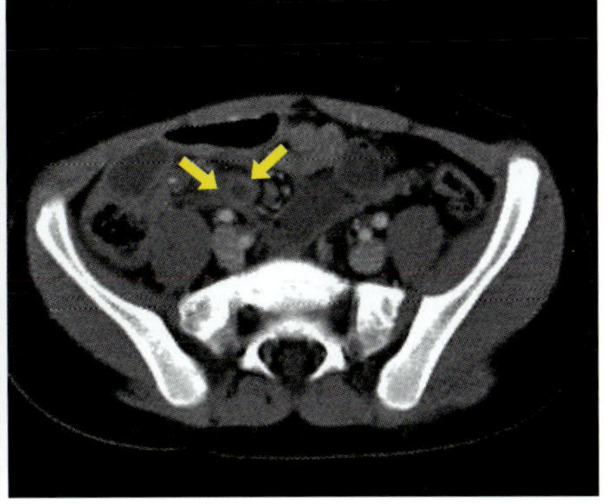

図2 CT 所見 虫垂の腫大，虫垂壁の肥厚と造影効果を認める（⇨）．

CT 検査は有用な手術適応判断材料となり得る．また虫垂の解剖学的走行も把握できるため，手術症例における術前情報としても有用である．膿瘍形成の有無，病変の拡がりの把握も治療方針を決定する上で重要である．腫瘤形成性虫垂炎の場合，待機的虫垂切除術（interval appendectomy）が選択されることが多く CT 検査はその判断に極めて有用である．

5 鑑別診断

感染性腸炎，腸間膜リンパ節炎，Meckel（メッケル）憩室炎（穿孔），腸重積症，Crohn（クローン）病，右腎盂腎炎，右尿路結石症，右卵巣捻転，右卵管炎，肝胆膵の炎症などが挙げられる．

また，虫垂そのものに病変を有するものとして小児ではまれではあるが，虫垂カルチノイド，虫垂癌などの腫瘍性病変も挙げられ注意を要する．

治療

1 保存的治療

抗菌薬による内科的治療により，汎発性腹膜炎を来している症例を除けば大半の症例で効果的であり，準緊急あるいは待機的手術で対応可能である．カタル性虫垂炎など病初期のものでは，内科的治療のみで治療を終了することが可能である．抗菌薬の選択については，起炎菌としてグラム陰性桿菌と嫌気性菌が多いことから，広域スペクトラムをもつ第二または第三世代セフェム系薬を選択する．β－ラクタマーゼ阻害薬配合ペニシリン系薬も使用される．重症例では，カルバペネム系やニューキノロン系にクリンダマイシンを併用することもある．発熱，嘔吐，下痢などの消化器症状に伴い血管内脱水を呈している症例が多いことを念頭に，十分な補液を行うことが大切である．

2 開腹手術

開腹手術の皮膚切開法には，交差切開法（McBurney 法），傍腹直筋切開法などが選択される．開腹後は速やかに Alexis®ウーンドリトラクター（メディカルリーダース社）などを用いて創縁を保護した上で，以後の手術操作を行うことが術後創感染を予防するために有用である．虫垂間膜を処理後，虫垂根部から数 mm 末梢側の部位で虫垂を鉗子で挟んで圧座する．圧座下部位で虫垂を結紮した後，その末梢側で虫垂を切除する．虫垂切除断端は巾着縫合にて盲腸内に埋没する．腹腔内洗浄とドレナージの必要性については症例ごとに検討して行うが，開腹創は比較的小さいことが一般的であり，洗浄不十分，ドレーン位置が不適切となりがちであるため注意を要する．

3 腹腔鏡手術

開腹手術に比べると整容性に優れていることに加え，腹腔内の十分な観察が可能であり，特に穿孔性腹膜炎の場合には十分な腹腔内洗浄と的確なドレーン位置の調整が可能である利点がある．使用するポートの位置や数については術者および施設により異なる．虫垂が臍部創から十分引き出せる場合には腹腔鏡で見ながら虫垂を把持して引き出し，臍部創のみで体外虫垂切除することも可能である（図3）．

一般的な腹腔鏡での虫垂切除では，超音波凝固装置を用いて虫垂間膜を順次処理した後，虫垂根部をエンドループ®を用いて結紮し虫垂を切除する（図4）．切除した虫垂は臍部ポートから摘出する．虫垂断端の埋没処理は通常行わない．腹腔内洗浄を行うかどうか，ドレーンを留置するかどうかは腹腔内の汚染状況を見て症例ごとに判断する．穿孔性虫垂炎による腹膜炎の所見がある場合には，炎症の程度にもよるが5～10 L程度の十分な洗浄水で腹部全体にわたって洗浄しておくことが術後合併症を予防するために必要である．

4 待機的虫垂切除術 (interval appendectomy)

診断時すでに限局的な膿瘍形成を認める腫瘤形成性虫垂炎に対する緊急手術は，炎症性癒着が強度なため手術が困難で，回盲部合併切除など切除範囲の拡大を招くリスクがある．また，創感染，腹腔内遺残膿瘍，瘻孔形成など術後合併症も来しやすい．これらを回避する目的で腫瘤形成性虫垂炎に対する初回治療は，抗菌薬の投与のみ（状況によってはドレナージを追加処置することもある）でしっかりと炎症を抑えてから，後日，腹腔鏡下虫垂切除術を行う方法が推奨されている．待機的手術のタイミングとしては通常，初回の保存的治療終了後約3カ月のintervalを置いて施行することが望ましい．治療にかかるトータルの在院日数は長くなるが，このintervalによって虫垂周囲の強固な炎症性癒着の程度は軽減され手術の安全性がより担保されることになる．術前には可能であれば，もう一度CT検査を行って膿瘍が消失していることを確認しておくことが望ましい（図5）．一方，特に初回発症時に糞石を有していた症例な

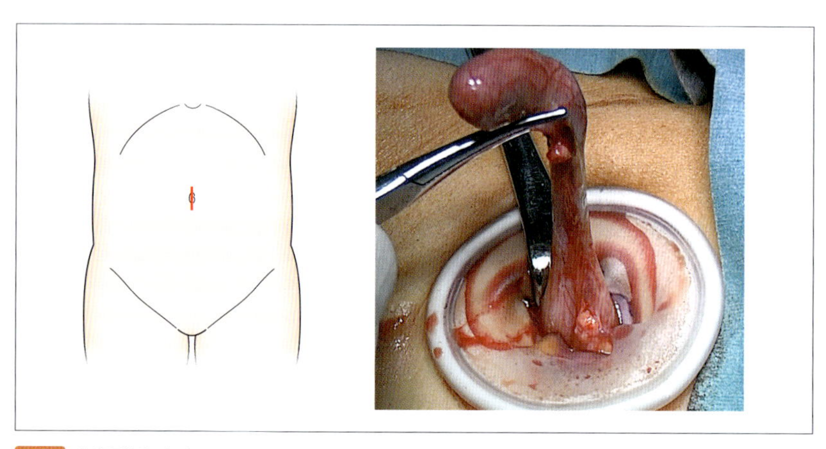

図3 手術所見（1） 臍部創にAlexis®ウーンドリトラクターを装着し創外に引き出した虫垂．

どでは，待機期間中に炎症が再燃するリスクもあるため，いたずらにintervalを延長させてもいけない．

5 術後合併症

術後合併症の発生は一般的に虫垂炎の程度と相関し，穿孔性や腹膜炎合併例で高い．最も多いのは創感染であり，まれに腹腔内遺残膿瘍がある．遠隔期の合併症には癒着性イレウスが多く，穿孔性虫垂炎，開腹手術症例でその頻度は高い．

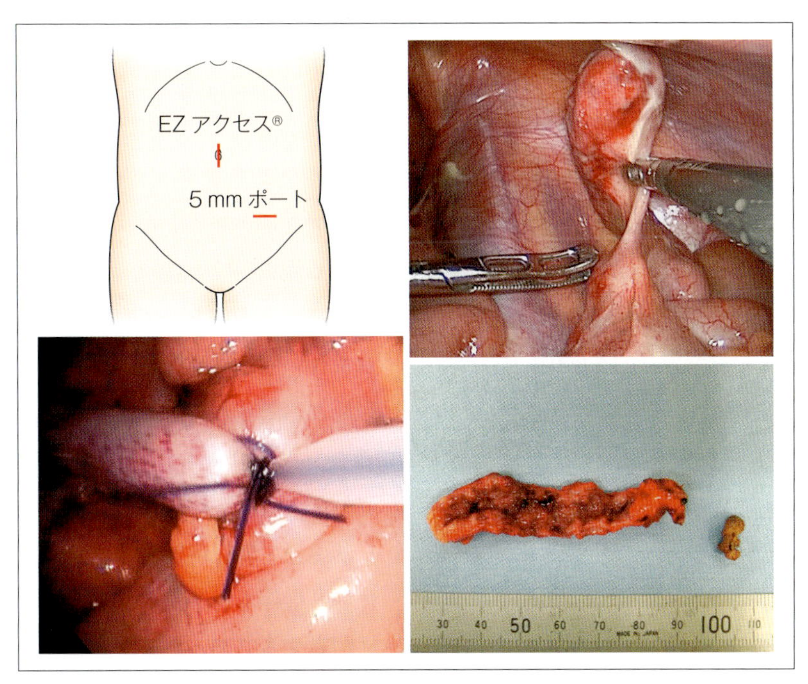

図4 手術所見（2）

腹腔鏡下虫垂切除術：虫垂間膜の処理とエンドループ®による根部の処理．糞石とともに摘出された虫垂．

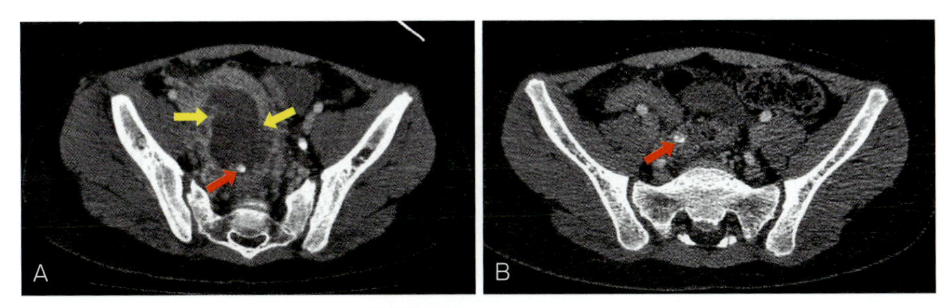

図5 腫瘤形成性虫垂炎

限局性巨大膿瘍（⇨）と内部に糞石（➡）を認める（A）．抗菌薬による治療にて膿瘍消失後（B）に腹腔鏡下虫垂切除術を施行した（interval appendectomy）．

■ 文献

1）高松英夫ほか監修．標準小児外科学．第6版．東京，医学書院，2012，424p.

2）田口智章ほか監修．スタンダード小児外科手術―押さえておきたい手技のポイント．東京，メジカルビュー社，2013，388p.

消化器・消化管

32 ヒルシュスプルング病

藤村　匠

病態

ヒルシュスプルング病は腸管壁内の神経節細胞の欠如がその病態の本態であり，腸管神経の存在しない部分の腸管は拡張できないために，腸管内容物が滞ってしまう病気である．わが国におけるヒルシュスプルング病の全国調査30年の集計によると，発症率は約5,000人に1人，男女比は3：1で男児に多い．心奇形や21トリソミーなどの合併奇形を認める症例は近年，11%から21%と増加傾向にある[1)]．家族内発生も3～5%程度認められる．神経節細胞の存在しない腸管の長さによって分類されるが，無神経節腸管がS状結腸以下の短域無神経節型が約80%を占める（図1）．

ヒルシュスプルング病患児の90%以上に胎便排泄遅延があるとされ，腸閉塞様症状として腹部膨満や嘔吐を認める．新生児期には特に空気の嚥下が多いために腹部膨満を強く認め，それに伴い胆汁性嘔吐を認めることが多い．それ以降に診断されるケースでは頑固な便秘や排便障害を主症状とし，腹部単純X線で著明な腸管拡張，ガス貯留，便塊貯留を認める．

新生児・乳児症例では難治性腸炎から敗血症に陥る症例もあるため，単なる便秘と油断せずに観察する必要がある．

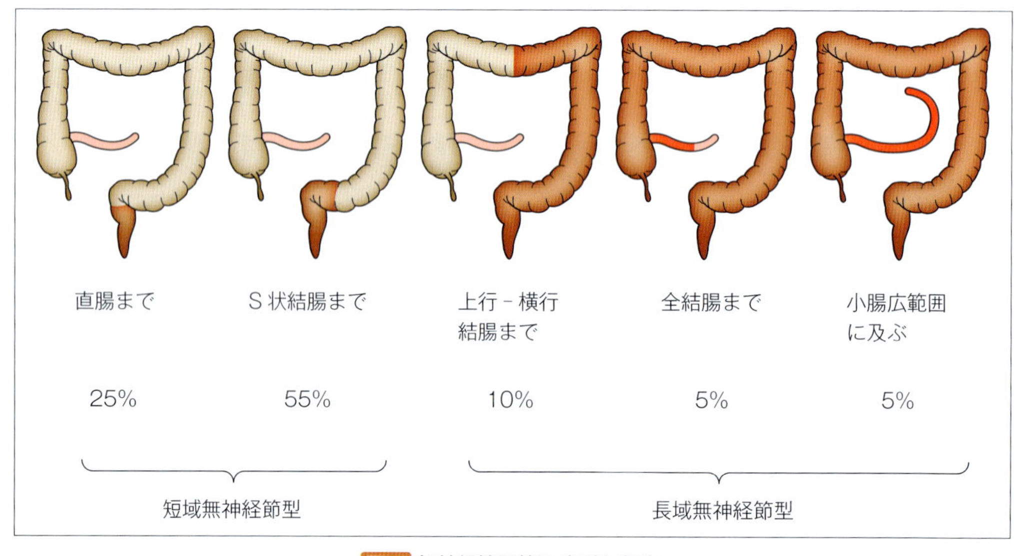

図1 無神経節腸管の病型と頻度

診 断

1 臨床症状

生後すぐに始まる便秘，腹部膨満，胎便排泄の遅延が重要である．ただし，出生時には診断されない慢性便秘の場合もある．

2 腹部単純 X 線

X 線写真でみられる，拡張した腸管ガス像が特徴である（図 2A）．

3 注腸検査

肛門側の無神経節腸管は弛緩しないため狭小腸管として描出され，正常部は便やガスの貯留により拡張腸管として描出される．その移行部において著明な口径差（caliber change）を認める（図 2B，2C）．

4 直腸肛門反射

臨床症状や注腸所見で本疾患を疑った場合に施行される．内肛門括約筋の内圧を測定しながら，直腸壁をバルーンで拡張する．正常であれば，内肛門括約筋が直腸壁の伸展刺激により弛緩するため内圧が低下するが，本疾患の場合はこの反射が欠如する（図 3）[2]．反射が陽性であれば，本疾患は否定される．

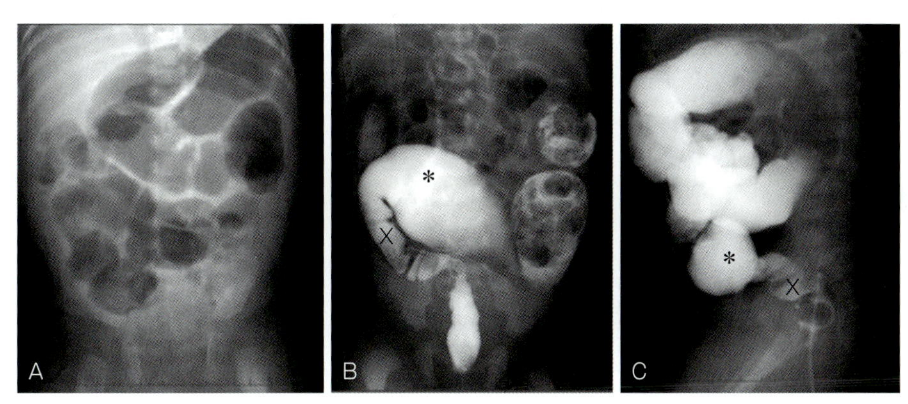

図 2 ヒルシュスプルング病の単純 X 線所見と注腸造影検査所見

A．単純 X 線写真では腸管全体で著明な拡張を認める．

B，C．注腸造影では腸管の口側と肛門側で著明な口径差（Caliber Change）を認める（拡張腸管：*，狭小腸管：X）．

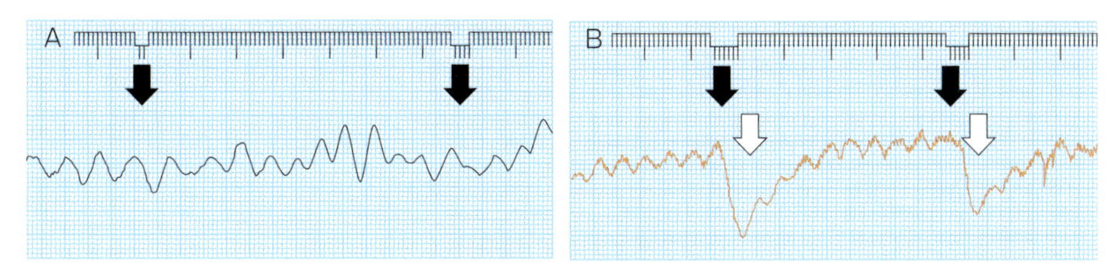

図 3 直腸肛門反射所見

A．異常：ヒルシュスプルング病ではバルーン刺激（➡）を行っても内肛門括約筋は弛緩しないため，内圧は低下しない．

B．正常：正常の腸管ではバルーン刺激の後に肛門括約筋が弛緩するため，内圧が低下する（⇨）．

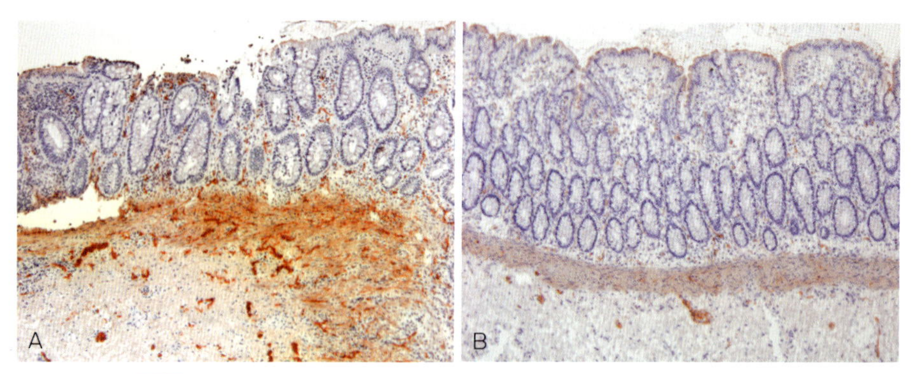

図 4 直腸粘膜生検によるアセチルコリンエステラーゼ（AChE）染色

ヒルシュスプルング病の無神経節腸管では粘膜筋板から粘膜固有層にかけて AChE 陽性の神経線維の増生を認める（A）が，正常腸管では同所見を認めない（B）.

5 直腸粘膜生検

病理組織学的に診断を確定させる目的で施行する．生検は，直視下に鋏を用いて粘膜を切除する，もしくは専用の直腸粘膜生検器を用いている．特徴所見として，①粘膜下組織における神経節細胞の欠如と太い神経線維束の存在，②粘膜筋板から粘膜にかけて認めるアセチルコリンエステラーゼ（AChE）陽性の神経線維の増生（図 4）が重要である[3]．同神経線維の増生が明らかでない場合は，無神経節腸管が広範囲に及ぶヒルシュスプルング病や，ヒルシュスプルング病類縁疾患の可能性を考慮する必要がある．

治療

ヒルシュスプルング病は現在，手術治療が必須である．手術を安全に行える体重まで待機し，根治術を行うことが一般的である．病変が結腸までの短い症例ではネラトンチューブを用いた排ガス・排便管理を行う．同処置のみでは改善が得られない場合は微温湯を用いた洗腸を適宜行うことで管理していく．病変が小腸より口側まで及ぶ症例もしくは結腸までの症例でもチューブによる排便管理が困難と判断される症例は，正常に機能する腸管部位に人工肛門を造設し，根治術まで待機することが一般的である．

根治術は病変腸管の切除と口側正常腸管の肛門への引き下ろしと吻合を行うが，近年ではより侵襲の少ない腹腔鏡操作による手術や肛門からの視野のみで手術を施行する手術が普及している．当院では無神経節腸管の距離が短い症例では，ネラトンチューブによる排ガス排便管理と浣腸によって手術までの排便管理を行い，体重 5〜10kg を目安に，無神経節部分の粘膜を除去した筋筒に一期的に神経節の正常な腸管を肛門まで引き下ろして吻合する Soave（ソアヴェ）-伝田法を腹腔鏡併用手術で行っている（図 5）[4]．肛門より直腸を反転脱出（prolapsing technique）させ，反転された肛門側直腸の粘膜側から粘膜抜去手術を行うことが特徴である．利点として，①直腸の剝離操作が直腸筋層内にとどまるため，直腸壁外の神経損傷は起こらないこと，②肛門挙筋，外肛門括約筋の損傷は起こらないこと，③腹腔鏡操作で行うため，低侵襲であること，などが挙げられる．無神経節腸管の長い症例で

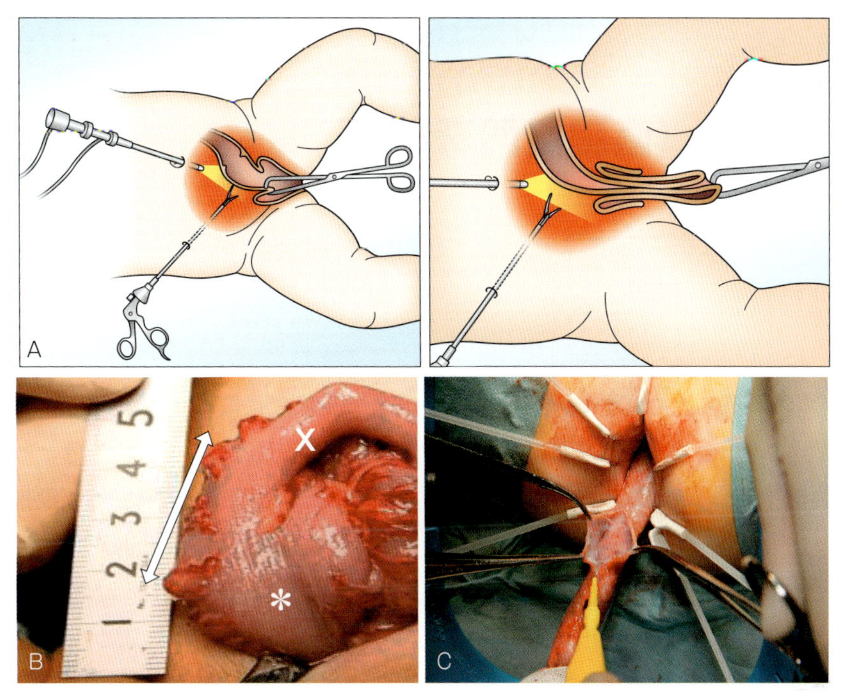

図5 腹腔鏡下併用ヒルシュスプルング病根治術

A．腹腔鏡下に直腸・結腸間膜の処理を行い，肛門外に直腸を反転脱出させる．
B．病変部に当たる腸管口径差（Caliber Change：⇨，拡張腸管：＊，狭小腸管：X）を認める．
C．反転脱出した無神経節腸管を切除する．

は，直腸と引き下ろしてきた腸管を側面同士で吻合するDuhamel（デュハメル）法を基本としている．直腸の前壁を保存することにより，直腸知覚神経は保存されることが利点である[5)]．

日本における全国調査30年の集計によると，術式の変遷に伴い，ストーマ造設例は68.7％から35.2％に減少し，平均根治術時日齢も565日から368日と早くなってきている．一方で術後の腸炎合併率は17.9％から10.6％に減少し，死亡率も7.1％から3.0％に減少してきている[1)]．

■ 文献

1）田口智章ほか．日本におけるヒルシュスプルング病の変遷―全国調査よりみえる変遷―．第32回日本小児外科学会秋季シンポジウム，2016．
2）横山穣太郎．“Hirschsprung”．消化管内圧測定法．葛西森夫監修．東京，医学書院，1983，131-52．
3）下島直樹ほか．Hirschsprung病．小児科診療．77（suppl），2014，699-701．
4）廣瀬龍一郎ほか．“ヒルシュスプルング病根治術”．田口智章ほか監修，猪股裕紀洋ほか編．スタンダード小児外科手術－押さえておきたい手技のポイント．東京，メジカルビュー社，2013，209-10．
5）本名敏郎．Duhamel法の問題点と改良後の手術成績．小児外科．28（11），1996，1291-4．

消化器・消化管

33 鎖肛（直腸肛門奇形）

下島直樹

病態

鎖肛は先天的な直腸肛門の奇形で，本来の肛門部に肛門を認めないもの，会陰部などの外表に瘻孔として開口しているもの，肛門の位置異常のあるものなど，多様な病型があり，それを総称して鎖肛もしくは直腸肛門奇形と呼ぶ．正常な直腸肛門を有さないことから出生後すぐに排便障害を生じ，病型に合わせた適切な方法で外科的治療を行う必要がある．

正常発生の直腸肛門を図 1 に示す．直腸の周囲には骨盤底を形成する腸骨尾骨筋，恥骨尾骨筋が左右からハンモック状に存在し，その深部では恥骨直腸筋が後方から前方に向かって直腸をスリング状に吊り上げるように存在している．恥骨直腸筋は直腸と肛門管との間に屈曲を形成し，排便機能に特に重要な役割を果たしている．肛門管には外肛門括約筋が存在し，筋肉の中央を通過して肛門が肛門窩に開口している．実際にこれらの筋は筋群として連続するように存在しているが，鎖肛の手術において直腸を恥骨直腸筋の前方を通過させ，外肛門括約筋の中央を貫通するような走行で下ろしてきて括約筋の収縮する中心に肛門を形成することが術後の良好な排便機能を得るのに重要であり，術前からその解剖，分布を把握しておくことが必

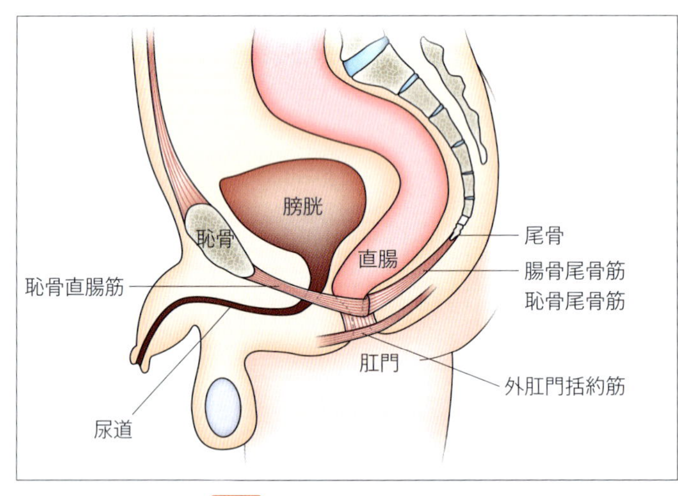

図 1 直腸肛門の解剖（男児）

腸骨尾骨筋，恥骨直腸筋などの肛門挙筋が骨盤底を作り，直腸は恥骨直腸筋によってスリング状に後方から前方に吊られた形になっている．肛門管は外肛門括約筋によって取り囲まれている．これらの筋肉は筋群として存在しており，排便機能に重要な役割を担っている．

要である．また，排便を司る神経は第 2〜4 仙骨神経より起こる骨盤内臓神経の直腸枝による支配が重要であり，腹膜翻転部の高さから下方に向かって直腸に分布してくる[1]．よって，手術のときには同部の剝離をなるべく少なくすることが術後の良好な排便機能維持のために理想的といえる．

鎖肛の成因としては主に発生時期に尿生殖洞（将来の尿道や膣）と直腸，肛門を隔てる中隔の形成不全，もしくは直腸と肛門窩の間の肛門膜の開通不全などにより，さまざまなタイプの鎖肛（直腸肛門奇形）が生じると考えられている[2]．発生頻度は出生 4,000〜5,000 に 1 例程度で，男女比は 3：2 で男児に多い．

診断・分類

正常の位置から少しずつ前方，上方へ直腸肛門の位置がずれていき，会陰皮膚，膣前庭部などの外表や膀胱・尿道（男児），膣（女児）に交通して瘻孔を形成する場合と，瘻孔が形成されずに直腸肛門が盲端で終わっている場合がある．病型は表 1 に示すとおりで，低位，中間

表 1 直腸肛門奇形の病型分類

	男児	女児
高位 (high)	直腸膀胱瘻 (rectovesical fistula) 直腸尿道瘻 (rectourethral fistula) 無瘻孔型 (anorectal agenesis without fistula) 直腸閉鎖 (rectal atresia)	直腸膀胱瘻 (rectovesical fistula) 直腸総排泄腔瘻：総排泄腔症 (rectocloacal fistula) 直腸膣瘻（高位） 〔rectovaginal fistula (high)〕 無瘻孔型 (anorectal agenesis without fistula) 直腸閉鎖 (rectal atresia)
中間位 (intermediate)	直腸球部尿道瘻 (rectobulbar fistula) 無瘻孔型 (anal agenesis without fistula) 直腸肛門狭窄 (anorectal stenosis)	直腸膣瘻 （低位） 〔rectovaginal (low)〕 無瘻孔型 (anal agenesis without fistula) 直腸肛門狭窄 (anorectal stenosis) 直腸膣前庭瘻 (rectovestibular fistula)
低位 (low)	肛門皮膚瘻 (anocutaneous fistula) 被覆性肛門狭窄 (covered anal stenosis) 被覆性肛門 (covered anus complete) 前方会陰肛門 (anterior perineal anus)	肛門皮膚瘻 (anocutaneous fistula) 被覆性肛門狭窄 (covered anal stenosis) 被覆性肛門 (covered anus complete) 肛門膣前庭瘻 (anovestibular fistula) 肛門後交連瘻 (anovulvar fistula) 前方会陰肛門 (anterior perineal anus)

位，高位に分類される．頻度として多いのは男児の場合は肛門皮膚瘻，女児の場合は肛門腟前庭瘻で，いずれも低位が最も頻度としては高い．これらの分類は治療のアプローチに関わってくるため重要である（詳細は「治療・予後」参照）．また，排便機能に重要であった恥骨直腸筋との関係で理解するならば，高位は恥骨直腸筋より上で直腸が盲端となっており，低位は恥骨直腸筋より下まで直腸が降りている症例と理解すると概念としては捉えやすい．

診断は，出生時に肛門がない，もしくは穴の位置がおかしいということで気が付かれることが多い．穴が正常の肛門の位置にない場合，それは肛門ではなく瘻孔と呼ばれ，正常の肛門に比べて小さく，歯状線も観察されない．図2に代表的な病型の会陰部外観を示した．瘻孔が認められない場合は生後12時間を待って倒立位X線撮影を施行し，直腸盲端のガスの位置を確認する．ここで，恥骨，尾骨，坐骨などの骨を目印として3本の線を引き，高位，中間位，低位の分類を行う．つまり，まず恥骨と尾骨を結ぶ線（P-C線）を引き，それに並行に坐骨下端を通る線（I線）を引き，その中間にM線を引く．ここで，恥骨直腸筋はM線からI線の間

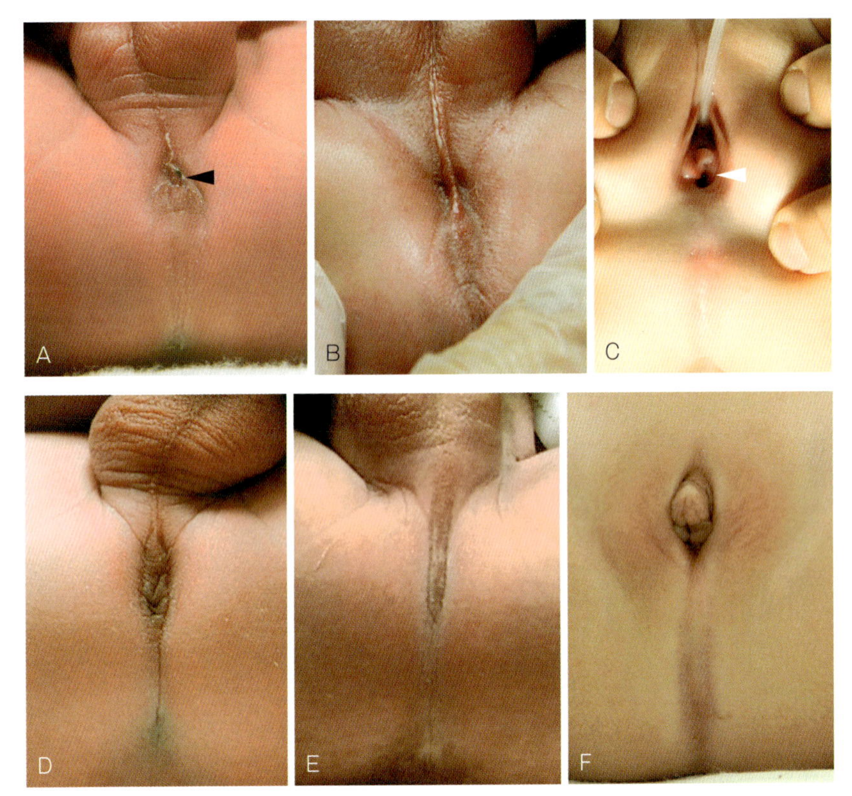

図2 鎖肛症例の会陰部外観所見

A. 肛門皮膚瘻の男児．瘻孔（▶）から縫線上の皮下を瘻孔が伝っており，胎便を透見している．
B. 被覆性肛門狭窄の男児．瘻孔部の前面にbacket handleといわれる皮膚のヒダを認める．
C. 肛門腟前庭瘻の女児．腟前庭部に瘻孔（▷）を認める．
D. 直腸球部尿道瘻の男児．肛門窩にくぼみを認める．
E. 直腸膀胱瘻の男児．肛門窩にくぼみを認めない．
F. 直腸総排泄腔瘻の女児．小さな会陰に瘻孔が1つだけ開口している．

の高さに位置していると考えていただきたい．直腸盲端の位置がM線より上ならば高位，I線より下ならば低位と分類する．図3に代表的な倒立位X線撮影像を示した．

正確な病型分類のためには造影検査が必要で，瘻孔もしくは人工肛門から直腸盲端を描出し，男児であれば尿道，女児であれば腟と同時に造影を行うことで瘻孔の位置を正確に知ることができる．図4に代表的な病型の造影所見を示した．

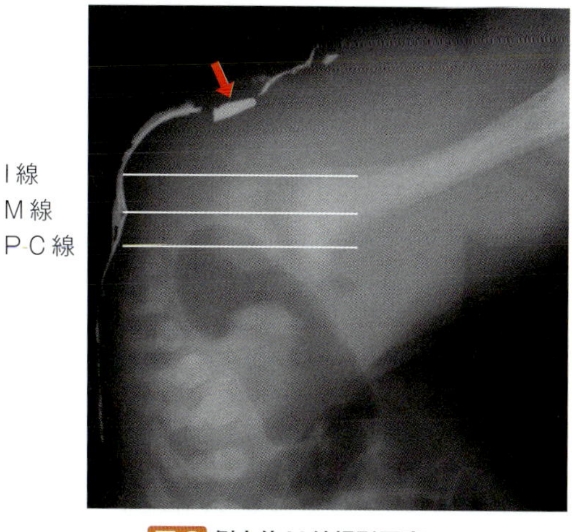

図3 倒立位X線撮影写真

バリウム泥による会陰部皮膚面と肛門窩（➡）のマーキングを施行．直腸盲端はM線とP-C線の間に認められる．この写真からは高位と分類される．

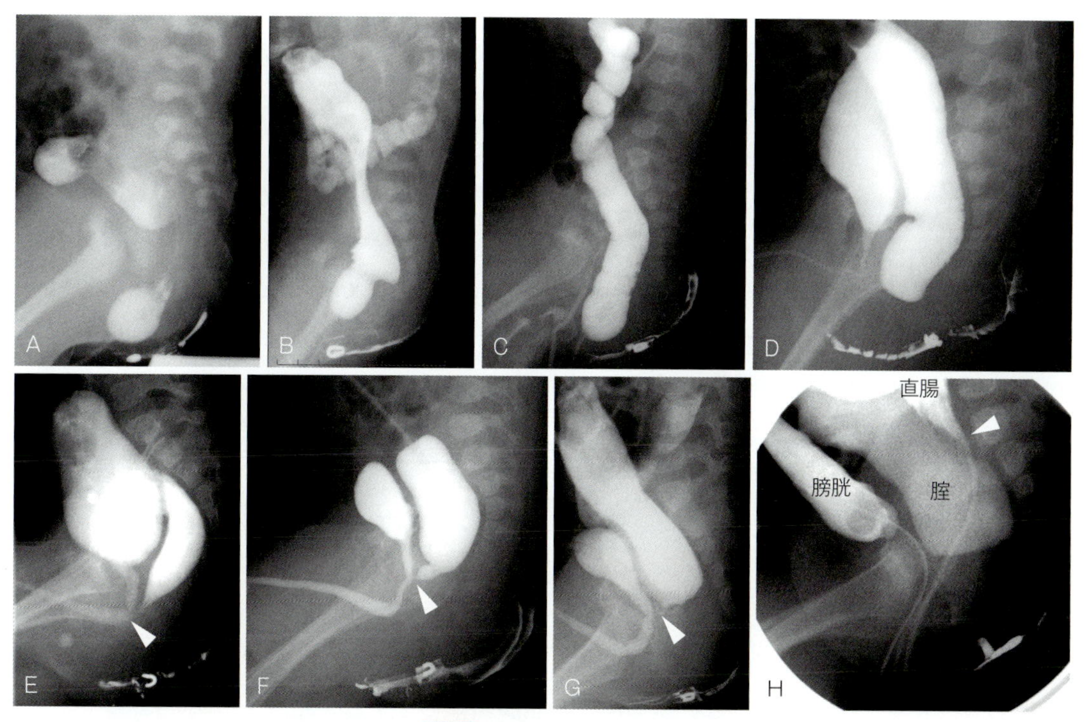

図4 鎖肛症例の造影所見

A．肛門皮膚瘻の男児．瘻孔より挿入したバルーンが会陰部皮膚に近いところまで牽引されている．
B．被覆性肛門狭窄の男児．
C．肛門腟前庭瘻の女児．
D．無瘻孔型の男児．人工肛門から造影された直腸が瘻孔を形成せずに盲端で終わっている．
E．直腸球部尿道瘻の男児．瘻孔（▷）を認める．
F．直腸尿道瘻の男児．瘻孔（▷）を認める．
G．直腸膀胱瘻の男児．瘻孔（▷）を認める．
H．直腸総排泄腔瘻の女児．直腸盲端は高い位置に認められる（▷）．

治療・予後

治療は病型によって方針が異なる．低位型に対しては新生児期に根治術を行う．ただし，女児の肛門腟前庭瘻に対しては，新生児期に瘻孔のブジーを施行し浣腸による排便管理を行い，体重 4～5 kg を目安に乳児期以降で根治術を行う．高位型および中間位型では新生児期に人工肛門（横行結腸またはS状結腸）を造設する．根治術は生後 5～10 カ月ごろに行い，術後 2～3 カ月で人工肛門を閉鎖する．

治療方針は鎖肛以外の合併奇形によっても変わってくることがある．食道閉鎖症や十二指腸閉鎖症などの場合，人工肛門造設と同時に根治術を行うことが多い．また，心奇形合併症例では小児循環器医，小児心臓血管外科医と治療の優先順位を相談しながら方針を立てていく必要がある．

根治術を行うときに大切なことは，直腸を下ろしてくる経路が恥骨直腸筋の前方，肛門括約筋の中央を貫いて肛門形成を行うこと，必要最小限の直腸剝離にすることで神経の温存を図ること，筋群の切開は最小限にとどめることなどが挙げられ，各施設で工夫がなされている．

具体的な術式について，病型別に簡単に解説する．

1 会陰式肛門形成術

① カットバック法

低位鎖肛の肛門皮膚瘻に対する代表的な術式である．瘻孔の後方に括約筋が存在するため，瘻孔から後方に切開し，直腸後壁と皮膚を縫合する．このときに後方の外肛門括約筋を十分切開することで十分な広さをもった肛門が形成され，かつ縫合された直腸の後方は括約筋に囲まれた形になる．われわれの施設では体表からの電気刺激で外肛門括約筋の収縮中心を把握し，そこから 5 mm 後方まで切開することを基準として行っている（図 5）．

② 前方会陰式肛門形成術

女児の直腸腟前庭瘻の場合は外肛門括約筋の前後縁が把握できる程度に正中矢状切開を置き，前方は瘻孔をくり抜くように皮膚切開を加える．括約筋前方で瘻孔の剝離を深部に進めていき，括約筋の深部～恥骨直腸筋の辺りで括約

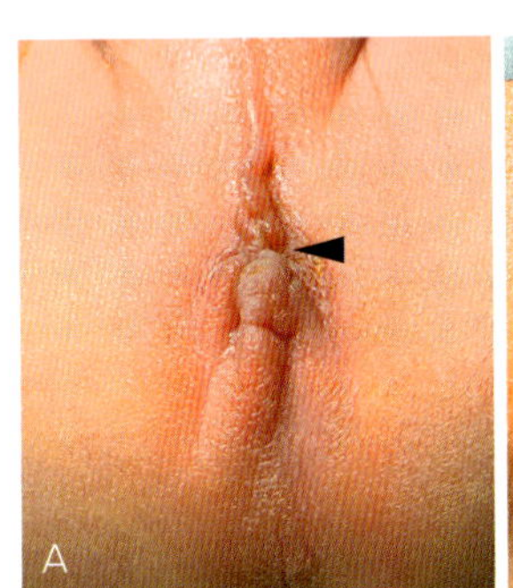

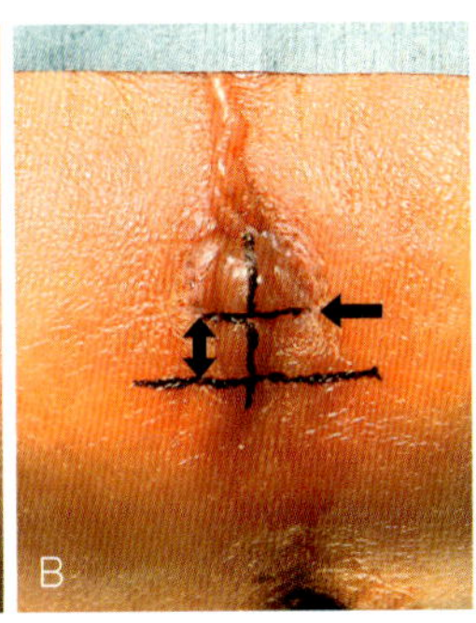

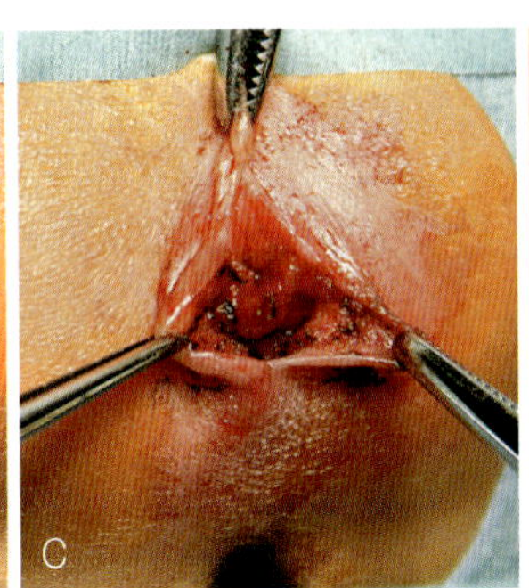

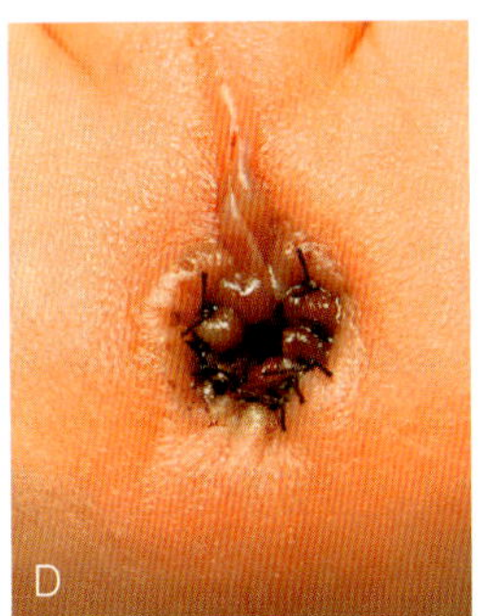

図 5 カットバック法

A．術前肛門外観．肛門窩の前方に瘻孔を認める（▶）．
B．収縮中心（➡）から 5 mm 後方までを切開するデザイン．
C．6 時方向の括約筋を切開．
D．直腸と皮膚を縫合．

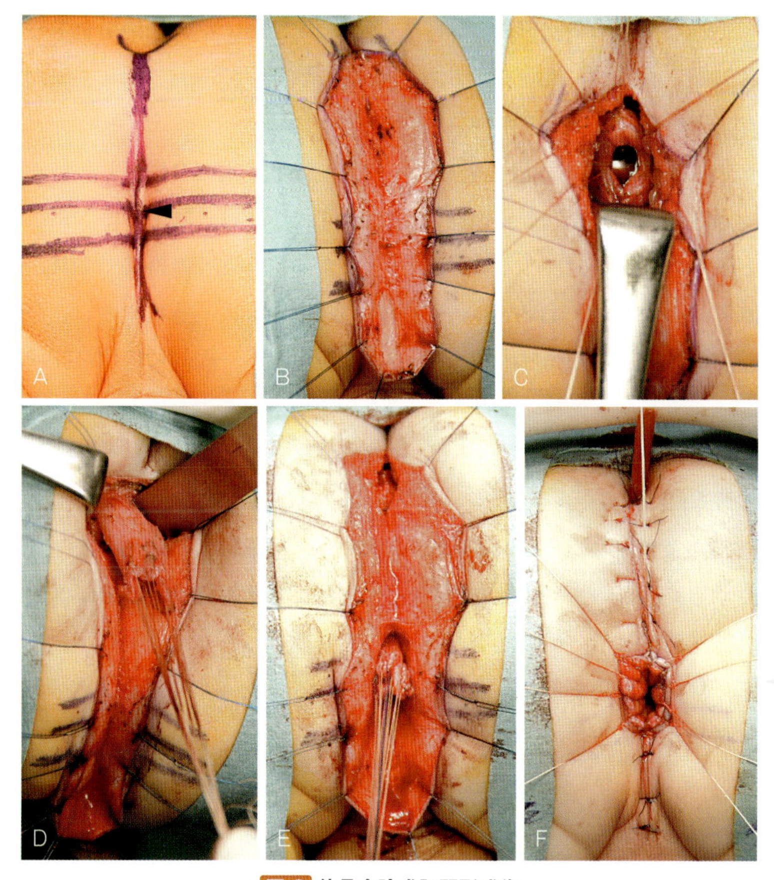

図6 仙骨会陰式肛門形成術

A. 術前肛門部外観. 収縮中心（►）から前後6 mmずつの平行線を引き、作製する肛門の範囲をデザインする.
B. 尾骨から会陰まで正中矢状切開を加え、筋群を確認しながら正中を切開する.
C. 尾骨を外して直腸後壁に到達し、瘻孔のレベルで直腸後壁を切開する. S状結腸人工肛門より挿入した内視鏡が内部に見えている.
D. 瘻孔離断後、直腸を必要なだけ剝離する.
E. 恥骨直腸筋の前を通り、括約筋の中央を通る経路を作製し直腸を引き抜く.
F. 皮膚を縫合し肛門を形成.

筋の中央を通る経路を作製し直腸を下ろしてくる．以前は括約筋の前側を切開して直腸を包み込むように前側を縫合する術式を取っていたが，括約筋の切開・縫合による損傷が術後の便秘症状に関連している可能性があるため，現在は括約筋の切開を最小限にとどめ深部は括約筋内をトンネリングして下ろしてくる方法で行っている．

③ 仙骨会陰式肛門形成術

中間位鎖肛および一部の高位鎖肛に対する術式である．仙骨から会陰部まで正中矢状切開を置き，筋群は必要最小限の浅い切開にとどめておく．尾骨を外して後方より直腸の後壁に到達したら，瘻孔方向に剝離を進め，瘻孔の処理を行う．直腸を下ろすのに必要最小限の剝離を加え，肛門挙筋群の深部で恥骨直腸筋の係蹄を確認し，その前側を通る経路を作製する．このとき，経路の出口は括約筋前方の脂肪組織より尿道（男児）もしくは腟（女児）の後壁の層で剝離を行い，上方の経路とつなげる．その後，恥骨直腸筋から外肛門括約筋に移行する高さで括約筋の中央をトンネリングし，肛門形成を行う(図6)．以前は，後方から筋群をすべて切開するposterior sagittal anorectoplasty（PSARP）を施行していたが[3]，前方会陰式肛門形成術と同様，筋群を切開することによる術後の便秘を予防する目的で筋群は最小限の切開としている[4]．

④ 腹腔鏡併用腹会陰式肛門形成術

男児の直腸膀胱瘻のように直腸盲端が高い位置の高位鎖肛に対する術式である．瘻孔離断を腹腔鏡下に行い，尿道背側に沿って剝離をすることで直腸を下ろす経路を作製する．会陰部は括約筋の前後縁が確認できるだけの最小限の切開にとどめ，括約筋中央を下ろしてきて肛門形成をする．

予後は重篤な合併奇形，特に心奇形がなければ生命予後は良好である．鎖肛手術の目的はよりよい排便機能の獲得であり，そのために既述のような神経，筋にやさしい手術を心掛ける必要がある．一般的に低位鎖肛は筋群の発達もよく合併奇形も少ないことから術後排便機能が良好であることが多いが，高位鎖肛では筋群の発達が不良で合併奇形も頻度が増すことから満足のいく排便機能が得られないこともある[5]．浣腸による排便指導，薬剤による便性の調整などを長期にわたってフォローしていくことが求められる．

■ 文献

1) F. H. マティーニほか．“神経系：自律神経系”．カラー人体解剖学．井上貴央監訳．東京，西村書店，2003，347-59.
2) Moore，KL. ほか．“消化器系”．ムーア人体発生学．第5版．山村英樹ほか訳．東京，医歯薬出版，1997，237-63.
3) 広部誠一ほか．高位鎖肛に対するPSARP法の工夫―とくに肛門括約筋の切開方法について―．小児外科．42(11)，2010，1169-72.
4) 小森広嗣ほか．表在括約筋切開を加えた仙骨会陰式直腸肛門形成術　特に括約筋切開と直腸剝離を最小限にする工夫について．日本小児外科学会雑誌．51(6)，2015，1110.
5) 広部誠一ほか．高位，中間位直腸肛門奇形に対するPSARP術後排便機能の評価．小児外科．38(8)，2006，946-51.

34 胆道閉鎖症

新開真人

病態

肝外胆管が原因不明の炎症により閉塞する新生児・乳児疾患である．治療しないと慢性的な胆汁うっ滞から肝硬変，肝不全に進行し，1～2歳で死亡する．胆管の炎症は肝外のみでなく肝内胆管にも及び，肝内の胆汁排泄も障害されている．

1 頻度

約1万人に1人で，女児に多い．

2 病因

原因不明で，胆管発生異常，ウイルス感染症，免疫異常などが推測されている．遺伝性疾患ではない．

3 病型

胆管の閉塞部位によって大きく3つの基本病型に分類され，手術方法の選択や予後判定の根拠となる（図1）[1]．

・Ⅰ型：総胆管閉塞（肝内胆管～肝管～胆嚢は開存）．

・Ⅱ型：肝管閉塞（肝内胆管は肝門部まで開存）．

・Ⅲ型：肝門部閉塞（肝門部で肝内胆管が閉塞）．

Ⅲ型が最も多く（85％），Ⅰ型（およびⅠcyst型）（13％），Ⅱ型（2％）[2]とつづく．Ⅲ型の治療成績は他に比べ低いが，葛西手術が第一選択である．合併奇形として多脾症候群が有名だが，日本ではまれ（約2％）である．

4 症状

慢性的な胆汁排泄障害による，①直接的あるいは②間接的な症状がある．

①直接的な症状：便色異常，顕性黄疸，ビリルビン尿など．早期診断に重要な手掛かりとなる．

②間接的な症状：胆汁不足による消化吸収障害

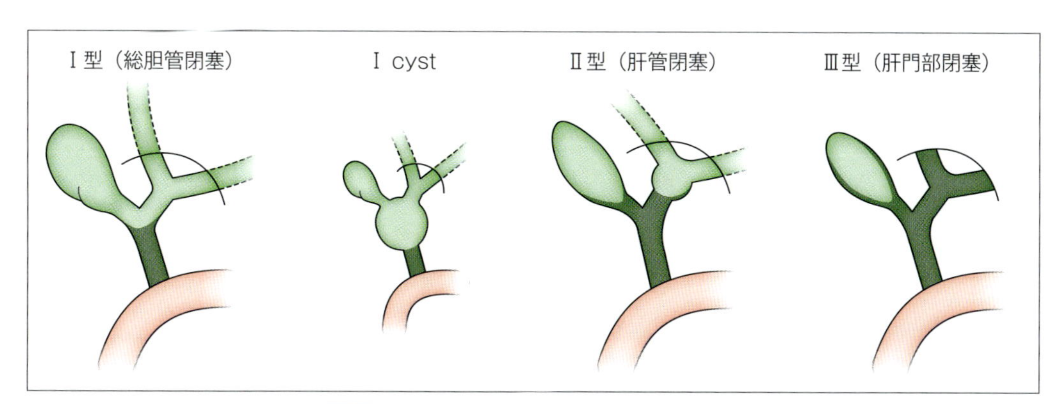

図1 胆道閉鎖症の基本病型（文献1より作成）

や栄養障害（特に脂肪や脂溶性ビタミン欠乏）の結果として，体重増加不良や出血傾向がみられる．ビタミンK欠乏による頭蓋内出血（胆道閉鎖症例の約5%）では，痙攣，麻痺，意識障害として発症する．

進行すると肝硬変や門脈圧亢進症状〔肝腫大・硬化，脾腫，腹壁皮静脈怒張，消化管出血（胃食道静脈瘤）〕が出現する．

診 断

1 診断時期

出生後の黄疸持続，便色異常を手掛かりに生後1カ月前後で疑われ精査されることが多い．出生直後から便色異常があることは多くない（約20%のみ）．出生前診断例は少数である（約5%）．

多脾症候群などに合併して診断される場合もある（2%）．

診断の遅れは葛西手術の治療成績を低下させたり，合併症（頭蓋内出血）を起こすので，早期診断への取り組みが必要である．

2 診断方法

① 便色異常

母子手帳の便色カードは有用で，1〜3番は精密検査へ．4番も可能性はあるので厳重に観察する．

② 顕性黄疸

皮膚，眼球結膜，尿色を観察する．

③ 血液検査

総・直接ビリルビン高値（直接ビリルビン≧2 mg/dLは要注意），総胆汁酸高値，γ GTP高値などは胆汁うっ滞の指標となる．

④ 凝固機能

プロトロンビン時間の延長やヘパプラスチンテストの低下（ビタミンK欠乏）．

⑤ 血 算

貧血や血小板減少の有無を確認する．

⑥ 腹部超音波検査

胆嚢の萎縮（長径<15 mm）や収縮能の欠如，肝門部のtriangular cord sign（線維塊の厚さ>3 mm）などが特徴的所見だが，例外はある．

⑦ 十二指腸液検査

十二指腸チューブを24時間留置し，経時的に十二指腸液を採取する．十二指腸液内のビリルビンが陰性であることを判定する．

⑧ 胆道シンチグラム

胆汁排泄されるアイソトープを静注後から時間ごとに追跡撮影する．胆管や腸管への排泄がないことを確認する．参考所見であって胆道閉鎖症とは確定できない．

⑨ 病理検査

特徴的な肝組織所見により確定診断でき，他の多くの胆汁うっ滞性疾患との鑑別に有用である．侵襲的であるため，全身麻酔下に術中胆道造影や葛西手術の際に併施する．

⑩ 術中胆道造影（開腹，腹腔鏡）と肉眼所見

全身麻酔下に行う確定診断法である．胆道閉鎖症と診断できれば，直ちに葛西手術を実施する．

治 療

葛西手術が胆道閉鎖症の治療の第一選択である．

1 術前管理

早期診断・手術が原則なので，術前管理の期間は短い．胆汁うっ滞による栄養障害の是正

（ビタミンK投与，MCTミルクなど）に努める．

2 手術

①術中胆道造影（開腹，腹腔鏡）による確定診断．

②肝門部空腸吻合（葛西手術）：肝門部を塞いでいる線維塊を切除し，そこに空腸脚（Roux-Y脚）を吻合（図2）する．微細な胆管から排泄される胆汁の受け口とする．

③中心静脈カテーテル挿入：術後絶飲食中の静脈栄養ルートとして用いる．

3 術後管理

微細な胆汁排泄ルートを育て，黄疸消失，正常肝機能を目指す．胆汁排泄が不十分で肝硬変へと進行した場合には，その合併症に対処する．また，不可逆的な肝機能障害が進行した場合は肝移植の準備をする．

① 抗菌薬

術後2〜4週間持続点滴（セフェム系＋アミノグリコシド系）を行い，その後は経口薬（ST合剤，セフェム系など）に変更する．胆管炎予防．

② 利胆薬

静注ないし内服で，ウルソデオキシコール酸など．

③ ステロイド

利胆効果，炎症抑制を目的に使用する．副作用として感染（ウイルス含む），消化管出血などに注意する．

④ 中心静脈栄養

肝門空腸吻合部の安静，腸内容の肝への逆流防止目的で，経口や経腸を止める間の静脈栄養管理（術後1〜2週）を行う．

⑤ 腹腔内ドレーン

右肝下面に設置する（出血，胆汁，リンパ液の排出ルート）．数日で抜去する．

⑥ 腹部超音波検査

門脈や肝動脈血流を確認し，腹水，腹腔内胆汁貯留の有無についてもみる．

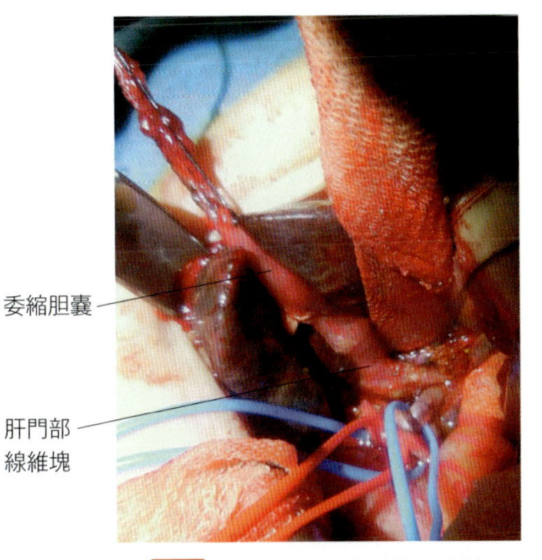

図2 肝門部空腸吻合（葛西手術）

4 治療成績

術後症例の約60〜70％に黄疸消失が認められる．手術後，総ビリルビン2 mg/dL以下となったら退院とし，外来通院に移行する．自己肝10年生存率は60％前後である．再葛西手術は良好な胆汁排泄が突然停止したときなどに限定して実施する．

5 長期フォローアップ

生涯にわたり自己肝の状態をチェックする必要があり，定期的な外来通院（時に入院検査）が必要である．血液検査，画像検査（超音波検査，CT，MRI），消化器内視鏡検査などを行う．患者家族会での情報交換，情報共有も重要である[3]．

6 合併症

① 胆管炎

発熱，黄疸再燃，肝機能低下など．治療に反応しないと予後不良であり，早期診断・早期治療が必要である．

② 肝内胆管拡張

肝門部に胆汁がたまるbile lake形成例は長期

的には予後不良である．経皮経肝胆道ドレナージ（percutaneous transhepatic biliary drainage；PTCD）を行う場合もある．

③ 門脈圧亢進症

食道胃静脈瘤に対する予防的内視鏡治療（静脈瘤硬化療法，結紮療法），脾腫・脾機能亢進症（血小板減少）に対する部分的脾動脈塞栓術，脾摘などを行う．

④ 肝肺症候群（低酸素血症）

早期診断〔経皮的酸素飽和度（SpO_2）モニターなど〕が必要である．治療は肝移植．

⑤ 門脈肺高血圧症（肺高血圧症，心不全）

心電図，心エコーなどで早期診断が必要で，軽症のうちに肝移植を行う．

⑥ 肝腫瘍

良性腫瘍がほとんどだが，悪性腫瘍もまれに発症する（肝細胞がんや胆管がんなど）．

⑦ 肝移植

自己肝機能低下が著しくなったり，門脈圧亢進症に伴う合併症で治療困難な場合に検討する．

■ 文献

1）葛西森夫ほか．先天性胆道閉塞（鎖）症の新分類法試案．日本小児外科学会雑誌．12（2），1976，327-31.
2）日本胆道閉鎖症研究会・胆道閉鎖症全国登録事務局．胆道閉鎖症全国登録　2015 年集計結果．日本小児外科学会雑誌．53（2），2017，319-25.
3）日本胆道閉鎖症研究会編．新・胆道閉鎖症のすべて．第 4 版．東京，胆道閉鎖症の子どもを守る会，2013，132p.

35 先天性胆道拡張症

新開真人

病態

総胆管を含めた肝外胆管の拡張を呈する先天性の形成異常で，ほぼ全例に膵・胆管合流異常を伴う．膵管と胆管は通常合流し，共通管となって十二指腸乳頭部に開口する．正常では共通管は短く，膵液と胆汁が行き来しない仕組みがある．共通管が長すぎて膵液と胆汁が行き来してしまう（相互逆流）状態を膵・胆管合流異常という．

1 頻度

日本では1,000人に1人との報告がある．若年女性に多い．

2 病因

原因不明で，器官発生の時期に起こった形成異常がきっかけとなる．

3 病型

胆管拡張部の部位による分類（戸谷分類，古味分類など），膵胆管合流の形態による分類，共通管の拡張の有無を加味した分類などがあるが，狭義の先天性胆道拡張症であるⅠa型，Ⅰc型，ⅣA型の3つ知っておく必要がある（図1）[1]．

4 症状

① 初発時年齢

初発時の年齢はさまざまで，出生前診断で拡張胆管が見つかる例，新生児・乳児期に黄疸で発症し胆道閉鎖との鑑別を要する例，乳児期は無症状で経過し幼児や成人期に腹部腫瘤や腹痛にて発症する例がある．

② 症状

頻度順に①腹痛，②嘔吐，③黄疸，④発熱，⑤腹部腫瘤など[2]が挙げられる．新生児期には灰白色便がみられることもある．膵液の胆管への逆流による胆管炎，沈殿物（タンパク栓）による共通管閉塞，時に拡張胆管破裂などが原因となる．

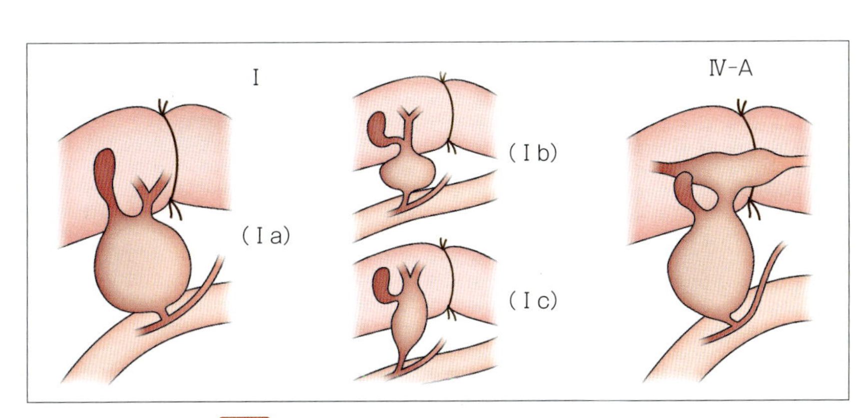

図1 先天性胆道拡張症の分類（文献1より作成）

③ 出生前診断

肝門部嚢胞として胎児期に見つかることがある．胆道閉鎖との鑑別は必要である．

診断

1 診断方法

① 身体所見

腹部圧痛，黄疸，発熱，便色異常，腹部腫瘤などがみられる．

② 血液検査

有症状例で肝機能異常（直接ビリルビン，ALP，γ GTP，総胆汁酸など），アミラーゼ上昇，炎症反応陽性がみられる．

③ 画像診断

- 超音波検査：ベッドサイドで行える低侵襲検査で，拡張胆管や胆嚢胆管壁の肥厚などの観察が可能である．胆管内に結石を認めることもある．
- MRI（MR 胆管膵管撮影，MRCP）：非侵襲的に胆管や膵管を 3 次元で描出し，合流異常を検出できる．内視鏡的胆管膵管造影（ERCP）の代わりとなり得る．ただし，小児では精細な画像は困難で，鎮静薬が必要など不利な点もある．
- CT（胆道造影 CT，DIC-CT を含む）：血管・胆管の描出に優れるが，被曝の問題があるため MRI が優先される．
- ERCP：精細な合流部の形態や膵胆管合流異常の複雑なタイプの診断に有用だが，侵襲的で小児専用の側視鏡を要する．

治療

1 初期治療

胆管炎や膵炎を来している場合にはまず絶飲食とし，内科的治療（抗菌薬治療など）を行う．治療に反応しない場合や胆管閉塞による閉塞性黄疸が進行する場合，胆管穿孔の場合には外科的な処置（胆嚢あるいは胆管ドレナージ，穿孔の場合は腹腔内ドレナージなど）を行う．

2 手術

肝外胆管全切除に加え，肝管空腸吻合または肝管十二指腸吻合（前者が一般的）を実施する．開腹または腹腔鏡下アプローチがある（図2）．膵液と胆汁排泄のルートの分離（分流手術ともいう）を目的とする．

手術は診断確定後早期に行い，無症状の新生児例では生後 3～6 カ月ごろが勧められる．

3 術後管理

抗菌薬の投与は術後 24 時間程度まで（胆道閉鎖症のような長期投与はしない）とし，利胆薬を内服させる．

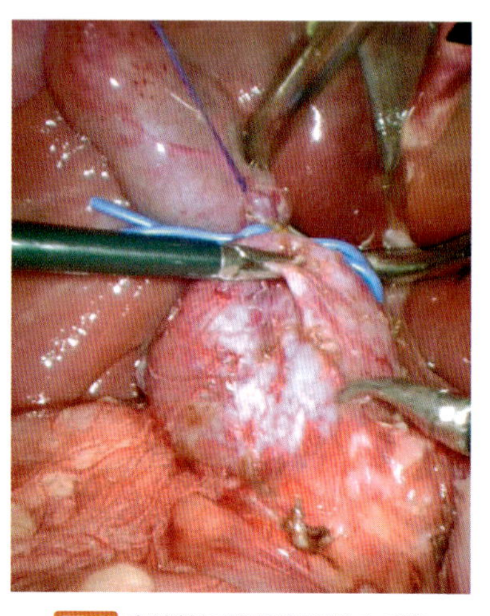

図2 腹腔鏡下総胆管拡張症手術

腹部ドレーン管理は，術後出血，胆汁瘻がなければ早期に抜去する．

胆道閉鎖症とは異なり，早期に経口摂取を開始する．長期絶食，中心静脈栄養（TPN）やステロイドは用いない．

術後合併症

1 縫合不全

肝管空腸吻合部からの胆汁瘻には．腹部ドレーンによる保存的治療が第一選択である．無効の場合は再手術を行う．

2 吻合部狭窄

術後長期を経て，肝管空腸吻合部や肝内胆管の残存した狭窄が原因で，胆汁うっ滞，胆管炎，肝内結石を起こすことがある．

3 肝内結石，肝内胆管がん

術後長期を経過して問題となる合併症であり．長期フォローアップが必要である．

4 膵 炎

拡張した共通管や遺残胆管，先天的な膵管の奇形が原因となって膵炎を起こすことがある．

■ 文献

1) 戸谷拓二．先天性胆道拡張症の定義と分類．胆と膵．16（9），1995，715-7.

2) 日本膵・胆管合流異常研究会．先天性胆道拡張症診断・治療ガイドライン．http://www.jspbm.jp/pdf/CBD-GL.pdf

臍部・鼠径部

36 臍帯ヘルニア・腹壁破裂

財前善雄

臍帯ヘルニア

1 病態

臍帯ヘルニアは腹部中央の腹壁欠損であり，通常半透明の薄いヘルニア嚢に覆われ，脱出腸管や臓器が透見される（図1）．ヘルニア嚢は，外層の羊膜と内層の腹膜とその間のゼラチン様の Wharton's（ワルトン） jelly からなる．発生頻度は，4,000 の出生に対して1例みられるといわれており[1]，次に述べる腹壁破裂（gastroschisis）とともに新生児の腹壁疾患としては代表的なものである．

① 発生学

発生学的には，腹壁は胎生の 3～4 週ごろに生じる頭側，尾側，左右の側方の計 4 つの皺壁が癒合して臍輪を形成するが，この癒合不全により臍帯ヘルニアが生じる[2]．このように胎生早期における腹壁形成異常の場合は，通常，ヘルニア門の径も 5 cm 以上と大きなヘルニア嚢を有し，肝臓の脱出がみられることもまれではない．また，合併奇形も多い．一方，一時的に臍帯内に脱出した腸管は，胎生 8～10 週ごろに腹腔内に還納されるが，この還納機転が障害されたものが臍帯内ヘルニア（hernia into the umbilical cord）と考えられている．ヘルニア門は 4 cm 以下と比較的小さく，内容は主に小腸のみで，腸回転異常の合併は少ないが，メッケル憩室や臍腸瘻を認めることがある．

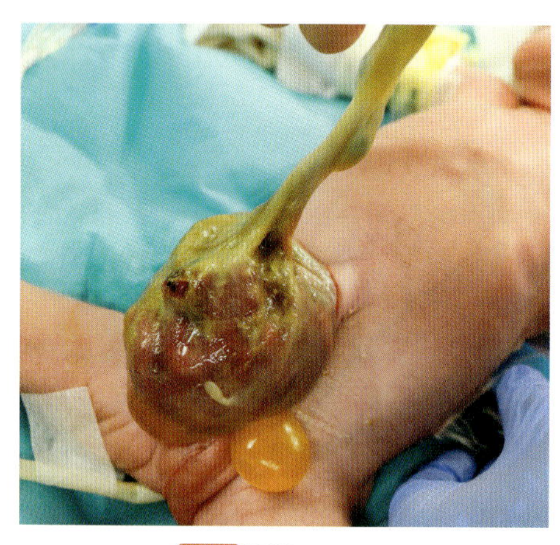

図1 臍帯ヘルニア

② 病型

(1) 臍上部型臍帯ヘルニア（upper celosomia）

頭側皺壁（cephalic fold）の形成不全による．臍帯から頭側にかけての上腹壁が欠損している．この型に合併する奇形としてよく知られているのが Cantrell（カントレル）症候群である．これは本型の臍帯ヘルニアに加えて，Fallot（ファロー）四徴症や心室中隔欠損症を中心とする心奇形，胸骨下部の欠損，横隔膜形成異常，心膜の欠損を伴うものである．しかし，これらすべてを備えていない不全型もよくみられる．

(2) 臍部型臍帯ヘルニア（middle celosomia）

左右 2 枚の外側皺壁の形成不全により，臍帯を中心とした腹壁が欠損しており，臍帯ヘルニアの中で最も多い．ヘルニア門は大きく，小腸を中心として肝臓などの実質臓器の脱出もみられる．その分，腹腔内容積は小さい．合併奇形を伴う頻度は比較的少ないといわれているが，Beckwith-Wiedemann（ベックウィズ・ウィーデマン）症候群（EMG症候群ともいう．E：exomphalos，臍帯ヘルニア；M：macroglossia，巨舌；G：gigantism，巨人症）を時に伴うことが知られている．この症候群は，Wilms（ウィルムス）腫瘍などの悪性腫瘍の発生頻度が高く，原因遺伝子は11p15にあると考えられている．

(3) 臍下部型（lower celosomia）

尾側皺壁の形成不全により，臍帯から尾側にかけての腹壁が欠損している．合併奇形は総排泄腔外反（外反した盲腸，外反脱出した回腸，外反した腸管に分断された外反膀胱，尿道上裂，恥骨離開，高位鎖肛）を伴う頻度が高い．

(4) 臍帯内ヘルニア（hernia into the umbilical cord）

前項を参照のこと．

2 診 断

① 症 状

臍帯ヘルニアは出生直後に一見すれば，その外観から診断は容易である．臍帯ヘルニアの中にはヘルニア嚢が破れて，腹腔内臓器が露出している破裂型もみられるが，現在ではまれである．以前は分娩時に破裂すると考えられていたが，むしろ妊娠中に破裂して羊水にさらされ，腸管の浮腫や短縮が起こっている．

② 出生前診断

近年の胎児超音波検査法の進歩・普及により，多くの例で出生前診断が可能になっている．胎生12週までは生理的なヘルニアと臍帯ヘルニアの区別は難しいが，胎生13週以降になれば出生前診断が可能である．ヘルニア嚢に連続する臍帯がみられ，脱出臓器が確認できる．また，臍帯ヘルニアの病型によって合併奇形がある程度決まっているので，合併奇形の有無についてもよく観察しておくことが重要である．必要があればMRI検査を行うこともある．

さらに，母体血中のAFP（α-フェトプロテイン）が高度に上昇することが知られており，スクリーニングとして用いることができる．しかし，他の原因でも上昇はみられるため，上昇がみられれば超音波検査による確認が必要である．

③ 出生前管理

出生前に臍帯ヘルニアの診断がついたら，胎児の発育を経時的に超音波検査でフォローすることが重要である．分娩時期がいつがよいかについては必ずしも意見の一致をみていないものの，経時的な観察はこれを決めるための参考になる．また，分娩方法については，経腟分娩と帝王切開に合併症や児の生存率に差はみられないという報告[3]から，近年では経腟分娩が多く行われている．さらに，出生後の管理を考えれば，産科，新生児科，小児外科が連携して対応できる施設での分娩が望ましい．

3 治 療

① 出生後の管理と処置

出生直後の管理で最も大切なことは，体温管理，循環管理，感染管理の3つである．患児は低体温になりやすいため乾燥したガーゼで被覆し，体外気温を高くして体温を保つ．低体温になっている場合には41～42℃の清潔な生理的食塩水で温浴し，体温の回復を図る．

腸管が露出している場合には，水分，タンパク，電解質の漏出を起こし，循環障害に陥りやすいので，十分量の輸液が必要である．低タンパク血症に陥った場合には，速やかにアルブミンを投与し，尿量を1 mL/kg/時以上に保つ必要がある．

巨大なヘルニアや子宮内発育不全がある場合は呼吸が不安定になりやすいので，酸素投与や挿管して呼吸管理が必要になる場合もある．

感染の有無は予後にも大きな影響を与えるため，予防が重要である．セフェム系およびアミノグリコシド系の抗菌薬投与を行うことが多い．

その他の重要なこととしては，消化管内容を少なくしておくことである．経鼻胃管を挿入して空気による腸管の拡張を予防し，浣腸して胎便の排泄を促しておけば，腹壁閉鎖がしやすくなる．また，Beckwith-Wiedemann症候群を合併している場合には，特に低血糖症に注意を払う必要がある．このような全身管理を行いながら合併奇形の有無についても，手早く評価することが重要である．

②治療

(1) 三色素療法

ブリリアントグリーン，ピオクタニンブルー，アクリルフラビンの3剤を用いて，非破裂型臍帯ヘルニアに塗布して上皮化を図る方法である．重症合併奇形やその他の理由で直ちに手術を行えない症例に用いられることがある．

(2) 一期的根治術

hernia into the umbilical cordのように小さな臍帯ヘルニアが対象となる．一部臍帯を残してヘルニア嚢を全周にわたって切除し，末梢の臍帯はヘルニア嚢とともに除去する．このとき，臍帯動静脈は結紮切離しておく．次いで，12時方向と6時方向に少しだけ皮膚を切開し，臍全周にわたって腹直筋が露出するまで皮下を十分剝離する．脱出腸管を完全に還納するために，用手的に腹壁を伸展させる．このとき，小腸に異常がないことを確認して還納し，左右の腹直筋を縫合閉鎖する．最後に皮膚を縫合するが，このとき残しておいた臍帯を皮膚に縫着する．

(3) 多段階手術

一期的に閉鎖できない大きな臍帯ヘルニアや重症合併奇形を伴うものが対象である．

- 皮膚被覆法：ヘルニア嚢を温存して皮膚で被覆するGross法[4]とヘルニア嚢を切除して皮膚で被覆するLadd法がある．Gross法では，皮膚とヘルニア嚢の移行部を全周にわたって皮切を加え，皮下組織と筋層の間を広い範囲にわたって剝離する．この剝離した皮膚でヘルニア嚢を覆い，数カ月後に腹壁を閉鎖する．Gross法は，ヘルニア嚢を残すため脱出臓器と腹壁の癒着がほとんどみられない．これに対してLadd法は，臓器と腹壁に強い癒着がみられる．
- 人工膜を用いる方法：人工布を腹直筋内縁に縫着して脱出臓器を被覆し，さらにこれを剝離した皮膚で覆うSchuster法[5]とヘルニア嚢を切除するAllen-Wren法[6]がある．これは，ヘルニア嚢切除後，人工布を全周性に腹壁欠損部の筋膜に縫着し，脱出臓器を包むように円筒状に覆う．これを釣り上げ，1〜2週間かけて徐々に還納させ，無理なく閉腹できるところで人工布を取り除き，完全に閉腹する方法である．サイロ状に釣り上げることで腸管の浮腫は軽減し，数日おきにサイロを絞り込んでいくことで，脱出臓器は徐々に還納していく．

また，最近はApplied Medical社のウーンド・リトラクターを用いる方法が広く行われるようになっている．これは，臍帯を切除して腹腔内にウーンド・リトラクターを挿入し，サイロとして吊り下げ（図2），数日おきにこのサイロを絞り込んで，徐々に脱出臓器の還納を図る方法である．このサイロを強く上方へ牽引し過ぎると，リトラクター・リングの圧迫により腹壁が発赤したり，ひどいときは壊死を起こしたりすることがある．脱出臓器が腹壁の皮膚レベルまで還納してから

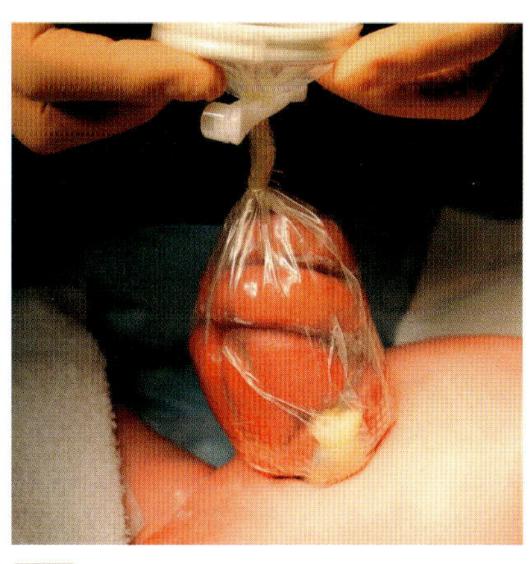

図2 ウーンド・リトラクターを用いたサイロ

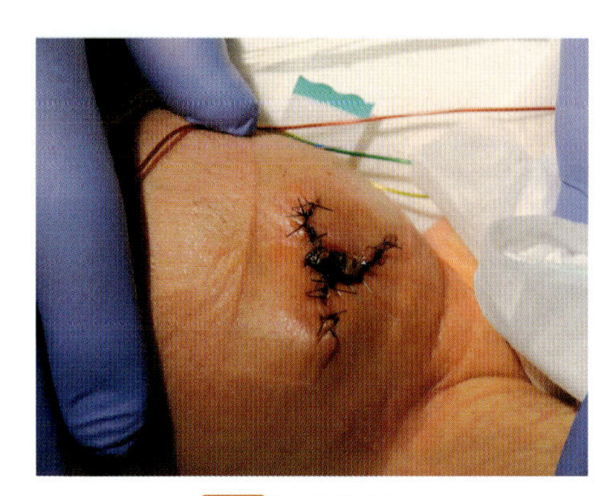

図3 腹壁閉鎖直後

腹壁閉鎖を行う（図3）．ウーンド・リトラクターは，患児の大きさと脱出臓器の程度によって，XSとさらに小さいXXSを使い分けている．

③ 術後管理

（1）呼吸管理

還納された腹部臓器により横隔膜が押し上げられ，呼吸困難を起こすことがあるので，必要な場合は人工呼吸管理を行う．

（2）循環管理

腹腔内圧の上昇により，循環管理を要することがある．これは，下大静脈や腎静脈が圧迫されるためと考えられている．十分な輸液による血管内容量の確保が重要である．

（3）消化管管理

腹腔内圧の上昇のため，消化管運動は抑制され，回復には時間がかかる．腸雑音の聴取や腹部単純写真の腸管ガス像の量や移動を見ながら，経口摂取開始の時期を決める必要がある．経口摂取の上げ方もゆっくりせざるを得ないので，栄養は不十分となりやすく，経静脈栄養の併用も考えておかなければならない．

腹壁破裂

発生の過程で消失する右臍静脈の退縮によって弱くなった右腹壁に裂隙が生じ，腹腔臓器が直接羊膜腔に脱出したものである（図4）．臍帯と裂隙の間には正常な皮膚を認める場合もあるが，認められないことも多い．主に腸管が脱出しているが，まれには胃や膀胱が脱出することもある．多くの場合，ヘルニア門の径が4 cm以下で，合併奇形は少なく，低出生体重児が多い．近年，腹壁破裂の頻度は増加しているといわれている[7]．脱出した腸管は，長期間羊水にさらされており，発赤や浮腫，壁肥厚がみ

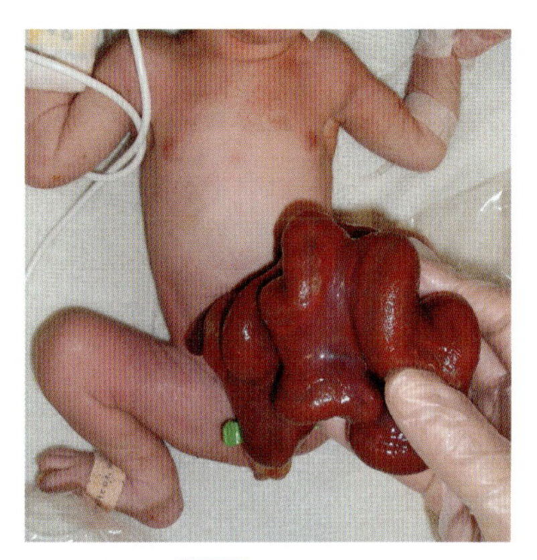

図4 腹壁破裂

られ，全長は短縮している．出生後の診断は容易である．出生前でも，超音波検査で腹壁破裂と臍帯ヘルニアの区別は可能である．治療に関しては，臍帯ヘルニアに準じて行う．最近はwound retractorを利用したsutureless operationがよく行われており，整容性が良好である．

■ 文献

1) Klein, MD. "Congenital abdominal defect". Pediatric Surgery edition 4. Ashcraft, KW. et al, ed. Philadelphia, Elsevier Saunders, 2005, 659-69.
2) Duhamel, B. Embryology of Exomphalos and Allied Malformations. Arch Dis Child . 38 (198), 1963, 142-7.
3) How, HY. et al. Is vaginal delivery preferable to elective cesarean delivery in fetuses with a known ventral wall defect ? Am J Obstet Gynecol. 182 (6), 2000, 1527-34.
4) Gross, RE. A new method for surgical treatment of large omphaloceles. Surgery. 24 (2), 1948, 277-92.
5) Schuster, SR. A new method for staged repair of large omphaloceles. Surg Gynecol Obstet. 125 (4), 1967, 837-50.
6) Allen, RG. et al. Silon as a sac in the treatment of omphalocele and gastroschisis. J Pediatr Surg. 4 (1), 1969, 3-8.
7) Suita, S. et al. Changing profile of abdominal wall defects in Japan：results of a national survey. J Pediatr Surg. 35 (1), 2000, 66-72.

37 臍ヘルニア

財前善雄

病 態

臍ヘルニアとは臍輪が開存して（図 1），腹腔内臓器が脱出しているもので，いわゆる“出べそ”である（図 2）．臍帯内には 2 本の臍動脈と 1 本の臍静脈および尿膜管が通っている．出産が近づくにつれ，臍輪が形成されて臍動脈は 2 本の外側臍索に，臍静脈は肝円索に，尿膜管は正中臍索となる．出生後，腹直筋が急激に発達し，臍輪が閉鎖していく過程で，これら 4 本の臍索は相対的に短くなり，陥凹した臍となる．この閉鎖が完全に行われないと臍輪が開存し，臍ヘルニアとなるのである．発生頻度は人種による差が大きいといわれているが，日本人では約 4～10 % とされており，低出生体重児に発生頻度が高いといわれている．

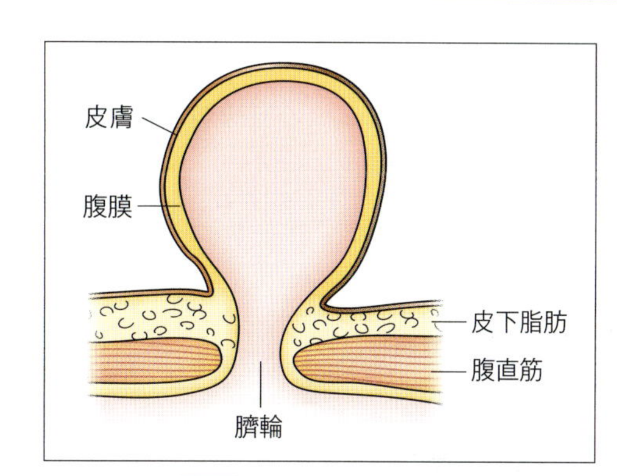

図 1 臍ヘルニアの模式図

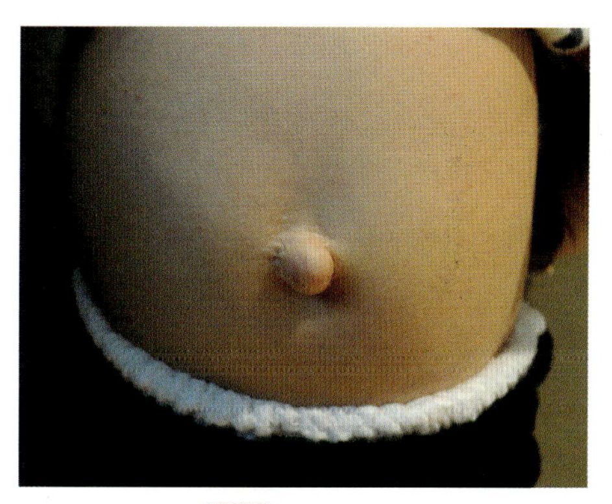

図 2 臍ヘルニア

症状・診断

臍帯脱落後，多くは生後 3 週以内，早いものでは生後 2 週以降より臍部が膨隆し始め，家族によって気付かれることが多い．啼泣時には腹圧が高まるので，特に目につきやすい．逆に睡眠時には陥凹していることが多い．通常，臍ヘルニアは徐々に大きくなり，生後 3～4 カ月で最大となり，その後，小さくなってくる経過をたどる例が多い．特に何も治療しなくても，約 80 % の例で 1 歳までに自然治癒し，2 歳になるまで待てば，その約 90 % が自然治癒するといわれている．2 歳を過ぎると，自然治癒は難しくなる．

通常，臍部膨隆以外の症状はみられないが，まれに大網がヘルニア嚢に癒着し，痛みを訴える例もある．特徴的な臨床所見から診断は容易である．鑑別診断として注意しておかなければならないのは，臍部に近い場所での白線ヘルニアで，これは自然治癒はみられない．

また，臍ヘルニアの合併症として嵌頓の報告もあるが，成人の臍ヘルニアと異なり極めてまれである．

治療

治療には，保存的治療と手術とがある．

1 保存的治療

前項でも述べたように，臍ヘルニアは自然治癒の可能性が高いため，保存的治療が可能となる．保存的治療にも 2 つの方法がある．

① 自然経過観察

積極的には何もせずに，1〜2 カ月に 1 回，外来で臍ヘルニアの計測を行いながら，経過観察を行う方法である．

② 圧迫法

綿球やスポンジを臍部に挿入してヘルニア内容を還納し，絆創膏やフィルム被覆材で圧迫固定する方法である．綿球やスポンジを，臍輪の大きさに合わせてトリミングしておくことが大切である．この方法を行うときは，確実にヘルニア内容を還納させていることが大切で，不完全な還納で行うと，ヘルニア内容を臍輪と圧迫剤の間に挟み込み危険である．したがって，患児がよく眠って，ヘルニア内容が完全に還納しているときが安全に施行できる．また，たとえ眠っていても，哺乳直後は避けたほうがよい．テープや被覆材による皮膚炎がみられることがあるが，現在では改良が加えられ，その頻度はかなり減っている．それでも，約 2〜6 割に発生するという報告もある[1,2]ので注意が必要である．皮膚炎を起こした場合は，一度，圧迫を中止して，治癒後に被覆材を変えて再開するか，皮膚炎がひどい場合は，そのまま何も圧迫しない方法に変更してもよい．

これら 2 つの保存的治療法の，どちらがよいかについては論争が続いており，現在でも意見の一致をみていない．圧迫法は自然経過観察群に比し，早期に治癒し，かつ，大きな余剰皮膚による醜形を予防できるという利点を指摘する報告もある[3]．一方，自然経過観察を推奨する意見では，圧迫法は皮膚炎を起こす可能性がある点，安価になったとはいえ被覆材料費がかかる点，治癒率が自然経過観察群と大差がない点[4,5]を指摘している．さらに，臍輪の中に綿球やスポンジを挿入することで，かえって臍輪の閉鎖を遅らせるのではないかという意見もある．

当科では，両方法の利点と欠点を説明し，患児の両親とよく話し合って決めている．なお，一度選択しても，途中での治療方針変更も可能であることも両親に伝えている．

2 外科的治療

2 歳まで保存的治療を行って治癒しない場合を手術適応とする施設が多いが，3 歳以上を手術適応とする施設もある[6]．手術の基本は，ヘルニア嚢の切除とヘルニア門の閉鎖および臍の形成である．

全身麻酔下で陥凹した臍の下部に 1/3〜半周状に切開予定線をマーキングする．マーキングの中央の皮膚を頭側に引くと，マーキングはほぼ直線状となり，これを切開する．ヘルニア嚢周囲の皮下組織を鋭的，鈍的に剝離し，ヘルニア嚢の後方も直角鉗子で全周性に剝離して，綿テープを通す．このテープを牽引しながら，腹直筋前鞘まで皮下組織を剝離する．ヘルニア嚢は，臍の皮膚の近くで切離する（図3）．次いでヘルニア嚢を腹直筋前鞘の高さで切除し，2-0の吸収糸で両側の腹直筋を縫合閉鎖する．この際，糸を全部かけ終わった後に結紮するようにしている．臍頂部皮下裏面に残ったヘルニア嚢（腹膜）をできる限り切除した上で，臍皮膚の真皮を腹直筋前鞘に5-0吸収糸で1〜2針縫合し，臍を陥凹させる．最後に皮膚を埋没縫合する（図4）．

以上が標準的な術式であるが，臍ヘルニアについては各施設でいろいろな工夫がされており，これ以外にも多くの手術法がある．また，形成外科領域からも多くの方法が報告されている．このうち，スリット・スライド法[7]は簡便で，比較的深い臍ができ，有用である．この方法は，筋膜と腹膜を分離して処理し，腹膜のみを閉鎖する．次いで腹直筋を縦方向に縫合し，7 mmの長さを縫合せずに残してスリットとする．最後に，翻転して腹膜を切除した臍の皮膚の頂点を，作製したスリットを通して腹膜と筋膜の間隙の尾側方向に引き込んで縫合固定するものである．

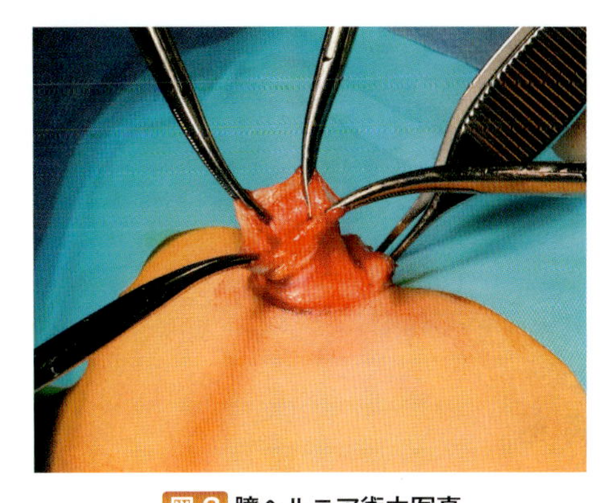

図3 臍ヘルニア術中写真

ヘルニア嚢を臍皮膚から切離した．

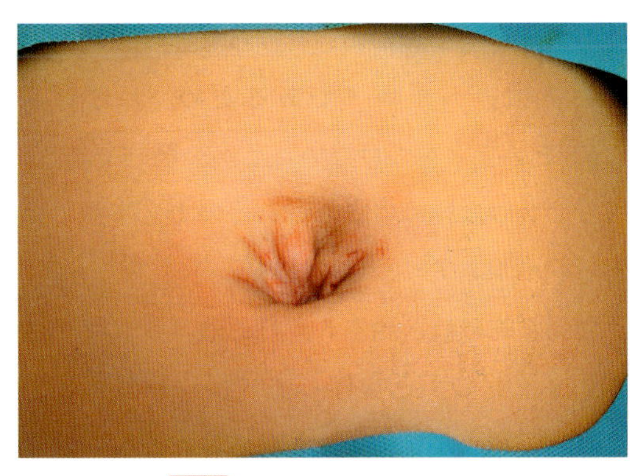

図4 臍ヘルニア手術終了時

■ 文献

1) 菅沼理江ほか．臍ヘルニアにおける手術の適応とタイミング．小児外科．46（8），2014，841-6．
2) 長田伸夫ほか．日本外来小児科学会医師会員における臍ヘルニア治療方針の実態調査．外来小児科．19（1），2016，82-7．
3) 中山智理ほか．臍ヘルニア圧迫：する．小児外科．49（2），2017，177-80．
4) 右田美里ほか．臍ヘルニア圧迫：しない．小児外科．49（2），2017，181-3．
5) 金田聡ほか．乳児の臍ヘルニアに対する絆創膏固定の有用性の検討．日本小児外科学会雑誌．42（4），2006，459-63．
6) 山里将仁ほか．臍ヘルニア：6カ月の女児です．かなり大きな臍ヘルニアですが，何もしなくて良いといわれました．友人のお子さんはテープによる圧迫療法をしていると聞いたのですが．小児外科．41（8），2009，844-6．
7) 堀澤稔ほか．臍ヘルニア手術―自然に近いへそを作るための工夫：スリット―スライド法．小児外科．31（8），1999，793-7．

臍部・鼠径部

38 鼠径ヘルニア

財前善雄

病態

鼠径部に出現するヘルニアには，外鼠径ヘルニア，内鼠径ヘルニアおよび大腿ヘルニアの 3 つがあるが，小児においてみられるのはほとんどが外鼠径ヘルニアであるため，わざわざ「外」という字をつけないことが一般的である．残りの 2 つは極めてまれであるので，本稿では外鼠径ヘルニアについて述べる．

発生学的には，胎生 3 カ月ごろ，壁側腹膜がポケット状の突起を作って（腹膜鞘状突起），この突起が鼠径管の中に入り込み，さらに陰嚢底まで伸長する．胎生 7 カ月ごろには精巣も下降を始めるが，このとき，腹膜鞘状突起は精巣下降の道案内役を務める．精巣が陰嚢底に達すると，腹膜鞘状突起は精巣の直上で離断されて精巣鞘膜となり，固有の空間を作る．離断した後の腹腔側の鞘状突起は，徐々に閉鎖してゆく（図 1）．しかし，出生時には腹膜鞘状突起は 80 %が開存しており，生後 7 カ月経っても約 60 %に開存がみられるという報告もある[1]．この開存したままの腹膜鞘状突起に，腹腔内臓器の一部が入り込んだものが鼠径ヘルニアである．

鼠径ヘルニアは，小児外科専門施設では最も多く扱う疾患である．その発生頻度は 3～6% という報告が多い[2,3]が，早産児ではその頻度はもっと高くなるといわれている．男女比は 3：2 と男児に多い．また，罹患側は右：左：両側が 5：4：1 である．発症する年齢は 1 歳以下が約 1/3 を占めるといわれている．しかし，発症してすぐ受診するとは限らないため，受診年齢はもう少し高い．

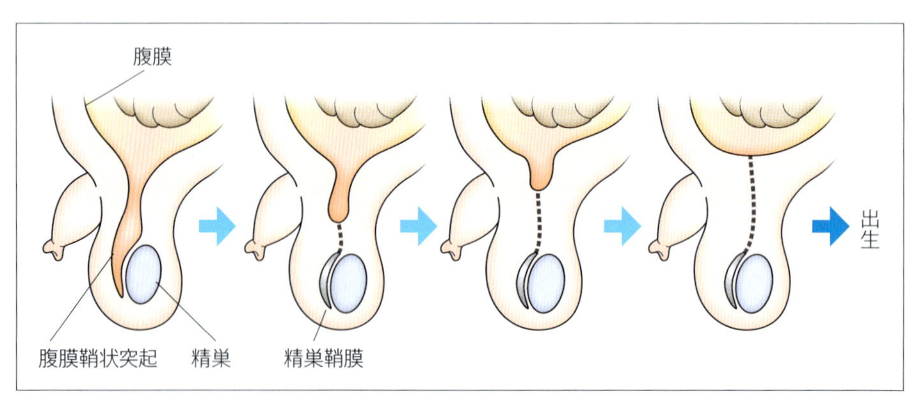

図 1 腹膜鞘状突起閉鎖の模式図

診断

鼠径部の膨隆（図2）が出現と消失を繰り返していれば，鼠径ヘルニアの可能性が極めて高い．時に交通性陰嚢水腫でも，鼠径部の膨隆と消失を繰り返すことがある．膨隆しているときに透光性があれば，水腫の可能性が高い．通常は，啼泣や排便など腹圧が上昇したときに，内鼠径輪から外鼠径輪の方向に向けて，軟らかい腫瘤として触知する．大きなものでは，陰嚢底まで達するものもある．診察時に，腹圧をかけさせても鼠径部の膨隆がみられないときには，膨隆したときの鼠径部の写真を，斜めから光を当てて，影を付けて撮影してもらい，受診時に持参してもらえば参考となる．また，膨隆していないときに患児を仰臥位として，精索上に鼠径靱帯と平行に示指を置いて左右に動かすと，絹の布を擦り合わせるような感触が得られる（シルク・サイン，図3）．男児の場合は，この方法で精索の肥厚を触知することも多い．ヘルニア内容の多くが腸管や大網で，用手還納すると，腸管の場合はグジュグジュという音とともに腹腔内に戻る．しかし，女児の卵巣の場合は硬い腫瘤として触知し，用手還納できる場合とできない場合がある．

鼠径ヘルニアは通常，鼠径部の膨隆以外の症状がみられないことがほとんどである．しかし，膨隆が還納できず（非還納性），さらに血行障害を伴った嵌頓ヘルニアの場合には，激しい腹痛と頻回の嘔吐を繰り返し，膨隆も緊満感や発赤を伴うことがある．これは循環不全のため，絞扼されたヘルニア内容がうっ血を起こし，浮腫によって腫脹を来したためである．正面の単純X線撮影で，膨隆部に一致してガス像がみられたら嵌頓であると考えてよい[4]．嵌頓が長時間に及ぶと，腸管の穿孔や壊死を招くため，緊急の整復処置が必要である．女児の卵巣が嵌頓した場合は，触知する腫瘤がいつもより腫大し，触ると激しく痛がるようになる．卵巣の場合も，時間が経つと壊死を起こす．このような嵌頓の60〜80％は乳児期に発生するといわれている．

鑑別診断としては，男児では精索水腫が嵌頓ヘルニアの鑑別として挙げられる．前者は患児の機嫌は良好であり，透光性があれば水腫を疑い超音波検査をすれば容易に区別できる．ま

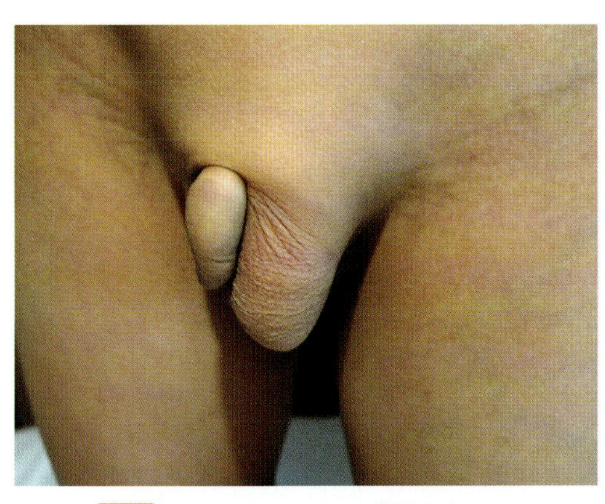

図2 鼠径ヘルニアによる鼠径部の膨隆

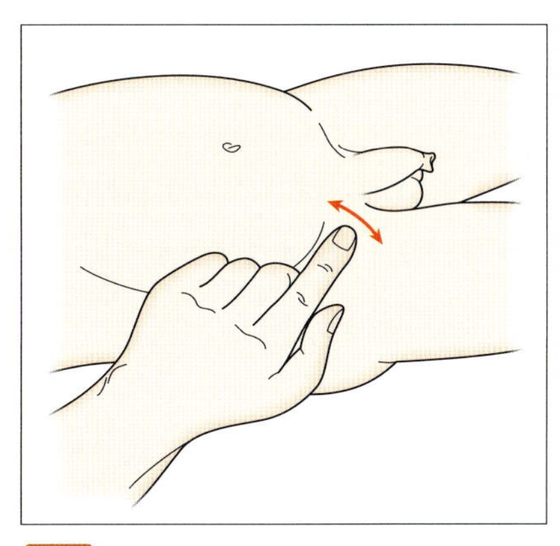

図3 鼠径ヘルニアのシルク・サイン触診法

た，女児の卵巣ヘルニアでは，鼠径部のリンパ節やリンパ節炎が鑑別対象となるが，注意深い診察と超音波検査で鑑別は容易である．

治 療

1 用手整復

通常の鼠径ヘルニアは，特に用手整復の必要はない．整復しても，啼泣などで腹圧が上がれば再び膨隆するからである．また，女児の場合，卵巣が出たままでも超音波検査で十分な血流が確認できれば，無理に還納を試みる必要はない．用手還納が必要なのは，ヘルニアが嵌頓したときである．嵌頓ヘルニアは，時間が経つほど浮腫が進んで還納しにくくなるだけでなく血行障害も進むので，できるだけ早く用手整復することが大切である．締め付けは外鼠径輪のことが多いので，左の母指，示指，中指を外鼠径輪上に置き，右の母指，示指，中指で鼠径靱帯に平行に，徐々に圧をかけてヘルニア内容を腹腔内に戻していく．整復が困難なときには，鎮静薬を用いて，休憩をはさんで何度か試みる．還納後は，浮腫が軽減した2〜4日後に手術を行う．用手整復ができない場合は，緊急手術が必要となる．

2 外科的治療

鼠径ヘルニアの根治的治療は手術しかない．現在では，従来から行われてきたPotts（ポッツ）法をはじめとする鼠径部切開法と，腹腔鏡下手術(laparoscopic percutaneous extraperitoneal closure；LPEC）法がある．いずれの方法にしても，内鼠径輪部でヘルニア嚢を結紮する高位結紮術が原則である．

① Potts 法

正期産児の場合は，生後3〜4カ月以降であれば手術適応である．外鼠径輪のやや頭側で，正中より約1横指外側から皮膚の皺壁に沿って2〜3 cmの皮膚切開を加える．皮下脂肪を圧排すると白い浅腹筋膜が現れるので，これも切開する．さらに脂肪組織を圧排すると外腹斜腱膜を認める．この外腹斜腱膜を外鼠径輪方向に切開すると，鼠径管が開放され精索が露出される．その表面を腸骨鼠径神経が走り，同側の精巣を牽引すると精索がよく動くのでわかりやすい．次に精索を包む精巣挙筋を剝離して，中から白いヘルニア嚢を引き出し，これを周囲組織から剝離し，綿テープを通す．ヘルニア嚢の裏面には精巣動静脈と精管が付着しているので，これらを傷つけないように丁寧にヘルニア嚢から剝離し，ヘルニア嚢を離断する（図4）．頭側のヘルニア嚢を内鼠径輪近くの腹膜前脂肪組織まで剝離し，この部位で高位結紮を行う．具体的には，3-0の針付きの吸収糸を用いて刺通結紮を2 mm間隔で2回行う（図5）．結紮糸より5 mmほど末梢部でヘルニア嚢を切除し，ヘルニア嚢の断端が内鼠径輪に引き込まれることを確認して結紮糸を切る．遠位側のヘルニア嚢は，血管のないところを切開し，術野に出血点

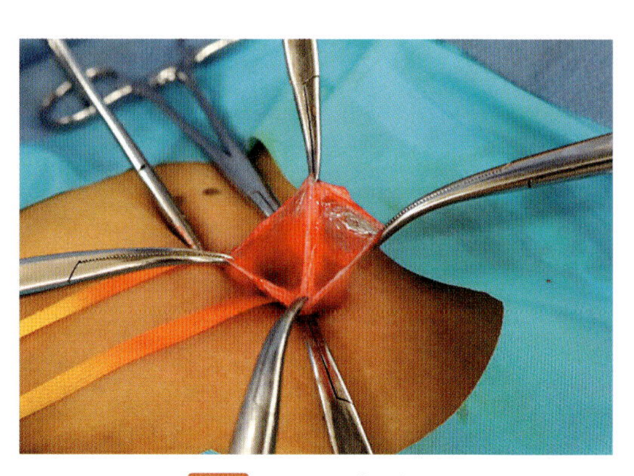

図4 ヘルニア嚢の切開

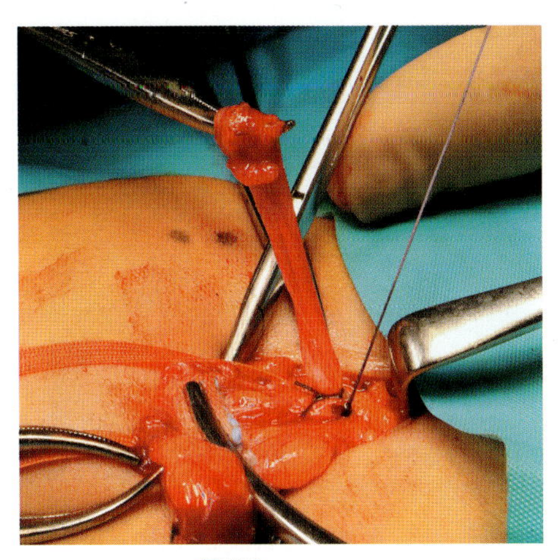

図5 高位結紮

がないことを確認し，引き上げられた精巣を陰囊底まで引き下ろし，層々に閉創する．

女児の場合も鼠径部切開法は，基本的に同様の手順で行う．しかし，卵巣や卵管が滑脱してヘルニア囊の壁の一部を構成するスライディングヘルニアの場合は，卵管の折り返し点や卵巣の遠位側で刺通結紮を行わざるを得ないので，完全な高位結紮にはならない．そこで，ヘルニア囊を不完全な高位結紮で処理した後，そのヘルニア囊にタバコ縫合をかけ，卵巣や卵管を腹腔内に内反して縫合糸を結紮する方法が行われる．また，嵌頓や非還納性の卵巣ヘルニアで，卵巣を腹腔内に戻せないときは，内鼠径輪部の内腹斜筋を少し切開して卵巣を腹腔内に戻し，切開した内腹斜筋を縫合後ヘルニア囊を処理するとよい．非還納性の卵巣ヘルニアの場合は早めの手術を推奨する考えもあるが，超音波検査で十分な血流が確認されていれば，通常の予定手術で問題はないという意見もある[5]．低出生体重児の場合は，出生体重が少ないほどヘルニア囊は極めて薄くなり，シャボン玉のように透見できることもしばしばである．このようなヘルニア囊の処理には，高度の技術を要する．

② 腹腔鏡下手術（LPEC）法[6]

嵩原らによって1995年に開発された方法である．全身麻酔下の導尿後，仰臥位，頭低位として腸管が手術操作の妨げにならないようにしておく．まず臍を引き出して縦切開を行い，open Hassonn（ハッソン）法で5 mmトロカーを挿入して気腹する．次いで30°の斜視鏡を挿入した後，左側腹部に2 mmのワーキング・ポートを挿入する．患側の内鼠径輪をよく観察し，2-0の非吸収糸を装着したLPEC針を，患側のヘルニア門直上の鼠径部皮膚より刺入させる．これをヘルニア門内側に沿わせて針を進め，ヘルニア門の背側中央で腹膜を穿破してLPEC針を腹腔内に出し，糸を針のループから外す．LPEC針を刺入部の皮下まで引き抜き，ヘルニア門の外則縁に沿って針を進め，先に穿破した付近で再度腹膜を穿破し先程の縫合糸をループで捕捉し，これを体外に出してしっかりと結紮して内鼠径輪を縫縮する（図6）．対側の内鼠径輪の開存がなければこれで終了となるが，開存していれば同じことを行う．

LPEC法は整容性に優れ，対側の内鼠径輪が開存しているかどうか確認ができ，開存している場合は同時に処理ができ，対側発生を防ぐことができる．また，最初から両側の鼠径ヘルニアの場合は，鼠径部切開法より短時間ですむ．さらに，ヘルニア囊が極めて薄く，鼠径部切開法では処理が難しい極低出生体重児でも，2 kg以上の体重があれば鼠径部切開法より手技的にも容易にかつ安全にできるという報告もある[7]．

3 術後合併症と再発

術後早期の合併症としては，出血と創感染がある．鼠径部から陰囊（大陰唇）にかけては疎性結合組織が多いので，出血を起こすと大きな血腫を作りやすい．特に，先天性心奇形でアス

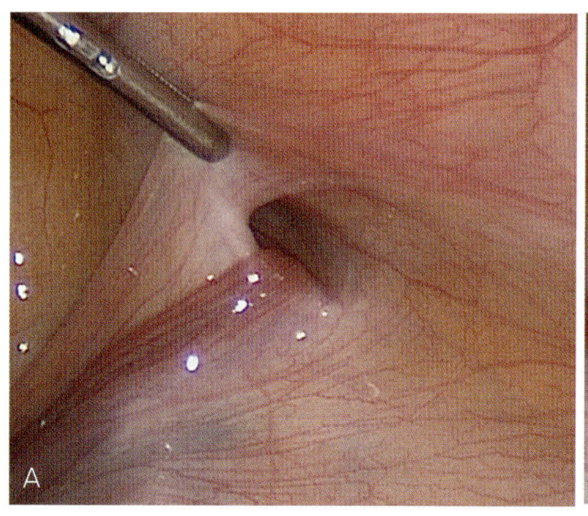

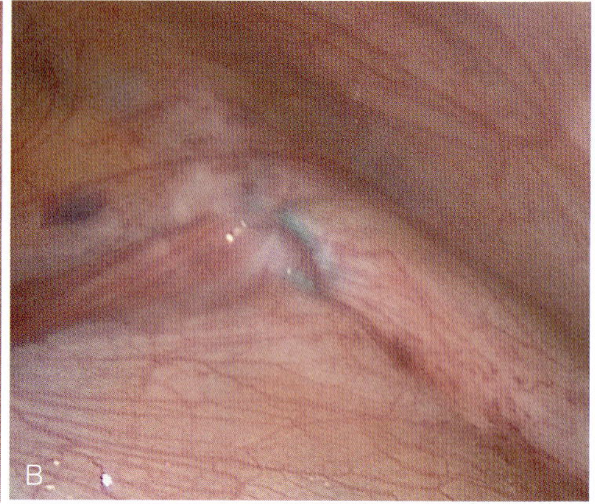

図6 腹腔鏡下手術（LPEC）

A. 開存した内鼠径輪.
B. 縫縮された内鼠径輪.

ピリンやワルファリンカリウムを使用している場合は，循環器科と話し合って，術前からこれらの薬物の影響を除いておくことが大切である．創感染については，もともと無菌手術なので，術後創をカバーしておけばまず起こらない．

後期の合併症としては，男児では精巣挙上と精巣萎縮がある．精巣挙上については，手術終了時に精巣を陰嚢底に十分牽引しておくことで，防ぐことができる．精巣萎縮は術中の精巣血管の損傷や閉創時の絞扼によるもので，むしろ術中合併症というべきかもしれないが，症状は術後に徐々に現れてくる．

一方，女児には重大な合併症の発生は少ない．

再発については，鼠径部切開法とLPEC法で違いはなく，約0.5％前後といわれている．多くは術後1年以内にみられる．低出生体重児やVP-shunt症例，腹膜還流症例やまれな結合組織疾患症例などに起こりやすい．これらの症例は術前から再発のことを念頭に置いて，十分な手術を行うべきである．また，鼠径ヘルニアの術後にまれに内鼠径ヘルニアを発症することがある．これは厳密な意味では再発とはいえないが，手術が必要な点では，広い意味で再発と考えてよい．

■ 文献

1) Rowe, MI. et al. The patent processus vaginalis and the inguinal hernia. J Pediatr Surg. 4(1), 1969, 102-7.
2) 梶本照穂ほか．小児そけいヘルニアの発生頻度と自然治癒について．日本小児外科学会雑誌．9 (2), 1973, 310-2.
3) 岩井浩．小児そけいヘルニアの発生頻度，自然治癒について―アンケート・検診両法による783名について．日本小児外科学会雑誌．11 (6), 1975, 869-73.
4) 梶本照穂．“外鼠径ヘルニア”．新外科学大系　第30巻E（小児外科学V）．出月康夫ほか編．東京，中山書店，1992, 92-128.
5) 高橋良彰ほか．卵巣滑脱の鼠径ヘルニア．小児外科．46 (8), 2014, 847-50.
6) 嵩原裕夫ほか．小児鼠径ヘルニアに対する鏡視下手術．小児外科．33 (8), 2001, 893-6.
7) 石橋広樹ほか．極低出生体重児に対するLPEC法．小児外科．47 (6), 2015, 613-6.

39 停留精巣

生野　猛

病態

停留精巣とは，精巣が陰嚢内に降りていない状態のことである．胎児期に精巣は腹腔内から鼠径管を経由して陰嚢まで下降して精巣導帯により陰嚢底部に固定されるが，停留精巣とは下降ルートの途中で精巣が停止した状態である．陰嚢部より温度が 2〜3℃高い鼠径部または腹腔内に精巣が放置されると精巣機能が低下し，将来男性不妊の原因になる．また精巣捻転症を発症して緊急手術が必要となったり，精巣がんを発症したときに発見が遅れるリスクが高くなる．精巣が通常の下降ルートから外れて腹腔内，会陰部，大腿部あるいは反対側の鼠径部に存在する異所性精巣や精巣下降の途中で精索が捻転し精巣が変性・萎縮した消失精巣（vanishing testis）なども広義の先天性停留精巣に含まれる[1]．

先天性停留精巣の発生は正期産児より早産児に多く，成熟児より低出生体重児に多いことが知られている．停留精巣の発生頻度はいわゆる正期産児で出生直後 2.2〜6.9％であり，生後 3 カ月児で 0.9〜1.6％に減少し，1 歳児でも 0.95〜1.7％である[1]．生後 3 カ月と 1 歳で発生頻度に差がないことは，生後 3 カ月以降では自然下降があまり期待できないことを示している．早産児では出生時に精巣下降の途中にあり，正期産児に比べると出生時の停留精巣の発生頻度は高くなるが，出生後も精巣の自然下降が続くため，修正月齢 3 カ月時には正期産児とほぼ同様な発生頻度になる．

近年，話題になっている上昇精巣（ascending testis）とは，乳児期に精巣がいったん陰嚢内に下降するが 1 歳以降に再び陰嚢外に飛び出した状態であり，後天性停留精巣（acquired undescended testis）とも呼ばれている．後天性停留精巣では 6〜7 歳くらいになると精巣位置が最もピークになるため，このころに家族に気付かれて病院を受診することもある．後天性停留精巣の頻度は報告者により異なるが先天性停留精巣と同じかやや多いとされている[2]．

停留精巣の合併症には，男性不妊症，精巣腫瘍の発生，精索捻転などがある．停留精巣における不妊や悪性腫瘍の発生要因には精巣に内在した異常と精巣の位置異常が引き起こす二次的な原因が考えられている[3]．精巣の発育には温度が 33℃前後の陰嚢部の温度環境が最適であるが，停留精巣では鼠径部や腹腔内の高温に曝されるため精子のもとになる細胞の分化が障害される．そのため将来，不妊や悪性腫瘍の発生の相対的危険度が高まる[3]．無治療の両側停留精巣では全例が無精子症または乏精子症に陥るが，精巣固定術が行われた症例では妊孕性は正常の 40〜50％に回復する．片側停留精巣の場合，精巣固定術が行われた症例では正常の 77〜84％に回復し，正常対照群とあまり差がないとの報告もある[1]．一方，停留精巣は正常に下降した精巣に比べて悪性腫瘍の発生頻度が高く，相対的リスクは2.75〜7.5倍である．精巣固定術後を行った後も正常な精巣に比べると相対的リスクは高い[1]．

診断

1 診察

乳児例の大多数は出生時または乳児健診で停留精巣を指摘されて受診するが，1歳以降の症例では後天性停留精巣も考慮しつつ，出生時や乳児健診で精巣の異常が指摘されなかったかどうかも重要である．小児の外来診察で重要なのは，暖かい部屋で患児をリラックスさせることである．患児をベッド上に横にしたとき母親には頭側にいてもらい，看護師に足を支えるようにしてもらう．陰嚢の発育状態，尿道下裂の有無を視診でチェックする．停留精巣では陰嚢の発育不良が多く（図1），尿道下裂などを合併している場合がある．陰嚢内に精巣が欠如している場合，暖めた手で鼠径部を軽く圧迫し指のハラを陰嚢に向かってすべらせるようにして精巣の有無を調べる．精巣を触知できないときは複数回試みる．精巣が鼠径部に触れる場合は鼠径部停留精巣であり，精巣が触知できないときは非触知精巣である．先天性停留精巣の中では鼠径部停留精巣が約80%，非触知精巣が約20%であり，非触知精巣の中で10%が腹腔内精巣で，残り10%が消失精巣（vanishing testis），精巣無形成などである（図2）．片側の消失精巣では陰嚢あるいは陰嚢上部を丹念に調べると米粒大の腫瘤（nubbin）を触知することがあり，反対側の陰嚢内精巣は代償性に肥大していることが多い．移動性精巣“retractile testis”は陰嚢内に下降した精巣の固定が脆弱なため一過性に陰嚢上部あるいは鼠径部に移動する状態である．精索に緊張なく陰嚢内に引き降ろすことができると，精巣発達も良好であるので通常は手術の対象にならない．しかしながら移動性精巣の中には停留精巣に移行する症例もあり[4]，陰嚢内に落ち着くまで定期的な経過観察が必要である．

2 検査

超音波検査は侵襲もなく外来で簡便に行うことができる検査法として停留精巣の検査に広く

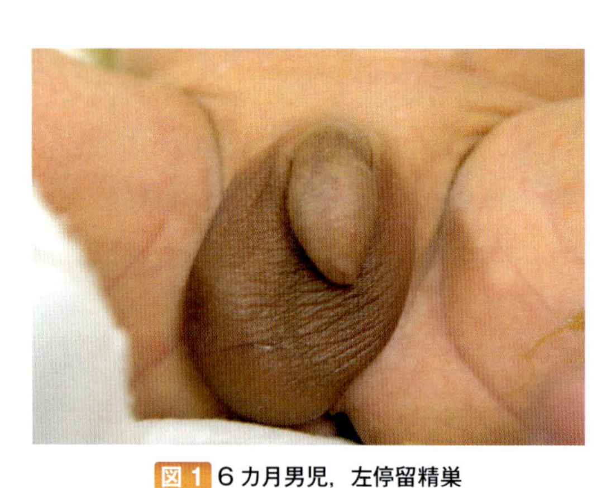

図1 6カ月男児，左停留精巣

精巣が下降している右陰嚢に比べて左陰嚢は萎縮している．

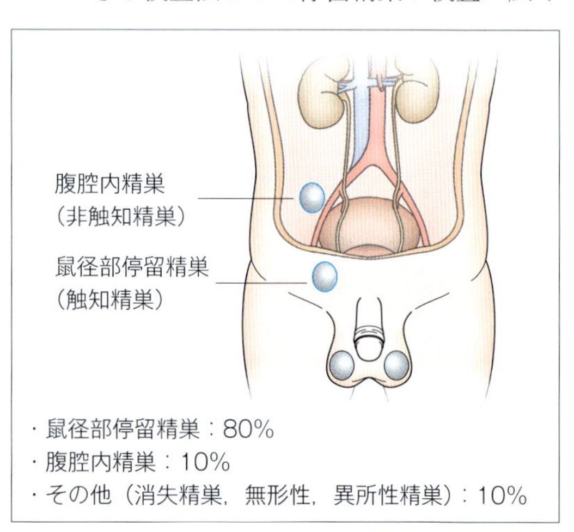

図2 先天性停留精巣の部位と頻度

用いられている．触診が困難な鼠径部の停留精巣を発見できるが，腹腔内精巣では検出率が30％と低い．MRI 検査は腹腔内精巣の検索に有効で腹腔内精巣のルーチンの検査法として行っている施設もあるが，検査中は乳幼児の安静のため眠剤が必要であり，安全確保のためにはモニターなどの装着が必要となる．その他，腹腔内の精巣組織の検索に hCG 負荷試験を行う場合もある．

近年，腹腔鏡が腹腔内精巣の検査と治療を兼ねた手段として有効に活用されている．腹腔鏡では腹腔内精巣の有無を直接確認できるほか，腹腔内に離断した精管，血管があれば腹腔内 vanishing と診断できる．閉じた内鼠径輪に細い精管，血管が侵入していれば鼠径陰嚢部 vanishing の可能性が高く，開いた内鼠径輪に太い精管，血管が侵入していれば術前の診察で見逃した鼠径部停留精巣の可能性が高い．

治 療

停留精巣の治療は手術が第一選択である．修正月齢 3 カ月で陰嚢内に下降していない精巣に対しては精巣固定術の適応となるが，乳児の脆弱な精巣血管に侵襲が加わることを考慮して，わが国では 1 歳前後に手術を行う施設が多い．われわれは先天性停留精巣については生後 6 カ月までは経過観察しそれ以降に精巣固定術を行っているが，1 歳を過ぎて来院した症例については待機せずに手術の方針としている．

手術法は触知精巣と非触知精巣で異なる．触知精巣では陰嚢切開による single incision 法と，鼠径部切開と陰嚢切開による two incision 法がある．最近では手術痕が陰嚢の皺で隠れる single incision 法で行われることが多い．single incision 法は陰嚢皮膚の皺に沿った小切開を加えて肉様膜を切開し，精巣鞘膜に包まれた精巣を創外に牽引する．精巣導帯を切離した後精索周囲の外精筋膜，筋肉および脂肪組織を剝離して精巣を緊張なく陰嚢まで引き降ろせることを確認し，吸収糸を用いて陰嚢の肉様膜下に精巣を固定する（図 3）．乳幼児では鼠径管が短く陰嚢切開で内鼠径輪近くまで精索を剝離することができる．

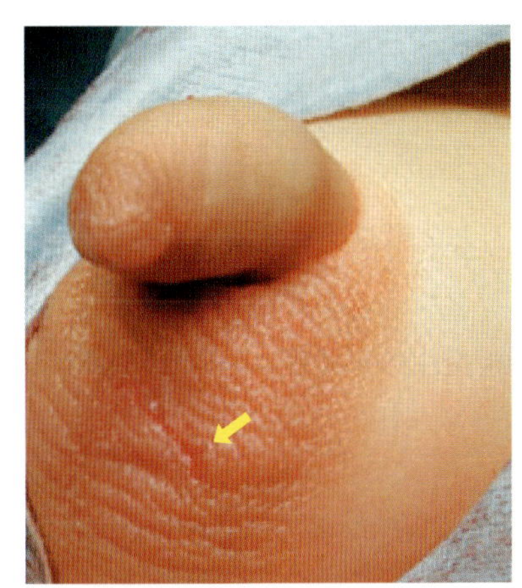

図 3 陰嚢部切開による single incision 法

陰嚢皮膚の皺に沿って切開するので手術痕が見えにくくなる．

非触知精巣の手術は腹腔鏡を先行して行う方法と，鼠径部切開を先行して行う方法がある．鼠径部切開を先行した場合，鼠径部に精巣遺残組織（nubbin）や萎縮精巣を発見できる場合も多く，必要のない腹腔鏡を防止できる．しかしながら鼠径部に nubbin や精巣を発見できなかった場合は腹腔内の検索が必要になる．一方，腹腔鏡を先行してはじめに腹腔内病変を確認できれば，その後の治療方針を立てやすくなる（図 4）．腹腔内精巣の有無または腹腔内で精管の離断を伴う vanishing testis か，あるいは鼠径管内と腹腔内を行き来する peeping testis など

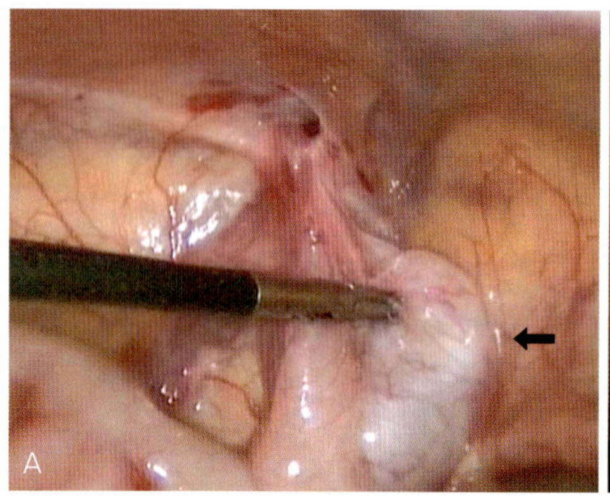

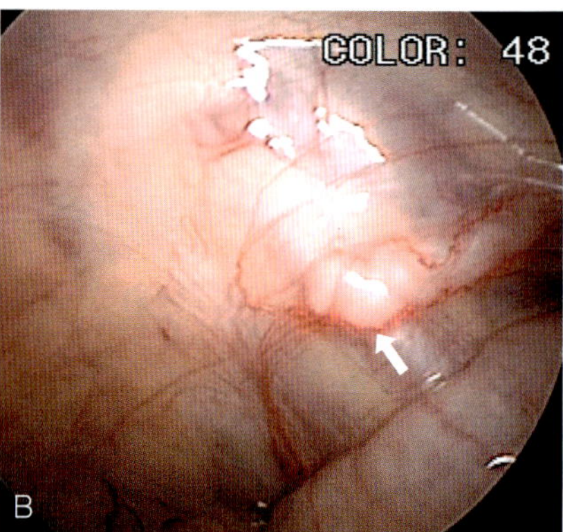

図4 非触知精巣の腹腔鏡所見

A. 腹腔内精巣（➡）：鉗子で精巣鞘膜を把持し精巣の可動性を確認する.
B. vanishing testis：⇨は途絶して先端が肥厚した精管.

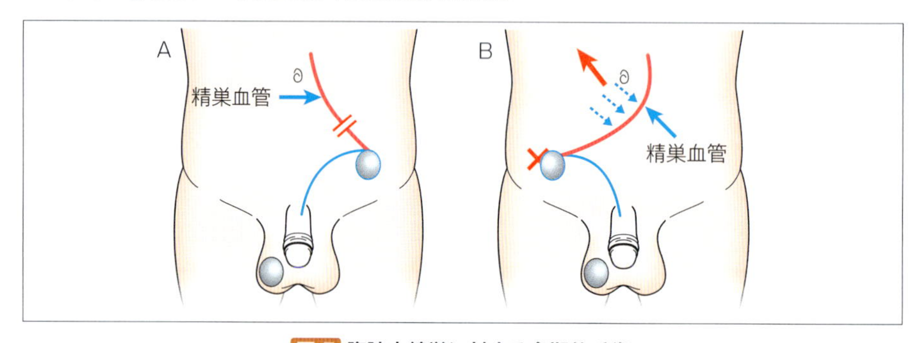

図5 腹腔内精巣に対する多期的手術

A. Fowler-Stephens 法：初回手術で精巣血管を離断する.
B. Shehata 法：初回手術で血管を離断せずに精巣を反対側の腹壁内側に固定する.（文献 5）

の有無を確認する．腹腔内精巣の場合，精巣血管の長さが十分であれば一期的に腹腔鏡下精巣固定術を行えるが，精巣血管が短く一期的な精巣固定術が困難であれば二期的手術が選択される．二期的精巣固定術では最初に腹腔鏡下に精巣血管のみ結紮離断し，6〜12 カ月後に精巣固定を行う二期的 Fowler-Stephens（ファウラー・スティーブンス）法と精巣血管を離断せずに反対側の腹壁に精巣をいったん固定し精巣血管が伸びるのを待って 2〜3 カ月後に精巣固定術を行う Shehata（セファタ）法がある（図 5）[5]．消失精巣にみられる遺残組織“nubbin”は摘出し組織学的に精巣異形性の有無を確認する．

術後は創部にフィルムドレッシング材を貼り翌日からシャワー浴を許可している．術後 6〜1 年後ごとに精巣発育状態，再挙上の有無などをチェックする．思春期前のフォローオフ時に精巣腫瘍発生の可能性について家族および本人に説明する．

■ 文献

1) 日本小児泌尿器科学会学術委員会編．停留精巣診療ガイドライン．日本小児泌尿器科学会雑誌．14，2005，117-52.
2) Kolon, TF. et al. Evaluation and treatment of cryptorchidism：AUA guideline. J Urol. 192（2），2014，337-45.
3) Hutson, JM. et al. Current management of the undescended testicle. Semin Pediatr Surg. 16（1），2007，64-70.
4) Agarwal, PK. et al. Retractile testis；is it really a normal variant？J Urol. 175（4），2006，1496-9.
5) Shehata, SM. Laparoscopically assisted gradual controlled traction on the testicular vessels：a new concept in the management of abdominal testis. A preliminary report.Eur J Pediatr Surg. 18（6），2008，402-6.

40 精巣捻転症

生野　猛

病 態

精巣捻転症とは，陰嚢部に急性の有通性腫脹を伴う急性陰嚢症の代表的な疾患である．鼠径部から精巣に連続している精索（精管，血管，精巣挙筋など）が捻転し，治療が遅れると精巣の出血壊死を来し精巣摘出に至る重要な疾患でもある．

精巣捻転の好発年齢は新生児期と思春期にピークがみられる．左側の精巣に発生しやすいが右側にも発生し，捻転は内方向捻転が多い．発生頻度は 25 歳までの男性の 4,000 人に 1 人の割合で，精巣固定の脆弱な停留精巣では正常位置の精巣に比べ 10 倍の発症リスクがあるとされている[1]．新生児期には陰嚢の腫脹，硬結，発赤で発見されるが，出生前にすでに捻転している症例（prenatal torsion）もある．新生児期にみられる精巣捻転は全体の約 10％であるが prenatal torsion のほうが多い．小児にみられる消失精巣（vanishing testis）は胎児期あるいは新生児期に発生した精巣捻転によるものと考えられている．一方，思春期の発症例では夜中から朝方にかけて睡眠中に陰嚢部に激烈な疼痛，発赤，腫脹を伴って発症することが多い．悪心・嘔吐や下腹痛を伴うことがあるため病院を受診時に内科的な疾患が疑われて治療開始が遅れることもある．

精巣捻転は鞘膜外捻転と鞘膜内捻転に分類されるが，まれに精巣と精巣上体の間で捻転する場合もある．鞘膜外捻転は新生児や停留精巣に多く，精巣と精巣上体を包む精巣鞘膜と陰嚢組織の癒着が弱いため精巣鞘膜に包まれたまま精索が捻転した状態である．一方，鞘膜内捻転は精巣鞘膜内で精索が捻転した状態であり，精巣・精巣上体と陰嚢壁の間に癒合が不完全かあるいは欠落し鞘膜腔内での精巣固定が不十分な解剖学的異常（bell-clapper deformity）との関連性が示唆されている（図 1）[2]．精巣捻転の誘引として新生児期発症例では妊娠，出産，分娩

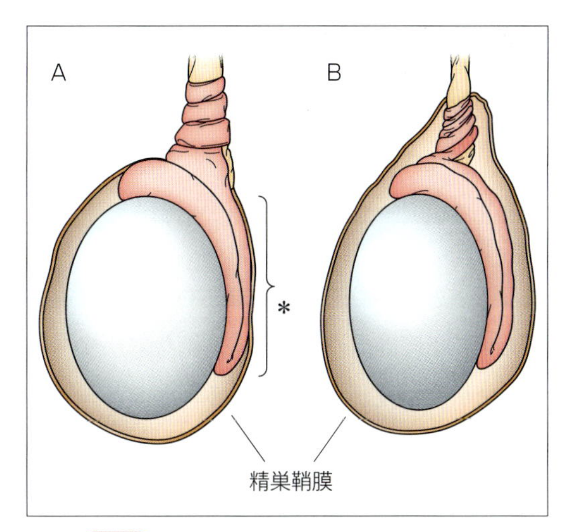

図 1　鞘膜外捻転（A）と鞘膜内捻転（B）

（文献 2 より引用）

A. 鞘膜外捻転では精索は鞘膜ごと捻転する．精巣上体と壁側鞘膜は癒合し精巣は鞘膜腔内で固定されている（＊）．

B. 鞘膜内捻転は鞘膜腔内で精索捻転が起こる．壁側鞘膜と精巣上体の癒合が不完全なため，精巣の鞘膜腔内での固定が不十分で吊り下がった状態になっている（bell-clapper deformity）．

に伴う子宮内圧迫やホルモン異常，思春期ではテストステロン分泌の増加に伴う精巣サイズの急激な増大などが考えられている．

急性陰嚢症の中で精巣捻転との鑑別が重要な疾患に，精巣上体炎と精巣付属器小体捻転がある[3]．従来，精巣上体炎は小児ではまれであるとされていたが，近年ではわが国でも多くの乳児・小児例が報告されている．精巣上体炎も精巣捻転と同様に陰嚢部に疼痛を伴った発赤，腫大が出現するが，精巣捻転に比べて疼痛の出現が比較的緩徐であり，悪心・嘔吐などの消化器症状が少ない，精巣挙筋反射（大腿部を刺激すると反射的に精巣が挙上する反射）が保たれていることなど精巣捻転との相違点がある．精巣上体炎では発熱や膿尿，細菌尿など尿路感染症の所見がみられることも多い．精巣付属器小体捻転は精巣垂・精巣上体垂捻転ともいわれており，精巣あるいは精巣上体に付着したMüller（ミューラー）管，中腎管遺残組織の捻転であるが大部分は精巣垂捻転である．学童期〜思春期に多く，夜間または日中の活動時に突然の陰嚢部痛で発症する．陰嚢発赤や腫脹を伴うことも多いが左右差はないとされており，症状は精巣捻転症に比べると軽いことが多い．発症時には，疼痛は陰嚢上極に限局しており，捻転した精巣垂を青斑点（blue dot sign）として陰嚢皮膚から透見できることがある．精巣垂捻転では精巣機能への影響はなく痛みをコントロールできれば手術は必要ない．

診断

診断には問診，診察，検査が行われる．

1 問診

陰嚢部痛の発現状況を聞くと，精巣捻転の場合は何時何分ころと詳細に発症時間を覚えていることがある．以前にも同様な精巣痛のエピソードがなかったか，患側の停留精巣や移動性精巣の有無，精巣外傷の既往歴なども診断の参考になる．思春期の患者では羞恥心から陰嚢痛を訴えずに下腹部痛のみを訴え，消化器疾患を疑われて治療が遅れることがある．われわれが経験したものに，右下腹部痛を訴えて内科を受診し腸間膜リンパ節炎と診断され整腸剤と抗菌薬を処方されて帰宅し，4日後に再受診して右精巣捻転疑いで紹介された16歳の男児の症例があるが，手術時には右精巣が完全に壊死していた．この症例では前医初診時から右陰嚢も痛かったが聞かれなかったので黙っていたとのことであった．

2 診察

精巣捻転を発症すると陰嚢は発赤，腫脹し，捻転した精索は肥厚している．患側では精巣挙筋反射が消失し精巣は挙上していることが多い．新生児では出生時あるいはオムツ交換時に赤黒く硬い腫脹した陰嚢で気付かれることが多い．思春期の患者では精巣上体炎も同様に陰嚢が発赤，腫脹しており捻転との鑑別困難なことがある．精巣上体炎では精巣を挙上することにより疼痛が軽減され，精巣捻転では疼痛が増強する（Prehn（プレーン）徴候）とされているが，進行した精巣上体炎では触れただけで疼痛が増強する．われわれは発症後3日経過しヘルニア嵌頓を疑われて紹介された6歳の発達障害児を経験したが，このような症例では発症後の訴えも乏しいことが多いため初診医の注意深い慎重な対応が重要である．

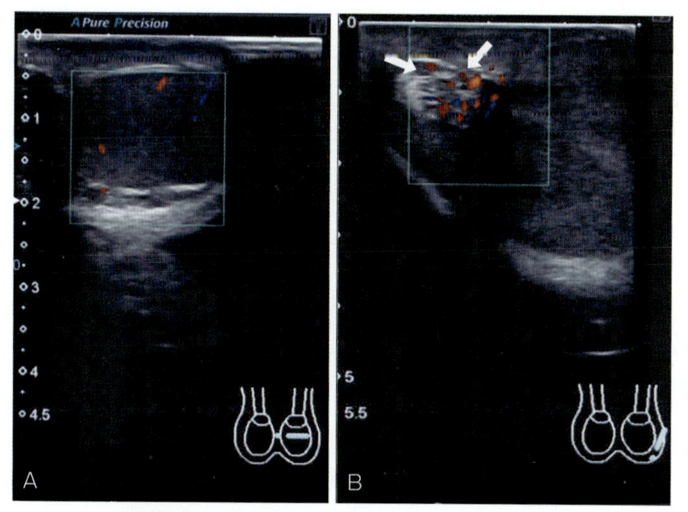

図2 超音波カラードプラ像：正常精巣（A）と精索が捻転した精巣（B）

A. 精巣内に血流を認める.
B. 精巣内には血流信号を認めず，精索の捻転部でらせん状の whirlpool sign の血流信号を認める.

3 検査

精巣捻転の検査では超音波検査が非常に有用である[2]．超音波断層法では精巣の腫脹と軸変位（横位），精巣内部像を確認できるが超音波ドプラ画像を重ねると精巣内部の血流を確認することができる．精巣捻転では腫脹した精巣内部は低エコー像になっていることが多く，時間の経過とともにモザイク状になる．超音波ドプラでは捻転した精索はらせん状の whirlpool sign を示し，精巣内部の血流を確認すると精巣の血流が消失している（図2）．捻転初期や不全捻転では減少した血流がみられることもある．超音波ドプラ検査は簡便で最も有用な検査であるが検者の習熟度が問題となる．一般の病院では夜間に超音波専門の技師や放射線科医がいないことも多く，緊急時には担当医が検査しなければならないため，われわれは普段からヘルニア症例の検査時には超音波プローブにて精巣血流を観察するようにしている．その他，信頼性の高い検査法として精巣シンチグラフィーがあるが夜間，緊急時に行える施設は限られ，MRI 検査は検査に時間がかかる．

治療

精巣捻転症では精巣が温存できるか否かは精巣の阻血時間によるところが大きく，治療開始は時間との戦いになる．捻転の程度にもよるが通常，発症後 6〜8 時間が精巣温存のゴールデンタイムとされてきた[4]．治療開始が遅れると精巣を失うことになるため，診察，検査で精巣上体炎，精巣垂捻転との鑑別が困難で精巣捻転が否定できなければ試験切開または緊急手術が必要である[5]．手術は全身麻酔下に行い，陰嚢に横方向の小切開を加え精巣を引き出して鞘膜を切開し精巣捻転を解除する．新生児および停留精巣捻転の場合は鞘膜外捻転なので鼠径部切開で行われることが多い．捻転解除後に温生食水ガーゼで精巣をくるみ，肉眼的に色調，外観

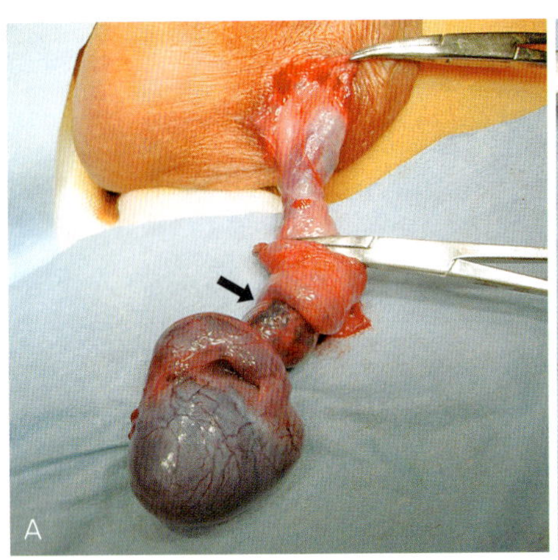

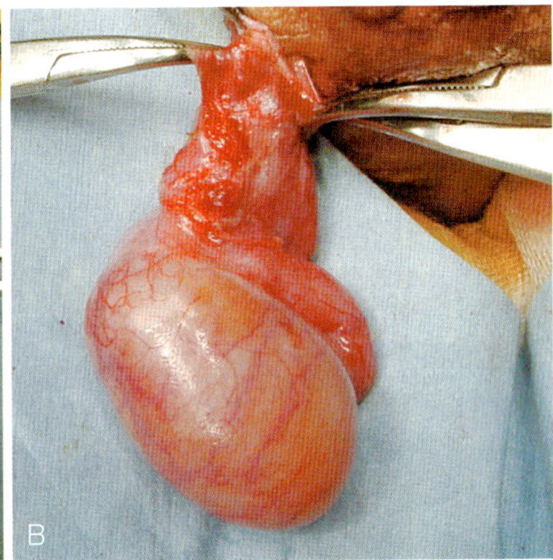

図3 9歳，男児，左精巣捻転

発症後4時間で手術を行った.
A. 露出した精巣は鞘膜内捻転で赤黒くうっ血していた（➡：捻転部）.
B. 捻転解除後，精巣の色調，外観は正常に回復したので摘出せずに固定した.

が正常に回復すれば精巣固定術を行っている（図3）.

明らかに壊死した精巣や色調が回復しない精巣は，反対側の精巣への影響も考慮し摘出する．さらに反対側の精巣についても解剖学異常（bell-clapper deformity）が予想されるので通常は予防的固定術を行っている．発症後8時間以上経過した症例では捻転解除せずに切除するとの報告もある[4]．われわれの経験でも，12時間経過した精巣で捻転解除後の色調回復は良好であったものの3カ月後には精巣萎縮を来した症例があり，精巣温存の適応につき今後再検討が必要と考えている．

新生児例についても同様に，出生後に発症した症例では緊急に手術が行われるが，新生児例では多くが出生前に捻転しているため精巣温存が困難なことが多い．片側の精巣捻転では緊急手術が必要ないとの意見もあるが，やはり確認のためにも手術すべきと思われる．

まとめ

精巣捻転では短時間の阻血でも生殖細胞に影響が残る可能性があり，迅速な診断，治療が必要である．診断には詳細な問診と注意深い診察，画像検査が重要であり，精巣捻転が除外できなければ躊躇なく緊急手術を行うか手術可能な施設に緊急搬送すべきである．

■ 文献

1）Williamson，RC．Torsion of the testis and allied conditions．Br J Surg. 63（6），1976, 465-76.
2）守屋仁彦．急性陰嚢症と精巣血流．超音波医学．41（6），2014，801-10.
3）高橋剛．精巣垂・精巣上体垂捻転．小児外科．28（2），1996，182-4.
4）谷風三郎．精巣回転症（精索捻転症）．小児外科．28（2），1996，35-9.
5）田口智章．卵巣捻転，精巣捻転．小児科診療．71（4），2008，689-96.

41 水腎・水尿管症

林　豊／山髙篤行

病態

水腎症および水尿管症とは，腎盂・腎杯および尿管を含む尿路が先天的に拡張した病態である．その原因はさまざまであり，腎盂尿管移行部通過障害（ureteropelvic junction obstruction；UPJO）が最も頻度が高く，膀胱尿管逆流（vesicoureteral reflux；VUR）や尿管膀胱移行部通過障害（ureterovesical junction obstruction；UVJO）が続く．その他の疾患としては多嚢胞性異形成腎，重複腎盂尿管や尿管異所開口，尿管瘤などがあり，さまざまである．

水腎症は閉塞の程度でさまざまな病態を呈し，部分閉塞でも進行性に腎機能が悪化する可能性があり注意が必要である．

診断

1 症状

UPJO や UVJO では腹部腫瘤，側腹部痛により発見されることが多い．また VUR では尿路感染症を契機に発見されることが多い．嘔気・嘔吐などの消化器症状を契機に発見されることもある．また近年では胎児診断される症例も多くなっている．

2 超音波検査（ultrasonography；US）

非侵襲的で簡便な検査である．SFU（Society for Fetal Urology）分類などが水腎症の標準指標として用いられることが多い．

3 排尿時膀胱造影検査（voiding cystourethrography；VCUG）（図 1）

VUR 診断の標準的な画像診断法である．VUR の国際分類によるグレードを評価することが可能である．

4 CT，MRI，MRU（MR 尿路造影）（図 2）

尿路全体の状態を一画面で把握することが可能であり，超音波検査では検出しにくい交差血管やその他の器質的診断を確認するためにも有用である．しかし，MRI を行う際には薬剤を用いた鎮静が必要となる．

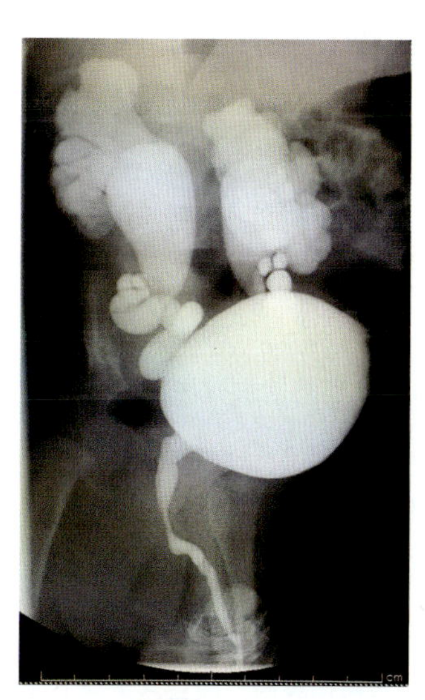

図 1 VCUG
両側とも高度の VUR を認め，それにより高度な水腎症を呈している．

5 核医学検査

① 利尿レノグラフィー（図3）

水腎症における分腎機能や尿路通過障害の評価に用いられる．^{99m}Tc-DTPA や ^{99m}Tc-MAG3 が用いられる．

② DMSA シンチグラフィー（図4）

DMSA は尿細管集積物質であり，腎血漿流量と相関する．使用核種の腎摂取率の左右相対比から分腎機能を測定することが可能である．

6 その他

静脈性尿路造影や逆行性腎盂造影などが行われることがあるが，現在では上記画像検査によるものが一般的である．

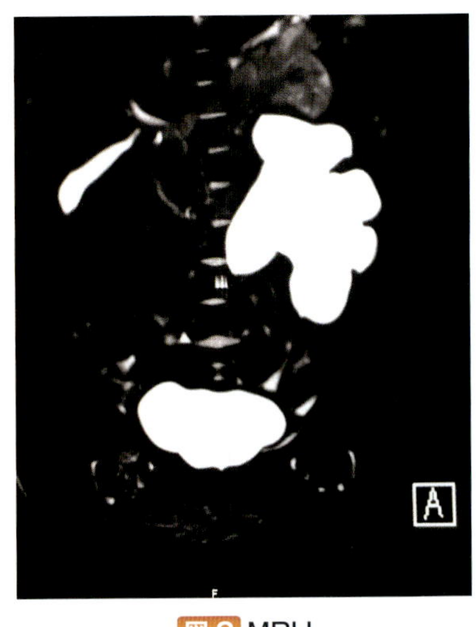

図2 MRU

UPJO の症例．左腎盂の拡張および腎杯の拡大を認める．

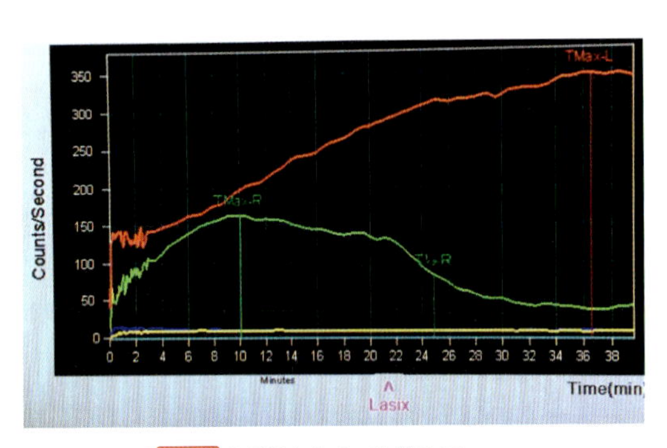

図3 DTPA シンチグラフィー

利尿レノグラムにより，左（赤線）は閉塞パターンを示している．

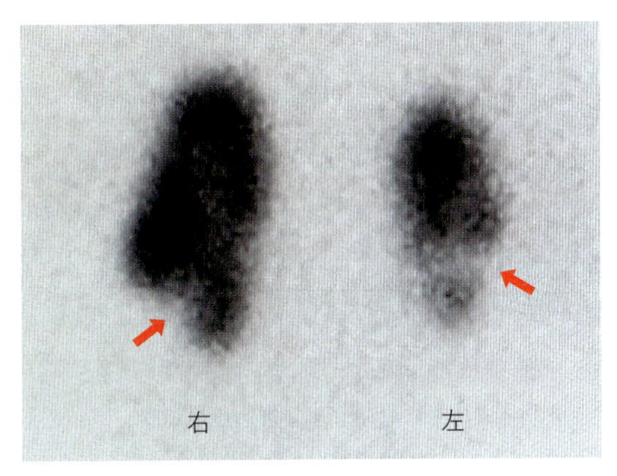

図4 DMSA シンチグラフィー

腎瘢痕化（Scar）を両側とも認める（➡）．左腎は萎縮している．

治 療

治療としては内科的治療と外科的治療とに大別される．内科的治療は尿路感染症に対する治療および予防がメインとなる．また，VUR では便秘の精査および治療も重要である．

以下に外科的治療を記載する．

1 UPJO

① 経皮的腎瘻造設術，尿管ステント留置

重症感染症や腎後性腎不全などが合併した症例では，緊急処置としてドレナージを目的とした腎瘻造設術や尿管ステント留置（ダブル J カテーテル）を行うことがある．しかし，新たな炎症を起こす可能性や腎盂形成術の成績に対する影響などがあるため，慎重な判断が必要である．

② 開放手術

腎盂形成術は腎盂尿管移行部を切離しない non-dismembered 法と，切離して再吻合する dismembered 法に分類される．いろいろな術式

が存在するが，dismembered 法である Anderson-Hynes（アンダーソン・ハインズ）法が広く行われている．

(1) 体位

全身麻酔をかけた後，尿道留置カテーテルを留置し，患側を上とした kidney position をとる．腰部に枕を入れ，側腹部の術野が十分に広くとれるようにする．側腹部体位となるため，術中，定期的に除圧を行うなど，健側上肢の神経障害に十分な注意が必要である．また，術中に倒れないように腹部・背部などに砂嚢を当てることで体位が変化してしまうなどの事故を未然に防ぐことも重要である．

(2) 皮膚切開

側腹部切開が一般的である．

(3) 腎盂尿管以降部へのアプローチ

皮下組織，外腹斜筋，内腹斜筋を電気メスで切開または筋鉤で分け，腹横筋を背側で切開した後に後腹膜腔に到達する．腹膜が背側に伸びている可能性があり，腹膜の損傷により腸管の手術創への脱出や腸閉塞などの合併症を来す危険性があるため，十分に注意して腹膜を剝離する．Gerota（ジェロタ）筋膜を切開して腎臓の下極に到達する腎周囲を剝離し腎を体外に脱出させる（図5A）．

(4) 狭窄部の切除と腎盂尿管吻合

腎盂尿管以降部を含む腎盂と尿管を切離する（図5B）．切離する際に尿管を縦切開する対側（尿管内側）に 6-0 モノフィラメント糸で支持糸をかけておく．著しく腎盂が拡張していた場合は腎盂を一部切除し縫縮しておく．

尿管と腎盂とは 5-0 または 6-0 モノフィラメント吸収糸で吻合する（図5C）．吻合の途中で，術後の吻合部狭窄の予防のために 4.7 Fr のダブル J カテーテルを挿入する（図5D）．このダブル J カテーテルはさまざまなサイズのものがあり，かつ患児の体型もさまざまであるため，あらかじめ術前に腹部単純 X 線写真や外科用 X 線撮影装置（C アーム）を用いて準備しておく必要がある．万が一，UVJO が存在した場合はカテーテルの挿入が困難となるため，腎瘻造設術と吻合部を通過し尿管に留置するスプリントチューブを挿入する．

吻合が終了した後に後腹膜腔内に閉鎖式ドレーンを挿入する（図5E）．創部はそれぞれの創で縫合して閉創する．

(5) 術後管理

術後は閉鎖式ドレーンを 2〜3 日後に抜去し，約 1 カ月後にダブル J カテーテルを経尿道的に抜去する．経口栄養摂取開始は患者の状態にもよるが，おおむね翌日から開始する．術後の抗菌薬投与については各施設で異なるが，当科ではダブル J カテーテルを挿入した場合，膀胱から腎盂に向けて逆行性感染を起こす可能性もあるため，予防的抗菌薬投与を行い，カテーテル抜去後に投薬中止している．

③ 腹腔鏡手術

腹腔鏡下腎盂形成術は開放手術と比べて手術時間の延長があるものの，審美性に優れ，疼痛も少ない傾向があるため近年増加傾向にある．手術術式は開放手術にほぼ準じた方法となる．

2 VUR

① 内視鏡的注入療法

内視鏡的注入療法は，逆流消失率は開放手術に比べると劣るものの，その低侵襲性のため VUR の外科的治療の第一選択として推奨されている．わが国では Deflux®が保険適応されており，グレードⅡ〜Ⅳまでの逆流の初回治療として用いられている．

(1) 体位

全身麻酔下で砕石位にて行う．

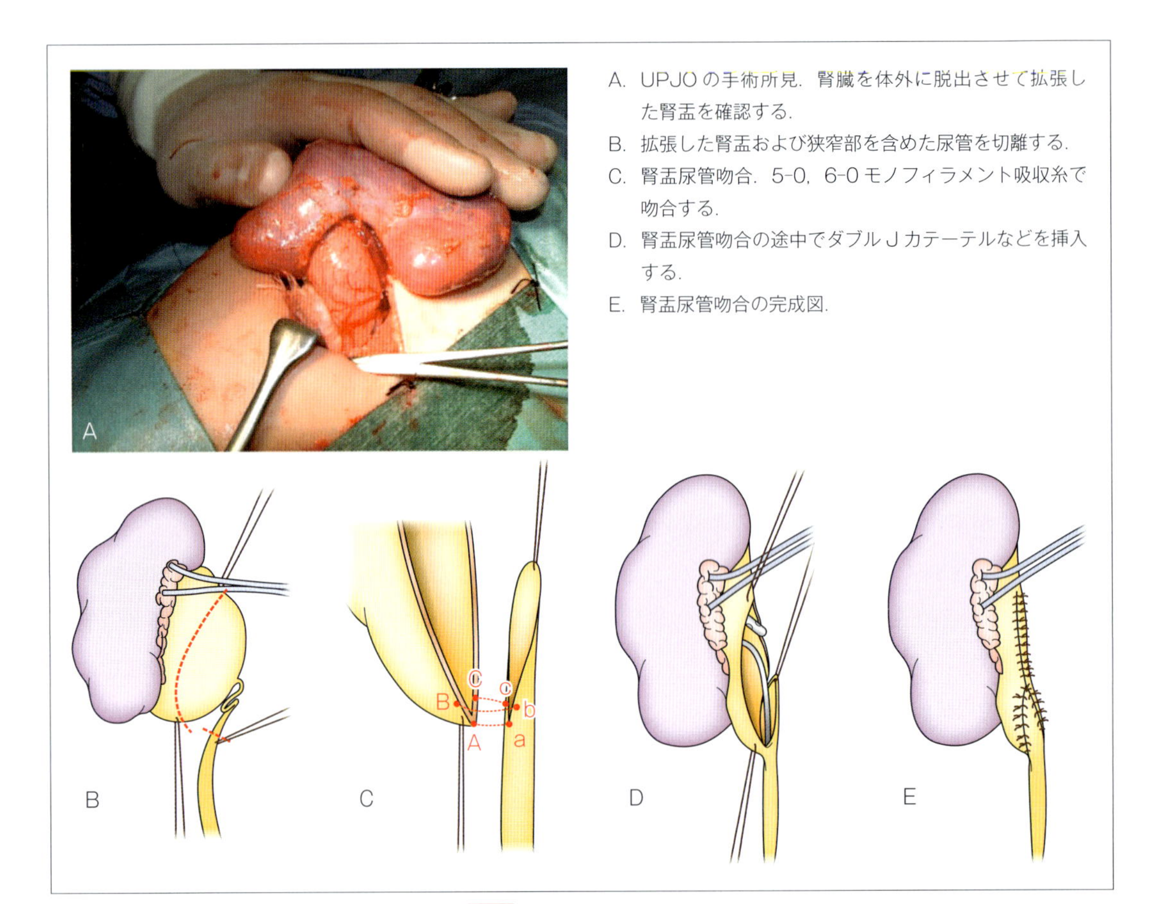

A. UPJO の手術所見．腎臓を体外に脱出させて拡張した腎盂を確認する．
B. 拡張した腎盂および狭窄部を含めた尿管を切離する．
C. 腎盂尿管吻合．5-0，6-0 モノフィラメント吸収糸で吻合する．
D. 腎盂尿管吻合の途中でダブル J カテーテルなどを挿入する．
E. 腎盂尿管吻合の完成図．

図5 UPJO の開放手術

(2) 術 式

8 Fr または 9.5 Fr の膀胱鏡を用いて膀胱内を観察する．膀胱鏡下で穿刺針を膀胱粘膜下に穿刺するため，膀胱鏡はストレートワーキングチャンネルのものを使用したほうがよい（図 6A, B）．尿管口を確認し（図 6C），尿管口の 6 時方向に穿刺針を挿入させ，Deflux®を注入する（図 6D）．尿管口が三日月状のスリットになるまで注入する．穿刺部位から Deflux®が流出してしまうことを予防するため，穿刺針を約 30 秒保持した後に抜去する．近年，膀胱壁内の尿管粘膜下に注入する HIT（hydrodistension implantation technique）法や double HIT 法などが導入され，手術成績の向上が図られている．

(3) 術後管理

内視鏡でのみの手術であるため，開放手術と比べて創部痛は少ない．内視鏡を経尿道的に挿入するため，時に排尿時痛を伴うことがあるが，経口消炎鎮痛薬などでコントロール可能である．経口予防的抗菌薬を継続するか否かについては議論があるが，当科では VUR の消失が確認できるまでは投薬を継続している．VUR の消失の確認は VCUG で行う．手術後約 3 カ月以上経過したところで施行する．万が一，VUR の残存を認めた場合は再度注入療法を行うか，開放手術を行うかを検討する．

② 開放手術

Cohen（コーエン）法，Politano-Leadbetter（ポリタノ・レッドベター）法，Lich-Gregoire（リッチ・グレゴワール）法などさまざまな手術術式が存

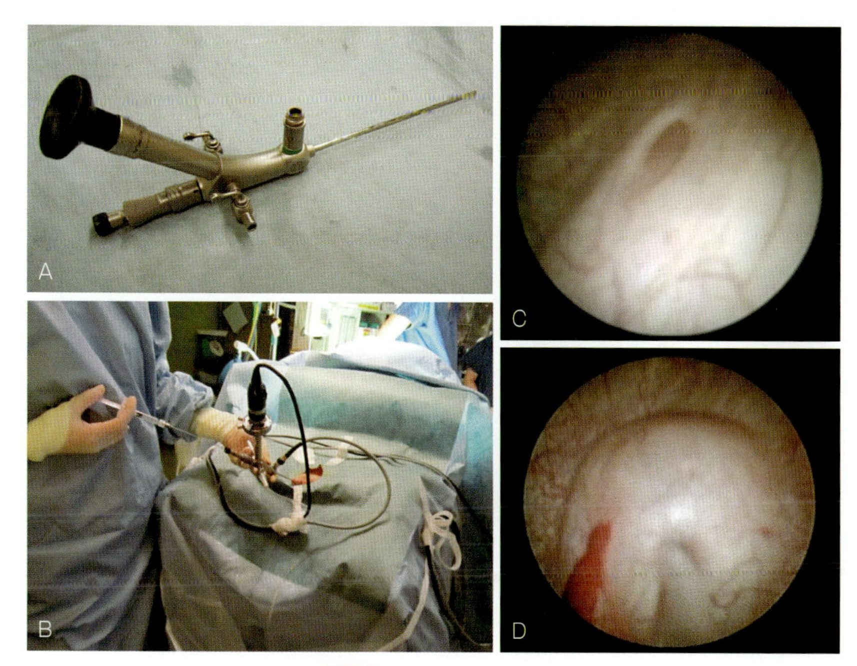

図6 内視鏡的注入療法

A. 膀胱鏡はストレートワーキングチャンネルのものを使用する.
B. 膀胱鏡時，術者は左手で膀胱鏡を保持し，右手で穿刺針をコントロールする.
C. 注入前の尿管口の所見．馬蹄形に拡張している.
D. 尿管口の6時方向に穿刺針を挿入しDeflux®を注入する.

在する．ここでは最もポピュラーなCohen法について記載する.

(1) 体 位　全身麻酔下で仰臥位にて行う.

(2) 皮膚切開　下腹部横切開で行う（図7A）.

(3) 膀胱へのアプローチ

膀胱内に尿がなく虚脱していると腹膜を損傷する可能性があるため，術前の体位をとる前に尿道留置カテーテルを挿入しておき，生理食塩水を膀胱内に50 mL程度入れて，カテーテルをクランプしておく.

(4) 尿管再移植術

膀胱壁を縦切開し，デニスブラウン開創器やwound retractorをかける．尿管口にスプリントチューブを挿入し，5-0モノフィラメント糸を粘膜にかけて固定する．尿管口周囲を全周性に切開し，尿管を十分に剝離する（図7B）．その後尿管径の約5倍程度の粘膜下トンネルを作製する（図7C）．尿管を粘膜下トンネルに通した後に尿管口を形成し，膀胱を閉鎖する（図7D, E）．尿管口にダブルJカテーテルやスプリントカテーテルを留置するかについては各施設や患者の状態により異なるが，スプリントチューブを挿入した場合は体外にチューブが出るため，誤操作が起こらないように固定するなどの注意が必要である.

膀胱内には尿道カテーテルを留置させ，持続的にドレナージができるようにしておく．また，膀胱壁と腹直筋との間に，インフォメーションドレーンとして閉鎖式ドレーンを留置しておく.

(5) 術後管理

尿道留置カテーテルは術後2〜3日で抜去する．尿管に留置したスプリントチューブは術後約1週間で造影を行い，尿管から膀胱内への造

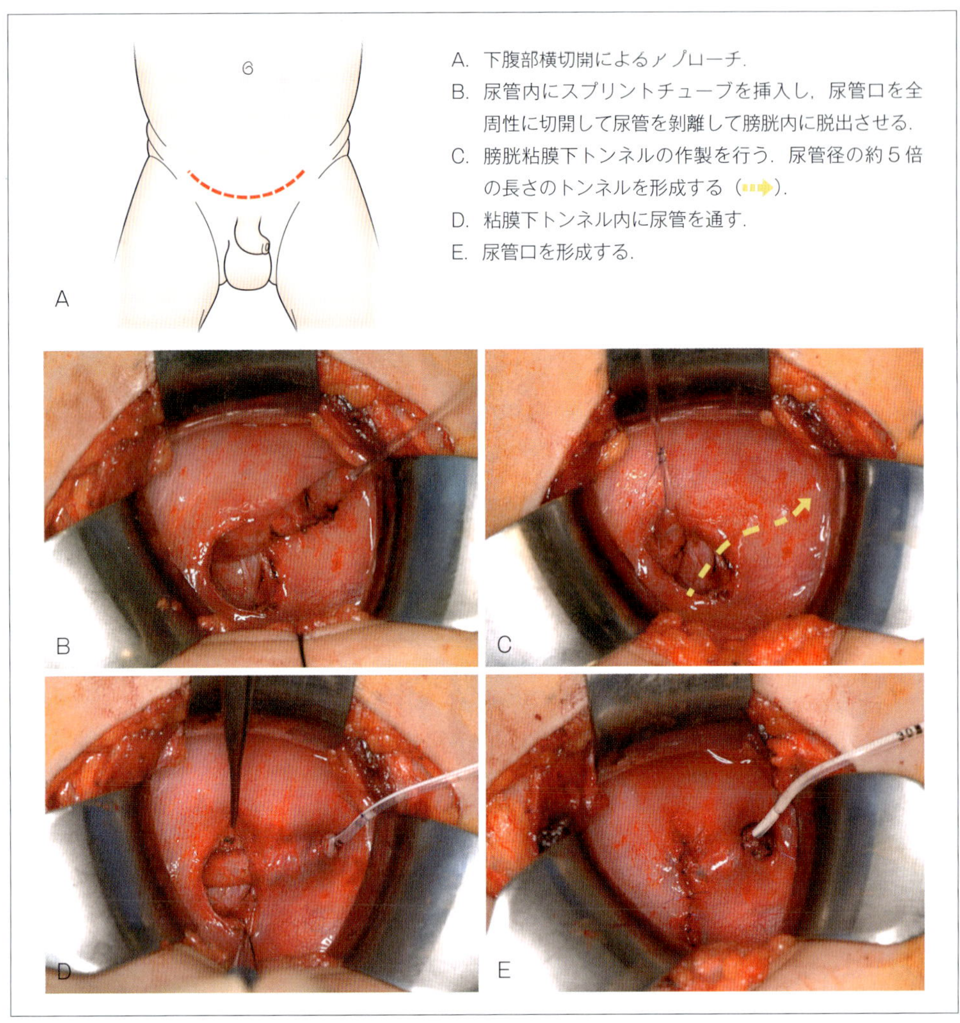

図７ VURの開放手術

影剤の流出が良好であれば抜去する．術後の膀胱は攣縮を起こすため，尿が膀胱内に溜まると激しい痛みを訴えることがある．それを予防するため，抗コリン薬などをあらかじめ投薬しておくと軽減できる．

■ 文献

1）日本小児泌尿科学会学術委員会．小児先天性水腎症（腎盂尿管移行部通過障害）診療手引 2016．日本小児泌尿器科学会雑誌．25（2），2016，76-121．
2）日本小児泌尿科学会学術委員会．小児膀胱尿管逆流（VUR）診療手引き 2016．日本小児泌尿器科学会雑誌．25（2），2016，125 - 69．
3）浦尾正彦ほか．小児水腎症の外科治療 （Anderson-Hynes 法）．小児外科． 35（9），2003，1082-5．
4）浅沼宏ほか．“腎盂形成術”．スタンダード小児外科手術―押さえておきたい手技のポイント．田口智章ほか監修．東京，メジカルビュー社，2013，278-80．
5）木下義晶ほか．“膀胱尿管逆流防止術”．スタンダード小児外科手術―押さえておきたい手技のポイント．田口智章ほか監修．東京，メジカルビュー社，2013，281-5．

42 多嚢胞性異形成腎

西尾英紀／水野健太郎／林祐太郎

病態

腎異形成（renal dysplasia）とは，「腎臓の原基である尿管芽と後腎芽が発生学的に形作られるが，その後の接合や発達が正常に行われない，すなわち後腎の分化異常により腎が正常な構造をもたなくなったもの」をいう[1]．異形成腎は，正常腎実質が確認できない異常な腎形成の総称であり，充実性のものから大小多数の嚢胞（multicystic）を有するものまでさまざまであるが，その中でも嚢胞を主体としたものを多嚢胞性異形成腎（multicystic dysplastic kidney；MCDK：以下，本症）と呼ぶ．

本症は，大小さまざまな嚢胞で構成されている．腹部の大部分を占めるものから小腫瘤のものまでさまざまであり，典型的にはブドウの房様である．大多数は出生前の超音波検査で見つかり，その頻度は4,300出生に1人とされる[2]．基本的に無機能腎であり，大抵は対側腎が正常もしくは代償肥大を呈する．また合併症として，①対側腎尿路の奇形〔膀胱尿管逆流（vesicoureteral reflux；VUR）（MCDK乳児の18～43%）[3,4]，腎盂尿管移行部通過障害（ureteropelvic junction obstruction；UPJO）（MCDK乳児の3～12%）[3,4]，尿管瘤，馬蹄腎など〕，②高血圧[5]，③悪性腫瘍[6]が挙げられる．

原因として，胎生期の尿管芽と後腎の癒合不全，尿路閉塞，遺伝子異常，催奇形因子などが考えられているが，明らかな機序は不明である．

診断

本症は，超音波検査，CT/MRI，核医学検査，膀胱鏡検査，排尿時膀胱尿道造影などを行い，診断する（表1）．

表1 画像検査

検査	所見
超音波検査	・大小さまざまな嚢胞が描出され，嚢胞間には隔壁が存在する ・正常な輝度を有する腎実質は認められない
CT/MRI	・大小さまざまな嚢胞が描出され，嚢胞間には隔壁が存在する ・造影CTでは尿路との交通の有無について確認ができる
核医学検査（^{99m}Tc-DMSA）	・無機能腎を確認する ・対側腎は通常，代償性に核種の摂取量が増大している
膀胱鏡検査	・尿管瘤，異所開口の合併の有無を確認する
排尿時膀胱尿道造影	・膀胱尿管逆流の合併の有無を確認する

治療，予後

本症の大部分は自然退縮傾向を示し，嚢胞は徐々にその数も大きさも小さくなる．米国の大規模な検討 “Multicystic Kidney Registry” によると，本症は5歳までに約50%は退縮し，高血圧，悪性化の合併症のリスクは低いことが判明したため経過観察することが基本的な方針となった[4]．しかし一方で，巨大なMCDKは，その腫瘤によって周辺臓器への圧迫症状（呼吸器症状，腹痛・イレウス，便通異常など）を起こすことがあるため摘除を要する．嚢胞の自然破裂による疼痛，あるいは外傷後の破裂による出血を予防するために手術摘除を選択する場合もある．

他の腎尿路奇形，つまり対側のVURや水腎症が存在する場合は，機能的単腎である対側腎の腎機能を悪化させる可能性があるため，早期の診断および治療が必要である[1]．

腎機能予後は，対側腎に異常がなければ良好とされるが，正確な長期予後は不明であるため，手術摘除を選択しない場合には定期的な経過観察が必要と考える．

症例提示

5カ月，女児，嘔吐を主訴に近医救急外来を受診．腹部超音波検査で右腎を認めなかったため，精査目的で当科紹介となった．CT/MRIで，膀胱の右側，右卵巣の左側に嚢胞様構造物を認めた（図1）．

^{99m}Tc-DMSA腎シンチグラフィーでは左腎の集積を認めず（図2），排尿時膀胱尿道造影では膀胱尿管逆流を認めなかった（図3）．

以上より，本症例は骨盤内に発生したMCDKと診断し，腹腔鏡下右腎摘除術を施行した．

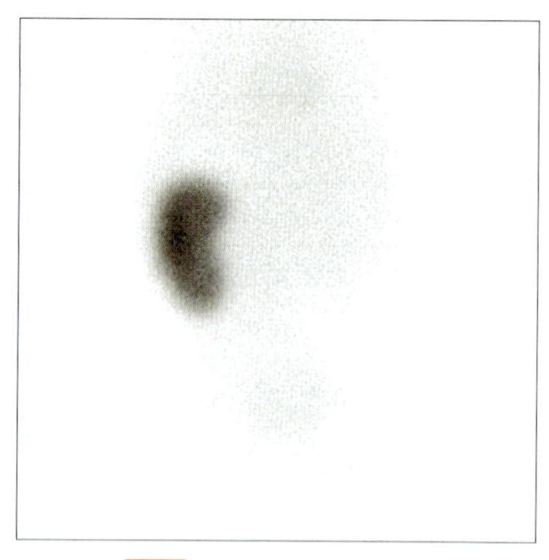

図2 腎シンチグラフィー

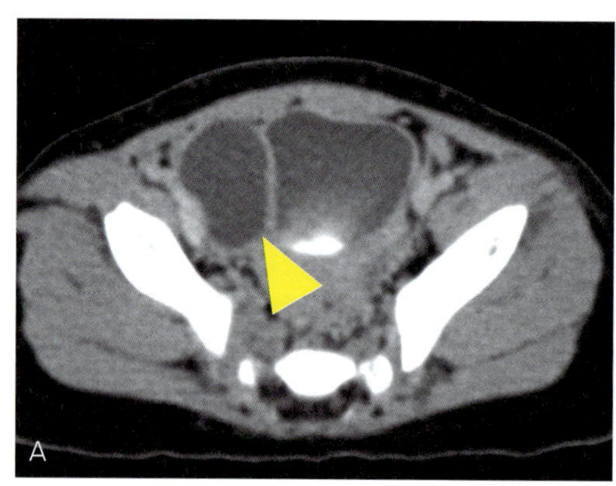

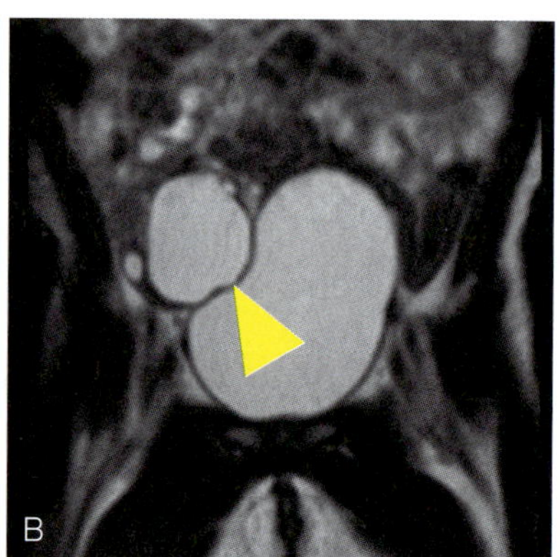

図1 造影CT（横断面，A），MRI（冠状面，B）

1 術中所見

右上半側臥位にて手術開始（図 4），臍上に 12 mm ポート，腹直筋右外縁に 5 mm ポートを作製した（図 5）．

卵巣近傍に嚢胞様構造物を認めたため，その周囲を剥離展開し，右腎動静脈，および右尿管を切断処理した（図 6）．

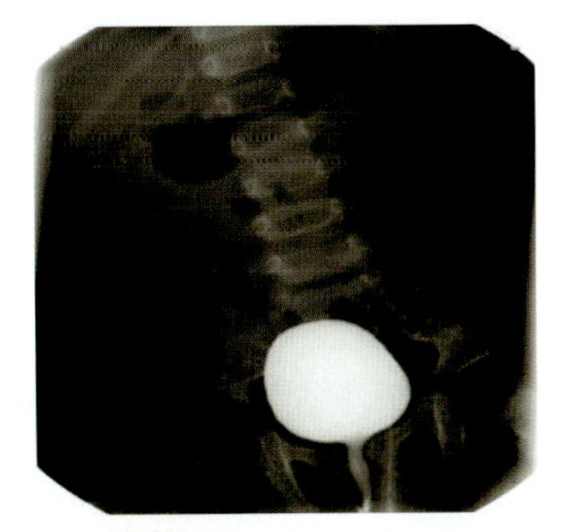

図 3 排尿時膀胱尿道造影

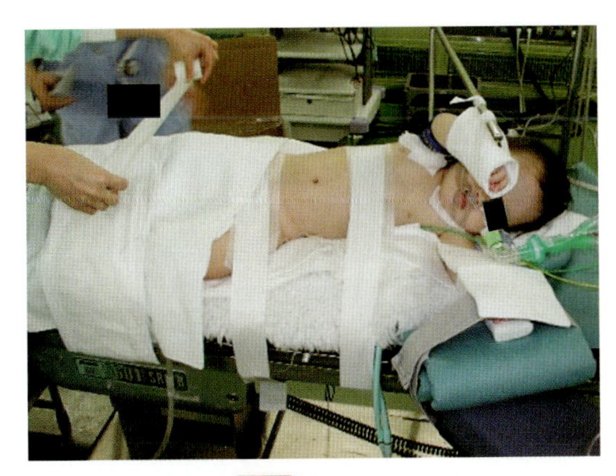

図 4 術中体位

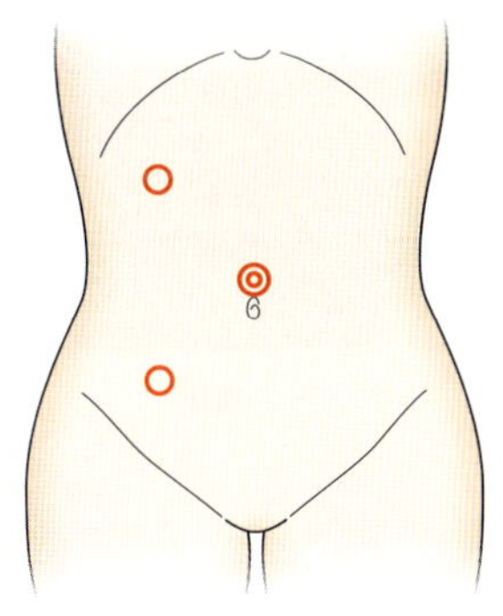

図 5 ポート位置

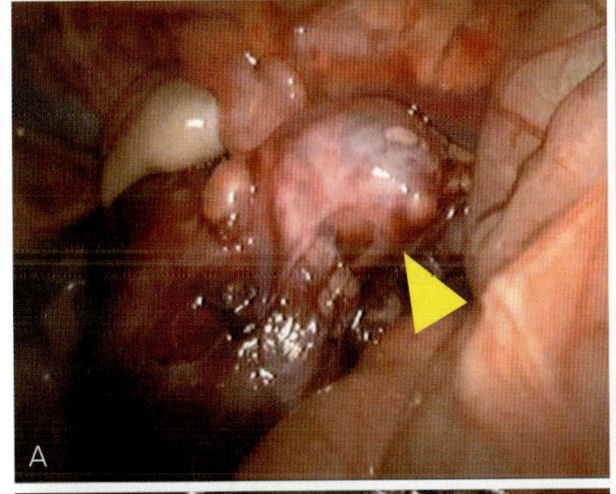

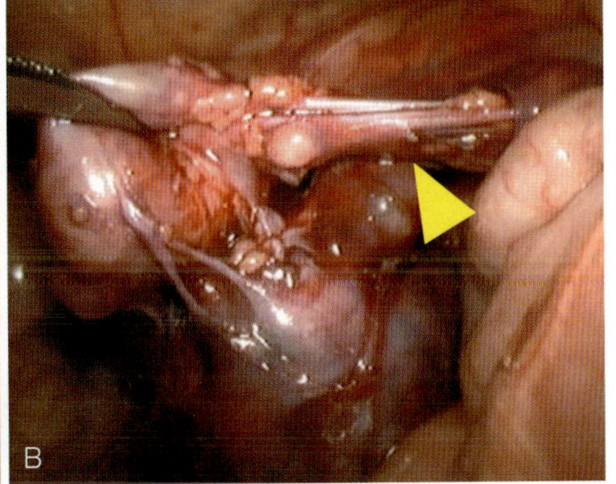

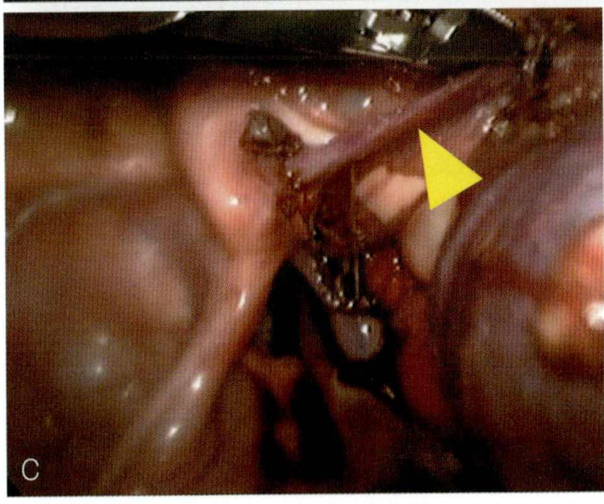

図 6 臍上のカメラポートから骨盤右側を観察

A. 右卵巣近傍の嚢胞様構造物

B. 右腎動静脈

C. 右尿管

パウチに収納し，カメラポート創から創外に摘出した（図7，8）．

2 病理診断

正常なネフロンは認められず，不規則な膠原線維の増生と平滑筋線維に取り囲まれた未熟な腺管を認め，MCDK と診断した（図9）．

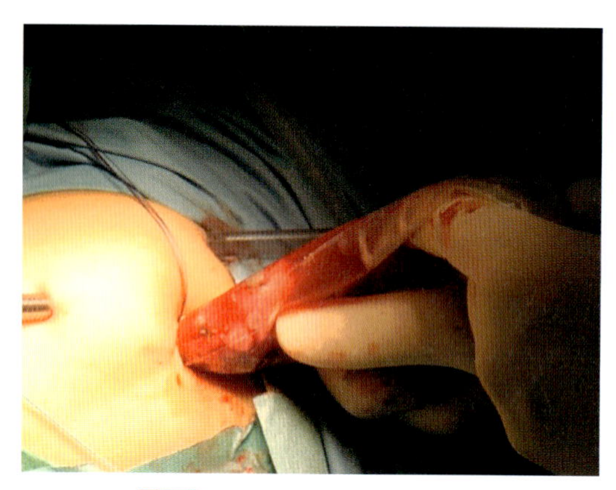

図7 カメラポート創からの摘出

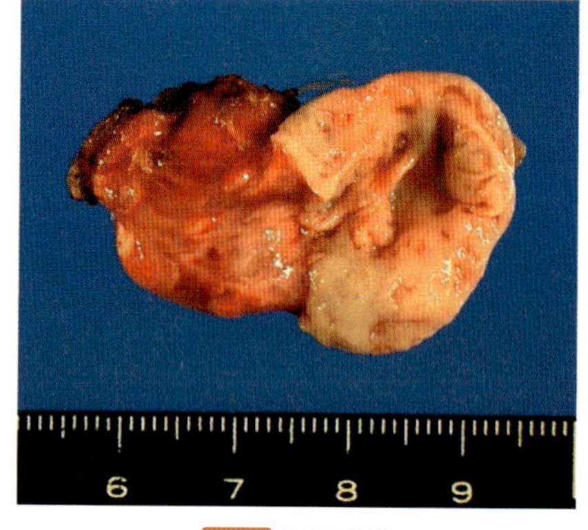

図8 摘除組織

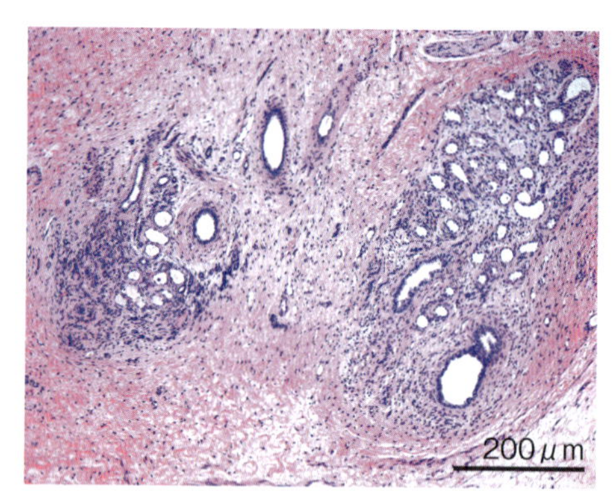

図9 HE 染色

■ 文献

1） 金子一成．多囊胞性異形成腎．腎と透析．54（4），2003，449-53.

2） Kalyoussef, E. et al. Segmental multicystic dysplastic kidney in children. Urology. 68（5），2006，1121. e9-11.

3） Atiyeh, B. et al. Contralateral renal abnormalities in multicystic-dysplastic kidney disease. J Pediatr. 121（1），1992，65-7.

4） Wacksman, J. et al. Report of the Multicystic Kidney Registry: preliminary findings. J Urol. 150（6），1993，1870-2.

5） Seeman, T. et al. Ambulatory blood pressure monitoring in children with unilateral multicystic dysplastic kidney. Eur J Pediatr. 160（2），2001，78-83.

6） Homsy, YL. et al. Wilms tumor and multicystic dysplastic kidney disease. J Urol. 158（6），1997，2256-9.

43 尿道下裂

林　豊／山髙篤行

病態

尿道下裂は陰茎腹側の発育が障害され，外尿道口が本来の亀頭部先端ではなく，それよりも近位の陰茎，陰囊，時に会陰部に開口する先天性尿道形成不全である．

発生頻度は男児 300 人に 1 人ともいわれている．遺伝性はないものの，時に家族内発生を認める．本症の発症にはアンドロゲンの作用不全が関与していると考えられており，下部尿路および生殖器の系統的疾患として捉えるべきである．

本症は外尿道口の位置により，①亀頭部型，②冠状溝部型，③陰茎部型，④陰茎陰囊移行部型，⑤陰囊部型，⑥会陰部型に分類されることが多い（図 1）．また，手術の方法と難易度の観点から，尿道下裂を遠位型と近位型に分ける．索切除後の外尿道口の位置が陰茎中央部より前方（遠位側）にあるものを遠位型尿道下裂，陰茎中央部より後方（近位側）にあるものを近位型尿道下裂と呼ぶ．

陰茎包皮となるべき皮膚は亀頭部に頭巾状にめくれており，陰茎腹側の包皮および皮下組織は欠如している（図 2）．陰茎は索組織により腹側に屈曲することが多く，勃起によって顕著となる．審美的な問題のほか，立位排尿困難，性交困難などの問題を呈する．

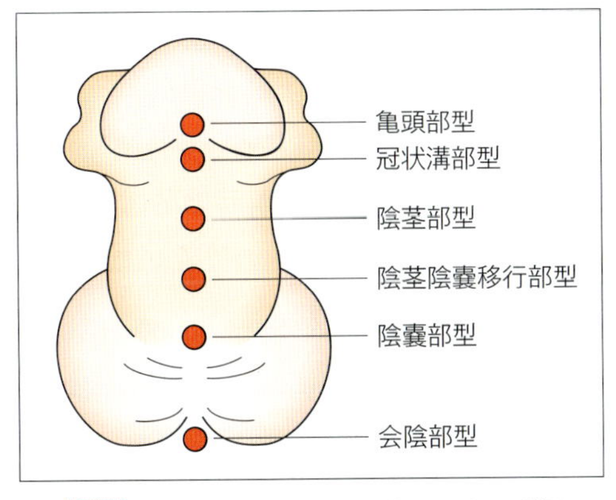

図 1 尿道下裂の外尿道口の位置による分類

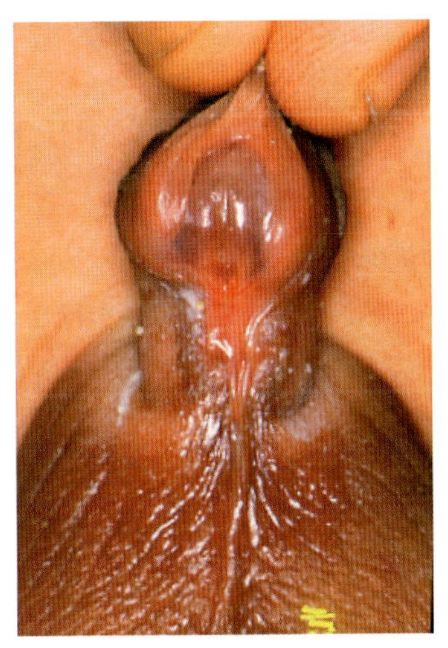

図 2 尿道下裂の外観

陰茎腹側が固く，通常時から下を向いていることが多い．尿道口が亀頭先端部にはない．絶えず亀頭は露出しており陰茎包皮が頭巾のようにめくれている格好になっている．

診断

尿道下裂の診断はペニスの形状などにより可能である．性分化異常との鑑別については視診，触診などにより，外性器の色素沈着や精巣の有無を確認する．また合併奇形の有無については，超音波検査，膀胱造影，MRI，静脈性尿路造影などにより評価を行う．

1 超音波検査（ultrasonography；US）

非侵襲的で簡便な検査である．水腎症などの腎尿路系の合併奇形の有無などを確認する．

2 排尿時膀胱造影検査（voiding cystourethrography；VCUG）

VCUG により膀胱尿管逆流（vesicoureteral reflux；VUR）の有無について診断する．現在 VUR の治療としては内視鏡下注入療法が外科的治療の第一選択となっており，尿道形成後に VUR の治療を行う際，膀胱へアクセスしにくくなることが予想される．そのため，あらかじめ膀胱病変などを把握しておくことは重要である．また，近位型尿道下裂の症例では男性膣などの尿道合併奇形の有無を把握しておくことも術式を考える上で重要である．

3 MRI，MRU（MR 尿路造影）

尿路全体の状態を一画面で把握することが可能であり，超音波検査では検出しにくい器質的診断を確認するためにも有用である．しかしながら，MRI を行う際には薬剤を用いた鎮静が必要となるため，鎮静薬のリスクと画像検索の有効性とを鑑みて実施する必要がある．

4 その他

膀胱鏡検査などを合併奇形の診断目的に行うことがある．

治療

手術のポイントは索組織の切除による陰茎屈曲の是正と亀頭部までの尿道の延長の 2 つである．手術方法は索切除と尿道形成を同時に行う一期的手術と，これらを二度に分けて行う二期的手術とに大別される．一般的に二期的手術のほうが合併症の発生が少なく索の切除も確実に行えるが，最近では一期的手術を行うことが増えてきている．これまでにさまざまな術式が考案され，その数は約 200 といわれており，おのおの一長一短が存在する．また，これらの方法を組み合わせて尿道形成を行う症例もみられる．

1 人工勃起

勃起時の陰茎屈曲の有無を確認するための診断的手技である．陰茎は索組織により腹側に屈曲することが多いとされている．

体位は仰臥位もしくは砕石位で行う．陰茎根部を血管テープ（ベッセルループ®）などにより結紮し，23 または 27 G 翼状針を陰茎亀頭に穿刺する．5～10 mL の生理食塩水を注入することにより人工的に勃起している状態を形成する（図 3）．これにより勃起時陰茎屈曲の有無を確認するとともに，屈曲の位置を確認し，索切除などを行う際の一助とする．

2 索切除

① 体 位

全身麻酔下で砕石位をとって行う．

② 術前準備

術前に 10 万倍希釈したボスミン®生理食塩水を 10 mL のシリンジ内に入れ，27 G 針を付け

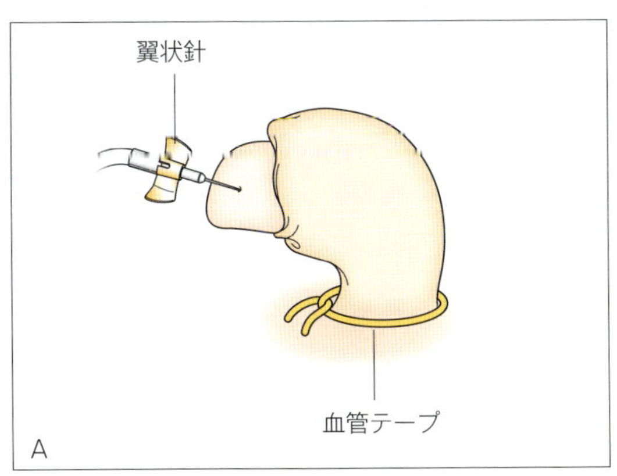

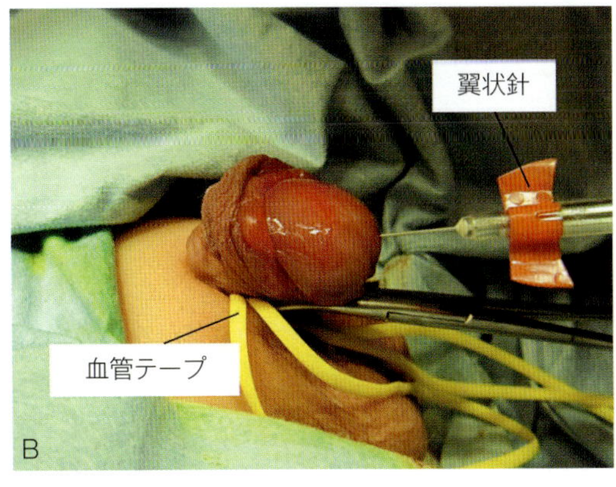

図3 人工勃起所見

A. 血管テープを陰茎根部に巻き付け適度に結紮する．亀頭部に23または27G翼状針を穿刺し，生理食塩水を注入する．
B. 術中所見．陰茎は腹側に屈曲する．

た状態にしておく．皮膚切開予定位置にマーキングをした後，その切開線が浮き上がるくらい注入する．このように注入すると，止血効果だけではなく筋膜（Buck（バック）筋膜）との剝離が容易となる．特に尿道を損傷しないように剝離するとき，尿道から離れて左右に注入すると，自然に皮下の剝離創が浮き上がるので有用である．

③ 手術手順

5-0モノフィラメント非吸収糸で陰茎を牽引し，陰茎根部に至るU字状の皮膚切開を加える（図4A）．十分な血流を保ったまま，陰茎皮膚および尿道板を弁状に剝離する．この際，尿道口に円周性に切開を加え，尿道板と分離させる（図4B）．人工勃起を行い，索が強いことにより屈曲が強いことを確かめた後，深陰茎筋膜に切開を加え，陰茎の腹側への屈曲を解除する（図4C）．

深陰茎筋膜を切開した場合，勃起などにより血液の流出がみられるようになるので，同部位にパッチを当てる．そのため精索から十分な血流を伴った膜（tunica vaginalis flap）を有茎性に剝離する（図4D）．

深陰茎筋膜の切開部に先程採取した膜（tunica vaginalis flap）を6-0モノフィラメント吸収糸で被覆するように縫着する．この際，血液が漏れてしまわないように，ウォータータイトになるように連続縫合で縫合する（図4E）．また，先ほど採取した膜（tunica vaginalis flap）を作製する際に，精巣および精索を体外に脱出させているため，陰囊内に還納し，4-0モノフィラメント吸収糸を2針用いて精巣白膜と肉様膜とを縫合固定する．尿道板を含めU字状に陰茎皮膚を再び陰茎に縫合する．外尿道口は陰茎根部へと移動することとなり，新外尿道口は6-0モノフィラメント吸収糸を用いて形成する（図4F）．

④ 術後管理

術後テガダーム™などを用いてラッピングする．ラッピングは止血目的や術後浮腫予防に行うが，巻き付けが強いと血流障害を来す可能性があるため，出血の確認のみならず，亀頭部の色調には留意する．排尿時に疼痛を訴えた場合は消炎鎮痛薬などを適宜使用する．

索切除後3〜6カ月間経過した後，尿道形成を行う予定とする．

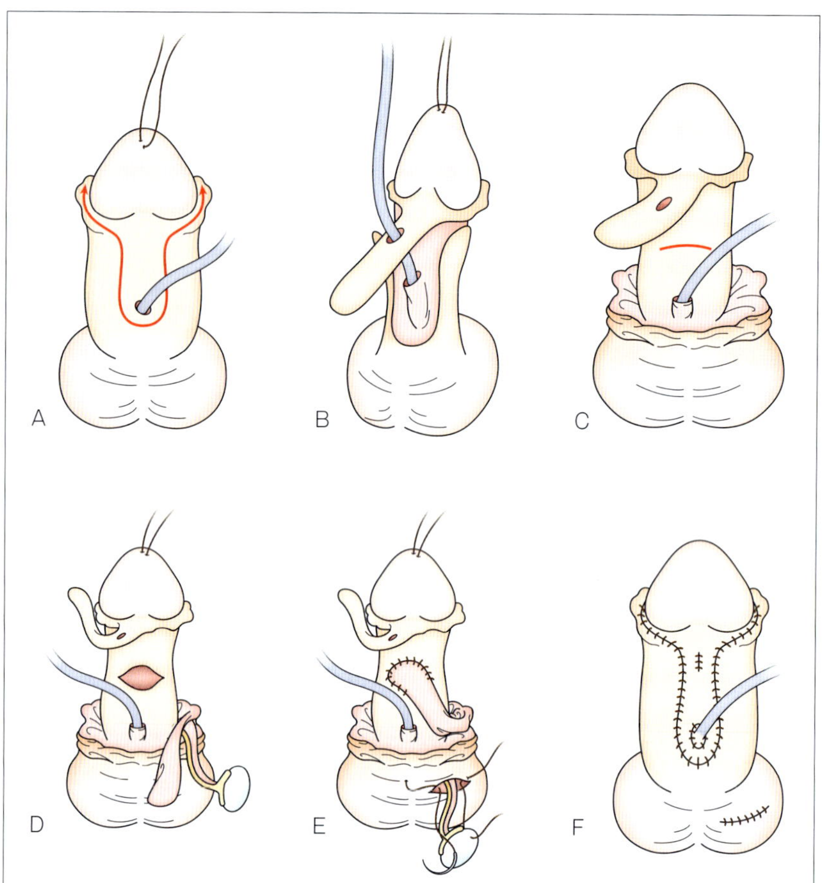

図4 索切除の手術術式

3 dorsal plication

陰茎の屈曲を矯正する方法である．包皮を陰茎根部まで剝離した後に，前述の人工勃起を行い，屈曲の程度が弱い場合に行う．

陰茎背側部で陰茎海綿体に横切開を左右対称に2カ所ずつ行い，おのおのを4-0モノフィラメント非吸収糸にて縫縮する（図5）．

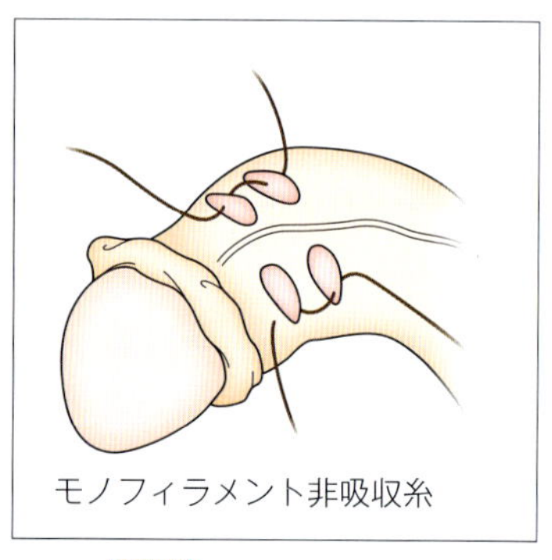

図5 dorsal plication

陰茎背側に横切開を加えモノフィラメント非吸収糸で縫縮する.

4 尿道形成術

尿道形成術についてはさまざまな手術方法が考案されている．ここではSnodgrass（スノッドグラス）法について記載する．

① 体 位

全身麻酔下に砕石位で行う．

② 手術手順

亀頭部に 5-0 モノフィラメント非吸収糸を支持糸として置いた後，皮膚切開を加える．皮膚切開を加える前に，索切除の項目でも記したボスミン®生理食塩水を注入しておく．亀頭部と尿道板の間を十分に剥離してから亀頭部から外尿道口まで正中に尿道板を切開する（図 6A）．

6 または 8 Fr シリコンカテーテルを尿道内に留置し，カテーテルに巻き付けるような要領で 6-0 または 7-0 PDS 結紮縫合にて新尿道を形成する（図 6B）．術後，新尿道からの瘻孔形成を防ぐために，新尿道をさまざまな組織で被覆する方法が試みられているが，当科では外精筋膜を用いて被覆するようにしている．陰嚢底部を切開し，陰嚢より精巣を引き出す．十分な血流を保つよう留意しながら外精筋膜の剥離を進め，剥離した外精筋膜を陰茎根部の切開創から引き出す．剥離した外精筋膜を新尿道に被覆し補強とする．

背側の余剰皮膚を正中で切開し，分かれた左右の皮膚片が腹側に余裕をもって回せるように切開する（Byars' flap）．左右の皮膚片を腹側に回し，5-0 もしくは 6-0 モノフィラメント吸収糸を用いて皮膚縫合する（図 6C）．

③ 術後管理について

術後の合併症の発症は珍しくなく，形成した尿道と皮膚との間に瘻孔形成，尿道および外尿道口狭窄，尿道憩室などが起こり得る．また，術後出血や感染により術後合併症の頻度が増加するため注意する必要がある．

尿道形成後のドレッシングについては，術後の出血，浮腫を予防するために施行している．当科では，テガダーム™を用いてドレッシングしている．このドレッシング材は術後 5 日目に抜去している．尿道留置カテーテルは 5〜7

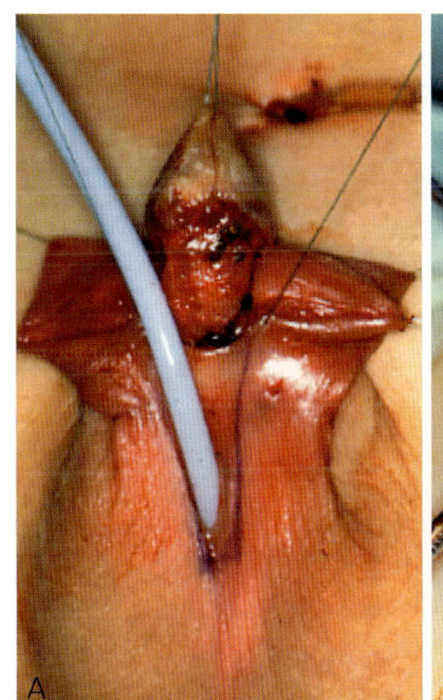

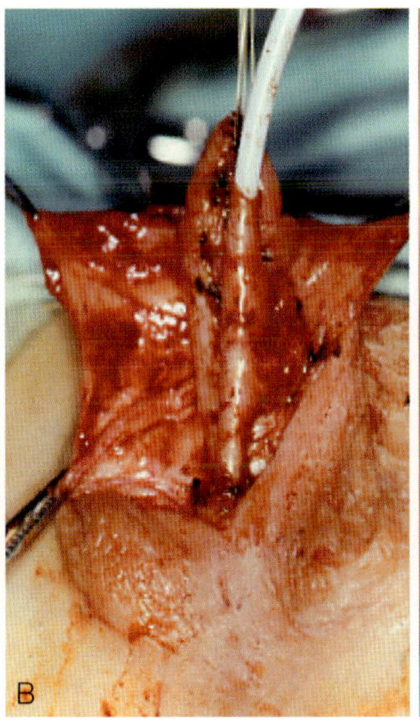

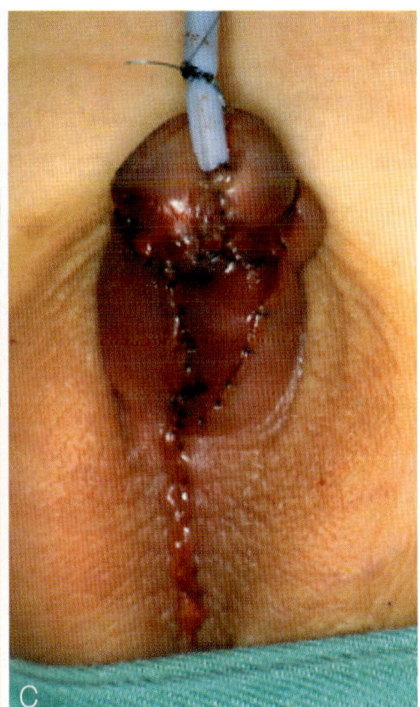

図 6 Snodgrass 法

A. 皮膚切開：U 字および正中に縦切開を加えておく．
B. 尿道形成は，6 または 8 Fr シリコンカテーテルを挿入し巻き付けるように形成する．
C. 陰茎背側の余剰皮膚に正中切開を加え，皮膚片を腹側に回し陰茎形成を行う．

日間留置しているが，近年，長期間尿道留置カテーテルを挿入していることに疑問符を投げかけている報告もみられ，施設によって異なっている．

■ 文献

1）下高原昭廣ほか．陰茎の異常 2 ―尿道下裂―．日本医事新報．4370，2008，49-52.

2）Yamataka，A. et al. Repair of hypospadias with severe chordee using a long, wide, U-shaped flap that preserves ventral penile tissues intact for second-stage urethroplasty. J Pediatr Surg. 43（12），2008，2260-3.

3）Yamataka，A. et al. Pedicled external spermatic fascia flap for urethroplasty in hypospadias and closure of urethrocutaneous fistula. J Pediatr Surg. 33（12），1998，1788-9.

4）林 豊ほか．“尿道形成術”．スタンダード小児外科手術―押さえておきたい手技のポイント．田口智章ほか監修．東京，メジカルビュー社，2013，295 - 7.

44 性分化疾患（先天性副腎過形成）

加藤大貴／水野健太郎／青山幸平／林祐太郎

男女の性別を規定する因子として，①性染色体（X染色体，Y染色体），②性腺（卵巣，精巣），③内性器（子宮・膣上部1/3，前立腺・精嚢），④外性器（陰核・膣前庭・小陰唇・大陰唇，亀頭・陰茎・陰嚢），⑤性ホルモン（女性ホルモン：エストロゲン，男性ホルモン：テストステロン），⑥法律上の性（戸籍登録），⑦心理的要素（脳の性分化，胎児期での男性ホルモンの曝露），の7項目が挙げられ[1,2]，大多数の男性あるいは女性は，これらの項目がすべてどちらかに一致する．性分化疾患（disorders of sex development；DSD）は，「性腺，外性器および内性器の分化が非典型的な状態」と定義され[3]，新生児期に外性器の形態異常として気付かれる場合や，思春期以降に二次性徴の遅れ，無月経などで気付かれる場合がある[1]．またDSDの中には，血清電解質異常〔低ナトリウム（Na）血症，高カリウム（K）血症〕や急性副腎不全など生命に関わる病態を合併することがあり，DSDは経験豊富な施設で扱うべき疾患である[3,4]．

本稿では，DSDの中でも小児病棟で最も多く遭遇する先天性副腎過形成（21-水酸化酵素欠損症）について症例を提示し，治療・手術・周術期の管理について概説する．

病態

先天性副腎過形成の責任遺伝子は常染色体6番短腕に存在し，常染色体劣性遺伝の遺伝形式を示す．約200種類の遺伝子変異タイプがあり，重症度も異なる．新生児に発症するタイプは糖質コルチコイドおよび鉱質コルチコイドの不足により，嘔吐・脱水・下痢・体重増加不良・低Na血症・高K血症など副腎不全症状を呈する[5]．糖質コルチコイドの不足は，下垂体から副腎皮質刺激ホルモン（ACTH）の分泌を促し，副腎は過形成となる．この際，副腎で過剰なテストステロンが合成され，女児では陰核の肥大を来す．陰核肥大が高度の場合，手術を行う．なお，1989年より新生児マススクリーニングが行われるようになり，現在では早期発見・早期治療が可能となり，生命予後は劇的に改善している[6]．副腎ホルモンの一つである糖質コルチコイドは生命維持に必須のホルモンであり，本疾患ではこれが不足するため，生涯にわたり糖質コルチコイドの投与が必要となる．また発熱時，手術時には患者にストレスが加わり，相対的に糖質コルチコイドが不足するため，一時的に増量が必要である．

症 例

在胎 39 週 3 日，3,232 g，他院で出生．出生時，陰核肥大を認め，当院へ搬送され新生児集中治療室（NICU）に入院となった．

・外陰部所見：陰核肥大，色素沈着がみられた．

・血液検査：ACTH 260 pg/mL，テストステロン 10.9 ng/mL，17 α OHP 58.5 ng/mL と高値．Na 131 mmol/L，K 7.8 mmol/L と低 Na 血症，高 K 血症を認めた．

・染色体検査：46，XX．

・MRI：腟・子宮は認めたが，卵巣・精巣ははっきりしなかった．両側副腎腫大を認めた．

臨床所見と各種検査所見から先天性副腎過形成と診断し，糖質コルチコイドと鉱質コルチコイド，塩化ナトリウムの内服を開始した．外陰部形成手術の目的で生後 20 日に当科に紹介初診となった．

1 治療：手術

1 歳 3 カ月時，膀胱鏡・腟鏡および女児外陰形成術を施行した．陰核は肥大し，尿道口と腟口は分離しておらず，泌尿生殖洞を形成していた（図 1）．

女児外陰部形成手術：最初に尿道と腟の合流部を確認するために内視鏡検査を行い（図 2），膀胱内と腟内にそれぞれガイドワイヤーを用いてバルーンカテーテルを留置した．続いて陰核形成術（陰核を適正な大きさ，位置にして再吻合）（図 3），陰唇形成術（陰核包皮を小陰唇に見立てるように形成），腟形成術（尿生殖洞を腟と尿道の合流部に向かって剝離して腟口を外表まで移動させる）を施行した（図 4）．

術後 30 日目の外陰部を図 5 に示す．

2 周術期の注意点

先天性副腎過形成の患児は普段から糖質コルチコイドを内服している．手術や麻酔は，患児にとって大きな侵襲となり，相対的に糖質コルチコイドが不足する．それを補うためにステロイドカバー（周術期，糖質コルチコイド投与を通常量以上に補填する）が必要である．本症例では，ステイロイドカバーを小児科内分泌グループに依頼し，術直前にはボーラス投与，手術日〜術後 3 日目までは糖質コルチコイドを 24 時間持続点滴投与を行い，副腎不全に陥らないように注意した（表 1）．

3 予 後

本疾患は生涯にわたる過不足のない糖質コルチコイドの補充が肝要であり，術後も定期的なモニタリングと補充量の調整が必要である．糖

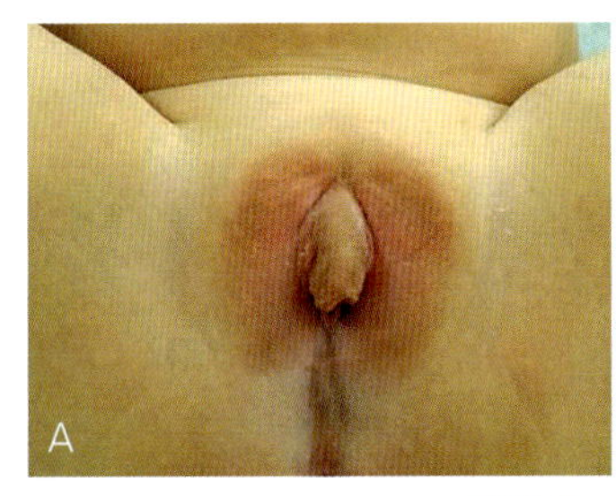

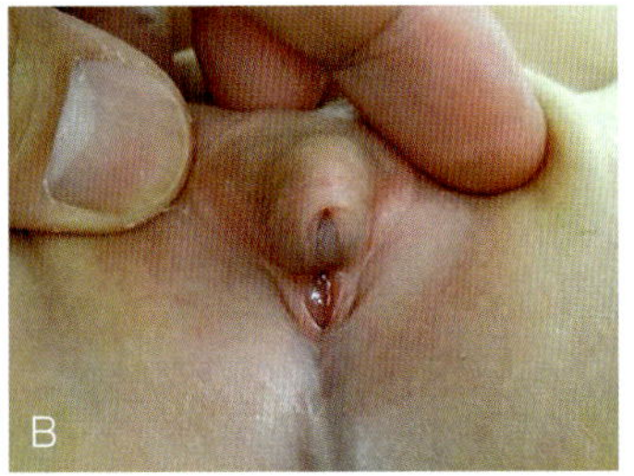

図 1 外陰部所見

A. 陰核は肥大している．
B. 外表からは 1 孔であった．

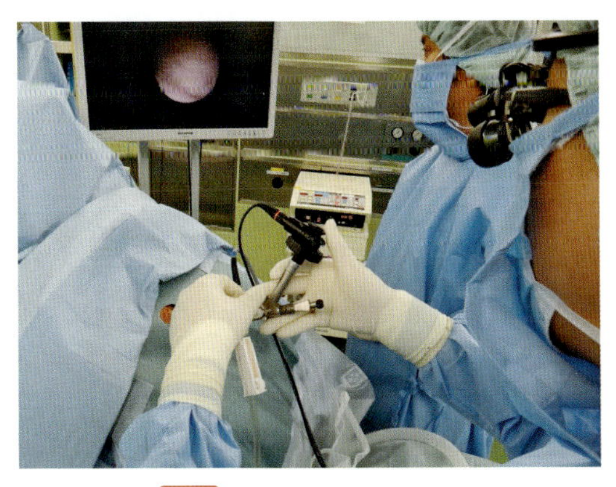

図2 内視鏡での観察の様子

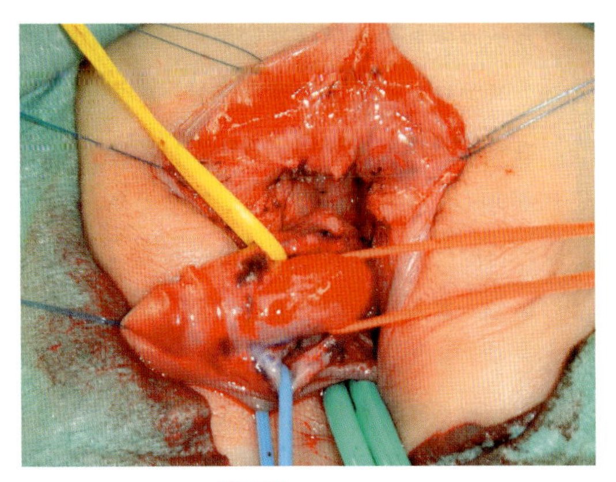

図3 陰核形成術

神経血管束（黄色）と尿道板様組織（青色）を陰核海綿体（赤色）から遊離し，この後陰核海綿体（赤色）を切断した．

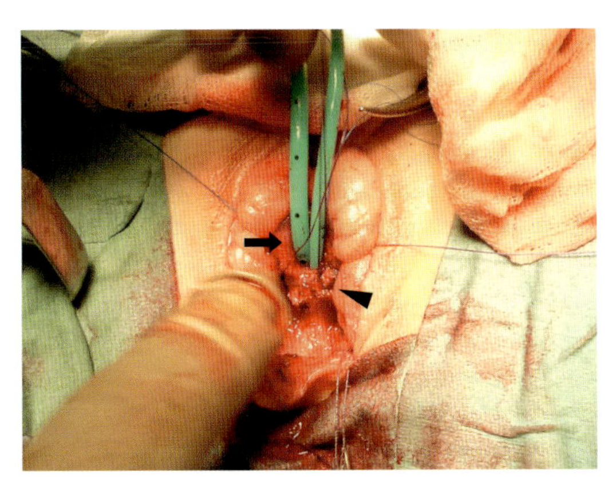

図4 術中所見

外尿道口（➡），腟口（►）．

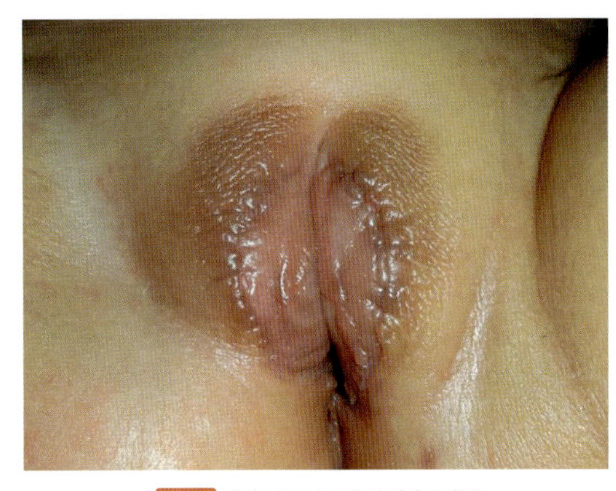

図5 術後 30 日目外陰部所見

女の子らしい外陰部となった．

表1 本症例での周術期管理

	ステロイドカバー	食事	安静度	処置，他
入院時	コートリル®通常量（15 mg/m²/ 日，分 3）	常食	制限なし	フロリネフ®内服
術前	ソル・コーテフ® 100 mg/m²， ボーラス静脈投与	―	―	グリセリン浣腸 体重(kg) × 2 mL
術中	ソル・コーテフ® 100 mg/m²/ 日，24 時間持続点滴投与	―	―	
術後	ソル・コーテフ® 100 mg/m²/ 日，24 時間持続点滴投与	―	ベッド上	
術後 1 日目	ソル・コーテフ® 100 mg/m²/ 日，24 時間持続点滴投与	常食	制限なし	フロリネフ®内服再開
術後 2 日目	ソル・コーテフ® 60 mg/m²/ 日，24 時間持続点滴投与	常食	制限なし	
術後 3 日目	ソル・コーテフ® 30 mg/m²/ 日，24 時間持続点滴投与	常食	制限なし	
術後 4 日目以降	コートリル®通常量（15 mg/m²/ 日，分 3）	常食	制限なし	
術後 8 日目		―	―	尿道・腟カテーテル抜去

質コルチコイドの不足は副腎不全や副腎由来のテストステロンによる思春期早発症の原因になり，過剰は肥満，糖尿病，骨粗鬆症につながる恐れがある[6]．一方，本疾患に対する外科的な治療の目標は，①排尿機能，②性機能，③外観について，本人・両親ともに満足のいく状況にすることである．術後，腟狭窄が起こる場合があり，初潮を迎える時期は注意が必要である．月経血の排泄路を確保するため，腟の狭窄部位の拡張をする処置や手術を要する場合がある．

以上，性分化疾患のうち先天性副腎過形成について概説した．外性器異常を来す性分化疾患は先天性副腎過形成以外にも非常に多岐にわたり，病態や外陰部の所見も患児によって異なる．個々の患児に合わせた術前・術後のケアが望まれる．

■ 文献

1) 林祐太郎．DSD（性分化異常症）の診断．小児泌尿器科：性分化異常の診断と治療．日本泌尿器科学会2009年卒後教育テキスト．14（1），2009，41-57.
2) 林祐太郎ほか．先天性および小児泌尿器科疾患　尿道下裂―外性器が男児か女児かわからない新生児です．臨床泌尿器科．69(4)，2015，326-31.
3) 日本小児内分泌学会性分化委員会．性分化疾患対応の手引き（小児期）.
4) 日本小児内分泌学会　性分化・副腎疾患委員会．Webtext：性分化疾患の診断と治療．2016.
5) 丸山哲史ほか．先天性および小児泌尿器科　先天性副腎過形成．臨床泌尿器科．70(4)，2016，101-3.
6) 天野直子ほか．小児慢性疾患の成人期移行の現状と問題点　副腎皮質機能低下（21水酸化酵素欠損症について）．小児科臨床．69（4），2016，639-42.
7) 林祐太郎ほか．女性化外陰部形成術．泌尿器外科．18(9)，2005，1071-77.

45 頭部外傷

小林 匡／川崎達也

頭部外傷は小児外傷患者で最も多く，特に重症頭部外傷は小児外傷死の原因の大半を占める．また，乳幼児の頭部外傷は虐待による割合が高いため，地域や警察との連携が欠かせず，問題は医学的側面のみならず社会的側面にまで及ぶ．

現在，小児頭部外傷に関する診療指針には，初期診療に関する「外傷初期診療ガイドライン(JATEC™)」[1]，根本治療や専門治療に関する「外傷専門診療ガイドライン（JETEC)」[2]，重症頭部外傷に関する「重症頭部外傷治療・管理のガイドライン」[3] などがある．本稿では，重症頭部外傷を中心に，頭部外傷の評価・治療・管理についてこれらのガイドラインに沿って解説する．

病態

1 一次性脳損傷と二次性脳損傷

一次性脳損傷は外力による直接的な脳損傷のことで，二次性脳損傷は受傷後の低酸素血症や脳虚血などによる間接的な脳損傷を示す．図 1 のように二次性脳損傷の進展にはさまざまな因子が関与し，各段階の治療介入は二次性脳損傷の進展を防ぐ目的で行うが，いずれも一次性脳損傷を軽減することはできない．

2 頭蓋内圧（ICP）の生理

頭蓋内は容積が一定であるため，通常頭蓋内圧（intracranial pressure；ICP）は脳実質（80%），脳脊髄液（10%），血液（10%）のバランスによって一定に保たれている．脳浮腫，水頭症，出血や腫瘍などの占拠性病変が生じると，脳脊髄液と静脈血が代償的に減少し ICP を一定に保とうとするが，限界を超えると ICP は急速に上昇し脳虚血が進行する．ICP 亢進を疑うバイタルサインの変化には，高血圧・徐脈・失調性呼吸（徐呼吸）の 3 つがある（Cushing（クッシング）現象）．このうち 2 つ以上を認める場合に ICP 亢進を疑う．

3 脳血流量（CBF）と脳灌流圧（CPP）

頭部外傷の管理では ICP だけでなく，脳血流量（cerebral blood flow；CBF）の維持も二次性脳損傷の進展を防ぐ上で大切であり，血圧，動脈血酸素分圧，動脈血二酸化炭素分圧の変化が CBF に影響を与える．障害を受けた脳では，高血圧，低酸素血症，換気不全は CBF を増加させ ICP を亢進させるが，低血圧，過換気は CBF を減少させ脳虚血をもたらす．

脳全体の CBF を連続的に測定することはできないため，代わりに脳灌流圧（cerebral perfusion pressure；CPP）を指標にして管理を行う．正常な脳血管では一定範囲内の CPP なら自動調節能により CBF は制御されるが，受傷後は自己調節能が失われ脳虚血を来しやすくなる．CPP は平均動脈血圧（mean arterial pressure；MAP）と ICP の差で求められる．

■脳灌流圧（CPP）=平均動脈血圧（MAP）−頭蓋内圧（ICP）

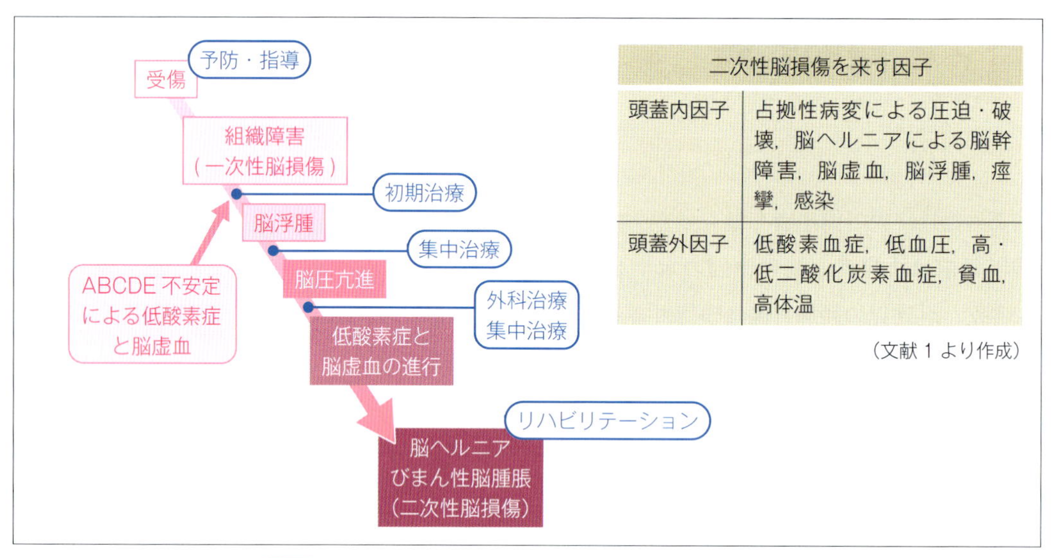

二次性脳損傷を来す因子	
頭蓋内因子	占拠性病変による圧迫・破壊，脳ヘルニアによる脳幹障害，脳虚血，脳浮腫，痙攣，感染
頭蓋外因子	低酸素血症，低血圧，高・低二酸化炭素血症，貧血，高体温

（文献 1 より作成）

図 1 重症頭部外傷の治療戦略と二次性脳損傷を来す因子

診 断

1 総 論

① 循環評価

通常，頭部単独外傷で出血性ショックを来すことは少ないが，乳幼児では脳組織の柔軟性や未完成な縫合により相対的に大量出血となりやすく[4]，帽状腱膜下血腫や急性硬膜外血腫，急性硬膜下血腫が出血性ショックや貧血の原因となり得るため注意深い観察を要する．

② 神経学的評価

小児の神経学的評価で診るべき所見は意識レベル，瞳孔所見，四肢麻痺の有無である．表 1A～C のように意識レベルの評価方法は複数あり，グラスゴー・コーマ・スケール（Glasgow coma scale；GCS）が一般的であるが，煩雑で慣れも必要である．AVPU 小児反応スケールはより簡便な評価方法で，意識障害の程度が多職種間で共有しやすいかもしれない．

「切迫する D」は，GCS が 8 点以下，経過中 2 点以上の GCS 低下，脳ヘルニア徴候（瞳孔不同，片麻痺，Cushing 現象）を呈する意識障害と定義され，切迫脳ヘルニアが疑われる．このような状態では気管挿管による気道確保，画像評価，脳神経外科への相談を急ぐ必要がある．

③ 画像診断

CT は骨折や出血の描出に優れ，中等度以上の頭部外傷に対する画像診断法の第一選択となっている．一方，MRI は脳虚血や脳浮腫，びまん性脳損傷の描出に威力を発揮するが，初期の治療方針に影響することは少なく，緊急で施行する意義は乏しい．どちらも院内搬送や検査中のリスクと所要時間を考慮して実施しなければならないが，特に「切迫する D」を認める重症例では検査前に気管挿管による気道確保を実

表1 小児の意識レベルの評価と頭部外傷の重症度分類

A. 小児の Glasgow coma scale

	5歳以上	5歳未満	最良反応
E 開眼 (Eye opening)	自発的		4
	声掛けで		3
	痛み刺激で		2
	開眼しない		1
V 発語 (Verbal response)	見当識あり	喃語・単語・文章	5
	混乱した会話	普段より低下 不機嫌に啼泣	4
	不適切な発語	痛み刺激で啼泣	3
	理解不能な発声	痛み刺激でうめき声	2
	発声がみられない		1
M 運動機能 (Motor response)	指示に従う	正常な自発運動	6
	刺激部位に手足をもってくる (9カ月以上)	接触からの逃避反応	5
	痛み刺激で逃避反応		4
	痛み刺激で上肢の異常屈曲(除皮質肢位)		3
	痛み刺激で四肢の異常伸展(除脳肢位)		2
	まったく動かさない		1
合計スコア			3~15

(文献1, 5より作成)

B. 乳幼児の Japan coma scale

Ⅲ	刺激しても覚醒しない状態
	300 痛み刺激に反応しない
	200 痛み刺激で少し手足を動かしたり, 顔をしかめる
	100 痛み刺激に対し, 払いのけるような動作をする
Ⅱ	刺激すると覚醒する状態(刺激をやめると眠り込む)
	30 呼び掛けを繰り返すと辛うじて開眼する
	20 呼び掛けると開眼して目を向ける
	10 飲み物を見せると飲もうとする, あるいは乳首を見せれば欲しがって吸う
Ⅰ	刺激しないでも覚醒している状態
	3 母親と視線が合わない
	2 あやしても笑わないが, 視線は合う
	1 あやすと笑が, 不十分で声を出して笑わない
	0 正常

(文献6より作成)

C. AVPU 小児反応スケール

A 意識清明（Alert）	覚醒して，活動的で，親や周囲の刺激に対して適切に反応する 「適切な反応」とは，年齢や状況から予想される応答という観点から評価される
V 声（Voice）	声（呼名，大声での呼び掛け）に反応する
P 痛み（Painful）	爪床をつねるなどの痛み刺激だけに反応する
U 意識なし（Unresponsive）	どのような刺激にも反応しない

（文献 7 より作成）

D. 頭部外傷の重症度分類

重症度	GCS スコア
軽症	14 ～ 15
中等症	9 ～ 13
重症	3 ～ 8

施することが必須である．

④ 重症度分類

臨床所見と CT 所見から分類した頭部外傷分類（日本外傷学会，日本脳神経外傷学会）や，CT 所見によるびまん性脳損傷の分類（TCDB 分類，Marshall（マーシャル）分類）などがあるが，外傷初期には GCS を用いた重症度分類が用いられる（表 1D）．

2 各論

① 頭蓋骨骨折（図 2A，B）

頭蓋表面を形成する頭蓋冠と底部を形成する頭蓋底の骨折がある．頭蓋冠骨折では陥没骨折による脳実質や静脈洞の圧迫が問題となり，頭蓋底骨折では頭蓋内外へ走行する血管や脳神経の損傷が問題となる．緊急手術の対象は陥没骨折と開放性骨折で，成人では 1 cm 以上の陥没や陥没による静脈洞圧迫に起因した静脈還流障害，髄液漏や高度汚染を認める開放性骨折などで考慮する．

② 局在性脳損傷

(1) 急性硬膜外血腫（図 2C）

硬膜は頭蓋内の最外層にある硬く厚い膜で，表面を中硬膜動脈が走行する．硬膜外血腫は，頭蓋骨骨折に伴う硬膜表面の動脈破綻，骨折断面からの出血，静脈洞からの出血により生じる．受傷直後は意識清明であっても，血腫による圧迫やショックの進行により意識障害や麻痺が急速に増悪する可能性がある．緊急手術は，血腫の厚さが 1～2 cm 以上，切迫脳ヘルニア所見の出現が成人での適応である．

(2) 急性硬膜下血腫（図 2D，E）

脳表面から矢状静脈洞に向けて走行する架橋静脈から出血する場合と，脳挫傷に伴って脳表の血管や脳実質から出血する場合とがある．後者のほうが頻度は高いが，一次性脳損傷としてより重症なことが多いため，神経学的予後への影響が憂慮される．さらに，二次性脳損傷による脳浮腫を強く伴うこともあり，神経学的所見（意識障害，瞳孔所見など）の増悪に注意する．成人では血腫の厚さが 1 cm 以上，意識障害を合併した 5 mm 以上の正中偏位（midline shift）などを認める場合に手術適応となる．

乳幼児では，頭部の強い揺さぶりにより架橋静脈が破綻して急性硬膜下血腫を来すことがある．受傷時第三者による目撃がなく受傷機転もはっきりしない場合には，乳幼児揺さぶられ症候群（shaken baby syndrome；SBS）などの身体虐待を疑う必要がある．

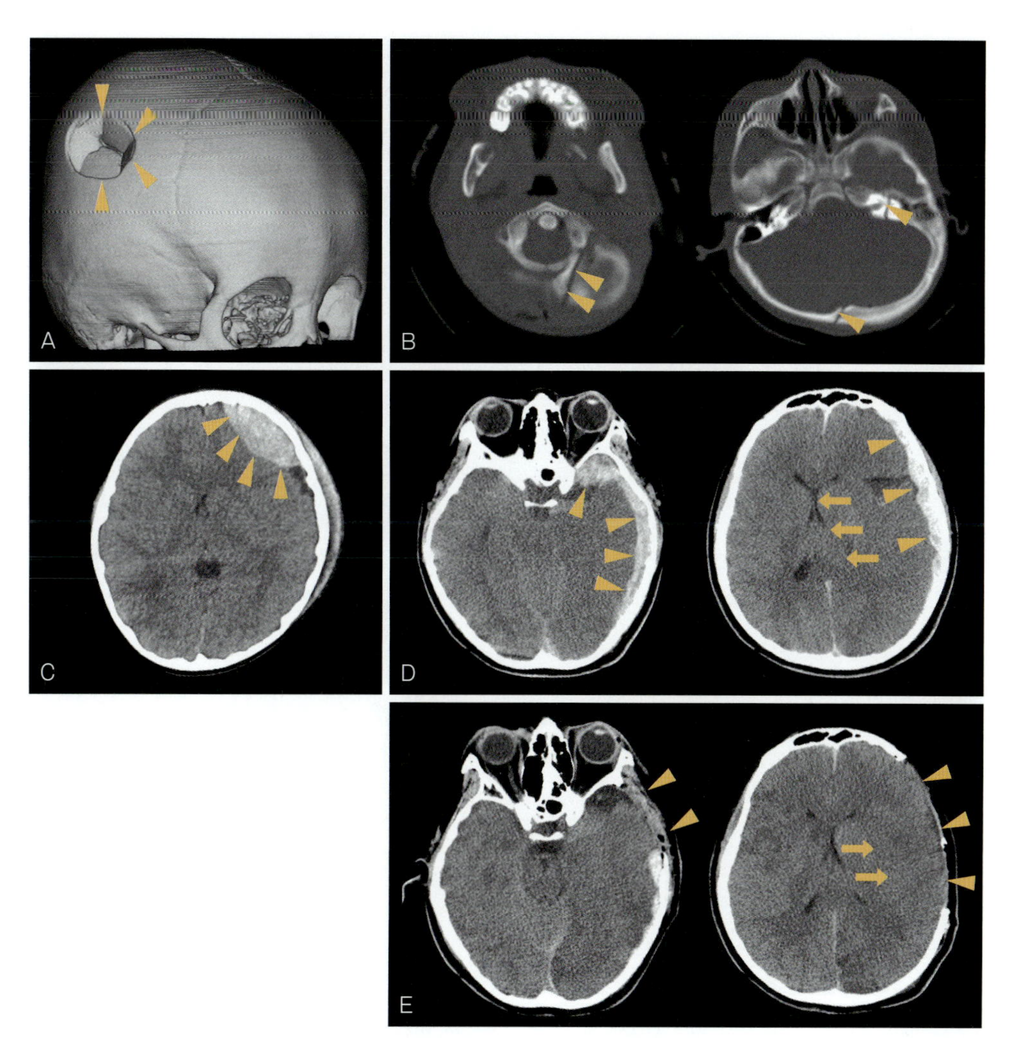

図2 頭部外傷のCT・MRI所見

A. 頭蓋冠陥没骨折．右頭頂骨の陥没骨折（▲）．

B. 頭蓋底骨折．後頭蓋窩から中頭蓋窩にかけての頭蓋底線状骨折（▲）．臨床的にはびまん性軸索損傷などの頭蓋内損傷に加え左髄液耳漏・左難聴（内耳損傷）を認めた．

C. 急性硬膜外血腫．頭蓋骨に沿ってレンズ状の血腫（▲）を形成するのが特徴．

D. 急性硬膜下血腫．頭蓋骨に沿って三日月状に血腫（▲）を形成するのが特徴．直下の脳実質が腫脹し正中偏位を認める（⬅）．

E. 急性硬膜下血腫（減圧開頭術後）．Dの症例の血腫除去＋減圧開頭術後．骨弁を戻さず減圧した（▲）ことで，正中偏位は改善した（➡）．

(3) 脳挫傷・脳内血腫（図2F）

脳実質組織の損傷と微小血管の破綻により生じる一次性脳損傷のため，部位や程度によっては神経学的予後に大きく影響する．脳内血腫は脳挫傷に合併して生じることが多く，意識障害の進行がある場合には昏睡に至る前に外科治療をすべきとの意見が多い．手術適応は，脳内の圧迫所見のある症例のうち神経症状の進行や

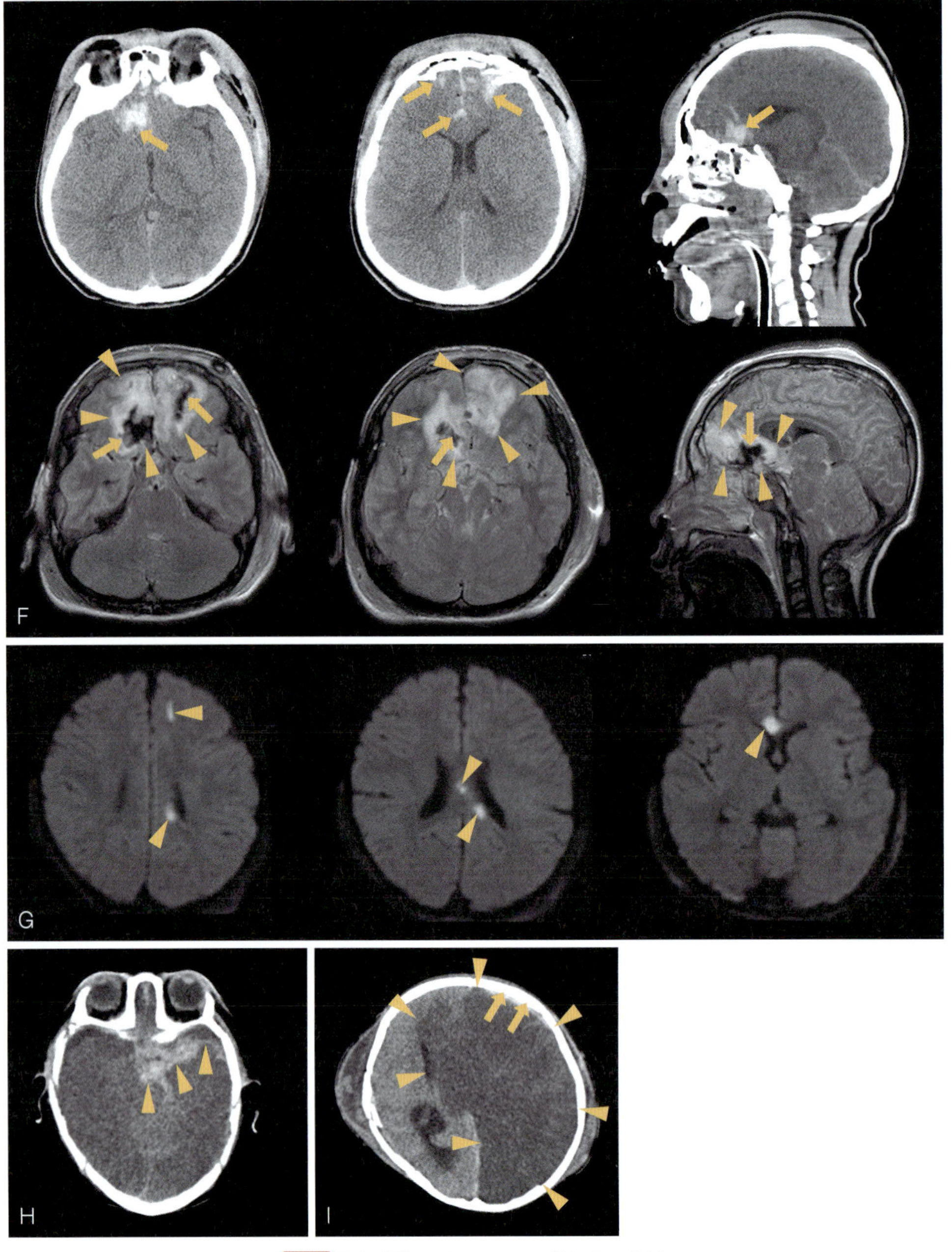

図2 頭部外傷のCT・MRI所見（つづき）

F. 脳挫傷・脳内血腫．CT（上段）・MRI（FLAIR）（下段）における脳挫傷（▲）と脳内血腫（↑）．脳挫傷はCTでは診断が困難な場合もあるが，脳内血腫の存在は脳挫傷の合併を疑わせる．

G. びまん性軸索損傷．MRI（DWI）で深部白質に散在する高信号域（▲）を認めるのが特徴．意識障害が持続するがCTで異常所見がなく，MRIでこのような所見を確認したら診断確定となる．

H. くも膜下出血．脳実質に沿った出血像（▲）を呈する．脳底槽の出血はびまん性脳損傷の合併が多い．

I. びまん性脳腫脹．左大脳半球のびまん性脳腫脹（▲）と硬膜下血腫（↑）を認め，著明な正中偏位を認める．

ICPが制御不能な症例で，開頭血腫除去術が行われる．

③ びまん性脳損傷

(1) びまん性軸索損傷（図2G）

強い外力により広範囲に神経線維が損傷を受けることで生じる．臨床的には受傷直後から意識障害が持続し，MRIで白質の異常所見を確認し診断する．治療は保存的加療が原則となる．

(2) くも膜下出血（図2H）

出血は損傷局所やその対側などに認めることが多く，少量の出血の場合は硬膜下血腫などとの判別が困難な場合もある．治療は保存的加療を基本とする．

(3) びまん性脳腫脹（図2I）

強い外力による一次性脳損傷に低酸素血症や脳虚血などによる二次性脳損傷が加わり，脳全体が腫脹した状態で，成人より小児に多い．基本的には集中治療による全身管理が主たる治療となる．

④ 合併症・続発症

(1) 外傷性髄液漏

受傷後数日以内に発生するが，鼻漏や耳漏の多くは1〜3週間程度での自然改善が期待できるため，頭部挙上，咳や怒責の回避，持続的腰椎ドレナージなどで脳脊髄圧の上昇を抑え保存的に観察することも多い．しかし，再発例，遅発例の自然治癒は少なく，遷延例や大量の髄液漏の場合などと併せて硬膜形成術が必要となる．髄液漏の30%に髄膜炎を合併するが，予防的抗菌薬についての定まった見解はない．

(2) 外傷性てんかん

受傷7日以内に発症する早期とそれ以降に発症する晩期に分類される．痙攣はICPを上昇させるため，それぞれ予防されることが望ましい．重症例では早期てんかんの予防としてフェニトインなどが投与されることがある．これにより早期てんかんの発生頻度は減少するが，早期から晩期への移行や神経学的長期予後を改善する効果は証明されていない[8]．一方，晩期てんかんに対する予防については無効との意見が多く推奨されていない．

治療

1 外科治療

急性期の手術療法の目的は止血と減圧である．アプローチ方法は全身麻酔下での開頭術が選択されることが多い．各損傷に対する成人の手術適応は前述の通りだが，小児では定まった手術適応がないためこれに準じて適応を決定する．一方，びまん性脳損傷に対しては，基本的に保存的な加療を行う．減圧を目的とした手術には，血腫除去術に開頭した骨弁を戻さない減圧開頭術（外減圧術）（図2E）や挫滅脳を吸引する内減圧術を組み合わせる場合があるが，その優劣や選択基準について定まったものはない．頭部外傷は外科治療のみで治療が完結することはなく，外科治療前後の集中治療による全身管理が非常に重要である．

2 集中治療

頭部外傷の治療戦略は，ICPの制御を基本としてCPPを維持し脳代謝を抑制する脳保護療法にある（表2A）．実行可能な治療を速やかに開始することが良好な神経学的予後のためのポイントである．

① 人工呼吸管理

動脈血酸素分圧・動脈血二酸化炭素分圧はCBFに影響を与えるため，重症例では人工呼吸管理により酸素化を維持し低換気・過換気を回避する．

② CPPを意識した循環管理

ICPだけでなくCPPを維持した循環管理も脳虚血を避けるために大切だが，ICPとCPPのどちらを指標とした治療を優先するべきかわかっていない．CPPは年齢層に応じて，40〜65 mmHgを目標値として管理することが提案されている．

③ 高浸透圧療法

高張食塩水は医原性に高ナトリウム（Na）血症を誘導し，脳内の水分移動を促進させることでICPを低下させる．ICPを15〜20 mmHg未満で維持するために高張食塩水を持続投与する．治療開始後は高クロール（Cl）性代謝性アシドーシスが必発で，アシドーシスの進行や血清Na 160 mEq/L以上を認める場合は治療の軽減または中止を検討する．

マンニトールのような浸透圧利尿薬は表2A②のような作用でICPを低下させるが，CPPの低下も来しかねない．そのため，最近では高張食塩水による治療を優先しICPが制御できないときにマンニトールを使用する施設もある．

④ 頭部挙上・正中位保持

30°までの頭部挙上はCBFを保ちつつICPを下げる効果がある．しかし，頭部が屈曲すると気道閉塞や静脈還流障害でICPをかえって上昇させてしまうため，頭部正中位を保持するように心掛ける．正中位保持が困難な場合や循環が不安定な場合は可能な範囲での挙上にとどめる．

⑤ 適切な鎮静・鎮痛管理

鎮静は脳代謝を抑制することで，鎮痛は気管吸引時や痛みなどによる血圧上昇を防ぐことでICPの上昇を抑制する．鎮静深度はリッチモンド興奮鎮静スケール（Richmond agitation-sedation scale；RASS）などを参考に調整するが，現時点で適正な目標鎮静深度に関して定まった見解はなく，予後との関連も不明である．なお，プロポフォールの持続投与は，手術室での全身麻酔以外，小児では禁忌である．

⑥ 体温管理

受傷初期の高体温は不良な長期予後との関連が示されていて，高体温の治療閾値は定まっていないが，重症例では38.0〜38.5℃を超える高体温の回避が推奨されている．

一方で，低体温での管理は二次性脳損傷の進展を抑制する効果があると考えられ，実際にICPの低下効果が報告されているが，予後の改善までは証明されていない．ICP亢進例に対する低体温療法も有効性が確定しておらず，現在は重症例に対して積極的に低体温療法を行うことは推奨されていない．

⑦ ICPモニタリング

ICP亢進は予後不良と強い関連があることが示されているが，治療を要するICPの閾値は確定しておらず，ICPモニタリングによる管理で予後が改善するという明確なエビデンスもない．ICPモニタリングの小児適応基準は成人を参考に決定されている（表2B）．

成人ではICP 20 mmHg以上を病的なICP亢進と定義し，25 mmHg以上では積極的治療が必要とされている．小児では15〜20 mmHgを治療開始の閾値とすることが勧められている．

表2 脳保護を指向した管理

A．脳保護療法バンドル

①重症頭部外傷に対する主な集中治療
1　人工呼吸管理（低酸素血症，高／低二酸化炭素血症の回避）
2　CPP を意識した循環管理
3　高浸透圧療法
4　頭部挙上・正中位保持
5　適切な鎮静・鎮痛管理
6　体温管理（高体温の回避）
7　ICP モニタリング

② ICP 亢進に対する対応
・分泌物による気道閉塞，体位のずれ，覚醒度（鎮静深度），発熱を評価 ・吸引や体位調整，鎮静・鎮痛薬増量，解熱薬などの介入
1　筋弛緩薬による不動化 ・低体温療法時にはシバリングの出現により必要となることもある ・痙攣が判別できなくなるため，持続脳波モニタリングが望まれる
2　浸透圧利尿薬 ・マンニトールは血液の粘度低下効果と浸透圧較差による脳浮腫軽減作用で ICP を低下させる ・1 回の投与で効果の持続は 6 時間まで（脳血液関門が正常な場合） ・血圧が維持されている場合に使用する（CPP 低下を回避する） ・腎不全のリスクのため血漿浸透圧が 320 mOsm/L 以上では使用を控える
3　低体温療法
・各種治療で ICP コントロール困難な重症例に考慮 ・米国の小児重症頭部外傷管理ガイドラインでは 32～33℃の目標体温，受傷 8 時間以内の開始，48 時間の継続，0.5℃/ 時間以下の復温が推奨されている[8)]
4　バルビツレート療法
・脳代謝率抑制により CBF を低下させ ICP を低下させる ・強い呼吸循環抑制作用により CBF を低下させるため，他の治療法で ICP コントロールが難しい場合に持続投与を考慮 ・ICP モニタリングだけでなく循環動態のモニタリングも必須
5　過換気療法
・CBF を低下させ ICP を低下させる ・CBF 低下による脳虚血に注意が必要で，脳血流低下が予想される受傷 48 時間以内は特に予防的な実施は避ける ・各種治療すべてに抵抗性の場合に考慮する治療で，二酸化炭素分圧や頸静脈球酸素飽和度（SjO_2）などをモニタリングし脳虚血状態を観察しながら実施することもある
6　脳室ドレナージ・減圧開頭術
・脳室ドレナージは脳脊髄液を排出することにより脳圧を下げるため，最も早く治療効果が得られるが，狭い脳室に挿入する手技的困難さや穿刺に伴う合併症の点からわが国ではあまり施行されていない ・減圧開頭術は強い ICP 降下効果があるが，有意な神経学的予後の改善効果は照明されておらず，有効性や手術適応については見解が定まっていない

B. ICP モニタリングの適応

GCS 8 点以下の重症例
難治性の ICP 亢進に対して
・バルビツレート療法中
・低体温療法中

⑧ ICP 亢進に対する対応

まずは気道分泌物，体位のずれ，鎮静深度の変化，発熱，痙攣の有無などを評価して介入する．それでも改善がない場合には表 2A ②の通り，治療を順次加えていく．

3 社会的対応

頭部外傷に限られることではないが，小児外傷では第三者の目撃のない家庭内での重大事故の場合，虐待の可能性を常に念頭に置いて診療・ケアに当たることが重要である．そのため，不自然な外表所見や受傷機転から説明ができない外傷については，眼底検査や全身骨 X 線などの追加検査を実施し，小児科や院内の担当チームとともに児童相談所への通告など社会的対応を協議する必要がある．

おわりに

本稿では，小児頭部外傷の病態・診断・治療について解説した．最も重要なポイントは，受傷後進展する二次性脳損傷を最小限に抑えることにある．頭部外傷には確立した根本治療がないため，二次性脳損傷を回避するために適切な初期治療，外科治療および集中治療を行っていくことが大切である．

■ 文献

1) 日本外傷学会ほか監修，日本外傷学会外傷初期診療ガイドライン改訂第 5 版編集委員会編．改訂第 5 版外傷初期診療ガイドライン JATEC．東京，へるす出版，2016，344p.
2) 日本外傷学会監修，日本外傷学会外傷専門診療ガイドライン編集委員会編．外傷専門診療ガイドライン JETEC．東京，へるす出版，2014，32-42．464p.
3) 日本脳神経外科学会ほか監修，重症頭部外傷治療・管理のガイドライン作成委員会編．重症頭部外傷治療・管理のガイドライン．第 3 版．東京，医学書院，2013，284p.
4) 荒木尚．“Ⅱ 小児外傷学各論　1 頭部外傷”．実践 小児外傷初療学―初期対応と緊急処置．益子邦洋編．大阪，永井書店，2008，67-89.
5) Kirkham, FJ. et al. Paediatric coma scales. Dev Med Child Neurol. 50 (4), 2008, 267-74.
6) 坂本吉正．小児神経診断学．東京，金原出版，1978，36.
7) American Heart Association.“パート 2　重病または重症の小児に対する体系的なアプローチ”．PALS プロバイダーマニュアル AHA ガイドライン 2010 準拠．東京，シナジー，2013，7-29.
8) Kochanek, PM. et al. Guidelines for the acute medical management of severe traumatic brain injury in infants, children, and adolescents ; second edition. Pediatr Crit Care Med. 13 (Suppl 1), 2012, S1-S82.

46 胸部外傷

冨田健太朗／川崎達也

病態

胸部には，気管，肺，心臓，大血管など生命維持に直結する重要臓器が多く存在する．これらの損傷は，気道，呼吸，循環のいずれの異常の原因ともなり，かつ致死的となり得る．したがって胸部外傷の初期診療においては，緊急度も重症度も高い致死的外傷を見逃さないことが重要である（表1，図1）．

小児においても，胸部外傷の病態は成人と基本的には変わりない．しかし一方で，小児は成人とは異なる解剖学的・生理学的特徴を有していることも忘れてはならない．したがって，成人と共通した病態を十分に理解した上で，小児の特殊性を知ることが必要である．以下に，胸部外傷に関連した小児の解剖学的・生理学的特徴と，注意すべき点について述べる．

1 頸部

年少児ほど体格に比して頸部が太く短いため，気管偏位や頸静脈怒張の観察が困難である．そのため緊張性気胸に気付かれにくく，介入の遅れにつながる場合がある．

2 肋骨

小児の肋骨は骨化が十分でないため，可塑性が大きい．したがって肋骨に大きな外力が加わっても骨折しないことがあり，骨折した場合でもポッキリとは折れず不完全な骨折〔若木を折ったさまに似ているので「若木骨折」と呼ばれる（図2）〕となることが多い．胸骨も同様に柔軟であり，胸骨骨折の頻度も低い．したがって小児においては，肋骨や胸骨に骨折がなくとも胸部臓器損傷は否定できないことに留意すべ

表1 代表的な致死的胸部外傷と病態

緊張性気胸（図1A）	肺もしくは胸壁の損傷が一方向弁（空気が一方向にしか流れない状態）となり，空気が胸腔内（肺の外側）に溜まり続けることで発症する．胸腔内圧の急激な上昇により，縦隔が反対側（気胸でない側）に圧排され，心臓への静脈還流が阻害され，閉塞性ショックに陥る
開放性気胸	胸壁の破綻により胸腔内と体外が交通した場合，胸腔内の陰圧が失われるため肺が虚脱し，低換気と低酸素が生じる
心タンポナーデ（図1B）	心嚢内に貯留した液体または空気（外傷の場合は多くが血液）によって心臓の拡張が阻害されることにより，心室への静脈還流が制限され，閉塞性ショックを来す
大量血胸	出血性ショックの原因となる血胸を大量血胸と呼び，それ以外の血胸と区別する．胸腔内の血管損傷のほか，心損傷，肺損傷，横隔膜損傷を伴う腹腔内出血などで生じる
フレイルチェスト	2カ所以上の肋骨・肋軟骨骨折が上下2本以上連続して生じた場合，骨折で囲まれた部分（フレイルセグメントと呼ばれる）は胸郭との骨連続性を失う．この部分は吸気時に陥没し，胸腔内の陰圧化を障害し機能的残気量を低下させる．ただし実際には，フレイルチェストそのものではなく，合併する肺挫傷の程度が重症度を左右することが多い

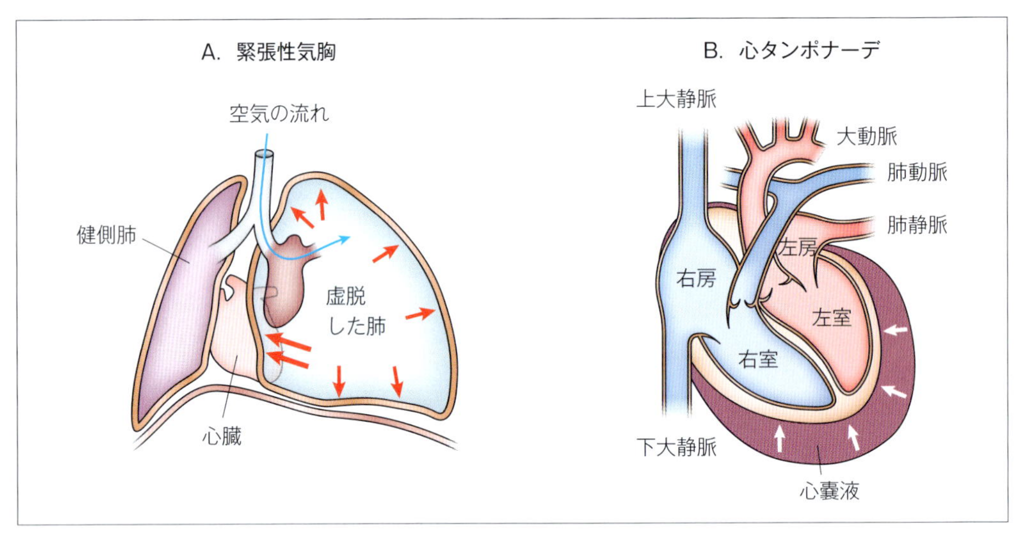

図1 外傷による閉塞性ショック

A. 肺（もしくは胸壁）の損傷が一方弁となり，空気が胸腔内に溜まり続けることで発症する．膨張した胸腔により心臓が強く圧迫され拡張障害を来し，さらに大静脈への圧迫も加わり，静脈還流が阻害されショックに至る．

B. 心嚢内に多量の心嚢液（外傷の場合は通常血液）が貯留することにより心臓の拡張障害を来し，静脈還流低下からショックとなる．

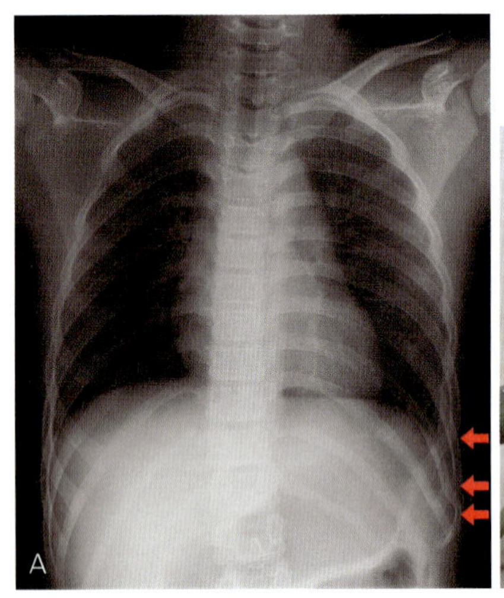

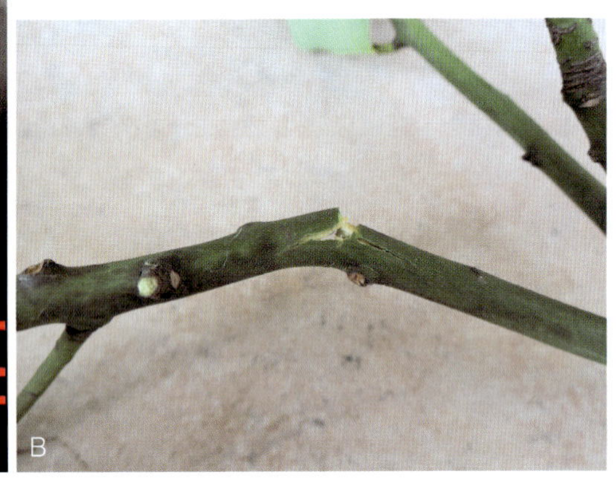

図2 若木骨折

A. 11歳，男児，交通外傷による肋骨骨折（若木骨折）：➡が骨折部．B. 折れた若木．

きである．一方，若木骨折が多いためフレイルチェストはまれである．また，肋骨や胸骨の柔軟さのため胸郭は外力により変形しやすく，重量物による胸部圧迫（“将棋倒し”など）では容易に外傷性窒息に至る．

3 胸部軟部組織

軟部組織（筋肉，脂肪など）が比較的少ないため，胸郭の柔軟さと相まって外力が胸腔内臓器に到達しやすい．

4 縦隔

小児は胸腔に占める縦隔の割合が大きく，縦隔臓器損傷を受けやすい．また縦隔の可動性が大きいため，気胸や血胸で偏位しやすい．したがって成人と比較して緊張性気胸はより低圧で発症し，かつ急速に進行する[1]．一方で大血管や気道の損傷は少ないとされる[2]．

診断と介入

初期診療は，成人と同様にJATEC™（Japan Advanced Trauma Evaluation and Care）[3]などの標準化された手順で進める．まず生命維持のための生理機能評価を念頭に，ABCDEアプローチを行う．これを，外傷初期診療における「primary survey」と呼ぶ．なお胸部外傷においては，前述した致死的胸部外傷（表1，図1）の診断が治療に直結するため，常にこれらを疑い積極的に除外する姿勢が求められる．致死的な病態が疑われる場合には，先に進むことなくその時点で個々の病態に応じた蘇生的介入を行う．

以下に，ABCDEアプローチのうち胸部外傷において特に重要となる評価・介入のポイントと，それぞれの異常を来し得る病態について述べる（図3）．

1 A（Airway：気道）

①評 価

呼吸の状態を「見て」，呼吸の音を「聴いて」，空気の出入りを「感じて」，気道閉塞の有無を判断する．特に，異常な呼吸様式（無呼吸，あえぎ呼吸，陥没呼吸，シーソー呼吸など），吸気性喘鳴に注意が必要である．頸椎保護も，頸椎損傷が否定されるまでは可能な限り行う．

②介 入

Aの異常は最も緊急性の高い異常である．直ちに致死的となり得るため，異常を認めた場合には何よりも優先的に介入する．気道閉塞症状を認めた場合，まずは用手的気道確保を試みる．外傷患者の場合は頸椎保護の必要性から，頭部後屈あご先挙上法ではなく下顎挙上法が選択されることが多い．ただし，気道確保と頸椎保護との両立が困難な場合には，気道確保を優先させる．血液や吐物が気道閉塞の原因と考えられる場合には，ヤンカー吸引管や太径の吸引チューブを用いて口腔内の吸引を行う．用手的気道確保や口腔内吸引を行っても十分な気道が確保されない場合には，直ちに気管挿管などによる確実な気道確保を行う．

③Aの異常があったら，こんな外傷に気を付けよう！

血液や分泌物・吐物による気道閉塞，意識障害に伴う舌根沈下，頸部の血腫による気道の外

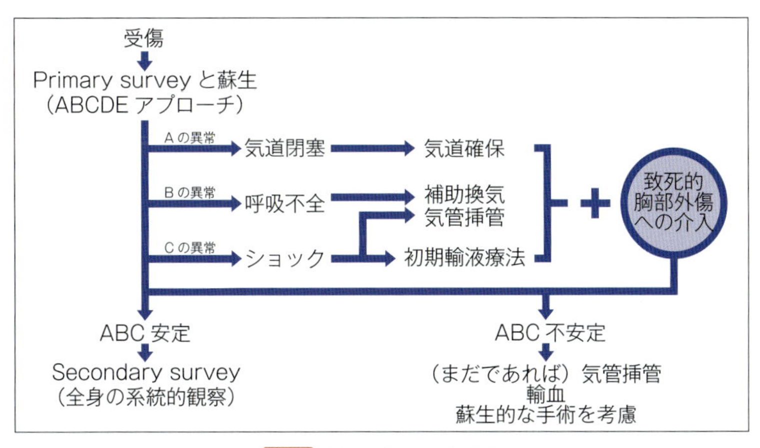

図3 胸部外傷の治療戦略

圧迫などに注意する．これらは胸部外傷による直接的な損傷で起こるものではないが，胸部外傷に合併しやすい病態として注意が必要である．

2 B（Breathing：呼吸）

① 評 価

視診（胸郭の動き，鼻翼呼吸や呻吟，呼吸数），聴診（呼吸音の左右差やラ音），触診（気管の偏位，胸郭の動揺や皮下気腫），打診（鼓音や濁音の評価）を行う．パルスオキシメーターを装着し，SpO_2 を評価する．

小児では気管支呼吸音が大きく聞こえるため，気胸が存在しても呼吸音の左右差を捉えづらいことがある．聴診に際しては，前胸部だけでなく，必ず側胸部の所見も評価する．胸郭の動きや皮下気腫の有無，打診所見なども参考にする．気胸が疑われた場合には，常に緊張性気胸の可能性を念頭に置く．特に年少児では頸静脈怒張や気管偏位がわかりづらいことに留意し，他の所見や循環の評価をもとに見過ごしがないよう努める．

② 介 入

呼吸不全の場合，酸素投与とともに必要に応じて気管挿管の準備を行いつつ補助換気を開始する．なお，人工呼吸（陽圧換気）により気胸が悪化し緊張性気胸に至ることもあるため，気胸を認める症例に対し気管挿管を行う場合は，可能なら挿管前，あるいは挿管後速やかに胸腔ドレーンの留置を行うのが安全である．

③ Bの異常があったら，こんな外傷に気を付けよう！

外傷性気胸（中でも開放性気胸，緊張性気胸は緊急度が高い），大量血胸，フレイルチェスト，肺挫傷に注意する．特に，Cの異常を伴う場合は緊張性気胸を見逃さないこと．

3 C（Circulation：循環）

① 評 価

皮膚所見（蒼白，冷感），CRT（capillary refill time，毛細血管再充満時間），脈の触れ，脈拍数，血圧を評価し，ショックの早期認識に努める．血圧低下はショックの早期認識の指標にはならないことに注意する．血圧低下を来す前の段階で，ショックを認識し介入することが重要である（コラム「ショック≠血圧低下」参照）．FAST（focused assessment with sonography for trauma：心囊，腹腔，胸腔の液体貯留の検索を目的とした迅速簡易超音波検査法）により，心囊や胸腔内の出血を検索する．胸部X線では，大量血胸や多発肋骨骨折（フレイルチェストや肺挫傷の原因になり得る）の有無を確認する．一般に外傷に起因するショックでは，出血性ショックが最も多い原因であるが，胸部外傷においては緊張性気胸や心タンポナーデによる閉塞性ショックの鑑別を要する．

② 介 入

ショックを認識した場合は，まずは出血性ショックを念頭に治療（輸液，輸血）を開始する．緊張性気胸や心タンポナーデなど他の原因の検索も並行して行う．緊張性気胸を疑った場合には，胸部X線を待つことなく速やかに脱気を試みる．

③ Cの異常があったら，こんな外傷に気を付けよう！

大量血胸，緊張性気胸，心タンポナーデに注意する．また，胸部外傷を認めた場合でも，胸部以外に大量出血を引き起こす外傷を合併している場合がある．特に腹腔内臓器損傷による腹腔内出血，骨盤骨折などによる後腹膜出血，頭蓋内出血（特に乳児ではショックに至る場合がある）を見逃してはならない．

COLUMN

ショック≠血圧低下

ショックとは，「末梢組織への有効な血流量の減少により，臓器・組織の生理機能が障害される状態」を指す．ショックが進行すれば血圧低下を来すが，ショックの早期においては血圧低下を伴わない．血圧低下を伴う進行したショックを「低血圧性ショック」，血圧低下を伴わない早期のショックを「代償性ショック」と呼び区別する．「低血圧性ショック」の予後は不良であるため，「代償性ショック」の段階で血圧に頼ることなくショックを認識し介入することが極めて重要である．血圧以外のショックの代表的な所見としては，皮膚所見（蒼白，四肢末梢の冷感），CRT の延長，脈拍の触れが中枢（＝頸動脈や大腿動脈，年少児では頸動脈の触知が難しく上腕動脈で代用する）と末梢（＝橈骨動脈や足背動脈）で差がある（中枢では触れるが末梢では触れにくい），脈拍数の異常（多くの場合は頻脈，進行すれば徐脈），意識障害などが挙げられる．これらを複数組み合わせて総合的に評価するのがポイントである．

4 D(Dysfunction of CNS：中枢神経機能)

① 評 価

意識レベル，瞳孔所見，麻痺の有無を評価する．胸部外傷に頭部外傷を合併する例は多く，かつ頭部外傷の有無と程度は以後の治療戦略にも直結するため，確実に評価する．頭部外傷以外の意識障害の原因としては，ショックが重要である．脳への酸素供給の減少により意識障害を来すことがある．

② 介 入

A・B・C の安定が確認できれば，primary survey の後，頭部 CT を行う（詳しくは「頭部外傷」参照）．

③ D の異常があったら，こんな外傷に気を付けよう！

頭部外傷の合併，出血性ショック（大量血胸など），閉塞性ショック（緊張性気胸，心タンポナーデ）に注意する．

5 E（Exposure & Environmental control：脱衣と体温管理）

原則として全身を露出させ診療を行うが，小児は低体温を来しやすいため同時に保温に努める．体格の小さな年少児ほど，急速輸液や脱衣により短時間で容易に低体温に陥りやすい．部屋を十分に暖めるとともに，ブランケットや加温器を使用する．低体温は外傷の予後を悪化させるため，積極的な保温による低体温の回避は重要である．

以上のように ABCDE アプローチを行い気道・呼吸・循環の安定化が得られれば，次に病歴聴取と，解剖学的評価に主眼を置いた全身（頭からつま先まで）の系統的な検索を行う．これを，外傷初期診療における「secondary survey」と呼ぶ．胸部外傷においては，診察とともに造影 CT などによる画像的検索も重要となる．

治 療

胸部外傷において特に重要な初期治療は，①気管挿管，②胸腔穿刺（脱気），③胸腔ドレナージ，④心嚢穿刺，および輸液・輸血である．これらの治療を，必要な患者に遅滞なく適切に行うことが求められる．小児の胸部外傷の大部分はこれらの初期治療で対応可能であり，急性期に根本治療として手術を要する症例は多くない．持続する血胸，肺損傷や気管・気管支損傷による空気の漏出，食道損傷，横隔膜損傷，大血管損傷などが急性期に手術対象となり得る．また，来院時に生命徴候があり，その後心停止に至った場合などには蘇生的開胸術が行われる場合があるが，小児ではまれである．

以下，①〜④についてポイントを解説する．

1 気管挿管

気道閉塞，呼吸不全，循環不全，重度意識障害を伴う胸部外傷は，ほとんどの場合で気管挿管の適応となる．通常，薬剤を用いたRSI（rapid sequence intubation，迅速気管挿管）を行う．低年齢児の場合は，外傷そのものに対して気管挿管を要しない場合であっても，胸腔ドレナージなどの侵襲的処置が必要な場合には鎮静や鎮痛のために気管挿管を要することが多い．また，挿管困難の場合，成人では外科的気道確保（輪状甲状靭帯穿刺や輪状甲状靭帯切開）が選択されるが，小児では困難な場合が多い．輪状甲状靭帯切開は12歳以下では禁忌とされる．輪状甲状靭帯穿刺は小児でも実施可能だが，特に年少児においては輪状甲状靭帯の同定もままならず手技は困難を極める．挿管困難が予想される場合には，気道緊急を想定した人・物の準備をあらかじめ行っておくことが何より重要である．

2 胸腔穿刺（脱気）

緊張性気胸に対する緊急処置として選択されることがある．18G以上の太い静脈留置針を前胸部の肋間より胸腔内に刺入し，脱気を行う．迅速に実施できるのが最大の利点であるが，一方で静脈留置針は血液やそれ自体の屈曲により容易に閉塞するため，次に述べる胸腔ドレーンの代用にはならない．胸腔穿刺はあくまで一時しのぎの脱気であることを認識し，その後速やかに胸腔ドレナージを行うよう心掛ける．

3 胸腔ドレナージ

大量血胸，緊張性気胸，開放性気胸，陽圧換気を要する気胸などで適応となる．多くの場合は側胸部より経皮的にドレーンを胸腔内に留置し，ドレナージキットに接続する（図4）．手技は通常，帽子，マスク，滅菌ガウン，滅菌グローブ，滅菌ドレープを用いた無菌操作（マキシマルバリアプリコーション，高度無菌遮断予防

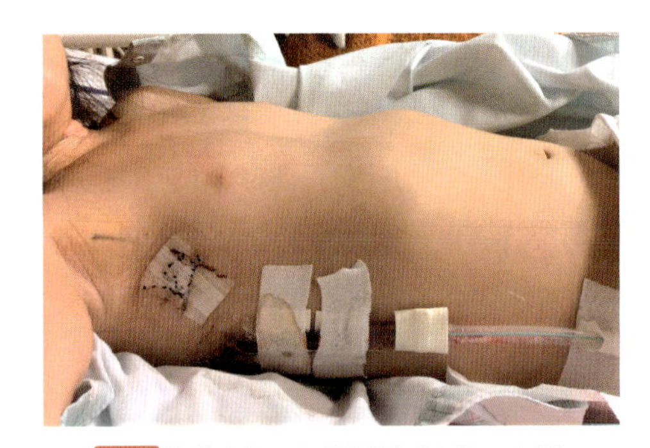

図4 胸腔ドレーン留置例（4歳，女児）

※本症例は外傷ではなく肺手術後の患者であるが，胸腔ドレーンに関しては同様である．

表2 胸腔ドレーンサイズの目安

体重（kg）	胸腔ドレーンのサイズ（Fr）
3~5	10~12
6~9	12~16
10~11	16~20
12~14	20~22
15~18	22~24
19~22	24~28
23~32	28~32
>32	32~40

ここで記載したドレーンサイズは，主に血胸または血気胸に対してのものである．血胸を伴わない気胸に対しては，より小さなサイズを選択してもよい．

（文献2より引用）

策）にて行われる．小児の場合，体格により使用するドレーンサイズが異なる（表2[2]を参照）．

胸腔ドレーンを適切に管理・維持するためには，胸腔ドレーンボトルの仕組みに対する理解が欠かせない（コラム「胸腔ドレーンボトルの仕組み」参照）．基本的な観察ポイントとして，以下を確認する．

- 水封室水面の呼吸性変動はあるか（変動がない場合はドレーン閉塞を疑う）．
- 水封ボトルに水泡はみられるか（水泡は気胸などによるエアリークの存在を意味する）．
- ドレーンボトルは患者の身体より低い位置に設置されているか．
- 患者，ドレーンチューブ，ドレーンボトルそれぞれの接続部は確実に固定されているか（接続が外れると胸腔内に外気を引き込み，肺の虚脱や感染の原因となる）．
- 患者からドレーンボトルまで，すべての経路に屈曲はないか．
- 設定通りの吸引圧がかかっているか．

COLUMN

胸腔ドレーンボトルの仕組み

現在，臨床現場で使用されている胸腔ドレーンボトルは，①水封入式吸引タイプ，②電力式吸引タイプに大別される．排液と空気を分離する「排液ボトル」，胸腔内への空気の逆流を防止する「水封ボトル」は共通の機構であるが，吸引圧を調節する機構が異なる．安全に胸腔ドレーンの管理・維持ができるよう，読者それぞれの施設で採用されているドレーンボトルの仕組みを熟知しておくことが必要である．

①水封入式吸引タイプ（図5A）：3つのボトル（排液ボトル，水封ボトル，吸引圧制御ボトル）が連なる構造であり，三連ボトルシステムと称される．外部の吸引装置で吸引を行い，吸引圧制御ボトルにおける水位の高さで吸引圧を調整する．

②電力式吸引タイプ（図5B）：設定した圧で吸引できる電動吸引装置を，ボトルに接続して使用する．そのため吸引圧制御ボトルが不要である．

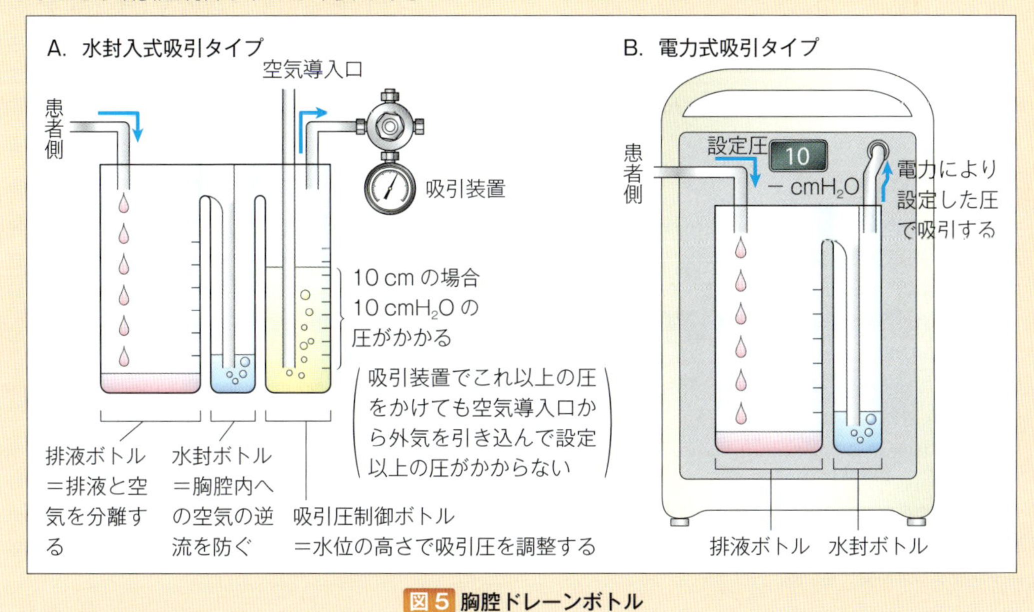

図5 胸腔ドレーンボトル

また，ドレーン抜去に際しては，気胸の場合はエアリークが消失していること，血胸の場合は排液が十分減少していること（成人では200 mL/日未満の排液量をドレーン抜去の基準とする場合があるが[4]，小児においては明確な基準はない）が前提条件となる．抜去後は，気胸や血胸の再増悪がないかどうかを慎重に観察する．

4 心嚢穿刺

心タンポナーデに対し適応となる．心窩部から経皮的に穿刺針を挿入し，先端を心嚢内に到達させ，貯留した液体（外傷の場合は血液）を吸引する．原則として手術（心膜開窓術など）を前提として実施される．

その他の注意点

小児の胸部外傷では，胸部単独外傷は比較的少ない．頭部，腹部，骨盤など他部位の外傷を合併する場合が多く，かつ他部位の外傷を合併する場合は胸部単独外傷と比較し予後が悪い[5]．たとえ外傷痕が胸部に限局していたとしても，胸部単独外傷と決めつけることなく全身を網羅的に検索しなければならない．また胸部外傷に限らず，小児の外傷診療においては受傷機転として虐待を見逃さないことも重要である．第三者の目撃のある場合など受傷機転が明白であるもの以外では，虐待の可能性を常に考慮すべきである．

おわりに

小児の外傷対応において，看護師の役回りは多岐にわたる．物品の準備や診療の補助はもちろんのこと，けがをした子どもの不安軽減や患者家族の対応といった役割も重要である．一方，医師には診療を中心となって進める役割がある．これらをチーム医療として円滑に行うためには，医師・看護師がそれぞれの立場を尊重し，かつお互いの行動の基準となる考え方を知ることが必要である．本稿では，本来医師が中心となって行うべき行為も含めて紹介した．これは，看護師に医師の考えを知ってもらうことが，チーム医療を円滑に進める上で不可欠であると考えたからである．本稿が小児の外傷診療におけるチーム医療の一助となれば幸いである．

■ 文献

1) American College of Surgeons Committee on Trauma. Advanced Trauma Life Support student course manual. 9th ed. Chicago, American College of Surgeons, 2012, 366p.
2) Bliss, D. et al. Pediatric thoracic trauma. Crit Care Med. 30（11 suppl), 2002, S409-15.
3) 日本外傷学会外傷初期診療ガイドライン改訂第5版編集委員会編．改訂第5版外傷初期診療ガイドライン JATEC．東京，へるす出版，2016，344p.
4) Martin, M. et al. Results of a clinical practice algorithm for the management of thoracostomy tubes placed for traumatic mechanism. Springerplus. 2, 2013, 642.
5) Sartorelli, KH. et al. The diagnosis and management of children with blunt injury of the chest. Semin Pediatr Surg. 13（2), 2004, 98-105.
6) 日本外傷学会外傷専門診療ガイドライン編集委員会編．外傷専門診療ガイドライン JETEC．東京，へるす出版，2014，464p.
7) Herrera, P. et al. "胸部外傷"．トロント小児病院外傷マニュアル．荒木尚ほか監訳．東京，メディカル・サイエンス・インターナショナル，2008，165-82.

47 腹部外傷

和田宗一郎／川崎達也

病態

小児外傷のうち，腹部外傷は頭部や四肢の外傷に比して頻度は低いが，見落とされやすく重症化する傾向がある．小児腹部外傷の重症化は解剖学的特徴と関連している．成人の肝臓や脾臓が下位肋骨に覆われているのに対し，小児の肋骨は水平に走行し，臓器が尾側かつ腹側に位置するため胸郭の保護作用が弱い．腹壁を構成する筋や脂肪は薄く，脆弱である．さらに小さな腹腔に相対的に大きな実質臓器を内蔵し，臓器同士の距離が近接している．これにより，一度の衝撃が多数の臓器を傷害し得る[1]．

腹部外傷の受傷形態は鈍的外傷と穿通性外傷に分類され，前者が90%を占める．腹部鈍的外傷の損傷臓器は脾臓，肝臓が多く，腎臓がそれに次ぐ．膵臓，消化管，泌尿生殖器，大血管の損傷はまれである．受傷機転では交通外傷が最多で，墜落・転落が続く．小児では，受傷機転不明の場合や聴取した受傷機転と損傷形態の間に矛盾がある場合，虐待や傷害の鑑別が必要である[1, 2]．

腹部外傷の急性期診療で問題となる病態は，主に出血と腹腔内汚染である．さらに腹部外傷に合併し得る病態として腹部コンパートメント症候群（abdominal compartment syndrome；ACS）がある．腹部外傷では腹腔内大量出血や大量輸液による浮腫により腹腔内圧が上昇するが，ACSは著しい腹腔内圧上昇により腹腔内臓器の灌流圧低下，頭蓋内圧亢進，換気不全などの臓器不全を来したもので，致死的な経過を取り得る．

診断

外傷初期診療はJATECなどの標準化された手順に従って進める．JATECは，①生命に関わる生理学的徴候の把握を目的とするprimary survey（PS），②損傷部位の検索を目的として全身を系統的に診察するsecondary survey（SS），③損傷の見落とし回避を目的としたtertiary survey，の各段階で構成される[1]．

PSではA（気道），B（呼吸），C（循環），D（中枢神経），E（脱衣，体温管理）の順に評価するが，腹部外傷では出血によるCの異常（ショック）の有無が重要である．ショックは血圧のみで判断することなく，心拍数，尿量，意識障害の有無，四肢末梢冷感やCapillary refilling time（CRT）などを総合的に評価し診断することが肝要である．ショックが認知された場合，出血源の検索を行う．PS中に腹腔内出血の同定に用いられるのがFAST（Focused Assessment with Sonography for Trauma）と呼ばれる超音波診断である．しかしFASTは外傷患者のショックの原因となる心嚢水，大量血胸，腹腔内出血の検索を目的とする簡易検査で，臓器損傷の有無や程度は評価できない．また，小児では液体貯留の検出感度も成人に比して低く，FAST 陰性による腹腔内損傷の否定はできない[4]．一方で FAST 陽性は腹部臓器損傷を強く示唆し，循環動態が不安定な症例では，その後の詳細な評価に先んじて開腹による腹腔内出血の制御を行うのが原則である．

SS では病歴聴取と身体診察，検査の追加が行われる．視診で皮膚所見，腹部膨満を観察する．腹部の打撲痕，皮下血腫，シートベルト痕，タイヤ痕は腹部外傷を示唆する．腹部膨満は腹腔内出血による血性腹水，または，腹膜炎による腸閉塞によって生じるが，小児は啼泣や呑気が原因となる場合も多い．触診で皮下血腫や皮下気腫，圧痛，腹膜刺激症状を評価し，直腸診で，直腸損傷や腹膜刺激症状の有無を観察する[1]．

SS へ進んだ症例のうち，腹部臓器損傷が疑われる患者に対して腹部造影 CT を撮影する．CT は現在の外傷診療で中心的な画像検査であるが，管腔臓器損傷や膵損傷，腸間膜損傷などは時に診断が困難である．こうした臓器の損傷が疑われる場合，CT 以外の画像検査や開腹による検索を要する場合がある．

尿検査では血尿の有無を評価する．血尿は腹部臓器損傷の存在を示唆するが，泌尿生殖器外傷以外の脾損傷や肝損傷でも出現する．逆に腎外傷，特に腎茎部外傷で血尿を認めないことがある．血清トランスアミナーゼ上昇は肝損傷を，血清アミラーゼ上昇は膵損傷を示唆するが，これらも臓器特異性は低く，異常値の閾値が定まっていない点に注意する[5]．

治療（図 1）

1 総論

PS で循環の不安定性があれば輸液路を確保し，細胞外液の輸液を開始し，FAST や X 線で出血源を検索する．FAST 陽性で，十分な輸液，輸血後も循環動態が改善しない症例は開腹止血術の適応である．循環動態が安定している場合

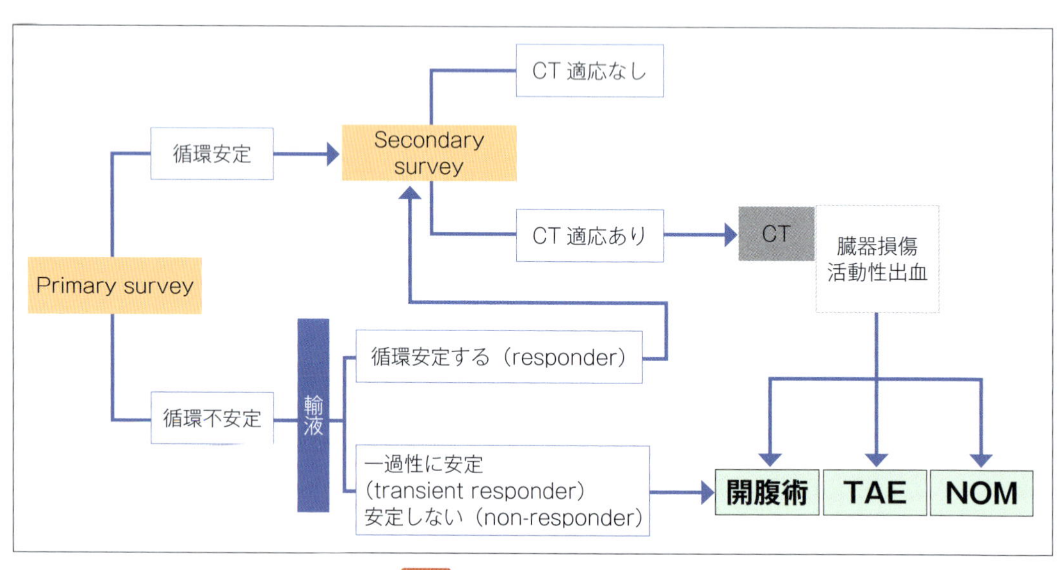

図 1 腹部外傷の治療の流れ

はSSに進み，持続する出血や，腸管損傷による腹膜炎の有無を評価し手術適応を判断する．このように腹部外傷の手術は，①ショックを伴う腹腔内出血の止血，②ショックのない持続する腹腔内出血の止血，③腹膜炎の治療，の順に考慮する[1]．

開腹止血術が決定された患者のうち，低体温，代謝性アシドーシス，血液凝固障害（外傷死の三徴）を認める患者に対してダメージコントロール戦術を選択することがある．これらの徴候を認めると出血の制御は困難となり，一期的な損傷臓器修復は生命の危険が増加する．この際，出血と腹腔内汚染の制御のみを主眼に置く手術を行い，集中治療による全身状態の改善後に根治的手術を行うのがダメージコントロール戦略であるが，小児の報告例は少ない[3, 6]．

ショックを来す腹部臓器損傷は小児ではまれである．近年，ほとんどの小児実質臓器損傷が非手術療法（non-operative management；NOM）で治療される．NOM開始後に，循環動態の変化，出血の持続，合併症により開腹手術へ移行する場合があり，適切な観察と，迅速な手術が可能な体制が重要である．また，経カテーテル的動脈塞栓術（transcatheter arterial embolization；TAE）をはじめとする，非手術的介入の有効性が小児でも報告されている（図2）．これらの介入はNOMの成功率増加に寄与する可能性があるが，小児に対する治療適応は不明確で，デバイスのサイズや種類の制約により施行が困難な場合がある．

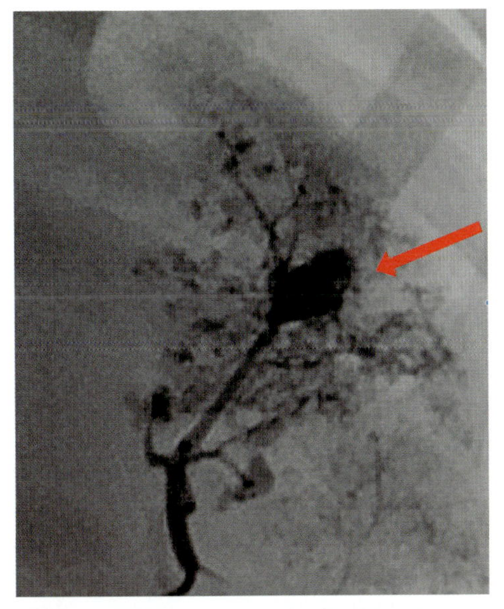

図2 小児脾損傷に対しての選択的脾動脈造影
動脈性出血が認められる（➡）．

ACSを合併した症例では，鎮静や鎮痛により腹壁の緊張を低下させ，消化管減圧，水分バランスや体位を調整し，腹腔内圧の減圧を図るとともに，血圧管理により臓器灌流を維持する．これらの内科的管理にもかかわらず臓器障害が進行する場合は開腹減圧術を考慮する[3]．

2 各論

① 脾臓

歴史的には外傷性脾損傷に対して，止血目的に脾臓摘出が多く行われていた．しかし，脾臓摘出後重症感染症（overwhelming post-splenectomy infection；OPSI）の存在と小児期の高い発症リスクが認識され，小児では成人に先んじてNOMが試みられてきた．現在，小児脾臓単独外傷のNOMの成功率は95%以上である[3]．

成人はCTでの高度損傷や活動性出血，仮性動脈瘤の所見は，血管造影とそれに続くTAEの適応である．しかし小児ではこれらの所見の有無にかかわらずNOMの成功率が高いため，画像所見のみで血管造影やTAEを行うことについて意見の一致をみていない[7]．TAEの合併症は脾梗塞に伴う発熱と腹痛で，慢性期には膿瘍形成が生じ得る．

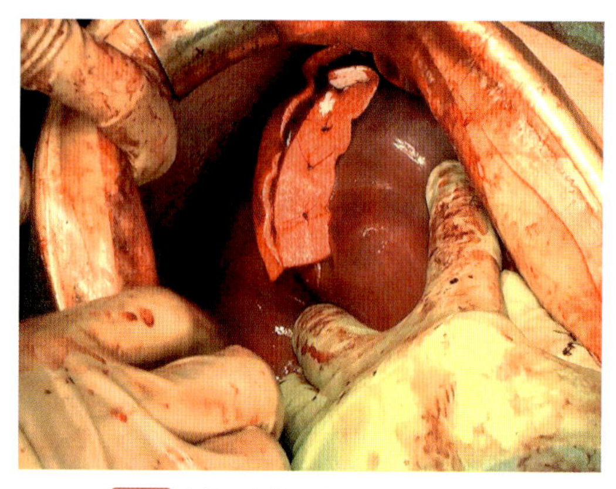

図3 小児肝損傷に対しての肝縫合術

循環不安定な脾損傷は開腹術が必要である．術式は確実な止血を目的として脾臓摘出術を選択することが多いが，脾臓を温存する脾縫合術や脾部分切除の報告もみられる．脾臓摘出にはOPSIのリスクがある．OPSIは，頻度は低いが死亡率が高く，ワクチン接種や予防的抗菌薬投与，発熱時の対応について本人や家族への指導が重要である[3]．

② 肝 臓

肝臓は肝動脈と門脈の二重血流支配を受けて血流に富み，下大静脈に接する．このような解剖学的特徴から出血量が増加しやすい．循環動態が不安定な症例は開腹術を選択する．生理学的破綻の徴候を認める場合，ダメージコントロール戦略が有用な可能性があり，蘇生的手術としてガーゼパッキング術が選択される．

根治術は出血の制御，壊死組織の除去，胆汁漏出の制御を目的として，肝縫合術（図3）や肝切除術を選択する．TAEは循環動態が安定している際の活動性出血や仮性動脈瘤に対しての有効性が小児でも報告されている[8]．TAEの合併症には肝壊死，肝膿瘍，胆囊壊死，胆汁腫が挙げられるが，外傷そのものの後遺症との鑑別は困難である．

肝損傷でも大部分の症例に対してNOMが試みられその成功率は高いが，脾損傷に比して合併症が多い．合併症は出血，胆道系合併症，感染に大別される．出血持続や再出血はNOM早期失敗の最多の原因であり，循環動態や輸血需要から開腹やTAEの適応を検討する．胆道系合併症は肝損傷に伴う肝内胆管損傷によって生じるが，まれに肝外胆管の合併損傷が原因となる．腹腔内へ胆汁が漏出すると胆汁漏となり，胆汁性腹膜炎を引き起こす．肝実質内に胆汁漏が生じると，近傍の組織壊死を伴い胆汁腫を形成することがある．胆汁腫や血腫，壊死組織は感染を合併し，肝膿瘍となる可能性があり，貯留した胆汁や膿瘍に対しては外科的または経皮的ドレナージや内視鏡的胆道ステント留置などの介入を検討する[3, 9]．

③ 腎 臓

腎外傷治療では救命，合併症回避に加え，腎機能温存を考慮する．腎臓は後腹膜に位置し，筋膜に囲まれているため出血量が制限されやすく，単独損傷でのショック移行はまれである，一方，腹腔内に尿が漏出する尿漏は，感染併発の危険性がある．

循環動態が不安定な症例は緊急開腹術を行う．一方，循環が安定している場合にCTで高度損傷や腎茎部損傷などを認める症例が即時開腹術の適応か否かは，現時点で意見の統一はみられていない．術式は確実な止血を目的として腎摘出術が行われるが，部分切除や縫合術により腎温存が可能な場合もある．持続する出血に対してはTAEの適応がある．TAE後には塞栓後症候群として側腹部痛，発熱が生じる．

NOMを選択した症例は，大量出血，尿漏の遷延，合併損傷の見逃しに注意する．尿漏や，尿漏によって生じる尿貯留腫（urinoma）は，自然消退例も多いが，有症状例や持続する症例，感染合併例に対して経皮的ドレナージや逆行性尿管ステント留置を選択する場合がある．慢性期合併症には高血圧や腎機能障害があり，特に高度損傷例は，退院後の定期的な経過観察を要する[10]．

④膵臓

他の臓器損傷と同様に循環の不安定な症例は開腹止血術の適応である．しかし，小児膵損傷は頻度が少なく，手術の適応や術式は症例ごとに判断される場合が多い．生理学的徴候に加え，合併臓器損傷，画像所見の重症度，そして膵管損傷の有無によって総合的に判断する．軽症で膵管損傷のない膵損傷はNOMの適応である．膵管損傷はNOM失敗の予測因子であり，これに対してステント留置を含めた内視鏡的逆行性胆管膵管造影（endoscopic retrograde cholangiopancreatography；ERCP）を推奨する報告もある[11]．NOMを選択した症例は胃内を減圧し，絶食とする．合併症は膵液瘻，腹腔内膿瘍，仮性膵嚢胞，膵炎がある．

⑤腸管

小児外傷における腸管損傷はまれであるが，診断がしばしば困難で，治療の遅れが重症化と関連する．穿孔が明らかな場合や腹膜炎症状を認める場合には手術適応である．また実質臓器損傷との合併が多いため，実質臓器単独損傷としてNOMが選択された症例で腸管損傷が判明し，開腹術に移行する場合がある[2]．

最後に

本稿では主に腹部外傷の急性期治療について，総論と各論に分けて述べた．しかし，外傷診療は急性期の「防ぎ得る死の回避」という観点のみならず，亜急性期における合併症対策，本人や家族の心理的側面への対応，慢性期におけるリハビリテーション，集団生活への復帰など複数の観点から診療が進められるべき医療である．特に小児の傷害後の人生は長く，救命後のケアはより重要である．小児外傷診療に当たる施設では，急性期診療に備えた院内診療体制の整備とともに，上記のような複数の観点からの他職種連携についても考慮する必要があると考えられる．

■文献

1）日本外傷学会ほか．改訂第5版外傷初期診療ガイドラインJATEC．日本外傷学会外傷初期診療ガイドライン改訂第5版編集委員会編．東京，へるす出版，2016，344p.

2）McLean, SF. et al. “Chapter 121：Abdominal Trauma in Pediatric Critical Care”. Pediatric Critical Care, 5th Edition. Fuhrman, BP. et al eds. Philadelphia, Elsevier Inc, 2016, 1644-54.

3）日本外傷学会．外傷専門診療ガイドラインJETEC．日本外傷学会外傷専門診療ガイドライン編集委員会編．東京，へるす出版，2014，464p.

4）Holmes, JF. et al. Performance of abdominal ultrasonography in pediatric blunt trauma patients：a meta-analysis. J Pediatr Surg. 42（9）, 2007, 1588-94.

5）Frederick, CB. et al. “Chapter 25：Abdominal Trauma”. Pediatric Emergency Medicine. Jill, MB. et al eds. Philadelphia, Saunders, 2008, 225-45.

6）Villalobos, MA. et al. Caring for critically injured children：an analysis of 56 pediatric damage control laparotomies. J Trauma Acute Care Surg. 82（5）, 2017, 901-9.

7）Bansal, S. et al. Contrast blush in pediatric blunt splenic trauma does not warrant the routine use of angiography and embolization. Am

J Surg. 210（2）, 2015, 345-50.
8）Ong, CC. et al. Primary hepatic artery embolization in pediatric blunt hepatic trauma. J Pediatr Surg. 47（12）, 2012, 2316-20.
9）van As, AB. et al. Management of paediatric liver trauma. Pediatr Surg Int. 33（4）, 2017, 445-53.
10）日本泌尿器科学会．腎外傷診療ガイドライン 2016 年版．日本泌尿器科学会編．東京，金原出版，2016，64p.
11）Canty, TG Sr. et al. Management of major pancreatic duct injuries in children. J Trauma. 50（6）, 2001, 1001-7.
12）Maeda, K. et al. Management of blunt pancreatic trauma in children. Pediatr Surg Int. 29（10）, 2013, 1019-22.

第2部

小児・新生児の外科看護の実際

1 顔面・口の手術　術前・術後の看護

三田浩子

口唇口蓋裂

術前

口唇口蓋裂はその裂の部位や状況が多様である．また，さまざまな疾患を合併していることも多い．児の病状を把握して，それに応じた個別的なケア方法について検討する必要がある．特に授乳・栄養摂取に関しては児の状況に応じた個別的対応が必要となる．

1 観察

① 口唇口蓋裂以外の疾患の合併や症状の有無

口唇口蓋裂の児は先天性心疾患，脳神経系の疾患や筋緊張の低下，小顎症などその他の奇形，症候群などを合併・症状を有していることがあり，それについて評価する．

② 哺乳状況：栄養摂取に関係する疾患や症状の有無，経口哺乳の状態，哺乳量，哺乳意欲，体重増加の状況

経口哺乳がどの程度可能であるかを確認して栄養摂取方法の検討を行う．唇裂のみである場合は裂部位を乳房や乳首（瓶哺乳時）で覆うことで通常は健常児と同様の哺乳を行うことが可能である．口蓋裂の場合は口蓋床を使用するか，口蓋裂仕様の乳首を使用することで多くの場合は経口哺乳が可能となる．口蓋裂では，裂の部分から鼻腔にミルクなどの摂取物が逆流しやすく，口腔内を十分陰圧とすることができないため嚥下に時間を要することや，それにより体重増加不良を起こす可能性がある．また，誤嚥の可能性があるため，哺乳状況や呼吸状態などに注意し，場合によっては経管栄養の使用を検討する必要がある．

③ 呼吸状態の観察：呼吸数，呼吸音，努力呼吸の有無，SpO_2 値，無呼吸や周期性呼吸など呼吸変動の有無，X 線所見，血液データ

合併している疾患がある場合にはその疾患による呼吸状態への影響を確認する．また口蓋裂の児は誤嚥を起こしやすいため，呼吸状態の変化に注意する．

④ 循環状態の観察：血圧，心雑音，心拍数，尿量，浮腫，水分バランス，末梢冷感の有無

先天性心疾患を合併している場合があり，病状について確認してケアを行う必要がある．

⑤ 神経学的所見の観察：筋緊張の低下やその他神経学的症状の有無

疾患，症状への対応や栄養摂取方法の選択にも関連することであり，評価が必要である．

⑥ 皮膚状態

唇裂の場合は裂の部分にテーピングを行う（図 1）．テープ貼付部位の皮膚状態（発赤，損傷，乾燥などの有無）を確認する．

口蓋裂の場合は口蓋床（図 2）を装着するが，口蓋床が児に合わず，口腔内に損傷などトラブ

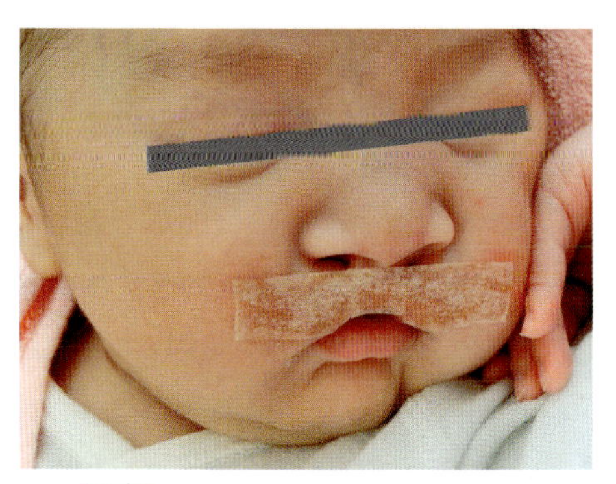

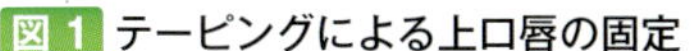

図1 テーピングによる上口唇の固定

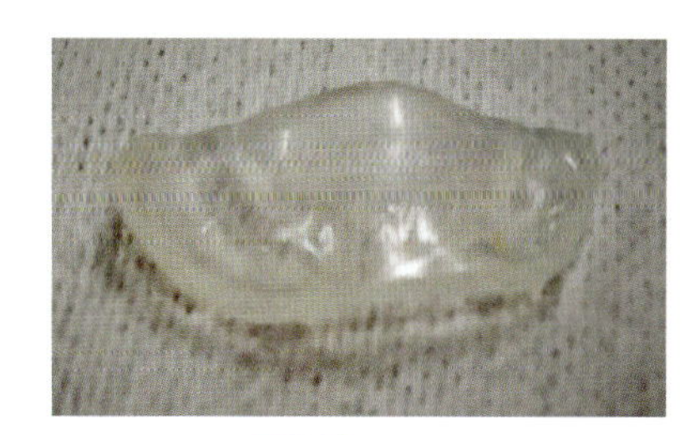

図2 口蓋床

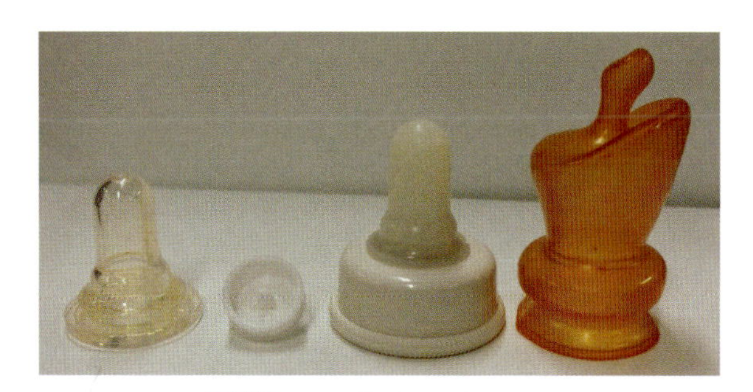

図3 口唇口蓋裂用乳首の一例

ルがないか，また児が口腔内に違和感を生じて口蓋床を口腔内から押し出そうとするといった様子がないか，注意する．

2 ケア介入

① 栄養摂取への援助

唇裂のみの場合は裂に乳首を密着させ裂部分を塞ぐことで一般的に使用される乳首を使用しての哺乳が可能であるが，口蓋裂の児の場合は口腔内で陰圧を作ることが困難であり，加えて他に染色体異常など何らかの疾患を合併している場合は吸啜力が弱く乳首が密着しづらいといったことがある．そのため，裂の状態，児の哺乳力，日齢に応じて，また母親が自宅でも負担なく継続して使用できることも考慮して経口哺乳時の乳首を選択して使用する（図3）．乳首で必要な授乳量を確保できないときはカップを使用する．また，児の疲労もあるため少量頻回授乳とすることも考慮する．その際，授乳時間は1回30分を超えないようにする．

口蓋裂の場合，耳管の機能の働きがうまくいかず中耳にミルクが入り込むことで滲出性中耳炎を発症しやすい．母乳は人工ミルクに比して鼻粘膜への刺激が少ないといわれており，感染を防ぐためにも可能な限り母乳育児への支援をしていく．また，直接授乳を行うことは，児の口唇周囲や顔面の筋肉の発達，母児の愛着形成や精神的安定の面からも利点があるため支援を行う．

口蓋裂の場合，裂からミルクが逆流し誤嚥を起こす可能性があるため，授乳時は児の上体が高くなるように縦抱きにして行う．また，裂から空気を飲み込みやすいため，中間排気を取り入れるようにし，むせ込みや嘔吐に注意する必要がある．経管栄養を行う際は上体挙上となるようにして行う．

② 分泌物やミルクの逆流がある場合

必要に応じて適宜口鼻腔内吸引を行い，誤嚥を予防する．

③ 痛みに対する介入：おしゃぶりの使用，ポジショニング，抱っこなど

口蓋床を使用する場合，歯科による診察や口蓋床の印象採得など，児にとって痛みや苦痛を伴う処置が多いため，痛みや苦痛を軽減できるように介入を行う．

④ 口蓋床やテーピングの管理方法について家族へ指導する

口蓋床は可能な限り終日装着してもらう．口蓋床はかなり緩く作られているため，外れないように注意する．入れ歯用の安定剤などを用いて使用する場合もある．また，清潔に保つことができるように毎日水で流して洗浄をする．

唇裂には口唇の動かしやすさや裂部分を塞ぐことによる哺乳のしやすさ，その後の手術のしやすさといった理由から，裂部分を寄せるようにテーピングを行う．テープを貼ることによる皮膚損傷に注意する．また，裂周囲の皮膚に軟膏など保湿剤を適宜使用して乾燥を予防する．

術後

1 観察

- 創部の状態，出血の有無
- 口腔，鼻腔，気管内からの分泌物の性状
- 発熱の有無，活気の有無
- 呼吸状態：呼吸音，胸郭の動き，SpO_2値，チアノーゼ

術後は分泌物の増加，術創からの出血，浮腫などにより呼吸状態が悪化する可能性がある．

また創部の汚染による感染が起きないように注意が必要となる．

2 安静保持

- 人工呼吸器を離脱することができれば抱っこは可能である．創部に違和感があるため，児が創部に手や物をもっていきやすい．上肢の固定（肘関節に装具を装着して上肢の動きを抑制する）を行い，児が創部に触れないようにする．
- 固いものが口にぶつかることがないように注意する．
- 泣かないようにあやす．唇裂の場合，啼泣することで創部に伸展，緊張するといった力が加わるため，そうしたことを防いで創部の安静を保つ．
- 創部の疼痛，創部に触れないようにするために動きを制限する，口蓋裂の場合は口腔内の不快感，食事内容の制限などがある，といったことによって児はストレスが高まりやすい．児のこうした状況は家族にとっても不安や疲労をもたらす．児から目を離さずそばにいられるときは腕の装具を外すなどして児のストレス軽減を図ることや，疼痛に対しても児の状況をアセスメントして医師と相談しながら鎮痛薬を使用するなどして疼痛を緩和する介入を行う．
- 唇裂の場合，術後数カ月は創部の固定のためのテーピングを継続して行う．家族にもテーピングの方法について指導する．テーピングは汚染したまま放置すると感染の可能性があるため，適宜貼り換えるようにする．テープを剥がす際は皮膚損傷を起こさないように外

側から創部へ向けて，上から下へ向けて行うようにする．また創部が乾燥しないように軟膏などを適宜使用して保湿する．施設によっては，術後に鼻形態の矯正のために鼻孔リテイナーを装用することがある．リテイナーの呼吸用の穴は分泌物などで閉塞しないよう，適宜，取り外して洗浄するように指導する．

3 栄養

- おおむね術後3日までは経管栄養，4日以降授乳やペースト食を開始する．噛む必要のあるものや創部に触れる可能性のあるものは避けるようにする．
- 術創部の安静のため創部に直接触れないように，シリンジ，スプーン，カップなどを使用して流し込むようにする．乳首，箸やフォークなどの先の鋭利なものは使用しない．口蓋裂術後では，ストローは創部に当たるため使用しない．

4 清潔

口腔内の清潔は創部の感染予防の点から重要である．

- 口鼻腔内分泌物がある場合，基本的には吸引は実施せずに拭って，術創部の安静と清潔を保持するようにする．
- 口腔ケアの際，歯ブラシを使用しない．術後早期は口腔内清拭を行う．術後5日程度から含嗽が可能となる．含嗽が不可能な児は毎食後白湯を摂取して口腔内に食物残渣が残らないようにしていく．口蓋裂のある児は他児と比してう歯となりやすいため，口腔内を清潔に保つことを習慣づけるように支援していく．

耳介の異常

術 前

先天性耳瘻孔がある場合，瘻管からの分泌物の有無，皮膚状態，感染症状の有無に注意を行う．

必要時には抗菌薬を使用するため，医師指示に従い確実に投与する．

術 後

1 観 察

- 創部の状態（出血，創部離開など），ガーゼ汚染の有無，感染症状の有無．
- ドレーン排液量・性状．排液が血性，排液の急激な減少（閉塞が予測される）の場合は速やかに報告する．
- 小耳症のエキスパンダー挿入術や耳介形成術では大きな皮下ポケットを作製するため，術後に血腫ができないように圧迫して予防する．皮下血腫を認めた場合はドレナージを行う．

2 清 潔

- 術後2日程度で創部を濡らさないように注意して洗髪する．
- ドレーン挿入部位を清潔に管理する．

3 安静保持

創部に物をぶつけないように説明し，創部が圧迫されないようにする．入眠時は少しベッドの頭部挙上もしくは高い枕，砂嚢などを使用して頭部が動いて創部を圧迫しないようにする．また体位を整え創部の確認を行う．

4 処置

・術後は血腫予防のために耳介を前後からガーゼで圧迫するボルスター固定を行う．固定は1〜2週間で除去する．その後は耳介の凹凸に合わせて綿球をほぐして棒状にしたコットンステントを用いて術後3〜4週間圧迫して，術後の腫脹・器質化により凹凸の明瞭さが失われることを予防する．

・耳介形成のための植皮採取部は術後3カ月間，テーピングを実施する．植皮部は術後6カ月程度遮光を行う．

5 その他

・術後3週間程度は耳を濡らさない．長湯を避ける．

・形状の後戻り，耳介の大きさ・形態・立ち上がりの左右差の出現に注意する．

・小耳症に対する耳介の形成を行った場合，移植した軟骨の露出に注意する．また移植に肋軟骨を採取する際，胸膜を損傷すると気胸となり，縫合や脱気のためのドレナージを要することがある．形成した耳介は正常の耳介と比べて軟骨の性質の違いから硬く初めは違和感がある．また外傷，低温，高熱（サウナなど）に弱いため，激しい運動を避けて，寒いときは防寒するなど注意が必要である．

・小耳症や，絞扼耳で外耳道狭窄・閉塞を合併している場合に聴覚障害となることがある．片側性の難聴であれば精神運動発達面での問題はなく，耳鼻科でスクリーニングを継続して経過観察していく．両側性であれば言語発達の問題となるため，早期より骨伝道補聴器を装用することとなる．

家族への説明はこうしよう！

生まれた児に口唇口蓋裂，耳介の異常といった外表奇形があることに対する家族の精神的負担は計り知れない．家族は自分たちが思い描いていた育児の始まりとは異なる状況となったことに対して強い不安を抱いているであろう．そうした家族の思いに対する共感をもって関わっていくことが大切である．そして家族が不安を軽減でき，少しでも安心を得ることができるような支援を多職種で協力して行う必要がある．

疾患については家族が現状を認識できるよう支援を行う．口唇口蓋裂の裂の状況，あるいは耳介異常の状況から，今後起こると予測される問題となる点について専門医などから説明する．その上で現状や今後生じると予測される問題点に対する具体的な対応策や，日常生活において困難と予測されることだけでなくできることも合わせて伝えていく．要望があればピアサポートといった同じような疾患をもつ児の家族から話を聞くことができるよう調整する．医療者とは違った立場で境遇の近い方々から話を聴くことは不安を抱いている家族にとって心強いものとなり得る．

口唇口蓋裂の場合，その他に合併する疾患などによっては家族が栄養摂取方法の手技を獲得できた段階で早期に退院となることがあるため，家族で育児を行っていくことを出生後早期から意識できるような関わりが必要である．母乳育児については，疾患を理由に母親が諦めることがないように，母乳育児の利点を説明して支援する．児の疾患による特徴から，直接授乳に関しては手技を獲得して継続的に実施していくことは容易ではない．さらに授乳に関しては，児の特徴に応じた対応や必要量を確保するために少量頻回授乳を行うなどすることで母親の負担が大きくなることが予測される．

そのため授乳やその他育児，家事についても周囲の家族などの協力が必要であることを伝えていく．早期の退院が可能であっても育児手技の獲得については急がせることがないように対応する．

疾患については治療の終了に至るには長い年月を要する．家族には長期的な視点で児の成長をみていく必要があると伝え，児の成長の時期に応じてさまざまな職種で協力して支援を行っていくことを説明する．

■ 文献

1）国立成育医療研究センター看護基準手順委員会編．すぐに役立つ小児＆周産期の疾患とケア．東京，中山書店，2016，159-63，176．

2）小室裕造．"唇裂・口蓋裂"．山高篤行ほか編．臨床ナースのための Basic&Standard 小児外科看護の知識と実際．大阪，メディカ出版，2010，41-7．

3）松原まなみほか．口腔内に異常がある子どもの授乳支援．小児看護．39（10），2016，1240-46．

4）大取望美．先天異常で手術が必要な母子へのかかわり方―医療従事者としての母子へのかかわり方．小児看護．39（10），2016，1247-52．

5）五嶋友美．何度も繰り返される先天性奇形の手術に対する看護．小児看護．39（10），2016，1271-7．

6）杉森恵美ほか．"Q34 口唇・口蓋裂の赤ちゃんの授乳法に悩んでいます．どのように対応すればよいでしょうか？"．ハイリスク新生児栄養管理母乳育児 Q&A 正しい知識で赤ちゃんの成長を守る．内山温編．大阪，メディカ出版，2015，198-205．

7）加古結子．"唇裂・口蓋裂合併児の栄養指導"．新生児栄養学―発達生理から臨床まで．板橋家頭夫編．東京，メジカルビュー社，2014，282-7．

8）加古結子．"唇裂・口蓋裂合併児の栄養管理"．最新！ 新生児栄養管理ステップアップブック．板橋家頭夫編．大阪，メディカ出版，2008，232-5．

2 頸部・胸部の手術　術前・術後の看護

太田千鶴／相場雅代／岩本由美／松本美佳

頸部・胸部の手術に共通の術前・術後の看護

術前の看護

当施設では，頸部・胸部の手術を受ける患者は，外来で術前検査を受け，手術前日に入院となる．入院後，患者と家族には，主治医や麻酔科医の診察と術前説明，病棟・手術室看護師からの入院生活や手術についてのオリエンテーションを行っている．

手術オリエンテーションでは，家族用説明用紙（図1）を用いて，入院後から手術までの処

手術のために入院された方へ

ID　　　　患者氏名　　　　様

主治医　　　　受け持ち看護師

手術は　　月　　日　　時　　分からです。　（　　件目）

手術前日（　　／　　）	手術当日（　　／　　）
●リストバンドをお子様につけさせていただきます。 ●主治医の診察、麻酔科医から麻酔についての説明、手術室の看護師の訪問、麻酔科外来受診があります。 ●主治医が手術をする部位にマジックで印をつけます。 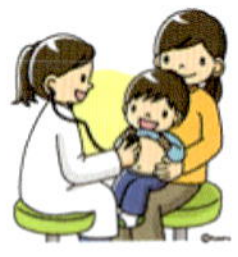 ●入浴あるいは体を拭いて、手術部分をきれいにします。 ●食事は＿＿＿＿まで食べられます。 ●手術承諾書、麻酔承諾書をお預かりします。 ●オムツまたはパンツ（T字帯）をお預かりします。パンツにはお名前を書いてください。	●＿＿＿時に水分をとり、そのあとは飲んだり食べたりすることはできません。 （ミルクは＿＿＿＿時までです） ●体温・血圧などを測定します。 ●手術室にいく前に、トイレにいき（またはオムツ交換）、こちらで用意した手術衣に着替えます。 ●眠くなるお薬を飲みます。 ●家族（両親のみ）の方は、＿＿＿時頃までに来棟してください。 ●＿＿時＿＿＿分に手術室にいきます。 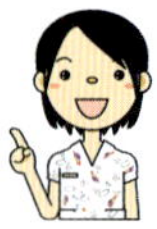

●手術中は、病室または3階の廊下でお待ちください。

●手術後も指示があるまで水分やおやつ、食事をとることはできません。
必要な水分や栄養は点滴で補います。

そのほか、手術についてわからないことや不安なことがありましたら、遠慮なく看護師にお尋ねください。

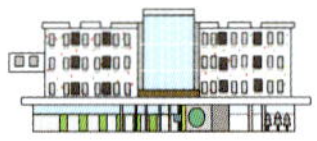

自治医科大学　とちぎ子ども医療センター　３A病棟

図1 家族用説明用紙

置や診察の予定，最終の経口摂取が可能な時間，手術後の流れや処置，退院の日安などを説明する．漏斗胸ではクリニカルパス（図2）を使用しているため，そちらの説明も行っている．手術室看護師は，リーフレット（図3）を用いて手術入室から病棟への帰室までの流れを説明している．入院生活や手術後の状態などについて十分な情報提供を行い，患者や家族に安心感を与え入院・手術が不安なく受けられるよう援助していくことが重要である．患者の発達段階に応じた説明や，家族が理解できるような内容・言葉を用いるようにする．

術後の看護

頸部・胸部の手術は全身麻酔下で行われる．手術後は麻酔後の観察を行う．麻酔からの覚醒状況を確認し，呼吸管理，循環管理，体温管理を行い異常の早期発見に努める．また，点滴静脈内注射を実施しているため，輸液管理も行っていく．

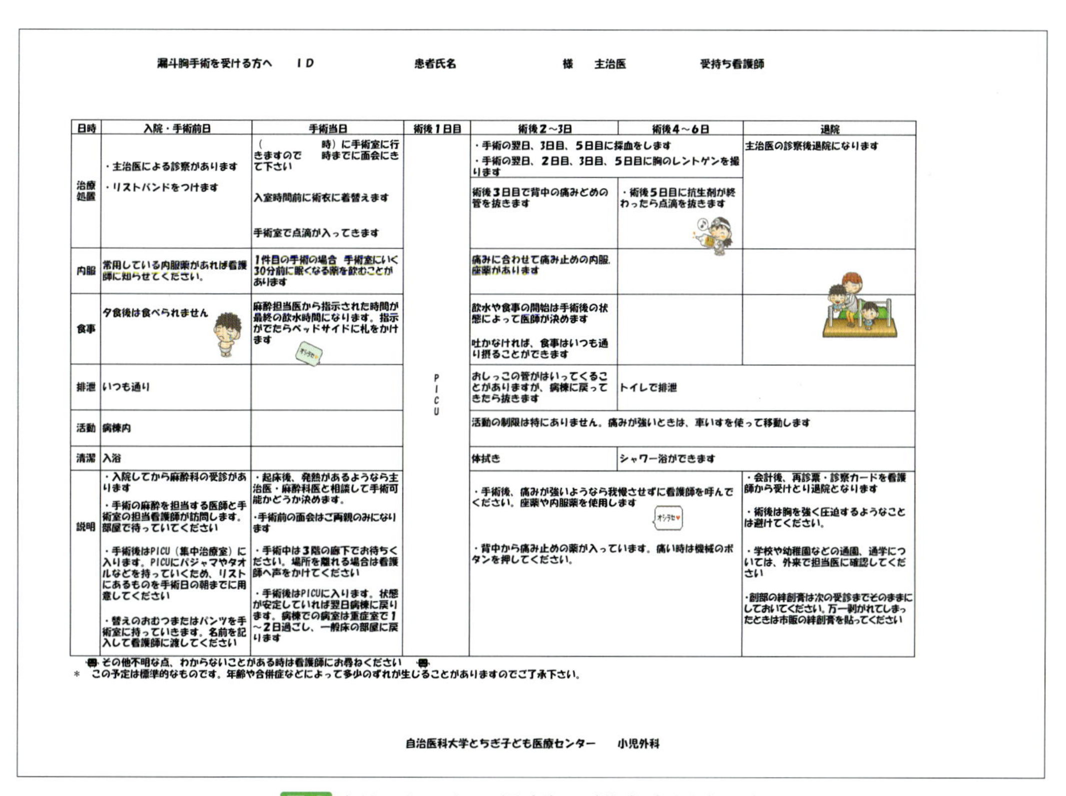

漏斗胸手術を受ける方へ　ＩＤ　　患者氏名　　様　主治医　　受持ち看護師

日時	入院・手術前日	手術当日	術後1日目	術後2～3日	術後4～6日	退院
治療処置	・主治医による診察があります ・リストバンドをつけます	（　　時）に手術室に行きますので　時までに面会にきて下さい 入室時間前に術衣に着替えます 手術室で点滴が入ってきます		・手術の翌日、3日目、5日目に採血をします ・手術の翌日、2日目、3日目、5日目に胸のレントゲンを撮ります 術後3日目で背中の痛みどめの管を抜きます	・術後5日目に抗生剤が終わったら点滴を抜きます	主治医の診察後退院になります
内服	常用している内服薬があれば看護師に知らせてください。	1件目の手術の場合　手術室にいく30分前に眠くなる薬を飲むことがあります		痛みに合わせて痛み止めの内服，座薬があります		
食事	夕食後は食べられません	麻酔担当医から指示された時間が最終の飲水時間になります。指示がでたらベッドサイドに札をかけます		飲水や食事の開始は手術後の状態によって医師が決めます 吐かなければ、食事はいつも通り摂ることができます		
排泄	いつも通り		PICU	おしっこの管がはいってくることがありますが、病棟に戻ってきたら抜きます	トイレで排泄	
活動	病棟内			活動の制限は特にありません。痛みが強いときは、車いすを使って移動します		
清潔	入浴			体拭き	シャワー浴ができます	
説明	・入院してから麻酔科の受診があります ・手術の麻酔を担当する医師と手術室の担当看護師が訪問します。部屋で待っていてください ・手術後はPICU（集中治療室）に入ります。PICUにパジャマやタオルなどを持っていくため、リストにあるものを手術日の朝までに用意してください ・替えのおむつまたはパンツを手術室に持っていきます。名前を記入して看護師に渡してください	・起床後、発熱があるようなら主治医・麻酔科医と相談して手術可能かどうか決めます。 ・手術前の面会はご両親のみになります ・手術中は3階の廊下でお待ちください。場所を離れる場合は看護師へ声をかけてください ・手術後はPICUに入ります。状態が安定していれば翌日病棟に戻ります。病棟での病室は重症室で1～2日過ごし、一般床の部屋に戻ります		・手術後、痛みが強いようなら我慢させずに看護師を呼んでください。座薬や内服薬を使用します ・背中から痛み止めの薬が入っています。痛い時は機械のボタンを押してください。		・会計後、再診票・診察カードを看護師から受けとり退院となります ・術後は胸を強く圧迫するようなことは避けてください。 ・学校や幼稚園などの通園、通学については、外来で担当医に確認してください ・創部の絆創膏は次の受診までそのままにしておいてください。万一剥がれてしまったときは市販の絆創膏を貼ってください

その他不明な点、わからないことがある時は看護師にお尋ねください

＊　この予定は標準的なものです。年齢や合併症などによって多少のずれが生じることがありますのでご了承下さい。

自治医科大学とちぎ子ども医療センター　小児外科

図2 クリニカルパス：漏斗胸の手術を受けられる方へ

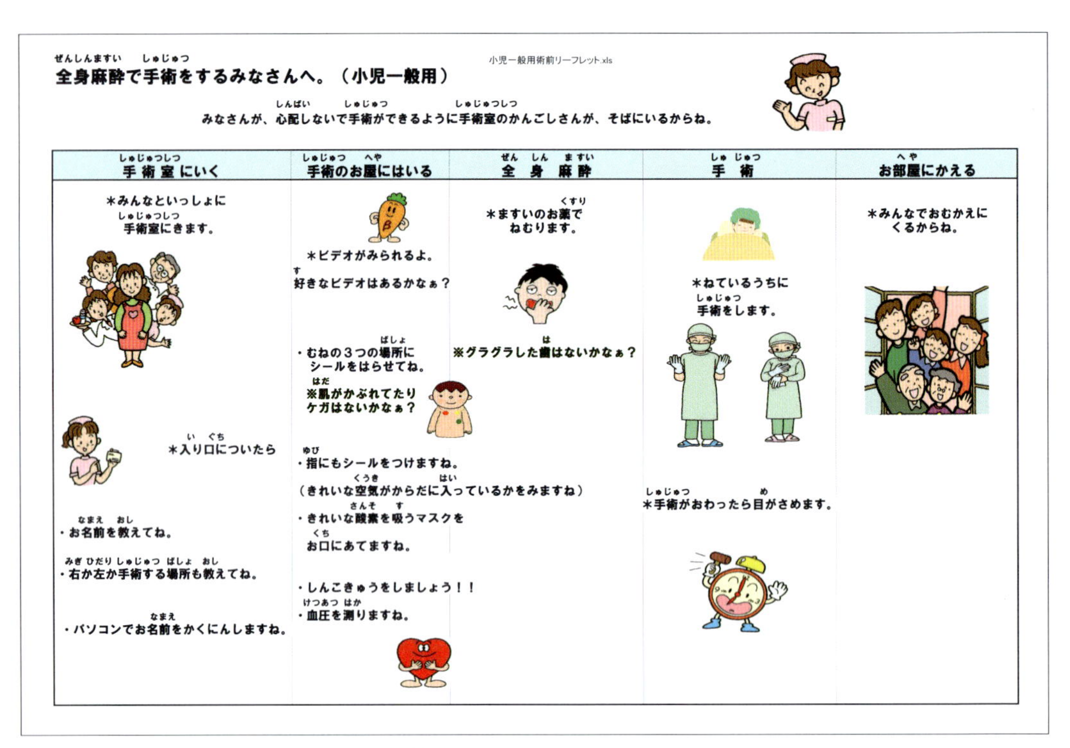

図3 小児一般用手術説明用紙

正中頸嚢胞（甲状舌管嚢胞）

術前の看護

正中頸嚢胞（甲状舌管嚢胞）の手術を受ける患者と家族は，舌骨中央部を含めて嚢腫を摘出しなければならない状況に不安や戸惑いが大きくなることがある．また，頸部の筋肉と舌骨の一部を切除することに，手術後の嚥下障害，発声についての不安も大きくなるが，一般的に異常を起こすことはないことを伝え，心理的援助を行っていく．

嚢胞の腫脹が強い場合は気道や食道を圧迫し，呼吸苦や嚥下時の違和感，嚥下困難などの症状が出ることもあるため，症状の観察を行う．

術後の看護

創はフィルムドレッシング材で保護されている．出血や腫脹，滲出液はないか，量や性状はどうかを観察する．創感染に注意し，感染徴候の有無の観察を行う．創の保護が不十分な場合や，患者が創に触れてしまうことによって汚染するため，創の保護材の検討やミトンの使用など，創に触れないような工夫が必要である．

疼痛については，体位の調整や鎮痛薬を用いるなどして，苦痛の緩和に努める．

正中頸嚢胞の術後では，術後早期（手術当日）に経口摂取が開始される．疼痛で経口摂取が進まないことがある．また，嚥下による違和感や嚥下困難が起こることもある．鎮痛薬を用いて無理せず少しずつ進め，誤嚥に注意していく．

家族への説明はこうしよう！

退院後にも創感染を起こすことがあるため，特に術前に感染していた場合は，再発の可能性も考慮して創の観察を行っていくように説明する．赤く腫れてきたときや痛みを訴えるときには，病院に連絡するように伝える．創のフィルムドレッシング材は貼付したまま退院になる．剝がれないように退院後の初回外来までは入浴は避け，シャワー浴にするよう説明する．フィルムドレッシング材が剝がれてしまった場合には，市販の絆創膏でよいので創の保護をするよう説明する．消毒は特に必要はないことも説明する．

頸部リンパ管腫（リンパ管奇形）

術前の看護

頸部リンパ管腫（リンパ管奇形）のある患者の呼吸状態は，通常では軽い喘鳴の場合が多いが，咽頭炎などを併発すると急激な呼吸状態の悪化を生じる．巨大な頸部リンパ管腫症例では気管の圧迫による呼吸障害が認められることもある．術前から注意深い呼吸状態の観察が必要である．気道閉塞症例では気管切開術，人工呼吸器管理が必要になることもある．入眠中には肩枕の挿入などで体位の調整を行い，気道の確保に努める．パルスオキシメーターを装着しモニタリングを行っていく．

術後の看護

1 OK-432（ピシバニール®）による硬化療法

抗悪性腫瘍溶連菌製剤（OK-432）硬化療法の副作用として，3〜4 日続く高熱，1 週間程度続く局所の腫脹，圧痛，熱感などの炎症所見があるため，症状の観察を行う．冷罨法や解熱鎮痛薬の使用，安楽な体位の調整などを行い，苦痛を緩和する．

局所の腫脹により，呼吸状態の悪化を来す可能性がある．パルスオキシメーターを装着してモニタリングを継続し，必要時には酸素投与を行い，体位を調整するなどして，安楽な呼吸ができるように努めていく．

高熱が持続するため，確実な輸液管理を行う．経口摂取状況を確認し，可能であれば飲水を進めていく．

OK-432 硬化療法後では，術後早期（手術当日）に経口摂取が開始される．嚥下困難時には食事形態を変更し，食べやすい形態のものから徐々に通常食に戻していく．

2 外科的切除術

当施設では，創部内に細い J-VAC ドレーンを留置するため，術後数日間は確実な陰圧管理を行う．ドレーンの性状や排液量の観察を行い，異常の早期発見に努める．ドレーンは，頸部など固定が難しい部位に挿入されてくることが多い．固定がしっかりとでき，かつ肌への影響が少ないテープを選択し確実な固定に努める．違和感からドレーンに触れてしまうこともあるため，ミトンなどを使用する．また，患者がドレーンバッグに興味をもち，引っ張るなどの行為をすることもあるため，目につかないように隠す，手の届かない部位に固定するなど，誤抜去がないように管理する．

創については，感染の有無を観察する．創の保護が不十分な場合や，患者が創に触れてしまうことによって汚染するため，ドレーン管理と同様に，創に触れないような工夫が必要である．経口摂取が開始された後は，ミルクや食物による創やドレーン挿入部の汚染にも注意する．創やドレーンを固定する保護材を工夫するとともに，汚染を防ぐ食事摂取方法を検討する．

経口摂取については，摂取状況を確認し，嚥下困難時には食事形態を変更し，食べやすいものから徐々に形態を戻していく．

疼痛に対しては，体位の調整や鎮痛薬を用いるなどして，苦痛の緩和に努める．

家族への説明はこうしよう！

OK-432 硬化療法は，縮小効果が認められれば 6 週以上の間隔をあけて繰り返し施行する．感染を機に腫瘤が腫大するため，感染に注意して生活するように説明する．

外科的切除術後は，創部にフィルムドレッシング材を貼付して退院になる．剝がれないように退院後の初回外来までは入浴は避け，シャワー浴にするよう説明する．フィルムドレッシング材が剝がれてしまった場合は，市販の絆創膏で創を保護するよう説明する．消毒は特に必要はないことも説明する．

漏斗胸

術前の看護

漏斗胸の手術は，学童期から思春期に行われることが多い．外観上の変形から，身体的な症状よりも精神的な問題が重要になることが多いため，年齢的にも精神的なサポートが必要である．

術後は，強い疼痛から効果的な呼吸が行えない可能性がある．肺炎や無気肺などの術後合併症を予防するために，術前から呼吸訓練器具（トリフロー®，ボルダイン 5000®など）を使用した呼吸訓練を行う．

術後の看護

当施設では，Nuss（ナス）法術当日は小児集中治療室に入室し，通常術後 1 日目に一般病棟に帰室する．

術後の合併症として，矯正バーの偏位や創感染があり，重症な場合は気胸や血胸，心タンポナーデを起こすことがある．創の状態，皮下気腫の有無の観察を行う．

Nuss 法では，挿入した矯正バーにより強制的に前胸部が挙上されるため，麻酔覚醒後は強い疼痛を伴う．通常の開胸手術の痛みよりもはるかに強い[1]ことが指摘されている．術中に硬膜外麻酔を挿入して数日間使用し，さらに点滴静脈内注射からの鎮痛薬を併用して疼痛の緩和を図っていく．硬膜外麻酔は術後3日目を目安に抜去される．抜去後は，疼痛の程度により注射薬や内服薬へ切り替えていく．疼痛が強いときは計画的に鎮痛薬を用いて，疼痛コントロールを図る．

また，痛みによる呼吸抑制で術後の無気肺や術後回復の遅延といった問題が生じやすい．疼痛によって呼吸が浅くなり，咳がうまくできず十分な排痰ができない．両側の創を押さえながら咳をすると疼痛が緩和されるなどの声掛けを行い，必要に応じて吸入などの理学療法を行う．術前からの呼吸訓練器具を使用した呼吸訓練を継続し呼吸機能の維持を図る．無気肺や肺炎などの合併症予防のためには，離床を促すことも重要である．積極的に鎮痛薬を使用しながら早期離床を進めることが必要である．

Nuss法の術後に最も注意しなければならないことは，矯正バーの安定を図ることである．一般病棟に帰室してから床上安静は解除となる．矯正バーのずれを防止するために前かがみの姿勢の禁止や身体をねじらないという制限を守るよう指導する．ベッド上座位から端座位，室内歩行，トイレ歩行と段階を追って促していく．その際，体幹のねじれには十分注意する．患者の頑張りをねぎらい，目標も患者とともに考え，やる気を引き出す関わりも必要である．

家族への説明はこうしよう！

Nuss法の術後は，長期間にわたって矯正バーを留置したままの生活となる．退院後もしばらくは合併症（ずれ，痛み，感染）予防のため，矯正バーを安定させておく必要がある．術後1～2カ月程度はランドセルや教科書が入ったカバンなどを持つことも避けたほうがよい．活動制限が解除になってからも，体をぶつけたり，胸を激しく打ったりするようなドッジボールや柔道などのスポーツは行わないように指導する．活動制限やその期限，具体的な体育の授業の参加や運動の程度については，外来受診時に確認していくように説明する．

矯正バーによる疼痛や息苦しさは退院後1～2週間で軽減され，3カ月程度ではほぼ消失する．重たいものを持つことや激しい運動への制限も術後3カ月程度で解除となる．患者が過度の活動制限を受けずに済むように，術後の活動制限についての情報提供も必要である．

■ 文献

1）植村貞繁ほか．漏斗胸に対するNuss procedureの手術経験．日本小児外科学会雑誌．37（2），2001，264-9．
2）井上清香．激しい痛みをともなう術後の早期離床をめざした看護ケア．小児看護．39（10），2016，1278-83．
3）相場雅代ほか．“日帰り手術の看護ケアとその特徴”．こうすればうまくいく　日帰り手術の麻酔．大嶽浩司ほか編．東京，中外医学社，2017，170-83．

3 呼吸器の手術　術前・術後の看護

石本敦子／伊丹照美

気管形成手術

こんな疾患に　●先天性気管狭窄症 → p.43

術前の看護

安静・鎮静：啼泣により換気不全に陥る可能性があるため，安静が必要である．また，啼泣により容易に換気不全となる重症例では，手術などの治療方針が決定するまでは鎮静を行い，人工呼吸器管理を行う場合がある．

怒責による換気不全を避けるため，排便コントロールも必要である．

上気道感染予防：分泌物の増加・貯留により換気不全を起こす可能性があるため，上気道感染を起こさないように注意する．

呼吸状態の観察：努力呼吸，呼吸回数，呼吸音，SpO_2 値，チアノーゼの有無，活気の有無・機嫌などを観察する．

術後の看護

1 術直後

・筋弛緩薬使用による完全鎮静下での人工呼吸器管理のため，排痰不良による無気肺形成の予防として，体軸体交（頸部は正中を保持したまま）（図1）や適宜吸引を行う．

・覚醒徴候がみられた場合には，創部の安静を保持するため，医師の指示の下，適宜追加鎮静を行い体動が出ないように管理する．

・創部を刺激しないよう，挿管チューブ先端位置のずれがないようチューブ管理を行う．

・挿管チューブ先端による刺激を防ぐため，チューブの向きの確認・管理を行う（図2）．

・縫合部が挿管チューブより先にある場合は，吸引チューブによる刺激を与えない．場合によっては，吸引チューブの挿入制限があるため，確認し吸引を行う．

・VAP（ventilator associated pneumonia；人工呼吸器関連肺炎）を予防する．

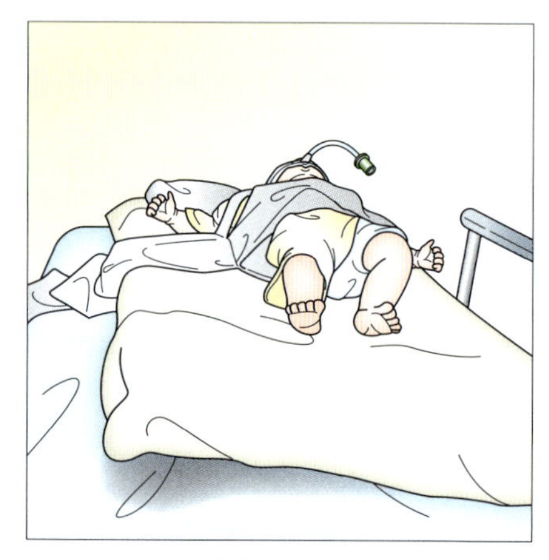

図1 体軸体交
頭部，体幹の正中を保持したまま，体位を変換する．

・褥瘡予防：鎮静下で，体位変換制限もあるため，体重に応じた体圧分散寝具の選択を行い，褥瘡の予防に努める．
・縫合不全の早期発見として，縦隔ドレーンからのエアリークの有無を確認する．
・長期間にわたる経管栄養管理となる場合は，過敏形成予防を月齢に応じて早期より実施する．

① 観察点

・エアー入り，TV（1回換気量），$ETCO_2$（呼気終末二酸化炭素濃度），X線．
・吸引時の分泌物の性状・量，出血の有無．
・吸引時のバイタルサイン変動・覚醒徴候の有無．
・縦隔ドレーンからのエアリークの有無，排液の性状・量．
・挿管チューブの固定の状態，挿入長，挿管チューブ先端の向き（図2）．
・鎮静の程度．
・水分出納．
・褥瘡の有無・程度（褥瘡好発部位，挿管チューブによるもの）．

2 筋弛緩薬中止〜呼吸器離脱時期

・覚醒を進めていく段階のため，換気不全がないよう挿管チューブ位置のずれがないかなどの観察・管理を行う．
・覚醒により分泌物の増加が考えられるため，適宜去痰を行い，無気肺の形成を予防する．
・腹部膨満による換気スペースの低下がないよう，必要に応じて浣腸・腹部減圧を行う．

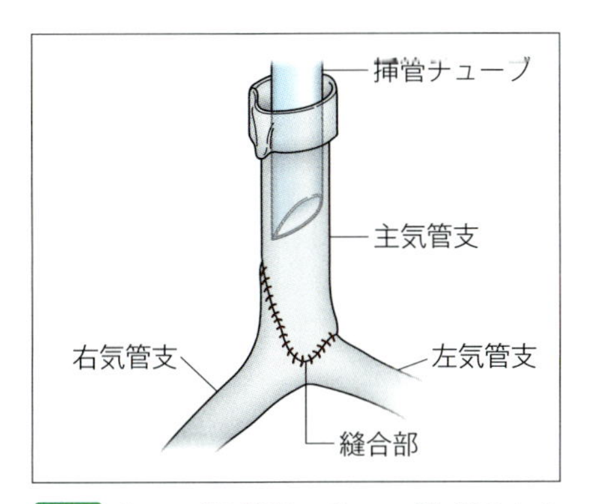

図2 チューブの管理・チューブ先端の向き

① 観察点

・呼吸器条件変更による自発呼吸の状況．
・エアー入り，TV，$ETCO_2$，X線．
・吸引時の分泌物の性状・量，出血の有無．
・吸引時のバイタルサイン変動．
・縦隔ドレーンからのエアリークの有無，排液の性状・量．
・挿管チューブの固定の状態，挿入長，挿管チューブ先端の向き．
・鎮静の程度．
・水分出納．
・褥瘡の有無・程度（褥瘡好発部位，挿管チューブによるもの）．

3 抜管後

・気管形成部の狭窄・軟化の可能性があるため，再挿管のリスクを念頭に観察と呼吸アプローチを行う．
・啼泣による換気不全を予防するため，適度な鎮静を図る．
・分泌物貯留による呼吸状態の悪化を防ぐため，啼泣させないよう体位ドレナージを行い，必要時吸引を行う．
・腹部膨満による換気スペースの低下がないよう，必要に応じて浣腸・腹部減圧を行う．
・抜管後の呼吸状態に応じて，ネーザルハイフローなどの呼吸サポートを行う．
・抜管困難な児の場合は，気管切開術を行う可能性もある．

① 観察点

・呼吸数，努力呼吸の有無，喘鳴の有無・程度，SpO_2，チアノーゼの有無．
・安静度．
・嚥下の状況．
・腹部膨満の有無・程度．
・水分出納．

気管切開

こんな疾患に　●気管狭窄症　①声門下狭窄症　②気管・気管支狭窄症 → p.43
③気管・気管支軟化症 → p.41

術前の看護

・気管切開を行う疾患は気管に狭窄や軟化があるため，啼泣することによる換気不全を予防する．
・慰安や必要に応じ鎮静も使用する．
・上気道の感染は気道分泌物が増えるため，予防に努める．

術後の看護

1 術後

気管切開チューブの管理：予定外の気管切開チューブの抜去を防止するため縫合部の確認（予定外抜去予防），チューブ先端の位置確認（軟化などの部分を越えているのか，分岐部からの位置はどうかなど）．
・出血の有無．
・鎮痛管理，鎮静管理．
・呼吸管理（人工呼吸器または人工鼻）：児の状況に応じて呼吸器から人工鼻の管理となる．
呼吸数・エアー入り・呼吸音・SpO_2．
・創部の安静保持：頭部の固定（図3），呼吸器の固定．四肢・体幹の抑制（図4）．

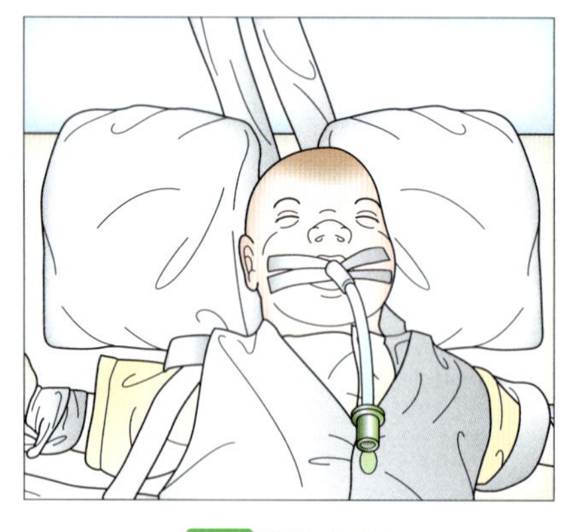

図3 頭部の固定
頭部を保持し，創の安静を図るため砂嚢などで固定する．

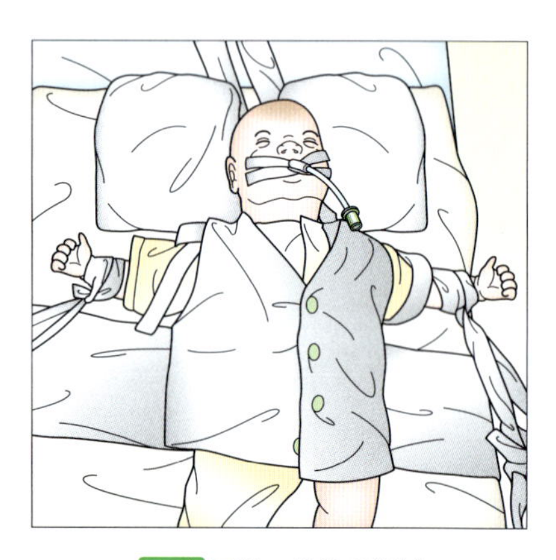

図4 四肢・体幹の抑制
チューブの予定外抜去の防止のため行うことがある．

2 術後2週間ごろ

・気管切開術後2週間を目安に初回の気管切開チューブの交換を行う．

・交換時は同サイズおよび1サイズ小さい気管切開チューブを準備し，すぐに換気ができるようベッド環境を整え医師が実施する．チューブ交換後は換気状況，呼吸状態（呼吸音，エアー入り，呼吸数，SpO_2，努力呼吸の有無，顔色）を観察する．

・頸部の発赤，褥瘡がないか，気管切開口周囲の出血・肉芽がないかの観察を行う．

・気管切開部分の保護：気管切開チューブと皮膚との接触や気管切開口周囲からの分泌物による皮膚障害予防のため当てガーゼをする．

　当てガーゼの枚数は気管切開チューブ位置の管理が細かく必要な患者は医師の指示に沿って行う．

3 術後1週間～退院まで

・気管切開をして退院になるため，家族への指導が必要となる．

・パンフレット（図5）や実際の物品を使用し指導を実施する．

① 家族への指導内容

・観察するポイント（呼吸状態）．

・物品の管理．

・気管内吸引の方法．

・気管切開部のケア．

（ケアで必要な気管切開チューブホルダー（図6，7）は見本をもとに家族に作製指導を行う）

・気管切開チューブの交換．

・バッグバルブマスクの換気方法．

・緊急時対応（気管切開チューブが予定外に抜けた，気管切開チューブが分泌物で詰まったなど）．

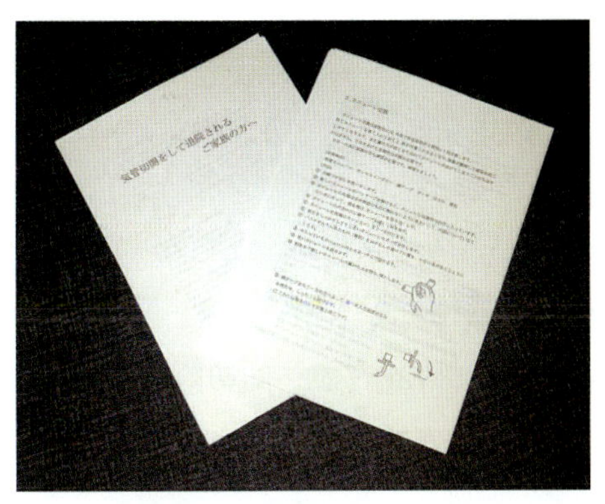

図5 家族指導用パンフレット

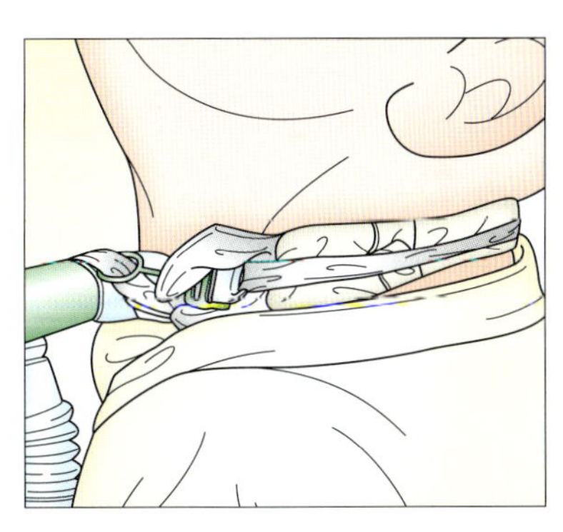

図7 気管切開チューブホルダー

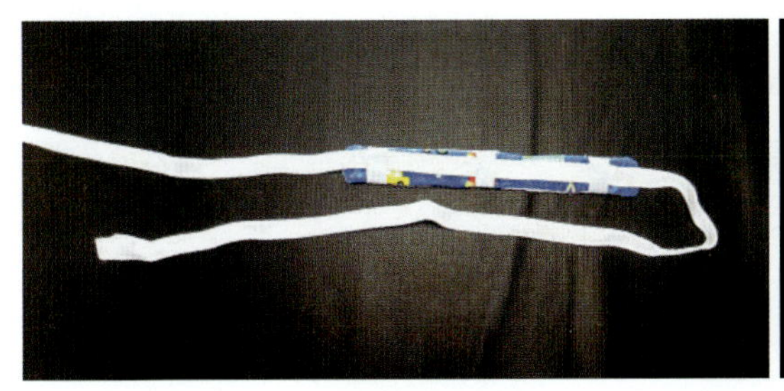

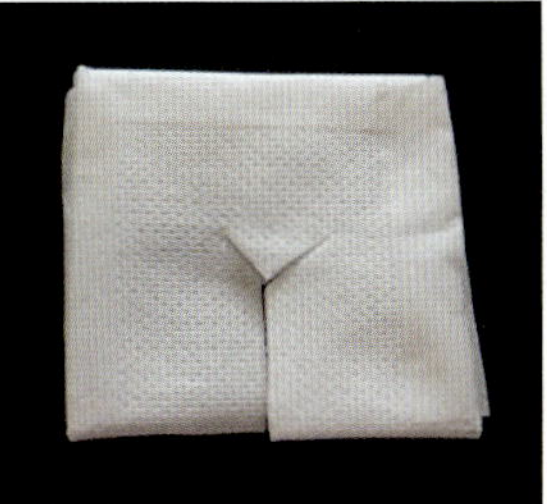

図6 気管切開チューブホルダーとガーゼ

・在宅酸素や在宅呼吸器を使用する場合は社会資源活用の種類と内容を説明し，支援が受けられるよう調整する．
・在宅酸素・在宅呼吸器が必要な患者家族にはそれぞれの指導を行う．

② 家族への指導時の注意点

・家族にとって，医療ケアを在宅で行うことは不安を伴うことも多い．指導は，家族の受け止め方，理解度，サポート体制などを確認し，個々に応じた指導計画を立案し行う．
・退院後は24時間在宅で家族がケアするため，1日のイメージがつくように支援が必要である．退院前に，実際に家族が病院に付き添いケアを実施したり，外泊を通して退院を目指すなどの方法を，患者家族に応じて選択する．

肺切除術

こんな疾患に　●先天性嚢胞性腺腫様奇形および気管支閉鎖症 → p.35　●肺分画症 → p.39
●気管支原性嚢胞　●気胸 → p.45

術前の看護

発熱や咳，呼吸困難などの肺炎症状がみられる場合があるため，呼吸状態の観察を行う．

気胸の場合，啼泣などにより増悪の可能性があるため，安静保持に努めるとともに，緊張性気胸の症状に注意する．

術後の看護

・挿管管理（術直後に抜管されない場合は挿管管理となる）：高圧管理をすると気胸の危険性がある．
　咳嗽やバッキング，ファイティングなどによる気胸の危険性があるため，鎮静管理を行い，吸引時はファイティングがないように注意する．
・ドレーン管理：エアリークの有無，排液の量・性状，出血の有無．
・鎮静・鎮痛管理：気胸の可能性があるため，安静を保持しながら，必要な体位変換や吸引による去痰を行う．啼泣させないよう慰安や適宜鎮静を図る．適切な鎮痛コントロールを行う．
・X線での気胸像の確認．
・感染管理：熱型，感染データ，ドレーンの排液の性状，VAP予防．肺切除後であり，換気のレベルが低下していることが考えられるため，呼吸器を外すタイミングは肺のコンディション（水分の管理，無気肺がない）を整えて行う．

呼吸器離脱後も，患者の呼吸機能レベルに応じ，ネーザルハイフローなどの呼吸サポートを準備する．

4 よく見られる循環器疾患の手術　術前・術後の看護

藏ヶ﨑 恵美／吉岡良恵／三輪富士代

心房中隔欠損症，心室中隔欠損症，ファロー四徴症に共通の術前・術後看護と家族への注意点

術前の看護

1 外来受診時から入院前

多くは幼児期前までに手術をする．疾患の状況などによって幼児・学童期に心房中隔欠損症や心室中隔欠損症の手術となる場合がある．自覚症状がなく，手術となった際は不安が強くなることがある．コミュニケーションを図り，感情を表出しやすい環境作りと，身体的・精神的負担の軽減のための援助を行う．

乳幼児期の心不全症状は，易感染性で気管支炎・肺炎を合併しやすい．そのため，手術を受けることが決まったとき，親に対して，風邪をひかないよう体調管理の指導をする．

流行性感染症が保育園や幼稚園などで流行していないか，接触していないかを確認する．

子どもの予防接種をどこまで受けているのかを確認し，手術前までに受けてほしい予防接種があれば親に伝える．予防接種後の手術猶予期間は，生ワクチンは3週間，不活化ワクチン1週間である．

う歯がある場合は心内膜炎を合併する可能性がある．う歯がひどい場合，手術を延期してその治療を優先することがあるため，口腔ケアは重要である．外来受診時から歯科受診を勧め，う歯の治療をする．

外来での治療や検査，処置に伴う苦痛を取り除く援助として，タッチング，おもちゃ，音楽，コミュニケーションなどがある．患児の意識を意図的にそらし，気がまぎれるようにディストラクションの援助をする．

2 入院後から手術前

入院後は，医師からの手術の説明に対し親と患児がどのように理解しているのか．また，患児へどのように伝えられているのかの情報を得る．

患児や親に対し，入院後の検査介助，絶飲食，前投薬を含めた手術搬入時，手術中や手術後についてオリエンテーションを行う．

入院生活や手術などによる患児の不安や恐怖を最小限にし，心の準備を整え主体性を継続的に支えていくために，年齢に応じたプレパレーションを実施する[1]．

プレパレーションを実施する際の注意点

①患児が病気と手術についてどのように受け止めているのか本人や親から情報を得る．

②患児にどのように伝えるのか親に話した後，「手術」という経験を家族と一緒に乗り越えることができるように援助するため，親の見守りの下でプレパレーションを実施する．

手術後の状態やICUでの環境などを患児と

親に説明した後，同意や理解が得られているか確認する．

患児は手術だけでなく親と離れることになり，不安に思う．1人で入院となった場合やICUに入室した後，不安や恐怖を最小限にするために患児の好むおもちゃや遊び，泣いたときにどのような対応をすれば患児が泣き止むのかを親に確認する．手術当日，親からおもちゃを預かる．

手術前に転倒・転落によって頭部打撲をした場合，手術は延期となる．理由は，手術中の人工心肺で抗凝固薬の投与により頭蓋内出血のリスクがあるからである．よって親には転倒・転落に十分注意するように説明する．

術後の看護（ICUでの管理）

1 術後心不全

心房中隔欠損症やファロー四徴症の場合，術前の左室容積が小さく，術後の急激な左心室容量負荷を受けるため，術前の左室容積が70〜80％以下の症例は左心不全に気を付ける．

術前心不全症状や人工心肺下の心停止による術後心不全のため，術後カテコラミンや後負荷軽減薬による心機能のサポートを行う．心拍数・血圧・中心静脈圧（central venous pressure；CVP）をモニタリングし，異常値を認めた場合は速やかに医師に報告する．

2 不整脈

上室性頻拍，房室ブロック，洞不全症候群などがまれに起こる．心膜切開により，一時的にST上昇をみることがある．正中からのアプローチの場合，体外式ペースメーカーのワイヤーは留置する．不整脈が起こった際は，不整脈が惹起される原因を探り，抗不整脈薬の投与と，ペーシングリードを留置している場合は，体外式ペースメーカーを使用する．

3 出血（ドレーン管理含む）

ドレーンについては，性状，量（出血量），エアリーク，挿入部の位置がずれていないか，刺入部の発赤や出血を観察する．

乳児はHct値40％以上，幼児以降は30％以上を目標に回収式自己血を返血し，再開胸して止血しなければならないほどのドレーン流出量を認めた場合は医師に報告する．

胸腔ドレーンが入っている間は気胸の有無を胸部X線，ドレーンエアリーク，聴診による呼吸音などで確認する．

啼泣によって空気が引き込まれ気胸を起こすことがあるので，長泣きさせない工夫をする．

心膜の炎症により心囊液が貯留し，心タンポナーデを起こすことがある．排液の性状，色，量とともに排液量が急激に減少した場合は，心タンポナーデの徴候である．血圧の低下に伴う頻脈，奇脈，CVPの上昇，頸静脈怒張の有無を観察する．

4 脳神経障害

体外循環中の脳の低灌流や低酸素の持続は脳の器質的な変化や浮腫を生じ，術後の意識障害や神経障害を引き起こすことがあるので[2, 3]，入室後の瞳孔異常の確認，覚醒後の意識レベルおよび四肢の麻痺などを確認する．

5 腎障害

長時間の体外循環，多量の出血がある場合は赤血球が破壊され溶血が生じることがあり[2]，溶血は貧血を生じるだけでなく，腎不全を合併する．入室直後はテステープによる簡易式尿検査を行う．

6 体液管理

手術直後は，術中麻酔や手術による影響により血管の透過性が亢進するので，循環血液量は減少する．特に小児の腎機能は未発達であり，低年齢であればあるほど浮腫やアシドーシスを来しやすく，循環血液量減少による低心拍出量症候群（low cardiac output syndrome；LOS）を引き起こしやすい．したがって，バイタルサインなどモニタリング管理や尿量が1～2mL/kg/時を保てているかなど，1時間ごとに水分出納を確認する．

母乳の場合は，親に1日の水分量を伝え，冷凍母乳を持参してもらう．離乳食の場合は，子どもの食欲や嚥下状態を確認し，術前の食事形態に戻すように図る．

7 呼吸管理

全身麻酔下の手術のため術後は人工呼吸器を使用するが，できるだけ早期に抜管する．

抜管の目安は，①不整脈がない，②血圧が維持されている，③ドレーンからの出血が多くない，④ CPAP ＋ PSVモードに変更後，頻呼吸や努力呼吸がない，⑤血液ガスデータが安定している，⑥気管吸引で咳があり，血性痰がないことである．

意識レベルの確認後に抜管するが，小児の場合は認知機能の発達段階の程度や薬剤による鎮静状態により，計画外抜管の危険性がある．覚醒した場合は，その場から離れず，手術が無事に終わったこと，これから行う処置について伝え，処置後は労いの言葉を掛け，患児に治療の協力を得る．また，患児の協力が得られない場合はミトンなど用いて計画外抜管にならないように工夫する．

8 体温管理

術中麻酔や手術による影響により血管の透過性は亢進し，中枢温は上昇しやすくなる．体温が1℃上昇すると，酸素消費量は7～13%，心拍数は7～12回/分程度増加する[3)]．

LOSの徴候である中枢末梢温較差2℃以上の有無を把握するため，直腸と足底にモジュールを使用してモニタリングする．

中枢温の目安は37.0℃前後で，保温とクーリングを行うが，中枢末梢温較差の3つの原因である①循環血液量減少によるLOSの徴候，②疼痛や不快などによる交感神経優位，③発熱によるシバリングの出現を探り，医師に報告する．

9 鎮痛・鎮静

創部痛やドレーン挿入部痛や，幼児期以降の無輸血手術の影響により，覚醒時頻脈となりやすいので，鎮痛・鎮静は重要である．

痛みや不安による啼泣は頻脈を増長させるため，鎮痛・鎮静評価を行い，適切な薬物介入またはあやしなど非薬物介入を行う．

持続鎮痛薬はオピオイド，持続鎮静薬はデクスメデトミジン塩酸塩（プレセデックス®）が使用されることが多い．デクスメデトミジン塩酸塩は，βブロッカーに似た作用があり，心拍数を下げ，循環を安定させることがあるが，時に不整脈（主に房室ブロック）が出現するので注意して観察する．

10 感染

創部やカテーテル刺入部はフィルム材を使用して密閉，発赤や血液による汚染の有無を観察し，汚染時は交換する．

感染を示す症状や徴候の有無を観察し，抗菌薬を確実に投与する．

11 家族への説明の注意点（および家族への援助）

ファロー四徴症ではシャントの姑息術を経て乳児後期から幼児前期に根治術を受ける．シャント術は急変のリスクが高いため，面会時は患児のそばで過ごせるように配慮する．また，不安に思っていることは十分に傾聴し，親の身体的・精神的負担を軽減できるように援助する．

ICU は医療機器やさまざまなルートやモニターに囲まれている非日常空間であり，親は戸惑いを覚える．医師からの病状説明についてどのように受け止めたのかを確認し，不足があれば再度説明をする．

面会時は，患児の状態やモニター類に注意を払いながら，親が患児にタッチングできるよう援助する．患児の状態が安定し，ドレーンや点滴などのルート類がなくなってきたら，抱っこや哺乳介助など日常生活援助を親とともに行う．その際は，心不全症状の見方などを説明する．

心房中隔欠損症（atrial septal defect；ASD）

術前の看護（表1）

乳児期で 20～50％の割合で自然閉鎖する．

乳幼児期でまれに心不全症状がある場合は，呼吸状態など全身状態の観察を行う．

表1 心房中隔欠損症の術前の看護のポイント

・点滴なし，行動制限なし ・心不全症状，風邪症状の有無の観察 ・手術前後の過ごし方の説明と援助 ・正中や右側胸部の皮膚の状態観察

術後の看護

1 不整脈

右側開胸切開アプローチの場合はペーシングリードは留置しないため，不整脈時は抗不整脈薬を投与する．

2 出血

幼児期以降の患児の場合は無輸血手術が多く，術後貧血状態で ICU に入室するので，その後の出血，ドレーンの性状や量に注意をする．

3 鎮痛・鎮静

特に肋間開胸の際に肋間神経痛を伴い，右肺のみならず左肺にも無気肺を形成しやすいので，必要に応じて患児にバストバンドを装着し，術後離床時の疼痛緩和を図る．

心室中隔欠損症（ventricular septal defect；VSD）

術前の看護（表2）

心不全症状を呈する場合は，全身状態の細かな観察を行う．

経口哺乳により心不全症状が出現する場合は，無理せず注入をする．

左心系容量負荷や肺うっ血軽減のため，利尿薬を確実に投与し，水分出納や体重測定（1回/日）を行う．

表2 心室中隔欠損症の術前の看護のポイント

- 乳児期は点滴と内服管理を行う
- 乳児期の入浴は短く
- 乳児期は心不全症状（水分量や尿量測定）や風邪症状の有無など全身状態を観察する
- 前胸部の皮膚の観察
- 手術前後の過ごし方の説明と援助

術後の看護

1 術後心不全

乳児期の心室中隔欠損症根治術は，覚醒や気管吸引などの刺激で肺高血圧発作（PH クライシス）を起こしやすく，発作時は心拍数上昇，CVP の上昇，血圧低下，酸素飽和度は低下を呈す．その後，皮膚色不良，大泉門は膨隆，末梢動脈触知は弱く，顕著な末梢冷感という身体所見を呈し，一瞬にして両心不全となるので，肺高血圧発作は回復に時間を要する．看護師は患児に対し覚醒や啼泣させないよう，まず視診から始め，必要最小限の聴診や触診を行い，不必要な刺激は避ける．

2 不整脈

注意すべき不整脈は房室ブロックである．また，術直後の左室は，肺静脈血流量の低下や欠損孔を閉じたことによって後負荷が増大し，一時的にポンプ機能が低下することがある．したがって，心拍数は通常より上昇することがあるのでモニタリングを密に行う．

3 出血

ドレーンの留置場所は心嚢，胸骨下である．広範囲に開胸した場合は胸腔ドレーンも留置するので，どの部位に留置しているドレーンの出血が多いのかを注意して観察する．

4 呼吸管理

乳児期の術前肺高血圧が強い患児に対しては，肺高血圧発作を考慮し，翌日抜管となることが多い．肺高血圧発作が起こった場合，鎮静，100％酸素投与，一時的に NO（一酸化窒素）を使用することがあるので，事前に 1 回使用分の鎮静薬を注射器に準備，すぐに酸素投与できるようにバックバルブマスクの点検を行っておく．

ファロー四徴症

術前の看護（表3）

特有な症状は無酸素発作（anoxic spell）であるので，以下のことに留意する．

啼泣や努責（いきみ）などをきっかけに起こり， 対応として鎮静・酸素・胸膝位がある．

無酸素発作の予防のため，呼吸状態やチアノーゼの観察を行い，長泣きしない工夫や排便コントロールを行う．

重い無酸素発作には，βブロッカーを用いるので，確実に与薬する．

親に対しては無酸素発作とその予防について

説明する.

親は，患児の無酸素発作時の状況を恐怖に思うことがあるため，その際は親に寄り添い，感情を表出しやすくなるように援助する.

表3 ファロー四徴症の術前の看護のポイント

- 点滴・内服管理
- 入浴は短く
- 心不全・風邪症状の有無など全身状態の観察
- 尿量測定など水分バランスのチェック
- 前胸部の皮膚の観察
- 無酸素発作時の対応
- 手術前後の過ごし方の説明と援助

術後の看護

1 術後心不全

左室は低形成のため，肺血流量増加に伴う左室の容量負荷は増大する．また，右心室側に大きなパッチがあり，右室流出路を切開または拡大するため，右心不全の徴候を観察する.

2 不整脈

心室中隔欠損閉鎖時の刺激伝導系損傷による房室ブロックや右室流出路形成時の心室切開による心室性不整脈を起こすことがある．また，術前無酸素発作に対してβブロッカー薬を服用していた場合は頻脈となりやすいため，モニタリングに注意を払う.

3 出血

ドレーンは左右胸腔ドレーンと心嚢・胸骨下に4カ所留置する.

チアノーゼ性疾患に特有な側副血行路の発達（主要体肺側副動脈，major aortopulmonary collateral artery；MAPCA）や，姑息術（シャント術）を経て2度目の手術の場合は，癒着などにより出血量は多くなりやすい.

ドレーン留置箇所が多く，痛みを伴いやすい．痛みによる啼泣は空気の引き込みによる気胸の原因となるため，鎮痛・鎮静管理を行う.

患児の安静目的でドレーン留置中は持続鎮静薬などを投与するが，親にはドレーン留置中は抱っこできない代わりに，患児が好むもので遊び，あやしを行ってもらう.

退院指導

手術後の創部については創感染だけでなく，手術痕について注意をする必要がある．入浴は観察ができるチャンスであり，創部の発赤や腫脹，滲出液の有無を毎日見てもらい，なるべくこすらないように説明する．また，創部から糸のようなものが出てきたら，外来受診するように伝える.

小児は低年齢であればあるほど予備力がなく，特に乳児期で手術をした患児は風邪など感染をきっかけに心不全症状が出現する．親には風邪の予防（うがい，手洗い，予防接種など）や風邪をひいた際の注意点について説明をする.

手術前と同様に手術後もう歯に注意するよう口腔ケアの重要性について説明する.

根治術としての治療成績は，心房中隔欠損症，心室中隔欠損症，ファロー四徴症の術後の経過は良好なため，ほとんどは生活に支障なく過ごすことができる．しかし，ファロー四徴症は遠隔期に右室流出狭窄による再手術を要することがある．医師からどのように説明を受けたのか確認し，不足の際は再度説明する．

親には，退院後は必ず外来受診すること，特にファロー四徴症根治術を受けた場合は心臓カテーテル検査など定期的な心機能評価の必要性について説明する．また，長期的には患児の成長に従って患児自身への病気の説明が必要であることも伝える．

■ 文献

1）奈良間美保ほか．小児看護学①　小児看護学概論　小児臨床看護総論．東京，医学書院，2015，536p.
2）中田諭編．小児クリティカルケア看護－基本と実践．東京，南江堂，2011，350p.
3）道又元裕編．ICU ケアメソッド－クリティカルケア領域の治療と看護．東京，学研メディカル秀潤社，2014，332p.
4）落雅美編．心臓外科術式別術後ケア　早わかりガイド．大阪，メディカ出版，2010，232p.
5）道又元裕編．ICU ディジーズ－クリティカルケアにおける看護実践．東京，学研メディカル秀潤社，2013，271p.

5 より重症の循環器疾患の手術　術前・術後の看護

久保木紀子／望月美佐／鶴見真理子／山下明子

大動脈縮窄

大動脈縮窄のうち単独のものは全体の40％であり，残りの60％は心室中隔欠損症(ventricular septal defect；VSD)，両大血管右室起始，房室中隔欠損などの心内奇形や大動脈弓の低形成を合併する．縮窄が強度の場合は，動脈管により下半身の血流が維持されているため，プロスタグランジンE_1（PGE_1）製剤により動脈管の開存を維持させておく必要がある．

術前の看護

1 動脈管の開存と PGE_1 輸液管理

動脈管の開存が維持できているか定期的な超音波検査での確認も行われるが，動脈管音の確認，SpO_2・血圧の上下肢差，末梢循環の観察を行う．動脈管で維持されている血流は腎臓や肝臓，腸管，下肢に及ぶため，尿量や腎機能，肝機能，ミルクの消化や下肢の冷感，皮膚色なども観察する．狭窄が強度で動脈管閉鎖によるショック（ダクタルショック：Ductal shock，動脈管性ショック）を起こすと，全身状態は急激に悪化する．ショックからの立ち上がりをサポートするとともに緊急的に手術が行われる．そのため，状態変化の早期発見が非常に重要である．

確実な薬剤投与のため，中心静脈ラインを確保し PGE_1 の持続点滴が行われる．毎時間必要量が入っているか，点滴刺入部に沿った発赤や腫脹はないか観察し，確実投与に努める．PGE_1 製剤の副作用（無呼吸，発熱，下痢，血圧低下，静脈炎など）出現に注意する．無呼吸出現時には直ちに皮膚刺激をして呼吸させ，医師に報告する．無呼吸の起こる頻度の観察も必要である．発熱は感染で起こっているものか，副作用によるものか見極めが必要である．

また，高濃度の酸素投与は動脈管の閉鎖を招くため禁忌である．

2 肺血流過多症状の早期発見

新生児では生理的肺高血圧だが，生後数日～数週間の経過で肺血管抵抗が下がり，肺血流の増加に伴い体血流が減少する可能性がある．症状としては呼吸促迫，努力呼吸，分泌物の増加などの呼吸器症状のほか，心拍数の上昇，ミルクが飲めない，尿量減少，末梢冷感などの症状が出現する可能性がある．高肺血流がさらに進行し体血流が保てず血圧が下がる場合は，窒素療法や呼吸器での呼吸管理，鎮静・筋弛緩剤を使用し，血中の二酸化炭素分圧を上げ，肺血流量をコントロールする場合もある．そのため，症状の早期発見に努め，医師に報告し迅速な対応が必要である．

3 安 静

啼泣が続くと心不全症状が増強し，もともと心臓の予備力が少ないため，急激に状態悪化につながる可能性がある．心臓に負荷がかかるだけでなく，呼吸促迫は肺血管抵抗の低下を助長し，動脈管を閉鎖させる作用がある．そのため，啼泣の原因を探り，誘因を取り除き安静を図り，必要時鎮静薬の使用を考慮する．また，経口哺乳で満足し入眠できる患児もいるが，経口哺乳は呼吸負荷になるため，哺乳中や哺乳後の状態観察，アセスメントし，状況に応じて経管栄養にする場合もある．

術後の看護

術後は血行動態が正常化する．縮窄部の大動脈を切除，吻合するため吻合部に狭窄が残っていないかどうか上下肢の血圧差を観察する．ダクタルショックから緊急手術となった場合は肝・腎機能障害が術後も継続することがあり，経過観察を必要とする．

1 低心拍出量症候群（low cardiac output syndrome；LOS）

心停止下で人工心肺を使用し手術するため，侵襲により心機能低下は必ず起こり，LOS は避けられない．術後の心機能低下に対しカテコールアミンで心機能をサポート，血圧を維持し，後負荷軽減のため血管拡張薬の投与を行う．血圧の維持には細心の注意を払う．術後は下行大動脈への血流増加により高血圧になりやすく，大動脈弓修復部からの出血などを起こす恐れがあるため，利尿薬の投与や降圧薬を使用する．高血圧の要因となる覚醒レベルのコントロールや四肢末梢の保温などで，後負荷の軽減に努める（保温開始は医師と相談し，使用時には低温熱傷に注意が必要）．

報告基準はあらかじめ医師に確認しておき，容認範囲を逸脱する場合は速やかに医師へ報告する．LOS に対する観察項目および看護のポイントを表 1 に示す．

表 1 LOS の観察項目および看護のポイント

項目	チェック内容
バイタルサイン	心拍数（HR）の変動，不整脈の有無，血圧（BP）の変動，脈圧↓，動脈ライン波形の変化，中心静脈圧（CVP）の変動，経皮的酸素飽和度（SpO_2）の変動，呼吸数，呼吸状態の変動，体温の変動，末梢皮膚温，中枢温（食道温・直腸温）と末梢皮膚温較差
顔色	チアノーゼ，顔面蒼白
安静	安静の保持（覚醒により HR・BP・呼吸数が上昇，努力呼吸が出現するため，安静を重視し必要最低限の処置を短時間かつ有効に行う，鎮静薬の確実投与，安静保持困難時，早期に医師に報告・相談する）
尿	量↓，尿比重，尿の PH
水分出納バランス	総輸液量・他水分と出血量（創部・ドレーン）尿量・胸腹水を比較して算出，大泉門陥没の有無，皮膚（しわの状態）
浮腫	浮腫の増悪
血液ガス分析値	PH↓，酸塩基平衡（BE）↓，動脈血酸素分圧（PaO_2）↓，動脈血二酸化炭素分圧（$PaCO_2$）の変動，乳酸値（Lac）↑，重炭酸イオン値（HCO_3^-）の変動，アシドーシスの進行に注意

（文献 1 より引用）

2 不整脈への対応

手術操作・人工心肺・心停止などの侵襲により，不整脈を起こしやすい状況にある．また，利尿薬投与や体液喪失により，電解質バランスの不均衡からも不整脈の出現が予測される．

血圧低下を伴う場合は早急に治療が必要となるため，速やかに医師に報告する．血圧低下がない場合でも，不整脈出現頻度を観察・報告することにより，致死的不整脈に至る危険を回避することができる．

3 ドレーン管理

術後は心嚢・胸腔内に血液や胸水が貯留する．これらの貯留により心室拡張障害を起こし，血圧低下や肺の拡張障害から換気不良となるため，1時間ごとにミルキングを行い，有効なドレナージがされているか観察していく．また，手術操作がリンパ管周囲に及ぶことで乳び胸を合併することもあり，排液量，ドレーンの性状を観察していく．

4 呼吸器合併症

鎮静による換気不全や排痰障害から無気肺が起こりやすい．また，左心不全からの肺うっ血や胸腹水による呼吸障害の出現が予測される．血圧が変動する恐れがあるため，モニター（バイタルサイン）を確認しながら効果的に，苦痛を少なく用手換気・吸引操作を行う．新生児・乳児では呼吸能力の未熟・気道の未発達・大血管による気道の圧迫，さらに排痰のための協力が得られず，効果的な排痰がしにくい．そのため，循環動態への影響を最小限に抑えるよう配慮し，体位ドレナージや加湿などの介入も必要である．必要時，理学療法士など他職種と協働しチーム医療を図る．

5 褥瘡予防

心臓外科手術を受ける児は，術前から循環が悪いため，術前，術中，術後で褥瘡や医療機器圧迫創発生リスクが高い．また，同一体位での手術は長時間に及ぶ．部署間で情報共有し，術前から皮膚保護材を貼付し，児に合ったマットレスの選択など配慮が必要である．

6 疼痛緩和

乳幼児でも疼痛は咳嗽力の抑制や有効な体位ドレナージを妨げる．また，苦痛により血圧上昇を来して出血を助長させることもあり，疼痛コントロールは重要である．疼痛の有無・程度，疼痛の部位，鎮痛薬の効果などを観察していく．

7 精神面への看護

術後ICU/CCU入室となり，患児は家族の姿が見えない環境で不安や創痛などの苦痛や抑制を強いられるため，患児，家族の精神面へのケアを行う必要がある．児の成長発達段階に応じた支援，おしゃぶりや玩具を使用，モニターやアラーム音，夜間の照明など，できる限りの配慮をしていく．

大動脈離断

大動脈弓と下行大動脈の間が完全に離断している．動脈管が閉鎖すると極めて重篤な状況となるため，動脈管開存は必須である．離断している場所によりA型とB型に分類される．

- A型：左鎖骨下動脈と下行大動脈の間で離断しているもの．
- B型：左総頸動脈と左鎖骨下動脈の間で離断しているもの．

・C型：無名動脈（腕頭動脈）と左総頸動脈の間で離断しているもの．

また，ほとんどの症例で心室中隔欠損を伴う．

術前の看護

大動脈縮窄の術前看護に準ずる．

新生児期の生理的肺高血圧の時期を経て肺血管抵抗が低下してくるとともに心室中隔欠損（VSD）を伴う症例では，特に高肺血流になりやすいため注意する．

離断の場所により動脈血の分布が異なるため，SpO_2センサーを装着する位置に注意して観察する必要がある．

・A型：上半身全体でSpO_2は高く，下半身はSpO_2が低い．

・B型：右上肢と頭部のSpO_2が高く，左上肢のSPO_2は低い．

・C型：右上肢と右頭部のSpO_2は高く，下半身，左上肢，左頭部のSpO_2が低い．

術後の看護

大動脈縮窄の術後看護に準ずる．

修復術後の血行動態は正常化する．大動脈縮窄症と同じく吻合部の狭窄の残存がないか上下肢の血圧を観察する．VSDのパッチ閉鎖を行う場合は，刺激伝導路付近の手術のため術後の不整脈出現にも注意して観察する．

完全大血管転位症

大動脈が右室から起始し，肺動脈が左室から起始する．合併症により3つに分類される．

・Ⅰ型：VSDがない．

・Ⅱ型：VSDを合併．

・Ⅲ型：VSD，肺動脈狭窄を合併．

術前の看護

大動脈縮窄の術前看護に準ずる．

Ⅰ型では，ミキシングが少ない場合はSpO_2が低下し，チアノーゼが著明となる．この場合，バルーン心房中隔裂開術（balloon atrioseptostomy；BAS）を実施したり，動脈管を開存させたりする．Ⅱ型ではVSDがあるため，高肺血流になりやすい．Ⅲ型では肺動脈狭窄があるため，動脈管を開存させて静脈血を肺へ流れるようにし，酸素化された血液を増やしチアノーゼを改善させる．

術後の看護

大動脈縮窄の術後看護に準ずる．

肺動脈と大動脈をスイッチさせ，冠動脈の移植も同時に行うJatene（ジャテン）手術を行う．術後，冠動脈の狭窄予防にニトログリセリンを使用するため，輸液管理とともに心電図のST波形の変化に注意する．

家族への説明はこうしよう！

大動脈縮窄・離断，完全大血管転位症

根治術後であるため，一般的な心不全症状について説明し，異変を感じた場合は病院に連絡してもらう．水分制限があれば守ってもらうが，利尿薬を使用している場合があるので脱水にも注意する．創部の観察は毎日行い，発赤・腫脹・離開・滲出液の付着がある場合は受診する．感染性心内膜炎の予防のため，う歯を作らないように気を付け歯科受診を勧める．

新生児期の手術で初めて自宅に帰る場合があり，家族の不安は強いと考えられる．退院までに少しでも不安を減らせるように，急性期を過ぎたら退院指導を始めるようにする．

左心低形成症候群

高度の左室の低形成を伴う一連の疾患を指す．上行大動脈から大動脈弓にかけての低形成を伴い，大動脈弁・僧房弁の閉鎖または重度の狭窄が含まれる．卵円孔開存または心房中隔欠損の心房間交通と，動脈管開存が生命を維持する上で必須である．心房間交通が不十分な場合は，BAS を行うこともある．

術前の看護

大動脈縮窄の術前看護に準ずる（p.248）．

生後数時間～数日以内に進行性の心不全とチアノーゼで発症し，多くは急激な悪化を示す．この疾患では，肺血流と全身への血流の微妙なバランスが必要であり，病態を理解し観察を十分にし，異常の早期発見，迅速な対応が重要となる．また，手術時の年齢が多岐にわたっており，年齢，性格，個別性に合わせ術前のプレパレーションを行うことで，心の準備ができ，術前の不安軽減，術後の疼痛コントロール，ADL 拡大にもつながる．

術後の看護

手術には姑息的手術としての両側肺動脈絞扼術および Norwood（ノアウッド）手術，第二期中間手術である両方向性 Glenn（グレン）手術，第三期機能的根治術である Fontan（フォンタン）手術がある．いずれの手術後も大動脈縮窄の術後看護に準ずるが，特に注意する点を挙げる．

1 両側肺動脈絞扼術後の看護

心室から駆出される血液は，体と肺の両方に流れることになる．肺血流が増加すると，体への血流が減り，体循環が保てなくなる．その場合，両側肺動脈絞扼術をし，肺血流を制限する．術後は生理的肺高血圧や肺うっ血の改善に伴い，肺血流量が増加する．またはバンディングがきついことで肺血流量が減少する．そのためバンディングの調整が必要となる場合があり，術後数日は体肺血流バランスに注意する（表 2）．

表2 体肺血流バランスに影響する因子と対応

	肺血流↑	肺血流↓
症状	体血流減少（血圧↓，尿量減少，末梢冷感↑），SpO_2↑，CVP↑，肺うっ血，ST↓，PH↓，BE↓，Lac↑	体血流増加（血圧↑），SpO_2↓，低酸素血症，チアノーゼ↑
因子	①肺血管抵抗が下がる PCO_2↓（過換気），PH↑，PO_2↑ （酸素化良好，酸素投与，FiO_2↑） ②体血管抵抗が上がる 末梢冷感，覚醒 ③シャントが太い，短い	①肺血管抵抗が上がる PCO_2↑（低換気），PH↓，PO_2↓ （酸素化不良，FiO_2↓） 胸水，無気肺，吸引 ②体血管抵抗が下がる 末梢が温かい，鎮静，安静 ③シャントが細い，長い
対応	調節呼吸，低換気，ブレンダーを用いた低酸素用手換気下での吸引，呼吸器回路への窒素添加（酸素濃度0.21以下），呼吸器回路の結露水の除去（過換気予防），末梢の保温，鎮静，強心薬，血管拡張薬，人工血管へのクリッピング	酸素投与，FIO_2↑，一酸化窒素の使用，鎮静，強心薬，人工血管のクリップの調整（シャント術後の場合），バンディングの調整（両側肺動脈絞扼術後の場合）

2 Norwood術後の管理

① 体肺血流バランスのコントロール

肺への血流路として，RV-PAコンディットあるいはBTシャントを作製する．いずれも体肺血流バランスが適切にコントロールされないと急激な状態悪化を招く．そのため，血流バランスに影響する因子と対応を把握し，肺血流量変化の徴候を見逃さず観察をしていく必要がある（表2）．

② 人工血管の閉塞予防と出血傾向

術直後の出血が収まれば，ヘパリンによる抗凝固療法が行われる．抗凝固療法開始後は創部やドレーンからの再出血や気道出血などの出血傾向に注意する．シャント音の聴取を行い，音の有無，聞こえ方に変化がないか観察する．

2 両方向性Glenn術後の看護

大動脈縮窄の術後看護に準ずるが，特に注意する点を挙げる．

上半身からの血流だけを肺に循環させるため，Glenn血流が保たれないと酸素飽和度が低下し，チアノーゼが増強してしまう．適度な血流が保たれているかどうか，上大静脈圧（SVC）や血圧，酸素飽和度の変動に注意して観察しなくてはならない．上大静脈の圧が高いと肺高血圧の状態で肺に血流が流れていない恐れがあるため，医師に報告が必要となるが，覚醒レベルが上がると血圧上昇とともに上大静脈圧が上昇することがあるため，覚醒レベルの判断も必要となる．また，肺の状態が悪いと肺への血流も悪くなるため肺に流れやすいように上体挙上の体位をとり，呼吸状態に変化はないか，気管内吸引で痰は引けているか，酸素飽和度の低下はないか，尿量やドレーンの排液は出ているかなどの観察も大切である．最終手術であるFontan術につなげるためにも肺循環を保つことはとても重要である．

3 Fontan術後の看護

大動脈縮窄の術後看護に準ずるが，特に注意する点を挙げる．

新しく作られた血流がスムーズに流れることができているかを確認する必要がある．静脈圧は静脈血が肺血管抵抗に打ち勝って流れなければならないため，通常の術後より高い静脈圧を保つ必要がある．高い静脈圧が続くと胸腹水が増強する恐れがある．水分制限があるため，口喝も強い．氷片摂取や食事形態を検討し，ストレスの軽減に努める．

また，人工呼吸管理による静脈還流不良を伴うと静脈圧上昇の要因となる．肺血管抵抗を下げ，フォンタン血流を流れやすくするためには自発呼吸（陰圧換気）にすることが大切であるため，早期抜管ができるよう，呼吸ケアも必要である．

家族への説明はこうしよう！

左心低形成症候群

Fontan 術後では，全身をまわった血液がスムーズに肺に流れるために，肺血管抵抗が良い状態で保たれることが大切となる．風邪の罹患は，肺血管抵抗が上がり静脈圧を上昇させる要因となる．静脈圧が上がると全身から肺に戻る血液の流れが妨げられ，静脈うっ血による浮腫など全身に症状が出る．食欲不振や嘔吐，下痢が続くと脱水となり，電解質異常から不整脈が出現しやすい．また，内服薬の吸収不良，発熱はより状態を悪化させる要因となる．感染症が流行する時期はなるべく人通りが多い場所を避け，マスクを着用し，家族兄弟も体調管理に気を付けるなど，感染予防が重要である．活気が乏しいなど普段と違う症状がある場合は，早目に病院受診をして，適切な診察，治療を受けることが大切である．

■ 文献

1）石野勢都子ほか．心臓外科看護の知識と実際．上田裕一編著．大阪，メディカ出版，2009，202．
2）前掲書 1）．205．
3）山下明子ほか．先天性心疾患の手術の術前・術後の 48 時間．ハートナーシング．21（6），2008，615-22．
4）高橋長裕．図解　先天性心疾患―血行動態の理解と外科治療．東京，医学書院，2007，232p．
5）中西敏雄．新版　病態生理からみた先天性心疾患の周術期看護．大阪，メディカ出版，2015，342p．

6 食道の手術　術前・術後の看護

上野ふじ美／印具亜純

先天性食道閉鎖症

術前の看護

① 上部食道盲端に貯留した口腔内分泌物の垂れ込みによる誤嚥の予防

出生直後から口腔内に泡沫状で粘稠な唾液が貯留する．患児は唾液を嚥下することができないため，唾液により気道閉塞を起こしてチアノーゼを来すことがある．そのため上体挙上，唾液を適宜吸引し，呼吸理学療法を行う必要がある．また上部食道盲端部にカテーテルを留置し，低圧持続吸引器を用いて持続的に吸引を行う場合もある（図1）．その際は，医師にカテーテルのサイズ，挿入長を確認し，食道盲端部を傷つけないように注意する．

② 合併症（肺合併症，胃破裂）の予防

気管食道瘻を認めるタイプでは，胃内容物が気道内に流入することで肺合併症を認めることがある．また空気が胃や腸管に流入することにより腹部膨満や胃液の逆流，泡沫状の嘔吐を認め，時に胃破裂を起こすこともある．そのため安静を保ち，啼泣などによる腹圧上昇を予防する．医師の指示に応じて浣腸を施行し，腹部減圧を行う．絶食による空腹感により安静を保てないこともあるため，環境調整，おしゃぶりの使用や包み込み，ホールディングなどにより安定化を図る．必要時鎮静薬の使用も検討する．

人工呼吸管理を行う場合，気管食道瘻を認めるタイプでは，大量の空気が瘻孔を通じて胃内に流入することにより呼吸管理が難しくなる場合がある．そのため呼吸状態を評価し，人工呼吸管理を行うとともに手術を検討する必要がある．また用手換気を行う際は，圧をかけ過ぎないように注意する．

疾患のタイプによっては，食道造影が必要となることがあるが，その際は造影剤による肺合併症にも注意する．

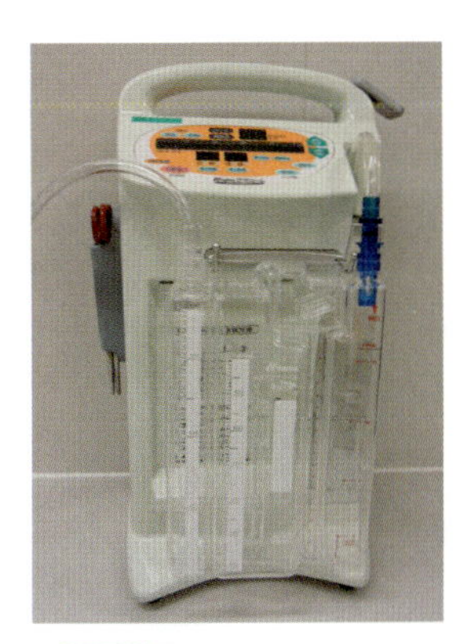

図1 電動式低圧吸引器

③ 経口摂取ができないことによる脱水・栄養状態低下の予防・早期発見

嘔吐や唾液，口腔内分泌物の持続吸引による電解質バランスの変調に注意する．浮腫の有無，皮膚の状態，大泉門の陥凹の有無，水分出納バランスの把握を行い，輸液管理を行う．

④ 家族の不安の軽減

出生前より診断が確定している場合は，新生児科医師とともに家族に説明を行う．希望があればNICUの見学なども家族に行ってもらう．出生直後よりNICU入院となり手術になるため，家族の不安の軽減に努める．

術後の看護

1 急性期

① ステントチューブの管理の徹底

ステントチューブの計画外抜去を予防する．必要時，家族の同意を得てミトンや抑制帯を使用する．チューブが抜去しかけた際は，すぐにその位置で固定し医師に相談し，盲目的に挿入しないようにする．

② 術後合併症（縫合不全や肺合併症など）の早期発見と対処

・縫合不全

X線所見，炎症反応やドレーンの排液量と性状に注意する．胸腔ドレーンのエアリークの有無や唾液様排液の有無を観察する．体位変換時は，頸部の伸展を避け頸部の前屈を保持する．吸引を行う際は，吻合部を傷つけないように気管内・口鼻腔吸引カテーテルのサイズや挿入長に注意する．空気や消化液の貯留により縫合不全を誘発するため，胃管や胃瘻からの排液量と性状の観察を行い，開放または持続吸引し減圧を行う．必要時，咽頭部の持続吸引を行う．気管食道瘻の再発に注意し，痰の性状や量の変化，腹部膨満の増悪の有無の観察を行う．吻合部の安静のため，数日間は鎮静薬や鎮痛薬を使用し，人工呼吸管理を行う．用手換気を行う際は，圧をかけ過ぎないように注意する．

・創部の縫合不全

・創部周囲の発赤・滲出液・びらんの有無，創部腫脹の有無

・肺合併症

肺胞呼吸音（強弱・複雑音の有無），努力呼吸の有無，胸郭運動など呼吸状態の観察を行う．肺合併症予防のため体位ドレナージ，吸入，吸引を行い，呼吸理学療法を実施する．

③ 胃瘻の管理（図2）

胃瘻部の発赤・びらん・滲出液の有無，胃瘻部からの消化液・ミルクの漏れの有無，胃瘻閉塞の有無の観察を行う．胃瘻チューブは垂直になるように固定し，瘻孔部の圧迫抜去を予防する．瘻孔部は，清潔に保てるよう適宜清拭を行う．誤って胃瘻チューブが抜けた場合は，速やかに医師の報告し再挿入を行う．瘻孔が形成される前に胃瘻チューブが抜けてしまうと瘻孔が小さくなってしまう可能性があるので注意する．

④ 経管栄養開始に伴う栄養管理

腹部症状（腹部膨満，腹部緊満，悪心・嘔吐，胃内容物の有無，腸蠕動音）の観察を行う．経管栄養中・後は上体を挙上し，ゆっくり注入する．

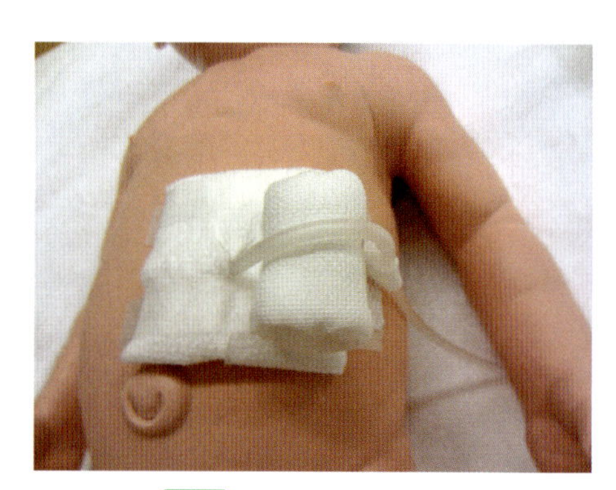

図2 胃瘻チューブの固定

⑤ 家族の不安の軽減

術後の状態，今後の経過に対する家族の不安の軽減に努める．

2 回復期

① 術後合併症（吻合部狭窄や胃食道逆流，気管・気管支軟化症など）の早期発見と対処

哺乳開始は，吻合部の縫合不全や狭窄がないことを透視検査で確認した後，少量から開始し，嚥下状態を観察する．悪心・嘔吐，哺乳時のむせや SpO_2 値の低下，喘鳴，咳嗽の有無に注意し，術後合併症の徴候がないか観察する．胃食道逆流を認める場合は，哺乳後上体挙上や体位管理を行う．気管・気管支軟化症がある場合は，吸入や人工呼吸器の導入を検討する．

② 退院援助

多段階手術を要することがあるので，治療経過に沿って，家族が育児できるよう，与薬方法，ミルクや食事の進め方について情報提供を行う．また，医療的ケアが必要な場合は，訪問看護師につなげる．

家族への説明はこうしよう！

術後数カ月して，胃食道逆流や食道狭窄，気管食道瘻の再発を認めることがあるので，嘔吐の有無や頻度，哺乳状態，肺合併症について説明する．

食道狭窄症

術前の看護

①哺乳状態（哺乳不良や哺乳時の呼吸障害の有無）の観察．
②ミルクや口腔内分泌物の垂れ込みによる誤嚥の予防．
③経口摂取ができないことによる脱水・栄養状態低下の予防・早期発見．
④嘔吐などの症状がみられた場合は，哺乳を中止し経腸栄養に切り替える．

術後の看護

①吻合部の安静を保つ：狭窄部切除，端々吻合術の場合は，食道閉鎖術後の管理に準ずる．
②ステントチューブの管理の徹底：食道閉鎖術後の管理に準ずる．
③術後合併症（縫合不全や肺合併症，吻合部狭窄や胃食道逆流など）の早期発見と対処．
④非効果的なドレナージによる縫合不全の予防．
⑤手術の内容により経口摂取開始時期が異なるため，検査結果を確認し少量から開始する．

家族への説明はこうしよう！

治療後は哺乳や食事の摂取が可能となるが，胃食道逆流による逆流性食道炎によって食道の再狭窄を認めることがあるため，嘔吐の有無や頻度，哺乳状態について注意することを説明する．

■ 文献

1）桑野タイ子ほか．シリーズ　ナーシング・ロードマップ　疾患別小児看護　基礎知識・関連図と実践事例．東京，中央法規出版，2011，92-7.

2）仁尾正記．“先天性食道閉鎖症”．堺武男．周産期の生理と異常②　イラストで学ぶ　新生児の生理と代表的疾患．大阪，メディカ出版，2006，93-4.

3）伊藤泰雄監修．標準小児外科学．第 6 版．東京，医学書院，2012，140-4.

4）関梨奈．“胃瘻チューブ・腸瘻チューブからの注入・管理”．NICU 看護技術必修テキスト　基本手技と背景別看護のポイントが分かる！．岡園代編著．大阪，メディカ出版，2011，146-7.

5）佐藤敬．羊水過多，呼吸障害．Neonatal Care．29（12），2016，1111-6.

7 横隔膜の手術　術前・術後の看護

藤本昌吾／池辺　諒

先天性横隔膜ヘルニア

出生前

先天性横隔膜ヘルニア（congenital diaphragmatic hernia；CDH）の多くは，胎児超音波検査で出生前に診断されている．また，出生前診断症例では，計画的な分娩が行われる．分娩までに胎児カンファレンスを行い，各科で情報を共有し，事前の準備を行う．カンファレンスには児の疾患に関連する小児外科医，新生児科医，小児循環器科医，麻酔科医，集中治療科医，産科医，手術室看護師，ICU 看護師，分娩部助産師などが出席する．カンファレンスの内容は，児の分娩方法，蘇生方法，予定術式，必要な処置，必要な薬剤などについての情報共有を行う．

出生当日は，蘇生や処置の準備のため，物品の確認や必要な薬剤，受け入れ体制を整える必要がある．受け入れ病棟の対応としては，事前に受け持ち看護師を決定し，出生前に母親と看護師が面会したり，出生後に入る病棟を事前に家族に見てもらうなど，家族の受け入れ準備を行う．

出生後

1 呼吸管理

非常に軽症な例を除いて，出生直後より直ちに気管挿管し，人工呼吸管理を行う．

現在のガイドラインでは gentle ventilation が推奨されているが，注意しなければいけない点は3つある．

① 肺血管抵抗上昇を防ぐための管理を行う

ファイティング，低体温，気管分泌物の貯留による血中 CO_2 の上昇，アシドーシスの進行などは，肺血管抵抗の上昇を招くため適切な呼吸管理が重要である．

ファイティングに対しては適切な鎮静が必要であり，患児の動きなどの覚醒レベルを適切に見極めて，目標鎮静レベルを確認する．当センターPICU では，SBS（State Behavioral Scale）をもとに作成した鎮静スコアフローチャートを使用している．目標の鎮静レベルは重症度に応じて，「侵襲的刺激に反応する」から「侵襲的刺激に無反応」の比較的深い鎮静で管理を行っている．患児の自発呼吸が出ることで，胃内に空気が入ることを防ぐために，深い鎮静レベルで管理を行う．

出生直後の新生児は容易に低体温を起こしやすい．低体温を予防するため，ウォーマーや保育器で適切な体温管理を行うことはもちろん必要だが，ケア時などは体温が下がりやすいことに注意してあらかじめ設定温度を上げておくなどの対応が必要である．

気管分泌物の貯留に対しては吸引を行うことで対応できるが，CDH においては，新生児遷延性肺高血圧症（persistent pulmonary hypertension of the newborn；PPHN）の誘発を念頭に置き，過度な侵襲を避けることも考慮する必要がある．吸引時は細心の注意を払って行う．

② エアリークなどの呼吸器合併症に注意する

CDH では，高い圧での呼吸管理を要することが多い．そのため，エアリークなどの呼吸合併症を起こすリスクが高い．ガイドラインでは新生児 CDH において，高すぎる圧設定は，気圧外傷を生じやすく気胸による呼吸状態の悪化が起こりやすいとされており，高い圧設定が行われている場合は注意が必要である．重症例の人工呼吸管理には HFO（high frequency oscillation，高頻度振動換気法）が推奨されているが，人工換気法として初期の設定には CMV（conventional mechanical ventilation）を用いる施設もある．欧米では最初は CMV から開始されるのが一般的であるが，わが国では多くの施設で最初から HFO が用いられている．HFO での有効なガス交換には，振動が末梢気道まで十分に伝達されることが必要であり，気管チューブの位置や分泌物の除去などが重要となる．体動により気管チューブの先端が気道壁に接し，換気不良となることもまれではない．

CDH の出生後の気管チューブの選択として，マーフィー孔付きの気管チューブ（図 1）が選択されることもある．マーフィー孔付き気管チューブには，気管チューブの先端から少し手前の側壁に穴が開いているため，気管チューブの先端が痰などで閉塞しても側壁の穴から換気ができるという利点があり，CDH の呼吸管理に用いられることがある．

出生直後の CDH では鎮静薬の持続投与によって患児の体動は少ないが，人工呼吸回路の重みでチューブが容易に引っ張られることがある．そのため鉗子や砂嚢などを用いて人工呼吸回路をしっかりとベッドに固定することが大切である．

HFO とは

高頻度振動換気法（HFO）とは，少ない 1 回換気量（駆出量）を，通常を著しく超える高頻度の回数で換気する人工換気法であり，一般的には 150 回 / 分を超える換気回数（振動数）によりガス交換を行う場合を指す．肺を膨らませた状態で，少ない 1 回換気量で高速で空気を振動させて換気を行うため，肺損傷の少ない人工換気が可能といわれている．特に重要な観察ポイントは，振動の有無である．分泌物などで振動が伝わらない状態では，ガス交換ができなくなる．外観では胸部だけでなく体幹や大腿部程度まで軽く振動している状態が適切で，胸部を触診することで振動の程度を認識すること

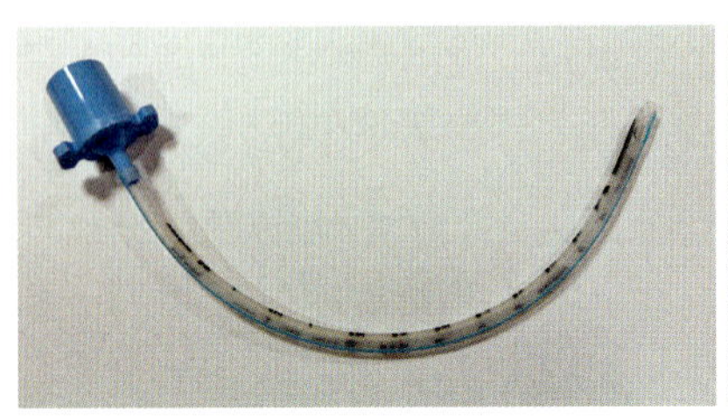

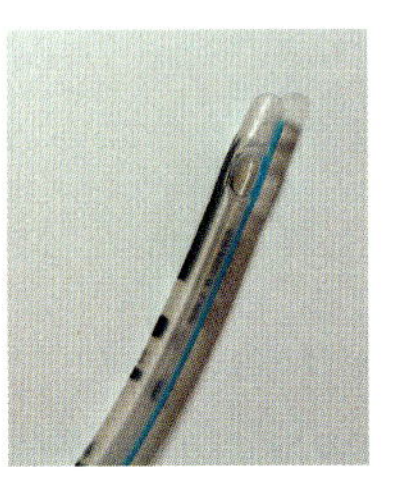

図 1 マーフィー孔付き気管チューブ

もできる．ガス交換については，SpO_2 モニターや経皮 CO_2 モニターなどで評価する．吸引時の陰圧や回路を解放することでも容易に肺は虚脱してしまうので，閉鎖式の吸引を行うことや，必要に応じて Sigh を 2〜3 秒程度かけて，吸引後の肺を虚脱させたままにしないように注意することが大切である．

看護のポイントとしては，まず気管チューブの位置の確認を確実に行う．ケア時は気管チューブの位置の異常で振動が悪くなることが考えられる．また，呼吸器回路の重みなどで気管チューブが屈曲していることなども考えられる．特に，頸の位置や体位変換時の気管チューブの位置には十分な配慮が必要である．

経皮 CO_2 モニターは，適切な換気が行われているかを評価するためにモニタリングするが，通常は胸部で測定する．ただし，HFO 管理では，胸部の振動で正確に測定できない場合があり，大腿部や前額部で測定することもある．また，動脈血液ガスで $PaCO_2$ の測定を行い，モニター値との差がないことなどを確認しておく．HFO では，1 回換気量や呼吸回数などの観察ができないため，心拍数の上昇などで，CO_2 の貯留を疑うことも必要である．

③ マスク・バッグ換気は行わない

CDH でのマスク・バッグ換気は原則禁忌である．マスク・バッグ換気は胃内へのガス流入を生じ，胸腔内腸管の拡張による肺の圧排を来し，呼吸不全を増悪させるからである．消化管内にガスが流入しないように，普段の管理では胃管チューブをよく吸引して消化管内にガスが入らないように管理を行うことが必要である．

2 循環管理

CDH で肺低形成による肺血管床の減少と肺血管攣縮の機能的要因により，出生後にしばしば PPHN を発症する．その場合，循環動態にも大きく影響を及ぼすため，しっかりとした観察が必要である．

① PPHN の状態であるため刺激による肺血管抵抗の上昇に注意する

PPHN とは，生後肺血管抵抗が下がらず肺高血圧が持続して低酸素血症を引き起こす病態で，肺に血液が流れにくくなるため，動脈管では混合静脈血が肺動脈から大動脈へ短絡し，右上肢に比べて下肢での酸素化が不良となる．重症 CDH では肺低形成によりもともと肺血管床が少なく，右左短絡で肺血流量がさらに減少するため酸素化がいっそう不良となる．このことから，まずは肺への血流を確保するため，一酸化窒素（NO）を使用して肺血管抵抗を低下させることが必要となる．また，肺血管抵抗を上げないために鎮静薬を使用するとともに，体位変換や吸引，おむつ交換などの刺激は最低限にすることが必要である．重症例では動脈管開存の維持のための管理も大切である．

ここで大切なモニタリングとしては，pre-ductal と post-ductal を同時にモニタリングすることである．SpO_2 の上下肢差，つまり上肢 SpO_2 ＞下肢 SpO_2 となる場合は，PPHN が増悪して動脈管を介して右左短絡が増えていることが考えられる．体血圧の低下は相対的な肺血圧の上昇につながり，PPHN は増悪するので，低血圧があれば循環動態の評価をする必要がある．そして必要に応じ，カテコラミンや容量負荷が必要になる．ケア時などで循環動態の変動があった場合は，ルートトラブルがないかなどを確認することも重要である．

一酸化窒素（NO）

NO 吸入療法は，血管を拡張させる働きをもつ NO ガスを直接気道から肺へ投与することで肺の血管のみを選択的に拡張させる治療法であり，肺高血圧を伴った低酸素症の呼吸不全の改善に有効な治療法である．NO は血中で速やかに代謝され，体血圧に影響を与えないことから，PPHN治療の第一選択となっている．使用方法としては，通常人工呼吸器回路にNO用の回路を組み込んで使用する．

② 心不全徴候の早期発見に努める

CDHでは左心室の発育が不良で，左室からの心拍出量が低下しているが，PPHNが生じると右心室にかかる後負荷も増大して，右心不全の状態が重なり，心拍出量はさらに低下することから，右心不全，左心不全の両方の徴候を早期に発見することが求められる．頻脈，乏尿，皮膚蒼白，腹部膨満，肺うっ血による呼吸障害の増強などの左心不全による症状，肝腫大，浮腫などの右心不全による症状などを見落とさないようにする．

術後管理

出生後早期に緊急手術が行われる場合もあるが，gentle ventilationの概念が浸透してきたことで，近年では肺血管抵抗が高い時期の緊急手術を避けて，呼吸循環状態が生理的に安定してきたタイミングで手術が行われる傾向にある．

1 観察ポイント

術前に引き続き，PPHNに注意して観察を行う必要がある．術後は胸腔内に脱出していた臓器が腹腔内に押し込まれるため，腹部が緊満する．全身の浮腫も増悪し，呼吸状態は術前よりも一時的に悪化する可能性があるのでしっかりと観察を行う．

2 術後合併症

① 気 胸

気胸は重症CDHで発生すると致命的になることがあるので注意する必要がある．X線写真撮影において，立位での気胸の診断は比較的容易であるが，仰臥位撮影での気胸の診断は困難であるため，超音波検査などの併用が望ましい．X線の仰臥位像における気胸を疑うポイントは，deep sulcus sign（臥位撮影のときに見える横隔膜角の切れ込みが鋭いサイン），double diaphragm sign（横隔膜が二重に見えるサイン），medial stripe sign（左心陰影に沿って透亮像ができるサイン），depression of diaphragm（左右比較し，患側の横隔膜が下方偏位），basilar hyperlucency（横隔膜近傍の透過性が上昇）などがある（図2）．高い圧設定で管理をしているため発症しやすく，上下肢のSpO_2の急激な低下や血圧の低下，徐脈などを認めた場合は気胸の発生を想定して，呼吸状態，循環動態の変化を注意深く観察することが必要である．特にHFOでの管理からウィーニングの段階で間欠的強制換気（intermittent mandatory ventilation；IMV）やA/C（assist/control，補助／調節換気）などの換気設定に変更した場合は，注意が必要である．緊急の胸腔ドレナージや，場合によっては体外式膜型人工肺（extracorporeal membrane oxygenation；ECMO）などの考慮が必要になる．

② 乳び胸水

術後胸腔内にスペースが生じるが，肺が拡張するまでは，ここにいったん胸水が貯留し，通常であれば自然に吸収される．胸水がなかなか自然吸収されないか，逆に増加する場合は，胸水の試験穿刺を行う．通常の胸水の性状は漿液性であるが，ミルク開始後に白く濁り，検査で胸水中のリンパ球増加が証明されれば乳び胸水と診断され，ミルクの変更などの治療を行う．あらかじめドレーンが挿入されている場合は，ドレーンの排液量だけではなく，性状や色調の

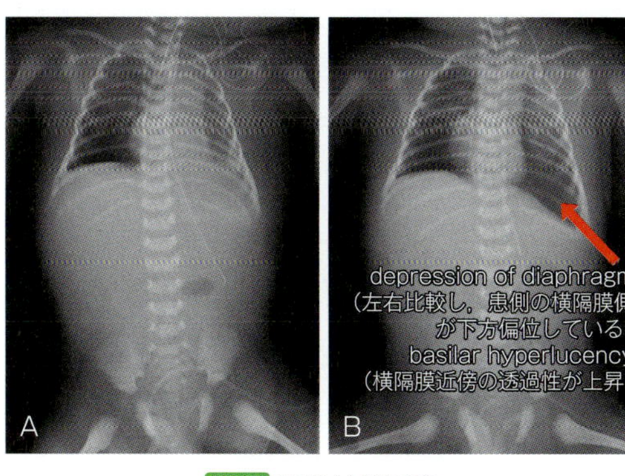

図2 胸部X線写真

A. 先天性横隔膜ヘルニア術後（日齢6，男児，左側例）.
B. 同じ児が左側に気胸を発症した（日齢6，男児）.

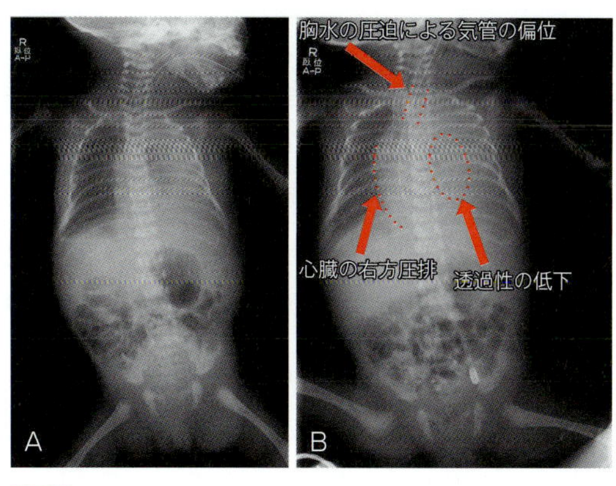

図3 横隔膜ヘルニア修復術後に胸水貯留を疑うX線写真〔日齢5の術後（A）と，日齢7の胸水貯留（B）との比較〕

観察を行うことで乳び胸水の早期発見につながる（図3）.

③ 腸閉塞

術直後は消化液の分泌の低下や腸蠕動運動の低下がみられ，一時的に麻痺性腸閉塞の状態となる．胃残渣の増加や，腹部膨満，悪心・嘔吐に注意して観察する．時に癒着や腸軸捻転が原因の機械的腸閉塞を来すことがあり，緊急手術が必要な場合もある．

ファミリーケア

CDHの生命予後は改善傾向にあるが，先天性心疾患や染色体異常を合併する場合などは依然として予後が悪い．CDHは，胎児エコーの普及によって比較的妊娠早期から発見されるようになってきているため，妊娠中から両親への配慮が必要である．医療者は妊娠中から継続的に家族と関わりを続けることが大切で，産科病棟の看護師，助産師と出生後の児の入室病棟の看護師との連携も重要である．胎児カンファレンスで情報共有を行い，家族背景，妊娠中の児への思い，妊娠・出産に対してどのように家族が受け止めているのかを共有することで，統一した関わりが可能となる．出生後は，愛着形成を促進させるように児と触れ合える環境を作ることが大切だが，状態の変動が起こりやすい時期には，特に看護師が安心して触れ合える環境を提供することが必要である．当センターICUでは母親へ愛着形成を促すために，口腔内への母乳塗布や，手や頭を触れてもらうように促している．

また，出生後間もなくでは，手術を行うことで容易に家族機能が危機的な状況に陥るということも考えた関わりが必要である．家族のニーズとしては，最善のケアがなされること，必要な情報が得られ，必要なときに説明を受けて相談できること，面会時間に一人になれる場所を提供してもらえること，不安・怒り・葛藤といった感情や悩みを理解し支援してもらえることなどがある．日々の面会中では，家族の感情反応をありのままに認め，できるだけ家族に寄り添った看護を行い，児の情報をその都度提供していくことが必要である．

横隔膜弛緩症

横隔膜そのものの先天的な異常や，横隔神経の異常により横隔膜が弛緩して挙上したものをいう．

原因

横隔膜弛緩症は，先天的に起こることや，胸部手術後に発症することが考えられる．小児では特に，先天性心疾患の術中に横隔神経を損傷してしまうことで起こることがあるので，術後には注意が必要である．

症状

無症状の場合もあるが，呼吸状態に大きく影響することもある．胸部の上がりに左右差があることや多呼吸で気付かれる．胸部術後や先天性心疾患術後には，呼吸時の胸郭の動きを注意深く観察するとともに，呼吸音の強さに左右差がないか注意して聴診する．呼吸障害や，肺炎を繰り返すことがある場合は手術が適応となる．無症状例ではX線で発見されることもある．

治療

呼吸状態に影響しない場合は，保存的に経過観察される．治療が必要な場合は手術が一般的である．開腹，開胸や腹腔鏡，胸腔鏡下に，横隔膜を縫縮する手術を行い，横隔膜を平坦にして肺の拡張を図る．

看護の要点

呼吸状態については，継続して観察する必要がある．人工呼吸器下では分からないが，抜管後に呼吸様式の変動があることが考えられる．症状の観察は継続して行う．横隔膜弛緩が起こっている側は胸の上がりが悪いため，体位によって呼吸様式が違う場合もある．患側が上の体位では努力呼吸が出現するが，下では出現しない場合もあり，観察が必要である（図4）．

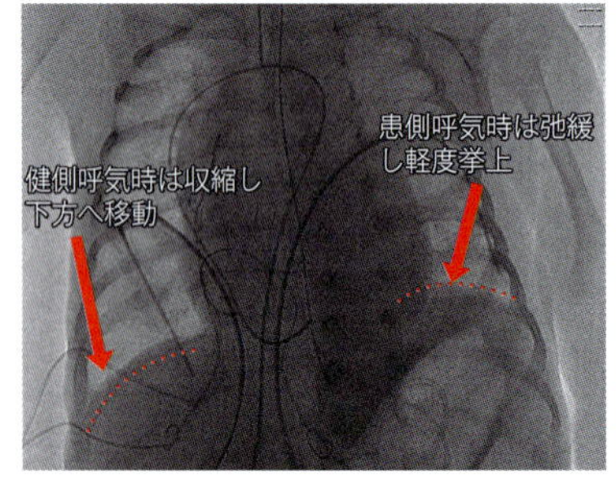

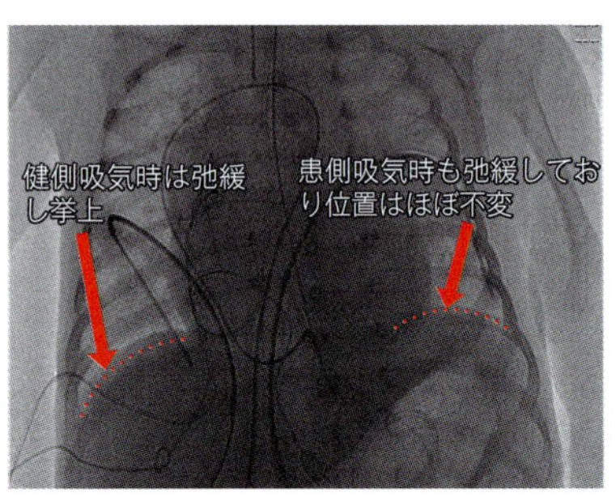

図4 横隔膜弛緩症で横隔膜の透視の呼気と吸気の横隔膜の上がりの違い（日齢75，Norwood術後，男児）

■ 文献

1) 臼井規朗．診療 新生児先天性横隔膜ヘルニアの診療．小児科．58（1），2017，73-9.
2) 新生児先天性横隔膜ヘルニア研究グループ編．新生児先天性横隔膜ヘルニア（CDH）診療ガイドライン．東京，メジカルビュー社，2016，8-84.
3) Nakayama, DK. et al. Effect of preoperative stabilization on respiratory system compliance and outcome in newborn infants with congenital diaphragmatic hernia. J Pediatr. 118（5），1991, 793-9.
4) 上田隆．どこを見る!? まず何をする!? 出生直後の新生児SOS 先天性横隔膜ヘルニア．ペリネイタルケア．26 (3), 2007, 273-6.
5) 河野達夫ほか．どこを見る!? まず何をする!? 画像による新生児症例カンファランス（第1回）先天性横隔膜ヘルニア（Bochdalek hernia）．Neonatal Care．19（7），2006，680-6.
6) Agrons, GA. et al. From the archives of the AFIP. Lung disease in premature neonates：radiologic-pathologic correlation. Radiographics. 25（4), 2005, 1047-73.
7) 依田達也ほか．新生児遷延性肺高血圧症．Neonatal Care．18（4），2005，345-9.
8) 中西秀彦ほか．NO吸入療法．Neonatal Care．25（2），2012，136-42.
9) Roberts, JD Jr. et al. Nitric oxide inhalation decreases pulmonary artery remodeling in the injured lungs of rat pups. Circ Res. 87, 2000, 140-5.
10) Kinsella, JP. et al. Randomized, multicenter trial of inhaled nitric oxide and high-frequency oscillatory ventilation in severe, persistent pulmonary hypertension of the newborn. J Pediatr. 131, 1997, 55-62.
11) 矢本真也．新生児外科疾患 消化器外科疾患編 先天性横隔膜ヘルニア．Neonatal Care．29（3），2016，253-9.
12) Terui, K. et al. Surgical approaches for neonatal congenital diaphragmatic hernia：a systematic review and meta-analysis. Pediatr Surg Int. 31（10), 2015, 891-7.
13) Kitano, Y. et al. Re-evaluation of stomach position as a simple prognostic factor in fetal left congenital diaphragmatic hernia：a multicenter survey in Japan. Ultrasound Obstet Gynecol. 37（3), 2011, 277-82.
14) Usui, N. et al. Prenatal risk stratification for isolated congenital diaphragmatic hernia：results of a Japanese multicenter study. J Pediatr Surg. 46（10), 2011, 1873-80
15) Van Meurs, KP. et al. Congenital diaphragmatic hernia：long-term outcome in neonates treated with extracorporeal membrane oxygenation. J Pediatr 122（6), 1993, 893-9.
16) Lally, KP. American Academy of Pediatrics Section on Surgery；American Academy of Pediatrics Committee on Fetus and Newborn, Postdischarge follow-up of infants with congenital diaphragmatic hernia. Pediatrics. 121（3), 2008, 627-32.
17) 太田幹人．新生児遷延性肺高血圧症（PPHN）．Neonatal Care．29（8），2016，746-8.
18) 河井昌彦．先天性横隔膜ヘルニア．Neonatal Care．21（3），2008，289-96.
19) 伊藤有香子．肺低形成，先天性横隔膜ヘルニア．Neonatal Care．27（4），2014，363-9.
20) 津田弘之ほか．先天性横隔膜ヘルニア．Neonatal Care．26（11），2013，1117-23.

8 消化管（新生児）の手術　術前・術後の看護

菅島加奈子

消化管穿孔は，食道・胃・十二指腸・小腸・大腸の消化管に穴が開き，消化液や食物・便などが消化管外へ漏出する状態である．新生児は抵抗力が弱く，消化管穿孔により容易に全身状態が悪化するため，早期の治療介入が必要となる．そのため，緊急で外科的治療を行う場合も多い．壊死性腸炎の鑑別診断には，全身性もしくは腸管感染症，腸閉鎖，胃軸捻転，局所的な消化管穿孔，ミルクアレルギーなどが挙げられる．

腸閉鎖，鎖肛，胎便性腹膜炎は出生前診断される場合もある．出生前診断がある場合は，生後の全身管理や治療を行うことができる施設で出産することが望ましい．出生前診断されず，生後に診断された場合は新生児搬送となり母子分離状態となる．

出生前診断のない鎖肛の場合，出生後の体温（直腸温）測定の際に，肛門がないことで気付かれることがあるが，瘻孔がある場合には少量の胎便排泄があるために診断が遅れることもある．

消化管穿孔，壊死性腸炎，腸閉鎖症，胎便性腹膜炎，腸回転異常

術前の看護

1 OP（観察項目）

- バイタルサイン：新生児は予備力が少なく，全身状態の悪化からショック状態となることがあるため，低体温，発熱，呼吸状態（無呼吸，多呼吸など），頻脈・徐脈，末梢循環不全などがある場合は早期に対応する必要がある．
- 活気低下（not doing well）：新生児は予備力や抵抗力が弱く，消化管穿孔による感染症状などにより容易に全身状態が悪化するため，活気が低下する．確定診断されるまでに時間がかかる場合は，疑いの段階から予測的に介入する必要がある．
- 機嫌：全身状態の悪化に伴い機嫌が悪くなる．
- 哺乳量の低下：腹部膨満，全身状態の悪化に伴い哺乳力が低下する．
- 胃内容物の性状や量：胃管を挿入するため確認できる．
- 嘔吐の有無：性状や量に注意する（胆汁性嘔吐か非胆汁性嘔吐など）．十二指腸のファーター乳頭部より口側の閉鎖では胆汁性嘔吐，それ以下の閉鎖では非胆汁性嘔吐となる．
- 腹部膨満，腹部緊満の有無：腸管ガスや腹水により著明になる．特に空腸閉鎖では上腹部，回腸閉鎖では腹部全体の膨隆を認める．

・腹壁色：色調の変化，悪化がないか（発赤や暗赤色，黒っぽく見えることもある）．
・浮腫の有無，程度．
・X線所見：腹部所見（free air，壁内ガス，門脈内ガスなど），胸部所見（肺野，心胸比など），チューブ類がある場合は挿入位置を確認する．
・エコー所見：腹部エコーにて腹水の有無を見る．状態悪化により循環が変動するため，頭部エコー所見や心エコーも重要である．
・血液検査データ（血液ガス，生化学，血液培養など）．
・黄疸の有無：新生児黄疸か消化管疾患による黄疸かどうかを確認する必要がある．腸閉鎖の場合は，特に間接ビリルビン値が上昇する．
・気道分泌物の性状や量：肺出血があると血性痰が吸引される．
・便性の変化：胎便排泄遅延がないかを確認する．胎便は，胆汁が混ざらない位置の腸閉鎖の場合は灰白色や淡い緑色である．消化管出血を伴う場合は，便に血液が混入することがある．出血部位により色調が異なる．
・関連因子の有無：腸管血流を阻害する要因がある場合は，消化管穿孔を生じるリスクが高くなる（動脈管開存症，インドメタシンやステロイドなどの薬剤投与など）．
・出生前診断の有無．

2 TP（ケア項目）

・バイタルサイン測定：新生児は予備力が少なく，全身状態の悪化からショック状態となることがあるため，バイタルサインの変化に注意する．低体温，発熱，呼吸状態悪化（無呼吸，多呼吸など），頻脈・徐脈，血圧低下，尿量低下，末梢循環不全などがある場合は早期に対応する必要がある．
・消化管の減圧：太めの胃管を挿入し，吊り下げ開放の状態にして減圧を行う．状態によっては持続的に陰圧をかけて引く場合もある．
・人工呼吸器の管理：呼吸状態が悪化する場合は，術前に人工呼吸器による呼吸管理が必要になる．
・気管内吸引：人工呼吸器を外して行う開放式吸引は肺胞の虚脱が生じ，予備力の少ない新生児はさらに呼吸状態が悪化する可能性がある．そのため，可能であれば気管内吸引は閉鎖式を用いる．
・輸液管理：経腸的に水分や栄養を投与することができなくなるため，経静脈的に水分や栄養補給を行う．高カロリー輸液の投与となるため，PIカテーテル（末梢静脈挿入式中心静脈用カテーテル，PICC）などの中心静脈ラインを留置することが多い．また，体内への留置物は感染源であり，カテーテル関連血流感染（catheter related blood stream infection；CRBSI）のリスク状態となるため清潔操作で処置を行う．
・電解質の補正：胃管を挿入して消化管減圧すると胃内容物とともに多量の電解質を喪失することになるため，電解質を補正する必要がある．
・母乳の使用を推奨する：初乳には免疫グロブリンである分泌型IgAやマクロファージ，ラクトフェリンなどの免疫活性物質が多く含まれており，壊死性腸炎の発症を予防できる[1]．
・プロバイオティクスの投与：壊死性腸炎の発症予防や腸管の常在細菌叢の定着に効果があるといわれている．
・出生前診断がある場合：出生直後から介入できるように物品の準備を行う．家族の受容段階について産科と情報共有する．

術後の看護

1 OP（観察項目）

・創部感染，吻合部 / 縫合部狭窄，縫合不全の有無.
・創部状態：発赤，腫脹，滲出液，排膿などの有無.
・疼痛の訴えの有無：新生児では自分から痛みの訴えができないため，バイタルサインの変動や表情などの小さな変化から読み取り，鎮静薬の使用やケアなどを検討する必要がある.
・X 線所見：腹部所見，胸部所見.
・エコー所見：腹部エコー，頭部エコー，心エコー.
・血液検査データ（血液ガス，生化学，血液培養など）.
・浮腫の有無，程度：術後の反応として浮腫が増強することがあるため，水分バランスなどとともに注意する．また，術前から浮腫がある場合はさらに増強し皮膚トラブルを生じる可能性もあるため，除圧や皮膚ケアを行う必要がある.
・腹部膨満，腹部緊満の有無.
・気道分泌物の性状や量：肺出血があると血性痰が吸引される.
・便性の変化.

2 TP（ケア項目）

・創処置は清潔操作で行う：創部感染から全身状態が悪化する可能性がある.
・ドレナージの場合は，排液量や性状の確認，ガーゼ交換などを行う.
・ストーマ造設術の場合は，ストーマケアを行う.
・電解質の補正：手術の影響や，消化管の減圧に伴う消化液の喪失に伴い，電解質バランスが乱れる可能性があるため.
・経腸栄養開始後は，用手で定期的に胃内容物の吸引をし，消化状態の確認を行う.
・排泄ケア：術後の状態によって浣腸や肛門ブジーを行うことがあるが，疾患や術式により異なるため，ケア方法は医師に確認してから行う.
・母乳の使用を推奨する：人工乳よりも消化がよいが，ミルクアレルギーの場合は母乳の使用が可能かどうかを確認する必要がある.
・皮膚ケアは愛護的に行う：特に術後は処置が多く，ガーゼ固定のためにテープを用いることになる．新生児の皮膚は薄くテープを剝がす際に表皮剝離を起こすこともある．そのため，テープを剝がす際には必ず剝離剤を使用する.

新生児の特徴を踏まえたケア

1 体温管理

新生児の熱産生は褐色脂肪細胞で行われる．新生児の中でも，壊死性腸炎のリスクが高い超低出生体重児は，この褐色脂肪細胞の発達も未熟であるため体温調節機能も未熟である．また，新生児は体重に比べて体表面積が広いため，体温が環境の温度や空調などの影響を受けやすい．さらに，在胎週数が浅く体重が小さいほど，皮下脂肪が少なく，角質が薄く，皮膚のバリア機能も未熟であり，蒸散による水分喪失から熱喪失も大きいため，低体温になりやすい状態となる．低体温になると，全身状態へ影響するため体温管理は重要になる．熱喪失経路として輻射・対流・伝導・蒸散の4つがあり，この熱喪失経路を遮断して低体温を防ぐ必要がある．閉鎖式保育器の場合は保育器内の温度を上げたり処置窓の開放時間を短くしたりし，開放式保育器の場合はヒーターからの輻射熱を利用しての保温や掛け物で調整を行う．また，児に触れる物品や医療者自身の手を温める，ベッド位置の調整などを行うことも低体温の予防となる．反対に，高体温の原因は環境要因によるものが多いため，環境調整とともに，感染などがないか発熱の原因検索を行い，早期の対応が必要である．

急性期や術後は，体温プローブを使用し持続的に体温測定を行うことで変動に早期に対応する．皮膚にプローブを装着する場合は，皮膚に密着していないと正確な皮膚温を測定できないが，皮膚損傷を生じないようガーゼで粘着力を落としたり，保護したりするなどの工夫が必要である．また，肛門にプローブを挿入して中枢温を測定することもあるが，排便があると体温が低くなることがあるため，挿入状況の確認をするとともに腋窩での測定温との差を把握しておく．

2 栄養管理

新生児は，体内の水分が多く，その割合は在胎週数が浅いほど多くなる．体重に比べて体表面積が大きく，角質など皮膚の発達も未熟なので不感蒸泄も多いため水分喪失が増える．

超低出生体重児では特に壊死性腸炎の予防が重要となる．壊死性腸炎は多数の因子により生じるが，腸管への負担もその一つとなるため経腸栄養は慎重に開始する必要がある．しかし，腸管自体は使うことでその機能が成熟するため，早期からの経腸栄養を開始することが多い．栄養としては，免疫的にも腸管に良いため母乳の投与が推奨されている．

疾患や手術の影響，未熟性などさまざまな要因により，児は経口摂取できないことが多く，母親は搾乳を行い，母乳を冷凍保存する場合が多い．経口哺乳は，呼吸・循環が安定し，呼吸・吸啜・嚥下の協調がうまくでき，吸啜リズムが成熟する修正32〜33週ごろを目安に開始することが多い．

3 感染対策

新生児は胎盤を介して母体からIgGを受けるため，麻疹，水痘，風疹などの疾患には罹患しないか，罹患しても軽症で済む．この受動免疫は生後6カ月ごろまでにほぼ消失する．児自身がIgGを十分作り出すまでの間，つまり生後3カ月ごろに免疫グロブリンが最も低くなる．IgGの移行は在胎17週ごろからで，33週でほぼ母体と同レベルになるところから，在胎33週以前に出生した児はIgGの血中濃度が低く易感染性が高い．母乳中には分泌型のIgAやラクトフェリンなどの液性の免疫物質のみならず，食菌能を有する好中球も含まれている．母乳を飲むと，あたかも腸管壁に母乳という免疫のペンキが塗られるように免疫物質が広がって感染を防ぐ[2]．

重症児であるほど，気管チューブ，末梢・中心静脈カテーテル，臍帯動脈カテーテル，胃・十二指腸チューブ，膀胱留置カテーテルなどのデバイス類が多くなる．各々のデバイスは，細菌侵入の門戸となるため，取り扱いには十分注意する必要がある．中心静脈カテーテル関連血流感染（central line-associated blood stream infection；CLABSI）はNICUにおける最も多い院内感染であり，新生児にはPIカテーテルが使用される[3]．さらに，在胎週数が浅いほど，皮膚も薄くバリア機能が未熟で，皮膚自体も傷つきやすく，感染を受けやすい状態である．皮膚損傷から感染を起こすリスクも高くなるため，処置時のテープ貼付や剝離などを愛護的に行い，皮膚損傷を起こさないようにすることも重要になる．また，保育器内は高温多湿で菌が繁殖しやすい環境になるため，処置の清潔操作や児の清潔ケア，環境整備などを行い，感染予防を行うことが重要になる．

4 ディベロップメンタルケア

ディベロップメンタルケアは，日本語で個別的発達促進ケアと訳される．新生児，特に未熟な段階で生まれた児は，脳の発達が急速で感受性が高く，外からの刺激を最も受けやすいことから，新生児の反応を読み取り，その対応能力にマイナスにならないようにサポートすること，および児の発達を促す適切な刺激を与えることを目的としている[4]．

妊娠中は母親の子宮内で守られていた児は，出生と同時に重力や騒音，光，皮膚刺激など，たくさんのストレスにさらされることになる．さらに外科疾患の児は，外科的処置などが加わり日々の処置回数も多くなり，ストレスはさらに増える．過剰なストレスは正常な成長発達に悪影響を及ぼし，落ち着きのない子や育てにくい子になることがあるといわれている．特に脳の発達段階にある早産児は，外からの影響も受けやすい状態であるため，ストレスを取り除き，刺激を最小限にすることが必要である．また，視覚も聴覚も発達段階であり，音や光もストレスとなる．その原因が医療者である場合も多いため，自分自身の行動に注意する必要がある．処置の際は照明が必要となるが，それが児のストレスになっていないかを考え，児の目を覆うなど光刺激を少なくする工夫をすることや，保育器の処置窓の開閉を静かに行うこと，足音を静かにすることなど意識することが児のストレス軽減につながる．さらに，睡眠も児の成長発達に欠かすことができないため，覚醒時にケアを行うなどのケアパターンの調整も必要になるが，処置が必要な場合は，優しく触れたり声を掛けたりして覚醒度を上げてから開始する．新生児の睡眠覚醒度の指標として state があり，1～6 で評価する．処置やケアは児がストレスに対応できる state 4 がよいとされている．痛みを伴う処置を行う場合は，ファシリテイティッド・タッキングや包み込み，乳首を吸啜させるなど痛みを緩和するケアを行う必要がある．その際には，児のストレスサインや安定化サインを読み取り，児が自己鎮静できるようにサポートする．

家族への説明はこうしよう！

出生前診断がされている場合は，妊娠中に疾患や生後の経過について説明を受けて出産となるが，疾患のある児を受容できているかは家族によって異なる．先天性の消化管の疾患は他の奇形を合併している場合も多く，染色体異常があることもある．また，疾患によっては出生後に診断される例や発症する例もあり，その時々で家族の受容段階や児への愛着形成ができているか確認していく必要がある．特に母親は，どんなに不可抗力の事態であっても満足に産んであげられなかったことに自責の念を抱き，出産をめぐるさまざまな状況に傷ついている場合が多い[5]．そのため，親子の時間を重ね，関係性を育み，親子が相互作用の中で親子の関係性を築くことができるようなケアが必要である．生後すぐに手術となる場合，状態が不安定な時期が長くなる可能性があり，木来，出生直後から親子が一緒に過ごす中で育まれる親子の関係性を築くことができない状況となる．家族によってはショックが大きく面会に来ることができなくなる場合もあるため，出生直後であれば産科と連携して母親の心理状態について情報共有することも重要である．染色体異常などは，検査から結果が出るまで日数がかかるため，その間家族はさまざまな不安や葛藤の中で過ごすことになる．日々，家族の思いを傾聴し，愛着や受容段階の評価を行い，家族が少しずつ児と触れ合うことができるよう支援し，決して無理に進めないようにする．

鎖肛の人工肛門造設術

術前の看護

消化管ストーマは造設部位によって，小腸（空腸，回腸）ストーマ，結腸（盲腸，上行結腸，横行結腸，下行結腸，S 状結腸）ストーマなどに分類できる[6]．

・ストーマサイトマーキングを行う：上腹部（鎖肛では左横行結腸または右横行結腸のように上腹部に造設されることが多い），下腹部（十分に検査できない場合，回腸や小腸に造設する場合もある）．新生児，特に体重の小さい児ほど腹壁面積は狭く限られている．

・物品の準備：ストーマ装具，皮膚保護材（面板），剝離剤，はさみ，定規などサイズ測定するもの，ペン，石けん，微温湯，水分を拭き取るもの（ガーゼなど）．

術後の看護

・ストーマ，創部の観察：ストーマ創は術直後から排泄物によって汚染される状態になる．出血の有無，ストーマの色調・浮腫の程度などに注意して観察する．装具交換時には，見えなかった部位の観察やストーマサイズの計測を行う．術後は浮腫があるため，サイズは変化し，それに合わせて面板の穴の径を変える必要がある．

・ストーマ造設に伴う周囲の創部観察：ストーマ以外の創部は清潔創であるため，汚染されていないか注意が必要である．

・合併症の有無：ストーマ粘膜（壊死，浮腫），ストーマ粘膜皮膚接合部（感染，ストーマ粘膜皮膚離接），ストーマ周囲皮膚炎（接触性皮膚障害）[6]．

・装具交換：交換間隔は面板の溶解の程度や皮膚状態によって検討する．

①剝離剤を使用して愛護的に装具を除去する．

②装具貼付部位の皮膚の観察（接触性皮膚障害により発赤を生じることが多いが，時間経過とともに改善するか観察を行う．表皮剝離などがある場合は装具の変更などの対応が必要な場合もある）．

③皮膚の洗浄（泡タイプの洗浄剤で汚れを浮き上がらせ，微温湯で十分に流す．皮膚が

脆弱なためこすらないように注意する).

④ストーマのサイズを測り，面板の型紙を作製し面板をカットする.

⑤装具を貼付する（十分に皮膚の水分を拭き取って，中央から外縁に向かって貼る．しわになると排泄物のもぐり込みや装具が剝れやすくなるため注意する).

・排泄物の性状の変化の観察：出生直後に造設された場合，胎便の排泄があることがある．また，経腸栄養が開始となれば消化状態の確認が必要になる.

家族へのケア

ストーマ造設は新生児期に緊急的に行われることが多く，家族は出生前に説明を聞いていたとしても衝撃を受けることが多い．家族の反応をみながら，受容できるようにケアを行う必要がある．また，新生児期に造設する消化管ストーマは一時的ストーマが多いが，新生児期には閉鎖せずに退院となる場合も多いため，家族がケアを覚える必要がある．児の状態が安定し，家族の受容が進めば手技獲得に向けて指導を開始する．その際には合併症や物品，費用，社会保障，患者会などについても説明を行う．新生児のストーマ装具の選択は難しいため，皮膚排泄ケア認定看護師とも相談し家族がケアしやすい方法を選択する必要がある．また，費用のこともあるため早期から家族が医療ソーシャルワーカーなどと面談できるよう調整し，社会資源の活用や退院後の生活について考えることができるようにする必要がある.

■ 文献

1) 奥山宏臣．“壊死性腸炎”．標準小児外科学．第 6 版．伊藤泰雄監修，高松英雄ほか編．東京，医学書院，2012，175-6.
2) 仁志田博司．“新生児の免疫の特徴”．新生児学入門．第 4 版．東京，医学書院，2012，333-4.
3) 池田知子．“感染対策”．新生児のからだをやさしく理解　Let's start！　NICU 看護．野村雅子ほか編．東京，へるす出版，2016，111-2.
4) 仁志田博司．“個別的発達促進ケア”．新生児学入門．第 4 版．東京，医学書院，2012，133.
5) 橋本洋子．“NICU の赤ちゃんと家族”．NICU とこころのケア―家族のこころによりそって．第 2 版．大阪，メディカ出版，2011，17.
6) 村松恵編．“5 章 ストーマケア　ストーマの基礎知識とスキンケア”．小児の状態別スキンケア・ビジュアルガイド．東京，中山書店，2012，66，71-2.
7) 伊藤泰雄監修，高松英雄ほか編．標準小児外科学．第 6 版．東京，医学書院，2012，424p.
8) 仁志田博司．新生児学入門．第 4 版．東京，医学書院，2012，464p.
9) 村松恵編．“5 章 ストーマケア　ストーマの基礎知識とスキンケア”．小児の状態別スキンケア・ビジュアルガイド．東京，中山書店，2012，64-77.
10) 八田恵利．“ストーマ周囲の皮膚トラブル予防”．新生児の皮膚ケアハンドブック．大阪，メディカ出版，2013，72-6.
11) 野村雅子編．新生児のからだをやさしく理解　Let's start！　NICU 看護．東京，へるす出版，2016，180p.
12) 土田晋也．新生児壊死性腸炎．Neonatal Care．26（5)，2013，482-8.
13) 白石淳．新生児壊死性腸炎．Neonatal Care．29（7)，2016，623-7.
14) 青山興司．“新生児外科疾患”．小児外科看護の知識と技術．青山興司編著．大阪，メディカ出版，2004，91-102.
15) 青山美佐子ほか．“新生児・乳児の術前術後の管理”．前掲書 14)，289-94.
16) 朝倉哲弥，鎌田直子ほか．“ストーマ造設と管理”．前掲書 14)，310-24.
17) 田附裕子ほか．“消化器系の生理と代表的疾患”．保存版 新生児の代表的疾患と病態生理マスターブック．Neonatal Care2017 春季増刊．大阪，メディカ出版，2017，145-83.

9 消化管（小児）の手術　術前・術後の看護

金高あかね／植木泰子／田中　唯／渡辺早貴／北爪　碧／堀口奈緒美

肥厚性幽門狭窄症

1 術前

① 観察

・噴水様嘔吐（回数・量・吐物の性状，時間）.
・体重の増減，低栄養.
・脱水や代謝性アルカローシス（活気低下，傾眠，痙攣，不整脈）.

② 看護

・噴水様嘔吐の有無などについて，家族から情報収集を行う.
・嘔吐での誤飲防止のため，ファーラー位や側臥位の姿勢にし，口鼻吸引の用意をしておく.
・胃管の管理（固定方法の工夫や抜去がないように）を行う.
・禁乳のため，水分，電解質補正の目的で点滴管理となる．点滴漏れの観察，固定の工夫を行う.
・新生児期に手術となることも多いため，小さな患児に手術を受けさせることを決断した両親の不安軽減に努める.

2 術後

① 観察

・嘔吐（回数・量・吐物の性状，時間）.
・嘔吐による脱水症状を来していないか，バイタルサインをみる.
・創部の発赤・腫脹・出血など創感染の有無.
・胃管挿入中は排液量と性状.
・哺乳再開後は，哺乳意欲，哺乳量，排気，嘔吐の有無，体重増加を確認する.

② 看護

・点滴漏れの観察，計画外抜去がないような固定の工夫と観察を行う.
・胃管固定は，計画外抜去しないように鼻または上口唇にテープを貼付する.
・胃管は，鼻腔内や鼻翼の潰瘍形成防止のため，固定位置をずらして毎日張り替える.
・哺乳再開時は，体位を工夫し，排気を十分に行う.
・児のストレスを最小限にするため，抱っこやスキンシップが図れるようにする.

家族への説明はこうしよう！

・哺乳意欲や機嫌を観察してもらう.
・飲ませ過ぎに注意し，目安となる哺乳量を知らせる.
・術直後は狭窄部の解除が完全ではないため，嘔吐することもあるが少しずつ改善してくる．また，排気が不十分でも嘔吐しやすいので，哺乳時の体位や排気の仕方などを説明する.

胃軸捻転

1 術前

① 観察

・突然，胃拡張を来すことから，上腹部痛，膨満感，吐物のない嘔吐がないか観察する．

・胃管挿入時はエアの量，胃内容物の量，性状をみる．

・いきみや排ガスの増加の有無．

・捻転が高度になると血流が悪くなり，胃の壊死や穿孔を起こしショック状態になることがあるため，バイタルサインや意識状態に注意する．

・捻転のときに他の腸管が巻き込まれた場合は，腹膜炎の症状が出現することもある．

② 看護

・悪心・嘔吐の回数，腹痛の程度などの具体的な症状などを家族から情報収集する．

・点滴漏れの観察，計画外抜去がないような固定の工夫と観察を行う．

・胃管固定は，計画外抜去しないように鼻または上口唇にテープを貼付する．

・胃管は，鼻腔内や鼻翼の潰瘍形成防止のため，固定位置をずらして毎日張り替える．

・どのような体位で症状が緩和されるか医師と確認を行い，安楽で安全なポジショニングを工夫する．

・家族が十分に病状を把握できているか，不安の有無などを確認し，サポートする．

2 術後

① 観察

・胃管からの排液量，性状，出血の有無．

・悪心・嘔吐（回数・量・吐物の性状，時間）．

・創部の発赤・腫脹・痛みの有無・程度．

・哺乳開始後の哺乳力・哺乳量・悪心の有無，体重増加の確認．

② 看護

・点滴漏れの観察，計画外抜去がないような固定の工夫と観察を行う．

・胃管管理を行い，体動などによる計画外抜去を防止する．

・家族が病状や手術について把握できているか，不安の有無などを確認し，サポートする．

家族への説明はこうしよう！

・禁乳の期間が長いことで空腹啼泣が強い場合，おしゃぶりも安静の一助となるので，使用を親と相談する．

・経口開始時は少量ずつゆっくり摂取するように説明する．

腸重積症

1 術前

① 観察

・腹痛（間隔，間欠的であるか），不機嫌，急な啼泣や状態・間隔．

・嘔吐の有無，性状，量，胆汁の有無，嘔吐．

・粘血便（イチゴジャム様）の有無，量，回数．

・胃管からの排液や性状．

・腹部膨満，腸蠕動音，顔色，発熱，脱水症状：腸閉塞を生じるため.
・ショック症状：進行すると血流障害や，腹膜炎なども来す.

② 看 護

・いつからどのような症状が出ているのか家族からの情報収集を行う.
・点滴漏れの観察，計画外抜去がないような固定の工夫と観察を行う.
・胃管固定は，計画外抜去しないように鼻または上口唇にテープを貼付する.
・胃管は，鼻腔内や鼻翼の潰瘍形成防止のため，固定位置をずらして毎日張り替える.
・便や造影剤で殿部が汚染されやすいので，防水シーツを準備しこまめなオムツ交換を行う.
・家族や患者には，検査が長時間を要することもあるので説明や声掛けを行い励ます.
・家族が十分に病状を把握できているか，不安の有無などを確認し，サポートする.

2 術 後

① 観 察

・バイタルサイン，意識，顔色，活気，痛み.
・創部の発赤・腫脹・出血の有無.
・脱水症状：皮膚の乾燥，口渇，眼窩陥没，排尿量・回数.
・胃管からの排液量・性状.
・腸蠕動音，腹部膨満・腹部緊満の有無，悪心・嘔吐.
・排便の性状・回数・出血の有無.
・哺乳・食事開始後は摂取意欲・量，悪心・嘔吐の有無.
・殿部，肛門周囲の発赤の有無など皮膚の状態.

② 看 護

・点滴や痛みのコントロールのため硬膜外カテーテル，尿道カテーテル，胃管が挿入されるので，計画外抜去の予防のため固定などの工夫を行う.
・腸管の動きを促進するために医師と相談し，許可を得て座位や抱っこなど無理のない程度の活動を勧める.
・精神的安楽のために，家族にそばにいてもらえる環境を提供する．また，医師の許可があれば遊びを促す.

家族への説明はこうしよう！

・食事は消化のよいものを適量摂取し，食べ過ぎないように伝える.
・腸重積は繰り返す場合もあるので，入院前と同様の症状（腹痛，不機嫌，急激な啼泣，嘔吐など）がある場合は早めに受診するように伝える.
・造影剤や血便が出ることがあることを説明しておく.

ヒルシュスプルング病

手術待機時期

① 観 察

・浣腸やブジーによる反応便の量・性状・回数，腹部膨満の有無，体重の増減，腸炎の有無（発熱，全身状態）.

② 看護

・短域無神経節症の場合，浣腸の実施，ネラトンカテーテルを肛門より挿入し，排便・排ガスを促すことで排便コントロールを行う．

・長域無神経節症の場合，病変部を超える位置までネラトンカテーテルを挿入・留置し，排便・排ガスを促す．哺乳量，排便コントロールを良好な状態で維持し，通院で体重増加を図り，手術に向けた準備を行う．

ストーマ造設術

1 術前

① 看護

・輸液管理，洗腸などの排便管理を行う．

・医師，皮膚・排泄ケア認定看護師と人工肛門造設のマーキングを行う．

2 術後

① 観察

・病変部の長さやストーマ造設位置を認識し，排便の性状・量をみる．

・腹部症状（腸蠕動音，腹部膨満，悪心・嘔吐）．

・ストーマの状態（色調，サイズ，浮腫・出血の有無）．

・小腸ストーマの場合は水様便のため，in-outバランスや脱水徴候の有無に注意する．

② 看護

・感染や汚染がないかストーマ周囲の皮膚状態を確認し，泡で愛護的に洗浄を行い装具交換する．

・家族へ児に適したストーマ装具の購入案内を行い，手技獲得ができるよう指導する．

根治術

1 術前

① 観察

・全身状態（活気・感染徴候の有無），腹部症状，排便状況，家族の言動．

② 看護

・入院時に洗腸・浣腸などの実施時間，回数，ネラトンカテーテルの太さ，挿入長，食事内容などを家族から聴取する．

・輸液管理．児の活動性に応じて，点滴ルートの自己抜去予防ができる安全な固定を行う．

・ストーマから肛門側の腸の洗浄を行う．

2 術後

① 観察

・術後1週間前後の合併症（縫合不全，創感染，腹膜炎など）の早期発見のため，発熱，創部の発赤・腫脹・熱感・痛みの有無に注意する．

・腹部症状（腸蠕動音，腹部膨満，悪心・嘔吐）．

・排便の回数・量・性状，自排便の有無，浣腸後の反応便の有無や量．

・ネラトンカテーテルが挿入されていることで粘膜が損傷し出血するリスクがあるため，出血の有無を観察する．

② 看護

・輸液管理，胃管を留置し胃内の減圧を図る．創部の減圧や便が創部に接触しない目的で，肛門にネラトンカテーテルを留置する．ネラトンカテーテル内腔から便の排出がなく周りから漏れる場合，ネラトンカテーテル内が閉塞している恐れがあるため医師に報告をする．再挿入による粘膜損傷を起こす可能性があるため，固定に留意する．床上安静管理となるため児のストレス緩和を図る．
・術後1週間ほどで注腸造影を行い問題がなければ，ネラトンカテーテルを抜去する．浣腸・ネラトンカテーテルを肛門から入れてガス抜きをする．浣腸により便意の感覚を習得する．浣腸後15～30分後にネラトンカテーテルを肛門に挿入し，浣腸による刺激だけでは出し切れないガスや便を強制的に排出する．病変部が長い症例は残存腸管が短く，排便回数が多く下痢をしやすいため，肛門周囲の皮膚を観察し清潔の保持に努め軟膏を予防的に塗布していく．
・退院後は長期的に排便コントロールの状況を把握し，成長・発達に応じた排便に関する悩みなどの心理的なフォローをしていく．

家族への説明はこうしよう！

・浣腸などに使用するネラトンカテーテルの太さと挿入長を説明し看護師と一緒に行う．自排便があっても続けていくことを伝える．排便表を用いて記録する習慣をつける．創部の安静保持のため，肛門部を圧迫しない横抱きや円座を使用した座位をとってもらうよう指導する．

鎖 肛

低位鎖肛

会陰式肛門形成術

1 術 前

① 観 察

・全身状態，腹部症状，瘻孔の有無，尿に便が混入しているかどうか，排ガスの有無，合併奇形の有無．

② 看 護

・児の活動性に応じて，点滴ルートの自己抜去予防ができる安全な固定を行う．

2 術 後

① 観 察

・創部の発赤，腫脹，疼痛，出血，粘膜脱の有無・程度，排便の量・性状．

② 看 護

・輸液管理，胃管と尿道カテーテルの管理を行う．創部はガーゼ保護を行い，肛門部の清潔を保持するが，抜糸までは汚染時に創部を強く拭き取るのではなく，水をかけて洗浄する．また，洗浄後は皮膚の保護のために軟膏を塗布する．
・排便コントロール目的で浣腸を行う．

家族への説明はこうしよう！

・創部を保護するために下肢を過大に広げず，抱っこするときも横抱きをするように指導する．
・退院後は，１日１回の入浴時に創部をガーゼなどで優しく洗うように伝える．

中間位鎖肛・高位鎖肛

仙骨会陰式肛門形成術

1 術前

① 観察

・使用しているストーマ装具の種類，交換頻度，ストーマ周囲の皮膚状態（発赤，びらんの有無など）．
・排便の性状・量，合併奇形の有無．
・腹部症状（腸蠕動音，腹部膨満，悪心・嘔吐）．

② 看護

・術後感染を予防し早期治癒を促すため，ストーマから肛門側腸管の洗浄を行うこともある．
・ストーマ周囲を洗浄し，装具交換を行う．

2 術後

① 観察

・バイタルサイン，創部の状態（発赤，腫脹，熱感，出血，粘膜脱の有無）．
・腹部症状（腸蠕動音，腹部膨満，悪心・嘔吐）．
・排便の量・性状．

② 看護

・輸液管理，胃管・尿道カテーテル・ドレーン管理を行う．尿道に瘻孔がある場合は手術操作により尿道損傷・狭窄を来しやすいため，１週間程度尿道カテーテルを留置する．抜去後，自排尿の有無を確認する．

家族への説明はこうしよう！

・創部を保護するために下肢を過大に広げず，抱っこするときも横抱きをするように指導する．
・退院後は，１日１回の入浴時に創部をガーゼなどで優しく洗うように伝える．

人工肛門閉鎖術

1 術前

① 看護

・術前日と当日にストーマ周囲を洗浄し，手術室入室前に本人用のストーマ装具に交換する．
・術前の肛門の状態を観察し記録しておく．

2 術後

① 観察

・創部の状態（発赤，腫脹，熱感，出血）．

・腹部症状（腸蠕動音，腹部膨満，悪心・嘔吐）.
・排便の量・性状.

②看護

・輸液管理，胃管・尿道カテーテルのほか，肛門カテーテルの管理を行う．カテーテル類が多いため自己抜去予防に，安全なテープ固定を行う．
・肛門括約筋の低形成があるため便失禁を伴うことがある．肛門周囲の皮膚トラブルに注意する．

家族への説明はこうしよう！

・浣腸やネラトンカテーテルを肛門から入れて行うガス抜きは長期間にわたることが多いので，家族に（家庭でも行えるように）指導を行う.
・排便管理は便の性状・量など，排便状況を観察し，食事内容の配慮，食事・排泄などの日常生活リズムを規則正しく整えることなどである．外来で経過をみるために，排便表を継続して記録できるようにわかりやすく説明していく.

虫垂炎

1 術前

虫垂炎は重症度により，①保存療法のみの場合，②保存療法後に待機手術を行う場合，③緊急手術を行う場合がある．待機手術の場合は腹腔鏡手術が選択されることが多い.

①観察

・急性期に緊急手術を行う場合は，腹痛・嘔吐などの腹部症状，発熱の有無の観察を行う.

②看護

・緊急手術の場合は，入院から手術までの期間が短いため，児と家族は不安を抱えていることが多い．児と家族の病状の把握，手術の受け止め方を確認し，必要時説明やプレパレーションを行う.
・腹腔鏡手術は，臍部の汚れによる創感染を起こしやすいため，術前にオリーブ油で臍処置を行う.

2 術後

①観察

・出血・創感染・腹腔内膿瘍の合併症，バイタルサイン，創部痛の程度.
・嘔気・嘔吐，腹部膨満感の有無，腸蠕動音.
・胃管やドレーンからの排液の量や性状（術前から腹膜炎やイレウスを生じている場合は，胃管やドレーンが留置していることもあるため）.
・早期離床を促すため，胃管やドレーンなどのカテーテル類を最小限にすることを常に考える.

②看護

・ドレーン管理は，固定方法に留意し計画外抜去を防ぐ.
・手術所見や術式により痛みのピークや程度は異なる．痛みの訴えがあった際は，医師の指示の下，鎮痛薬の使用や非薬物療法を用いる．

・腸蠕動を促すために早期の離床を促す．児の言動・表情，フェイススケールの使用など発達段階に合った痛みの評価を行い，痛みのコントロールを行いながら離床を促す．また，術後の経過日数が経っても創痛が持続する場合は，創部に異常が生じている可能性があるため医師に報告し，早期対応をする．

家族への説明はこうしよう！

・入院中の安静度拡大，カテーテル類抜去の時期，経口摂取開始の目途について伝える．
・術後合併症の症状を退院指導で説明し，症状が生じた場合は来院するように伝える．
・退院後の生活は平常通りであるが，激しい運動を行う場合は医師に相談するように説明する．
・晩期合併症としては癒着性イレウスがあり，入院中だけではなく退院後にも生じることもあるため，悪心・嘔吐，腹痛などの症状がみられる場合は，早期に受診するよう説明する．

胃食道逆流症

1 術前

① 観察

・胃食道逆流を合併する原疾患は，食道閉鎖症，先天性横隔膜ヘルニア，肥厚性幽門狭窄症など多岐にわたるが，特に重症心身障害児の手術適応が多いため，患者の全体像を把握できるよう，十分な情報収集を行う．

② 看護

・胃腸がガスや便塊で拡張すると手術の妨げになるため，下剤の使用や浣腸の実施，胃管・EDチューブを挿入し減圧管理を行う．
・術前から禁飲食となる場合は，輸液管理を行うため，点滴の固定や抜去がないように管理する．
・胃管やEDチューブなどの計画外抜去を予防するために，環境整備や児の年齢・理解力・活動性からリスクを評価し，児や家族に説明を行い，必要時身体抑制を行う．

2 術後

① 観察

・流涎，悪心・嘔吐，喘鳴の有無・呼吸状態・緊張状態．
・gas bloat 症候群：噴門形成術の特有の早期合併症．嚥下した空気が脱気できず，腹痛・冷汗・徐脈，胃管からの排液量の急激な増減や腹部症状の増悪を呈する．
・噴門形成に加え胃瘻造設を行った場合：悪心・嘔吐の有無，腹部膨満などの腹部症状，減圧のための胃管や胃瘻からの排液の性状・量．
・胃瘻周囲の皮膚の発赤・腫脹・熱感・潰瘍・不良肉芽の有無．
・栄養開始後：悪心・嘔吐，腹部膨満感・腹部緊満感，腸蠕動音．
・経口摂取の場合は嚥下困難を生じる場合もあるため，嚥下の評価も併せて行っていく．

② 看 護

・カテーテル管理や創部の安静の必要があり，児の活動性を評価し計画外抜去の予防や安静管理を行う．
・胃瘻周囲は胃酸や栄養内容物の脇漏れによる皮膚トラブルが生じる可能性があるため，清拭または洗浄を行う．
・胃瘻チューブは腹壁に対して垂直になるように固定する．
・栄養開始後は注入管理や経口摂取の援助を行う．

家族への説明はこうしよう！

・挿入されているカテーテル類の目的や挿入期間の目途，面会中の身体抑制の方法と抑制期間について説明する．
・噴門形成術は再発することもあるため，退院後に悪心・嘔吐を繰り返す場合は早期に受診するように説明する．
・胃瘻の管理を実施できるよう，胃瘻チューブの固定・胃瘻部の洗浄方法・胃瘻チューブ抜去時の対応などの指導をしていく．

イレウス

1 術 前

① 観 察

・腹部症状（腹部膨満，嘔吐の有無，腸蠕動音，金属音の有無，排便状況）．
・脱水，電解質，栄養状態，in-out バランス．保存的治療後に手術を行う場合や嘔吐が頻回な場合では，十分な補正を行う．
・胃管やイレウス管により消化管の減圧管理を行う場合は，排液の量・性状．

② 看 護

・イレウス解除術は緊急手術になることが多いため，児と家族は不安を感じていることが多い．手術に対してどのように捉えているか精神面へのサポートが必要である．
・胃管やイレウス管などのカテーテル類を挿入しているため，計画外抜去がないようにテープの固定を確実に行う．
・カテーテル類挿入による苦痛やストレスが生じているため，遊びやスキンシップなどで苦痛やストレスが軽減できるような関わりも必要である．

2 術 後

① 観 察

・腹痛・腹部膨満感・腸蠕動音・排ガス排便の有無などの腹部症状．
・胃管・イレウス管からの排液量と性状．
・術前より栄養状態が悪化している場合や緊急手術，腸管の浮腫・癒着が強い場合は，吻合部縫合不全や創感染の可能性もあるため，全身状態の観察も行う必要がある．

② 看 護

・胃管・イレウス管などのカテーテル類が挿入されている場合，患児・家族に協力を得ながら，計画外抜去がなく安全に管理できる方法を検討する．
・飲水から経口摂取開始後の痛みや嘔吐の有無

を観察する．
・術前から腸管が拡張し，腸管壁の浮腫も強いため，消化管運動の回復に時間がかかる．腸蠕動を促進し，癒着を予防するためにも積極的に離床を進めていく．
・必要時浣腸や内服による排便コントロールを行う．

家族への説明はこうしよう！

・イレウスは再発の可能性があるため，悪心・嘔吐，腹痛，排便の性状の変化など，腹部症状に違和感がある場合は早期に受診するように伝える．
・イレウス再発予防のため，規則正しい食習慣を身に付けるようにする．食事のコントロールを行うためには，患児自身への意識付けも必要となるため，家族だけでなく，患児に対しても栄養指導を行っていく．

■ 文献

1）山髙篤行ほか編．臨床ナースのための Basic&Standard 小児外科看護の知識と実際．大阪，メディカ出版，2010，296p.
2）日本小児外科学会ホームページ．http://www.jsps.gr.jp/
3）川島みどりほか編著．外科系実践的看護マニュアル．東京，看護の科学社，1986，738p.
4）野中淳子．改訂 子どもの看護技術．東京，へるす出版，2007，326p.
5）桑野タイ子ほか編．新看護観察のキーポイントシリーズ　小児Ⅱ．東京，中央法規出版，2011，120-31.

10 肝胆道系の手術　術前・術後の看護

樋口絵美／石橋　慧／山田真佑子／渡邉　有

胆道閉鎖症

術前の看護

胆汁うっ滞による肝機能の低下のため，栄養状態，出血傾向の評価が全身状態の管理と合わせて重要である．手術後も同様に継続となる．

鑑別診断のサポートも必要となる（画像，エコー，十二指腸液検査など）．

1 黄疸

黄疸はビリルビン値の上昇により皮膚や眼球結膜が黄色くなり，黄褐色尿や灰白色便がみられる．

黄疸の持続により全身の掻痒感と湿疹様皮膚炎が生じる．

① 観察点

・血液データ（Bill，ALT，AST，凝固系出血傾向の有無）：血清ビリルビン 5 mg/dL 以上，主に直接ビリルビン値の上昇 2 mg/dL 以上．

② 看護ケア

・掻痒感が強いため清潔保持に努め，必要時爪切りやミトンなど使用し掻破を避ける．

・排便時，便色カードに基づき便色チェックをする．

2 肝腫大

胆汁が肝臓内に溜まり，肝臓が腫大する．肝腫大により腹部膨満・腹部緊満が出現し，悪心・嘔吐，哺乳量の低下につながる．

発見が遅れると，肝腫大増加に伴い肝硬変への移行，門脈圧亢進，腹水の出現が考えられる．門脈圧亢進により側副血行路が発達し食道静脈瘤が作られる．

① 観察点

・腹部膨満・腹部緊満の程度，変化．

・腹囲，体重の変動．

② 看護ケア

・毎日同じタイミングで体重測定・腹囲測定を行い，病状進行の状況を把握する．明らかな増加を認めた場合は医師に報告する．

3 出血傾向

肝硬変の進行による血液凝固因子の不足，ビタミンKの不足，また門脈圧亢進症，脾機能亢進症による血小板減少により易出血傾向となる．

① 観察点

・血液データ（血算，凝固機能）．

・吐血や下血，皮下出血．

② 看護ケア

・ケイツー®（メナテトレノン）を投与する．

・採血時の止血は確実に行う．

・危険防止のため環境整備を行う．

4 呼吸器感染症

肝臓の解毒機能の低下と感染防御タンパク質（免疫グロブリンなど）合成の低下，肝機能障害による低栄養状態により，易感染状態になりやすい．

乳児期に発症し，感染に対する抵抗力の弱さから呼吸器感染症に罹患しやすい．

① 観察点

・感冒症状．

② 看護ケア

・上気道感染の予防．

・口腔ケア．

・感冒症状のある人との接触を避ける．

5 栄養管理

肝機能障害による低栄養状態があるため，体重増加を図る．

① 観察点

・体重の増減．

・哺乳状況（内容・量），MCT ミルクや MCT オイルの使用の有無．

・血液データ（血清タンパク，アルブミン）．

② 看護ケア

・ビタミン剤の点滴を行う．

・腹部膨満が強い場合，安楽な体位を取り入れる．

術後の看護

1 帰室直後の看護のポイント

乳児に対する長時間手術であるため，術後の呼吸・循環・体温などの全身管理を十分に行う．また，さまざまな点滴ルートやドレーン類などが多く挿入されてくるため，安全な全身管理が必要である．

① 安全管理

術後はドレーン，ルート類が多く挿入されてくる（図 1）．

術後，禁食となるため静脈栄養は必須であり，自己抜去や点滴漏れがないように注意する．

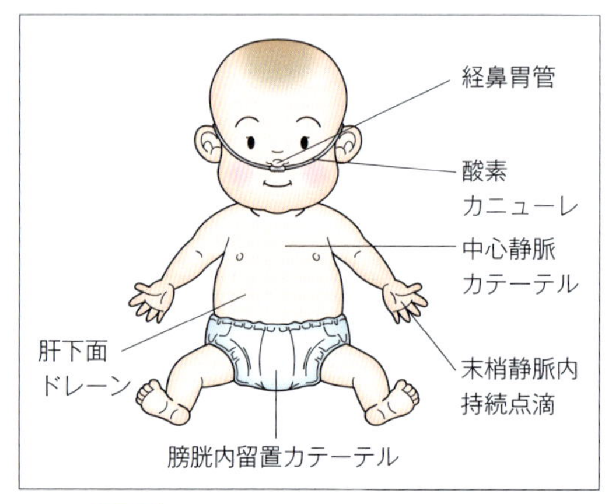

図 1 帰室直後のドレーン・ルート管理

(1) 観察点

・肝下面ドレーン，IVH，ST の挿入長．

(2) 看護ケア

・自己抜去がないようルート類の確実な固定と必要な抑制の実施．

・胆道拡張症の看護（p.287）を参照のこと．

2 術後の看護のポイント

① 呼吸器合併症

長時間の気管挿管による気道粘膜の腫脹，分泌物の増加による気道閉塞を起こしやすい．

肝硬変が進行している場合，脂肪代謝障害による肺の機能障害により細菌が入り込みやすく，感染しやすい．

術後は出血による肝循環不全により呼吸状態が悪化することがある．

(1) 観察点

・呼吸状態，チアノーゼの有無．

・感冒症状の有無，分泌物の性状・量．

(2) 看護ケア

・十分な栄養補給：禁食のため中心静脈栄養法（intravenous hyperalimentation；IVH）からの

静脈栄養管理.
・加湿を十分にする：口腔ケアの実施.
・喀痰喀出を促す：適宜吸引を行う.

② 出血

術前から出血傾向であり，術後出血のリスクは高い.

(1) 観察点

・ショック症状.
・創部の状態：出血，滲出液，発赤，離開.
・血液データ.
・ドレーンからの排液量，性状，色調（出血の有無）.
・下血の有無.

(2) 看護ケア

・モニター管理.
・肝血流促進のため酸素の使用.
・必要時輸血やアルブミンの使用.

③ 縫合不全

低タンパク血症，吻合部への緊張により縫合不全リスクが高い.

(1) 観察点

・腹膜炎症状.

(2) 看護ケア

・腸管の吻合部に圧をかけないために胃管による減圧と浣腸を行う.

④ 感染

ステロイド投与により易感染状態になるため，呼吸器感染症やドレーン，ルート類からの感染症リスクが高くなる.

(1) 観察点

・胆管炎の有無や呼吸器感染症の有無（「3 長期にわたって生じる合併症 ①胆管炎（上行性，うっ滞性）」，「4 呼吸器感染症」（p.283）参照）.
・創部の離開の有無や発赤.
・ドレーン，ルート類の刺入部観察：発赤，腫脹，熱感の有無.

(2) 看護ケア

・清潔ケアの実施.
・ドレーン，ルート類の保護，必要時，創部の消毒の実施.

⑤ 胆汁うっ滞性肝硬変

肝硬変によりアルブミンの産生が低下するため，浮腫が生じる．また門脈圧亢進に伴って血管透過性が亢進し，腹水も著明となる.

(1) 観察点

・黄疸の症状.
・腹部膨満・腹部緊満の有無，腸蠕動音，腹囲.
・食欲不振，悪心・嘔吐.

⑥ 栄養管理

・「5 栄養管理」（p.284）参照のこと.

⑦ 苦痛

術後の疼痛，安静度の制限により苦痛が生じる.

術後は禁乳となる上，ステロイドの副作用で食欲増進も加わり，空腹による苦痛は大きい．経口摂取の再開も少量から始まるため，空腹による苦痛は長期にわたる.

(1) 観察点

・活気，機嫌.

(2) 看護ケア

・おしゃぶり，おくるみにて安楽を図る.
・安静度を医師に確認していく.

3 長期にわたって生じる合併症

① 胆管炎（上行性，うっ滞性）

術後に胆汁が順調に空腸に排泄されない場合（うっ滞性）や腸内細菌が逆流した場合（上行性）に胆管炎を引き起こすリスクが高くなる.

(1) 観察点

・発熱.
・黄疸の症状.

・腹部膨満・腹部緊満.
・腹痛の有無，活気・機嫌.
(2) 看護ケア
・発熱に対する対症療法.
・腹囲測定.
・輸液管理：利胆薬，ステロイド，抗菌薬.
・内服薬の確実な投与.
・排便コントロール.

② 食道静脈瘤

門脈圧亢進の結果，さまざまな部位への側副血行路が出現する．1番問題となるのが食道粘膜下への出現である．これが発達すると粘膜損傷により致命的大出血を来す.
(1) 観察点
・下血，吐血，気分不快.
・ショック症状.
・静脈怒張.
(2) 看護ケア
・出血時の治療：SB チューブでの止血.

③ 脾腫，脾機能亢進

門脈圧亢進により脾腫が出現し，腹部の触診でも触れるようになる．脾腫が著明になれば，脾機能亢進状態となる.
(1) 観察点
・脾腫の触知.
・感染症状.
・血液データ（白血球，血小板減少）.
・貧血症状.
(2) 看護ケア
・感染予防.
・外傷予防.
・採血後など止血は確実に行う.

④ 腹 水

腹水が増大すると腹部膨満により呼吸困難を招くため，腹囲の変化とともに呼吸状態を観察する.
(1) 観察点
・横隔膜挙上.
・腹部膨満・腹部緊満.
・食欲不振.
・呼吸状態.
(2) 看護ケア
・腹囲測定.
・in-out チェック.
・排便コントロール.

⑤ 肝性脳症

肝性脳症は腸管から吸収されたアンモニアなどの物質が肝臓でうまく処理されず，発達した側副血行路より体循環に入ってしまうことにより生じる.

体循環に入ったアンモニアは脳に達し脳症状を起こす.
(1) 観察点
・意識レベルの低下.
・羽ばたき振戦.
・高アンモニア血症.
・アンモニア臭.

⑥ 呼吸器感染症

「術前の看護　4 呼吸器感染症」(p.283) 参照のこと.

⑦ 黄 疸

「術前の看護　1 黄疸」(p.283) 参照のこと.

家族指導

1 術 前

胆道閉鎖症は黄染や便色の薄さに家族が気付いたり，検診で指摘されて受診するケースが多い．家族は診断にショックを受けるだけでなく，わが子の異常に早く気付くことができなかった自責の念を抱くこともある．受診の経緯を十分に把握した上で家族の思いを受け止めていく．手術を受けるまでに生後2カ月を超えるか否かで，その後の肝機能の予後が大きく左右されるといわれており，ケースによっては家族のショックもさまざまであることを理解しておく．患者の経過や治療，手術についてなど適宜医師と面談できるよう調整を行う．手術までの期間はルート類などに気を付けてもらいながら，家族と患者が触れ合えるように配慮していく．

2 術後

① 手術直後

家族は長時間の手術が無事終了し安心するが，病室に戻ってくるとモニターやさまざまなルートの多さに不安を感じることも多い．手術後の状態を説明するとともに，処置時には声を掛け何をするか説明する．また，モニターのアラーム音にも敏感となっているため，素早く対応する．

② 術後から退院まで

日中のモニターが外れたり，哺乳が開始になったりと，少しずつ退院準備が進む中，日々の便色で一喜一憂する家族も多い．また，在宅で実施する処置は家族の負担となり，退院後の生活に対し不安も大きい．そのため，面会時のコミュニケーションを密に取り，指導をしっかり行うなど，家族の不安の軽減に努める．家族には胆管炎と感冒症状の判別が難しいため，発熱や哺乳量の低下，活気不良時など受診の目安を話し，浣腸や与薬などの胆管炎の予防についても説明する．

③ 退院後から再入院まで

退院後，胆管炎にて何度も再入院する患者が多い．また，胆管炎のコントロールが取れないことは将来的には肝移植をせざるを得ない状況となるため，家族の不安も強く，配慮が必要である．

胆道拡張症

術前の看護のポイント

胆管炎，膵炎症状（腹痛，悪心・嘔吐）の観察，症状改善のための治療を行う．

拡張の程度によっては無症状の場合もあり，CTや超音波検査の際に偶然発見されることもある．小児の場合，三主徴（腹痛・黄疸・腹部腫瘤）が揃うことは珍しい．

1 黄疸，うっ滞性胆管炎

・胆道閉鎖症の看護〔「術前の看護①黄疸」(p.283)，「術後の看護3-①胆管炎」(p.285)〕参照のこと．

・胆道ドレナージ：黄疸がひどい場合，感染コントロールがつかない場合，根治手術が行えないときに実施する（図2）.

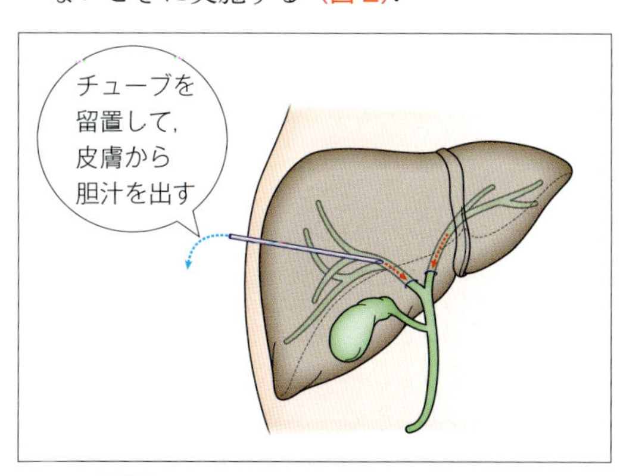

図2 経皮経肝胆道ドレナージ（PTCD）

術後の看護

1 ドレーン挿入中の看護のポイント

根治術後は吻合部縫合不全の早期発見，腹水排出のためドレーン挿入する．

① 観察点

・ドレーンの屈曲，捻転，閉塞．

・挿入長の確認（必要時挿入部位のX線撮影の提案）．

・排液の量，性状（表1）．

・腹部膨満・腹部緊満．

・挿入部からの漏れ，周辺の皮膚状態．

・ドレーンの固定状況．

② 看護ケア

子どもの発達段階に合わせたドレーン固定の工夫，抑制の必要性の検討をする．抑制の中でできる遊びを提供する．

医師に安静度を確認し，患者家族に説明，指導する．

移動の際に引っ張ったりしないように注意する．

③ ドレーン挿入中に起こり得るトラブル

(1) チューブの逸脱

胆汁の腹腔内漏出が起こると，腹膜炎を引き起こす可能性がある．

・排液量の急激な減少．

・腹膜炎症状の観察．

(2) 感染

・ドレーン刺入部の皮膚発赤腫脹，熱感，膿の有無．

・排液の量，性状，臭気．

2 帰室直後・術後の看護のポイント

・「胆道閉鎖症　術前の看護 ①黄疸，②肝腫大」（p.283）参照のこと．

表1 ドレーン排液の性状

性状	原因
濃血性	術後出血
赤ワイン色	膵液漏出
濃黄色または黄土色	胆汁漏出
褐色	縫合不全、腹腔内膿瘍
乳白色	乳び漏（リンパ液漏出）

家族指導

・「胆道閉鎖症　家族指導」（p.286）参照のこと．

11 臍部・鼠径部の手術　術前・術後の看護

野田知穂美／岩本由香／前いずみ

臍帯ヘルニア，腹壁破裂

術前の看護

1 体温管理

臍帯ヘルニア・腹壁破裂の場合，脱出した臓器からの蒸散により熱の放散が起こり，体温低下を起こしやすい．そのため，体の下に防水シーツを敷き，伝導による体温低下を防ぎ，脱出臓器はラップフィルムによる被膜を行う．脱出臓器にガーゼを巻く場合は，生理食塩水を浸したガーゼで臓器を覆う場合がある．ガーゼからの蒸散や，温かい生理食塩水が冷めると熱伝導によって体温低下を来すため，乾いたガーゼを巻く場合もある．蒸散による体温低下を防ぐため，保育器収容時は温度と湿度に留意する．

脱出した臓器が多く，一期的還納が困難な場合には，サイロ形成を行う（図1）．サイロ形成術後，サイロの根元周囲にガーゼを巻いた場合は，滲出液の漏出によりガーゼが濡れると熱伝導による低体温を来すため，速やかに交換する．

2 感染予防

脱出した臓器，サイロ形成などに用いる人工物の挿入などにより，細菌感染を起こしやすい．そのため，バイタルサイン，臓器の色調（腸管は赤みを帯びているか．黒色・白色に変色した臓器はないか），浮腫，滲出液の有無・量，活気等の観察とともに，清潔操作に努め，

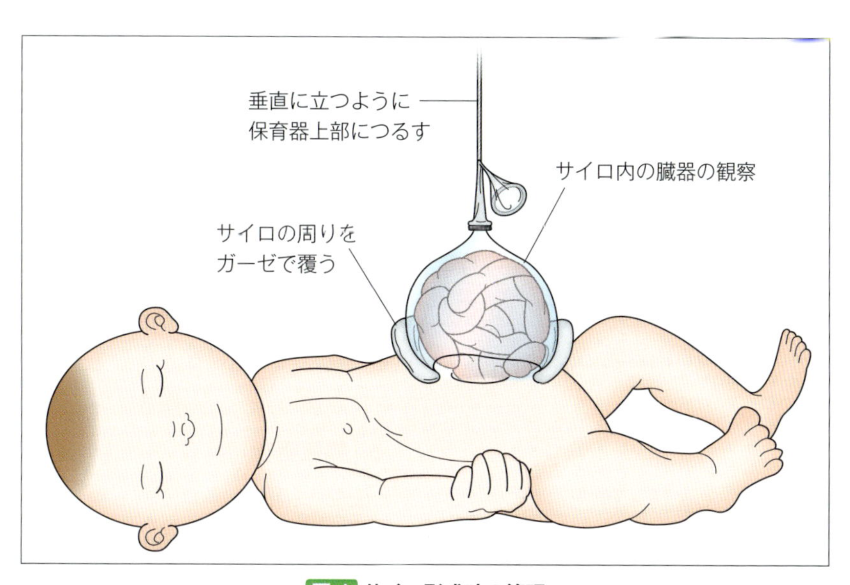

図1 サイロ形成時の管理

スタンダードプリコーションを行う．指示により抗菌薬の投与を行う．

3 脱水予防

脱出した臓器からの体液喪失により脱水を起こしやすく，脱水が重篤になると循環不全となり，アシドーシスにつながる．そのため，脱出臓器はラップフィルムによる被膜を行う．輸液が開始されるため，点滴刺入部の観察および輸液管理を行う．保育器収容時は加湿をかける．バイタルサイン，脱水症状の有無と程度（尿量，尿色，皮膚の緊張度，大泉門）の観察を行う．

4 サイロの管理

サイロの管理としては腸管虚血の予防や腸管の減圧が重要である．サイロ内の臓器の色調・浮腫状態，腹水流出の有無・量を観察し，サイロのつり上げの調節などを行う．サイロは垂直につり上げ，脱出した臓器の浮腫が軽減し，重力で腹腔内に還納されていくと，サイロ内に空間ができてくる．サイロ内の空間ができてくるたびにサイロを小さく縫縮する．

5 術前の家族への配慮

帝王切開で出生する児が多いため，母体の体調に留意する．脱出した臓器が直接見えるため，脱出した臓器をタオルやガーゼで覆うなど配慮する．子どもの状況が想像できるように，面会前に医師から病状説明を行う．

術後の看護

1 呼吸管理

脱出臓器を腹部に還納したことで，横隔膜が挙上し呼吸抑制を来すため，術後，呼吸管理が必要になることが多い．そのため，呼吸状態および腹部症状の観察，必要時気管内・口腔内吸引の実施，体位の工夫，人工呼吸器管理，定期的な胃管チューブからの胃内容物の吸引による減圧を行う．

2 循環管理

脱出臓器を腹部に還納したことで腹圧が上昇し，下大静脈や門脈を圧迫し，循環障害を来しやすい．そのため，バイタルサイン，腹部症状，皮膚色，下肢の動脈触知，下肢の浮腫の程度，チアノーゼの有無，利尿状況の観察，定期的な胃管チューブからの胃内容物の吸引による減圧を行う．

3 排尿状況

還納した臓器によって腎臓・膀胱が圧迫されることや，下大静脈が圧迫されることで排尿が乏しくなりやすい．そのため，尿量・色・性状などの観察・尿道カテーテルの管理を行う．

4 感染予防

術後のため，創部の状態，滲出液，バイタルサイン，活気，機嫌などの感染徴候に注意する．創部のガーゼ保護，確実な抗菌薬の投与を行う．

5 褥瘡予防

術後は，疼痛予防や，啼泣などで呑気をして還納した臓器内が膨らみ腹腔内圧が上昇しないように，また疼痛緩和のため持続鎮静することが多い．そのため，自動運動がなくなり褥瘡などの皮膚トラブルを起こしやすい．2〜3時間ごとに体位交換や除圧を行う．また，ベビーズマットレス（日本メディカルプロダクツ株式会社）などの褥瘡予防マットレスの使用や，リネン・寝衣がしわにならないようにして，モニターや点滴のルートの敷き込みなどに注意する．

6 輸液管理

術前・術後は絶食であるため，中心静脈栄養が必要である．そのため，輸液刺入部の観察，輸液管理を行う．

家族への説明はこうしよう！

術前

- 脱出した臓器が見えるため，ショックや不安を感じることがある．面会前に，臓器が見えるのがつらいときはガーゼで覆うこともできることを説明する．不安軽減のために，子どもの様子を伝え，家族の思いを傾聴し，必要時は医師からの説明を受けられるように調整する．

術後

- 退院後は，嘔吐や便秘になりやすいため，退院指導時に，腹部マッサージや肛門刺激・浣腸などの指導や腹部状態の観察のポイントを説明する．

臍ヘルニア，鼠径ヘルニア，停留精巣

術前の看護

臍ヘルニア，鼠径ヘルニア，停留精巣では，多くの場合は計画的に手術日が決められ，手術日の前日に入院となるが，鼠径ヘルニアが嵌頓し用手的整復が困難な場合は緊急手術となることがある．

1 全身状態の観察

基礎疾患の有無，呼吸や循環状態，皮膚状態，疾患の状態などの観察や検査データを把握する．

2 感染の確認と予防

発熱や風邪などの感染症状がないか，感染症に罹患した人や疑いのある人との接触がないかなどを観察し，聴取する．また術前は含嗽や手洗い・マスク着用などの感染予防行動の徹底を説明・指導する．

3 患児・家族の不安への対応

患児やその家族は手術に対する不安があるため，オリエンテーションやプレパレーションをしっかりと行う．オリエンテーションでは，クリニカルパス（図4）を使用するなどし，手術前後の流れや絶飲食の必要性などについて詳しく説明する．幼児期・学童期の患児へのプレパレーションでは，紙芝居や実際に使用している医療器具など（図5）を使用した説明や，事前に手術室に見学に行くことで，不安や恐怖心の緩和につながる．

4 術前処置

全身麻酔により肛門括約筋が弛緩するため，便失禁による術野の汚染を防止する目的で腹腔鏡下での手術の場合は腸管内の便やガスをできる限り取り除き，術野を確保する目的で，浣腸を手術当日の朝に行う．また腹腔鏡下での手術や臍に対する手術を行う場合は，臍処置を行い患部の清潔を保持する．

入院説明書（クリニカルパス患者・ご家族用）

患者ID 00000246　　患者氏名 テスト 東芝1.　様

病名（左・右・両）そけいヘルニア・臍ヘルニア・陰嚢水腫・精索水腫・停留精巣　　術式（腹腔鏡下・従来法）（左・右・両）そけいヘルニア・臍ヘルニア・陰嚢水腫・精索水腫・精巣固定　根治手術

	手術前日（ / ）	手術当日（ / ）		退院日（ / ）
達成目標	手術・麻酔について理解できる 心身ともに手術を受ける準備ができる	術前準備が順調に進み、手術に臨むことができる 手術後の合併症が起こらず、痛みのコントロールができる 点滴と抗生剤の治療を確実に受けることができる		手術の合併症がない 痛みのコントロールができる 退院後の生活がわかる
治療処置	全身状態を観察します （検温・血圧測定・皮膚の状態） シャワー浴または蒸しタオルで身体を拭いた後、手または足に油性ペンで名前を書きます おへそのゴマを取ります マニキュアをしている場合は落とします	（手術前） 朝6時頃と手術に行く前、体温と血圧を測ります ___:___浣腸をします お薬使用前にトイレを済ませ、手術衣に着替えます ___:___お薬を（飲み、肛門より入れ）ます ___:___手術室へ行きます ＊薬を使用後、吐いたり、顔色が悪くなったりした時は看護師にお知らせ下さい	（手術後） 手術室で点滴が入ってきます 痛みが強い時は痛み止めを使用します **食事が摂れ、おしっこが出れば点滴を中止します** （＊吐いたり、熱があれば続けます）	朝9：15から回診で消毒をします 診察の時に主治医の指示で退院が決まります 退院は午前中です 会計ができるまでお待ち下さい （土日祝日に退院の場合：会計は次回再来日です） ＊退院の日程は病状により変更になることがあります
食事	ふつう食です ※特別な栄養管理の必要性の有無　（有・無） ＊お子様の年齢に合ったお食事をお出しします。 アレルギー等あればお知らせ下さい	（手術前） 食事・おやつ・牛乳は ___:___まで ミルクは___:___まで 母乳は ___:___まで 水分は ___:___まで（お茶・水・スポーツドリンク） アルジネードウォーター（　）本 ___:___～___:___まで 飲んだ量を看護師にお知らせください **＊以後、食べたり飲んだりすることは出来ません**	（手術後） 麻酔医の指示があるまで飲んだり食べたりできません **水分は___:___から開始です** ＊術後、最初に水分を摂るときは、**必ず看護師に**知らせて下さい ・目がさめたら、看護師に確認してから水分（お茶・水・スポーツドリンク）を30～100ml/回程飲ませて下さい ・30分後吐いたり、気分が悪くなったりしないか確認してから食事を摂ることができます	ふつう食です
安静度	病棟内自由です	（手術前） 眠るお薬を使ったらベッド上で安静にします 横になる場合は枕をはずしてください	（手術後） ベッド上安静です 点滴中止後は歩けます	病棟内自由です
清潔	シャワー又は蒸しタオルで拭きます		蒸しタオルで拭きます	
説明	ネームバンドをつけます 病棟オリエンテーション 麻酔科医、手術室看護師の訪問 病棟看護師より術前説明 入院診療計画書の説明 ＊オムツ使用中の方は手術室用に予備のオムツが必要です、手術前日にオムツを1枚お預かりします	手術中は3階待合室、または病室でお待ち下さい （病院外には出ない様にお願いします）	・手術終了後、主治医より手術についての説明があります ・手術後看護師から説明があります ・以下の場合は看護師にお知らせ下さい **＊強く痛がる時、機嫌が悪いとき** **＊傷のテープが汚れたり、出血しているとき** **＊術後、最初のおしっこの時** **＊その他様子がおかしい時**	<退院後について> ・再来日は手術の1週間後です。主治医に確認して下さい ・シャワーはできます。お風呂にはつからないで下さい ・テープが剥がれたら持ち帰りのテープと交換して下さい（消毒は不要です。） ・学校、保育園、幼稚園などへの登校はしてよいですが、激しい運動はやめましょう（特にお腹に圧迫が加わる鉄棒・自転車・ランニングなど） ＊ご心配なことなどございましたら、ご連絡下さい TEL 092-682-7000（代表）092－3327（外科外来）

＊この表は、病状により変更することがあります。ご不明な点がございましたら担当医師、看護師にお尋ね下さい。　　地方独立行政法人 福岡市立病院機構 福岡市立こども病院 外科

図2 クリニカルパス

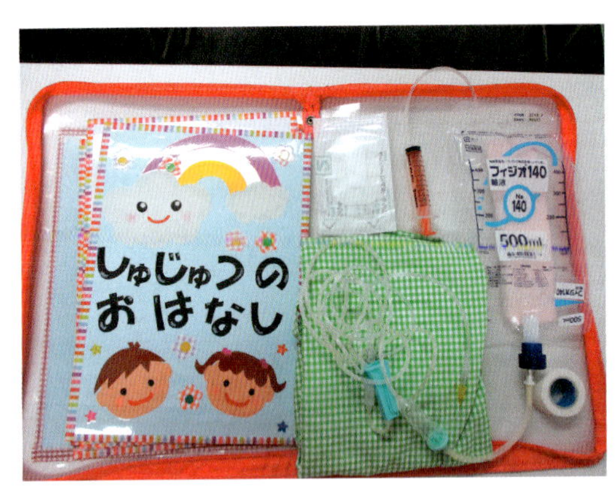

A. 実際の医療器具を使用

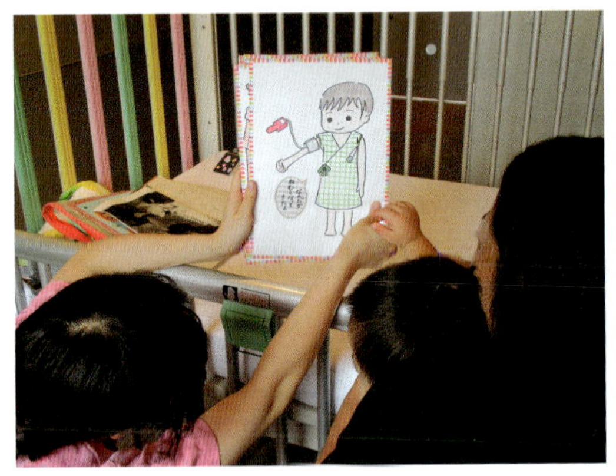

B. 紙芝居で看護師が患者と家族に説明しているところ

図3 患児へのプレパレーション

術後の看護

1 全身状態の観察・管理

手術直後は15～30分ごとにバイタルサイン測定を行い，全身麻酔からの覚醒状態を観察する．麻酔覚醒時には不穏となり暴れる場合も多く，安全への配慮が必要である．麻酔の覚醒を確認し，徐々に安静度を拡大し，歩行可となる．

2 疼痛緩和

Wong-Bakerのフェイススケールなどを用いて疼痛のアセスメントを行う．疼痛があれば指示量の鎮痛薬を使用し疼痛緩和を図る．

3 消化器症状の観察

腸蠕動音や悪心（嘔気）・嘔吐などがないか観察を行う．帰室後，麻酔科指示の下，完全に覚醒したことを確認し，腸蠕動音が聴き取れて，嘔気や嘔吐がなければ水分から経口摂取を開始する．

4 輸液管理

経口摂取が可能となり排尿が確認されるまでは輸液管理を行う．経口摂取の状況や発熱がある場合は，輸液管理を医師の指示の下，継続する．

5 創部の観察

発赤，腫脹，熱感，血腫や出血の有無など創部の異常がないか観察する．出血や血腫がある場合は圧迫固定を行い止血する．停留精巣の場合，陰嚢部の腫脹や熱感が強いときはクーリングを行う．翌日創部の観察とガーゼ交換をし，問題がなければ退院となる．多くは手術の1週間後に再来が予定される．

家族への説明はこうしよう！

入院中

・2泊3日の短期入院ではあるが，入院や手術が初めての場合も多いため，患児だけでなく家族も不安を強く感じていることがある．そのため，クリニカルパスなどを使用して入院や手術の流れを詳しく丁寧に説明する必要がある．また患児の成長発達段階や理解度に応じたプレパレーションを行い，患児にも理解できるような説明が必要である．

退院指導

・創部の管理について，発熱や発赤・滲出液がある場合は外来に連絡してもらうこと，次回外来までは清拭またはシャワー浴とし，防水テープが剝がれたときは次回外来までは再貼付することを説明する．
・退院時診察にて医師の指示の下，学校や保育園・幼稚園などへの登校・登園は可能になる．ただし次回外来までは激しい運動やお腹に圧迫が加わる運動（鉄棒，自転車，ランニングなど）は避けることを説明する．
・男児外鼠径ヘルニア根治術後の合併症としては精巣萎縮や精巣挙上などがあり，その予防のために精巣を陰嚢内に十分牽引しておくよう説明・指導されることもある．
・停留精巣術後の合併症として精巣挙上の可能性がある．痛みが伴うため，次回の外来時に精巣牽引の指導を行うこともある．

鼠径ヘルニア嵌頓，精巣捻転

術前の看護

鼠径ヘルニア嵌頓や精巣捻転の場合は緊急手術となるため，患児も家族も不安と動揺をより強く感じる．術前の看護は「臍ヘルニア，鼠径ヘルニア，停留精巣」の術前の看護の項（p.289）に準ずるが，患部の痛みや腫れが強いことが多いため，鎮痛薬を使用するなど苦痛の緩和に努める必要がある．

術後の看護

「臍ヘルニア，鼠径ヘルニア，停留精巣」の術後の看護の項（p.290）に準ずる．

家族への説明はこうしよう！

・「臍ヘルニア，鼠径ヘルニア，停留精巣」の術後の看護の項（p.293）に準ずる．
・緊急入院の場合，家族は患児の状況を客観的に捉えられず不安や動揺が強い．そのため，病状や処置・治療内容，今後の経過などについて速やかに説明する必要があり，より丁寧で細かい説明が求められる．また家族の訴えを傾聴し，受容的な態度で寄り添った関わりも必要となる．

■ 文献

1) 小櫃 典子．“臍帯ヘルニア・腹壁破裂”．シリーズナーシング・ロードマップ　疾患別小児看護―基礎知識・関連図と実践事例．桑野タイ子監修，本間紹子編．東京，中央法規出版，2011，124-9
2) 片岡 英里奈ほか．腹壁破裂や臍帯ヘルニアなどの外科疾患．ネオネイタルケア．27(8)，2014，789-92．
3) 高見澤 滋．“臍帯ヘルニア / 腹壁破裂”．新生児の代表的疾患と病態生理マスターブック―病因から臨床症状，治療，予後までを網羅！．Neonatal Care 春季増刊．大阪，メディカ出版，2017，155-61．
4) 草深純一．“鼠径部”．　小児外科看護の知識と実際．山高篤行ほか編．大阪，メディカ出版，2010，152-9，266-81．
5) 伊藤泰雄監修，髙松英夫ほか編．標準小児外科学．第 6 版．東京，医学書院，2012，259-68．
6) 田口智章ほか監修，猪俣裕紀洋ほか編．スタンダード小児外科手術　押さえておきたい手技のポイント．東京，メジカルビュー社，2013，130-6，140-4．

12 泌尿生殖器の手術　術前・術後の看護

岡田敬子／岩田理恵／加藤みなみ／菊田彩花／相野谷慶子

先天性水腎症，水尿管症（原発性閉塞性巨大尿管）

病態と重症度分類

腎臓で作られた尿は腎盂から尿管を伝わって膀胱に流れ込むが，腎盂，尿管が何らかの原因で拡張した状態を水腎症もしくは水尿管症と呼ぶ．先天的に腎盂尿管移行部の通過障害により，腎盂が拡張した状態を先天性水腎症，尿管膀胱移行部の通過障害に起因する状態を原発性閉塞性巨大尿管（水尿管症）と呼ぶ．先天性水腎症は超音波の拡張所見により，SFU（The Society for Fetal Urology）グレード1〜4の4段階で重症度が分類される[1]（図1）[2]．

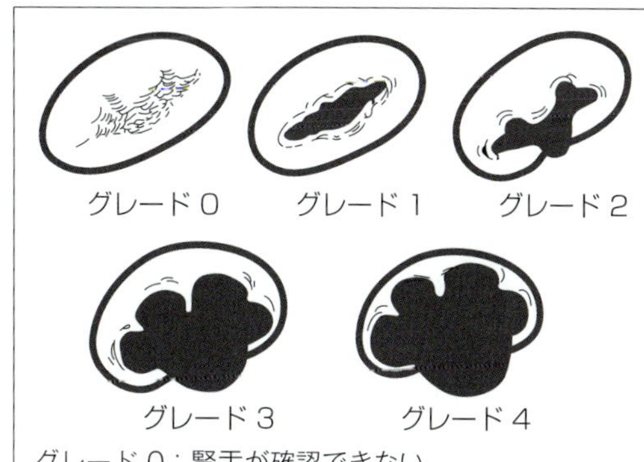

グレード0：腎盂が確認できない．
グレード1：軽度に腎盂が認められる．
グレード2：腎盂腎杯の拡張は，腎内に限局している．
グレード3：腎盂腎杯の拡張，腎外腎盂が拡張している．
グレード4：腎盂腎杯の高度な拡張，腎皮質の菲薄化を伴う．

図1 SFU分類（文献2より引用）

術前の看護

1 感染

小児は感冒を含め感染症にかかりやすいため，体調の確認が大切である．吸入麻酔が行われるため，上気道症状の有無には特に注意する．他に患児のワクチン接種状況，感染性ウイルス疾患を発症している児との接触の有無などについて問診する．当院では2歳以上の患児に対して，水痘ワクチン2回接種後の予定入院が強く推奨されている．

2 経口摂取

麻酔導入時刻により，食事は術前日の夕食もしくは術前5〜6時間まで摂取できる．クリアウォーターは術前2時間まで摂取可能であり，脱水状態を予防するため，飲水を心掛けてもらう．術前日に術前の飲食制限について，患児と家族に説明する．手術を受ける児の年齢にもよるが，本人の理解を得ることが困難な場合が多いため，飲食制限の必要性は，保護者によく理解してもらうことが大切である．

3 排泄管理

普段便秘の傾向がないか，1日のおおよその排尿回数，排泄の自立状況，年長児では尿失禁の有無などを含め，患児の排泄習慣の把握に努める．

術中操作の問題，術後の便秘（排便困難）を予防するために，最終排便を確認する．手術当日の朝に排便がみられない場合は，浣腸を実施し排便を促す．

4 手術，前投薬の説明

手術の説明は担当科医師により，全身麻酔の説明は麻酔科医師により行われる．

手術室における流れ（麻酔導入，手術，麻酔覚醒）について，手術室看護師から患児，保護者に説明する．当院では，麻酔導入の際に使用するマスクを患児に触らせたり，呼吸する遊びを通して恐怖心を和らげるようにしている．児の好きな音楽があるかリクエストを聞き，もしくはCDなどを持参してもらい入室時に流し，緊張を緩和できるようにしている．

小児では不安除去，誤嚥性肺炎の予防目的でミダゾラムシロップ®（ミダゾラム）やセルシン®（ジアゼパム）などの前投薬が行われる．内服後は転倒の事故などに特に注意するよう，保護者に説明する．

術後の看護

先天性水腎症では，通過障害の原因となっている腎盂尿管移行部を切除し，健常な腎盂と尿管を吻合する腎盂形成術が行われる．ここでは側腹部切開による開放手術を想定して述べる．

水尿管症では，通過障害の原因となる尿管膀胱移行部を切除し，逆流防止手術に準じた尿管 - 膀胱吻合手術が行われる．通常，拡張した尿管を適切な径に形成する操作（尿管形成）が加えられる．当院では下腹部を切開し，主に膀胱内からアプローチする手術が選択されている．

吻合部からの尿漏出の予防，吻合部の尿流を確保する目的で，当院では尿管カテーテル（ダブルJカテーテル）を腎盂 - 尿管 - 膀胱内に留置する．尿管カテーテルは手術から約1カ月後に，全身麻酔下に抜去する．

1 疼痛管理

幼児や学童の患児では，疼痛コントロールを目的に持続硬膜外麻酔が施行される．0.2％アナペイン®（ロピバカイン塩酸塩水和物）や0.2％アナペイン®にフェンタニル®（フェンタニルクエン酸塩）を混注した薬剤が主に投与される．疼痛時は硬膜外麻酔薬の急速注入（ボーラス）で対応する．

硬膜外麻酔は通常，主に創痛コントロールを目的にレベルが設定されているため，尿道膀胱留置カテーテルによる違和感や疼痛には効果が不十分なことがある．このような場合は，他の鎮痛薬を使用することで対応する．

硬膜外カテーテルが挿入されている間は，カテーテルが自然抜去されていないか，薬液漏れの有無や刺入部の状態を観察する．下肢のしびれや知覚鈍麻などの神経症状の出現にも注意する．麻薬使用時は呼吸抑制，不整脈，徐脈の有無を観察するために，モニターでの心電図，酸素飽和度，血圧などの管理を行う．

2 尿道膀胱カテーテル管理，排尿管理

術後は尿道膀胱内にカテーテルが留置される．尿の性状，留置カテーテルの屈曲やねじれ，異常な牽引などがみられないかを注意して観察する（図2）．付き添いの保護者に対して

も注意を喚起する．

先天性水腎症に対する腎盂形成手術の場合，硬膜外麻酔による尿閉の恐れがなければ，手術翌日以降にカテーテルは抜去される．

水尿管症（原発性閉塞性巨大尿管）は，当院では経膀胱手術が選択され，術後は血尿が認められる．血尿が強い場合，凝血塊によるカテーテルの閉塞を来す恐れがあるため，尿のドレナージ状況をよく観察することが肝要である．留置カテーテルは通常，術後2日目に抜去される．患児本人，保護者に肉眼的血尿，排尿時痛，頻尿の出現が予想されることを伝える．留置カテーテルの抜去後は，排尿回数や尿の性状（図3），排尿時痛の有無について観察する．

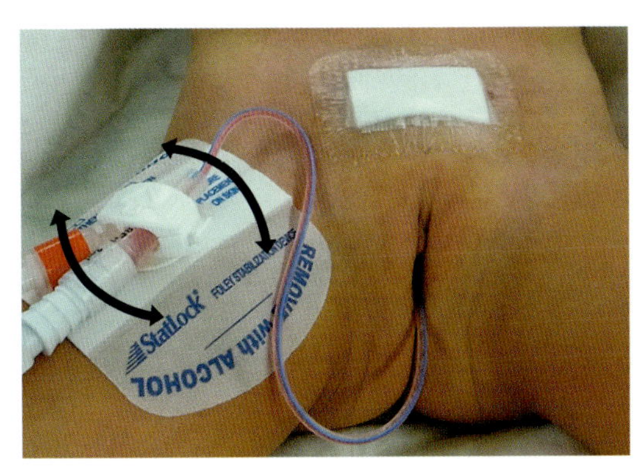

図2 尿道膀胱留置カテーテルの確認

カテーテル固定用シール StatLock®は，カテーテル固定部が回転するため，屈曲，ねじれなどのトラブルを防止できる．

3 創感染，尿路感染など

創部はフィルムドレッシング材で保護される．創部の汚染の有無や性状の観察を行う．小児では基礎疾患を有さないことが多く，成人と比較して創感染の頻度は低い．時に術後に尿路感染を発症することがあるため，発熱や腰背部痛の有無など感染徴候の観察を行う．

4 水分出納管理

先天性水腎症，水尿管症ともに，当院では術中に尿管カテーテルが留置されていることが多いため，術後吻合部の通過障害を来す頻度はまれである．しかしステントとしての尿管カテーテル（または腎瘻カテーテルなど）が留置されていない場合は，吻合部の通過障害による尿量低下を来す恐れがあるため，水分の出納には特に注意する必要がある．

経膀胱手術である水尿管症の術後は，程度の差はあるものの上記のように血尿，排尿時痛，頻尿が認められる．幼児後期，学童以降の患児では，排尿を避けるために飲水を控える傾向がみられる．術後尿路感染の予防，排尿時痛の緩和のために，飲水の重要性を説明し，水分摂取状況を確認する．

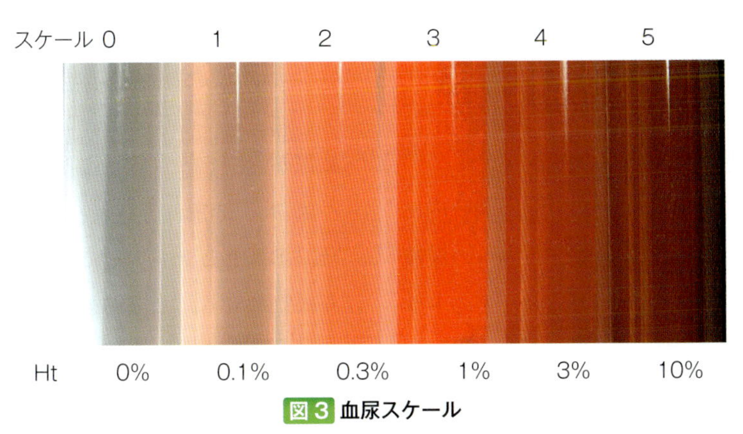

図3 血尿スケール

肉眼的血尿の評価方法として，当院で採用している．

尿道下裂

病 態

尿道が陰茎の先端まで形成されずに，尿道が亀頭部より近位側に開口する先天性の尿道形成不全状態を指す（p.189，図1参照）．小児では亀頭は包皮で覆われることがほとんどだが，典型的な尿道下裂では包皮が陰茎の背側にフード状に偏位しており，亀頭が露出している．また陰茎が腹側に弯曲する傾向がある．

術前の看護

1 感 染

先天性水腎症，水尿管症（原発性閉塞性巨大尿管）の術前の看護（p. 295）を参照のこと．

2 経口摂取

先天性水腎症，水尿管症（原発性閉塞性巨大尿管）の術前の看護（p. 295）を参照のこと．

3 排泄管理

尿道下裂形成手術を受ける患児の多くは乳幼児であり，排泄はオムツにしていることが多い．排尿が自立している患児は，尿勢を観察する．術後早期の創汚染予防，創部安静を目的に，術当日に浣腸を実施している．排泄が自立している患児においては，術後に便秘傾向になることがあるため，普段の排便状況を確認しておく．

尿道皮膚瘻，尿道狭窄などを来している再手術症例では，術前の排尿状況を問診し，可能な場合は排尿の観察を行う．

4 手術，前投薬の説明

手術の説明は担当科医師により，全身麻酔の説明は麻酔科医師により行われる．

手術室における流れ（麻酔導入，手術，覚醒）を手術室看護師から主に保護者に説明する．当院では，麻酔導入の際に使用するマスクを患児に触らせたり，呼吸する遊びを通して恐怖心を和らげるようにしている．児の好きな音楽のリクエストを聞き，またはCDなどを持参してもらい入室時に流し，緊張を緩和できるようにしている．

小児では不安除去，誤嚥性肺炎の予防目的でミダゾラムやジアゼパムなどの前投薬が行われる．内服後は転倒の事故などに特に注意するよう，保護者に説明する．

術後の看護

1 尿道膀胱留置カテーテル管理

術後は創部の安静保持のため，尿道膀胱内にカテーテルが留置される．排尿バッグへの尿流出状況，尿性状，カテーテルの屈曲などのトラブルの有無に注意して観察する．カテーテル周囲からの多量の尿排泄は，形成した尿道に余計な力が加わる恐れがあり，カテーテルから良好に尿がドレナージされることが大切である．

術後の安静が得られにくい乳幼児に対しては，本人とカテーテル，付属物が一体化するように管理する．本人が装着するオムツとは別のオムツでカテーテル先端を包み，腹巻きなどで患児の腹部に固定する（図4）．カテーテルを包んでいるオムツの重みでカテーテルが牽引さ

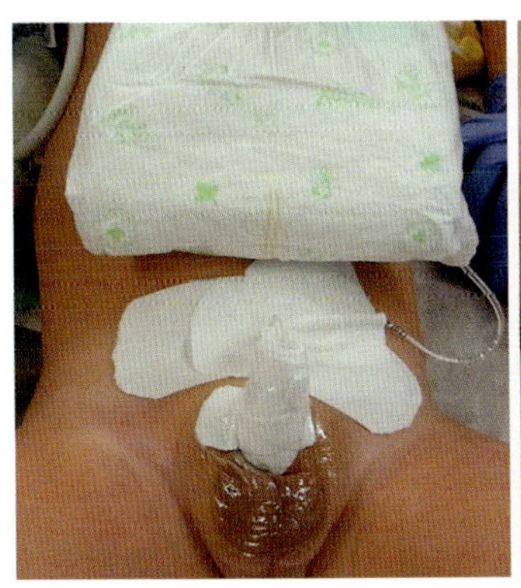
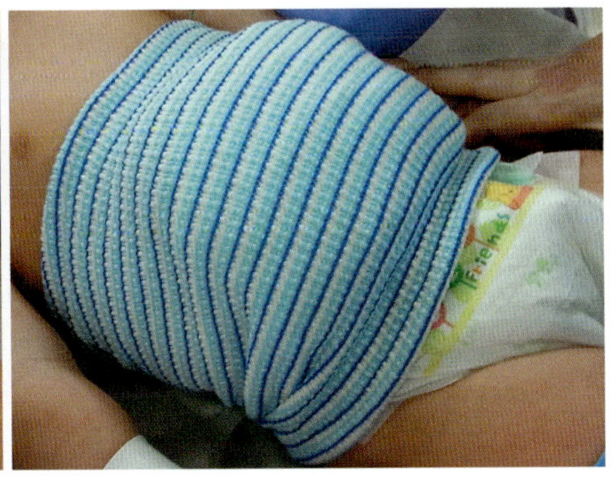

図4 年少患児に対する尿道留置カテーテル管理

カテーテル端をオムツで包み，腹巻きで患児の腹部に固定する．患児とカテーテル付属物を一体化させ，カテーテルトラブルを防止する．

れたり創部が圧迫されたりしないよう，こまめに交換する．

当院では，尿道膀胱カテーテルを通常7日間留置する．尿道形成が不要な軽度の症例は1～3日，または長い尿道形成を要した高度な症例に対しては10日間程度カテーテルを留置している．

2 創部ドレッシングの管理

当院では創部ドレッシングは図5のように行っている．創部を軽度に圧迫固定し，術後出血の防止，創腫脹の抑制，便汚染からの予防を目的にしている．ドレッシングを除去した後は，創部をシャワーで流し，清潔に保つように努める．

3 疼痛

疼痛に対し，鎮痛薬を適宜使用する．通常，創痛は術後数日で軽快するが，年長になるほど留置カテーテルによる違和感を強く感じるようになる．乳幼児は疼痛，不快感などを言葉で表現することが難しいため，創部痛やカテーテル関連痛の訴え，便意による不快感の判別が必要になる．年長の幼児では疼痛への恐怖から排便が困難になることがあるため，適宜排便コントロールを行う．

4 安静

術後は創部安静，カテーテル事故抜去予防のため，原則的に移動は抱っこ，もしくはバギー，車椅子を利用する．保護者には創部を圧迫しないよう説明する．

5 清潔ケア

術翌日は清拭，術後2日目よりシャワー浴が開始される．ドレッシングをしている場合は創部に水がかからないよう，腹部から大腿にかけてビニール袋で保護する．

ドレッシングを除去した後は，創部もシャワーでやさしく流し，清潔を保つようにする．

6 カテーテル抜去後の管理

カテーテル抜去後は，排尿時痛，創部の発赤・腫脹の増悪，出血の有無などを観察する．排尿が自立している患児では尿勢，尿線を観察し，尿道皮膚瘻の有無などにも留意する．カテーテル抜去後の排尿に痛みを伴う場合，幼児期以降では疼痛への恐怖心から排尿を我慢してしまうことがある．飲水を促して排尿させるよう患者家族へ説明する．時に浣腸により排尿を誘発させる．排尿時痛の程度，排尿間隔，膀胱の緊満感の有無についても観察する．

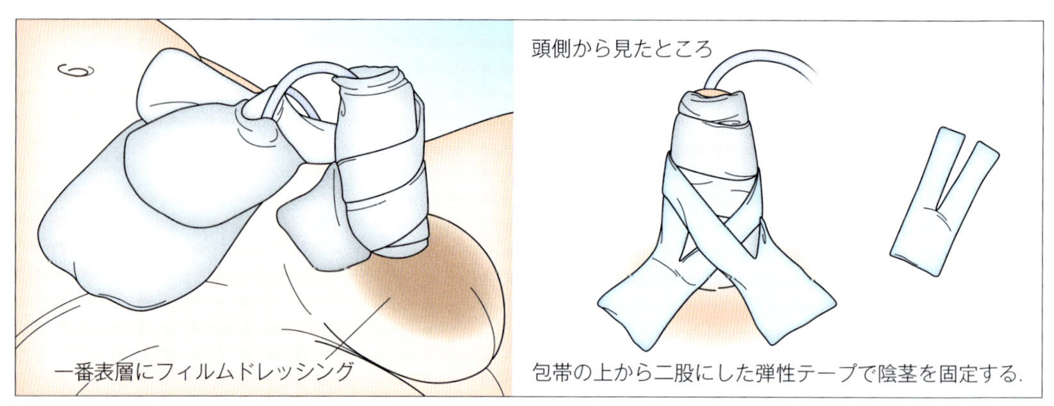

図5 尿道下裂の術後ドレッシング

弾性包帯で軽度の圧迫を加え，弾性テープで包帯と体表を固定する．汚染防止のため，腹側にフィルム材を貼付する．

■ 文献

1）Fernbach, S K.et al. Ultrasound grading of hydronephrosis : introduction to the system used by the Society for Fetal Urology. Pediatr Radiol. 23（6）, 1993, 478-80.

2）李慶徳．“泌尿生殖器”．小児外科看護の知識と実際．山高篤行ほか編．大阪，メディカ出版，2010，164-6.

3）樋口伊佐子ほか．“5 章 小児泌尿器科疾患の看護マニュアル　尿道下裂”．泌尿器ケア 2012 年冬季増刊　泌尿器科疾患別看護マニュアル．後藤百万監修．大阪，メディカ出版，2012，215-44.

4）杉多良文．“小児泌尿器科手術　腎盂形成術”．新版　泌尿器科周術期管理のすべて．荒井陽一ほか編．東京，メジカルビュー社，2013，434-37.

5）相野谷慶子ほか．“小児泌尿器科手術　尿道下裂の手術”．新版　泌尿器科周術期管理のすべて．荒井陽一ほか編．東京，メジカルビュー社，2013，438-43.

6）吉田修監修．“男児外性器の先天異常”．泌尿器科外来シリーズ 7　小児泌尿器科外来．東京，メジカルビュー社，2003，116-25.

13 外傷の看護

山本貴久美

術前の看護

外傷患者の術前看護は，「外傷初期看護」といえる．外傷初期看護は，他職種（主に医師）と協働して行う診療とその介助が多いため，看護師にも標準化された診療の流れを理解することが求められる．小児においても診療の手順は同様だが，小児は生理学的機能の予備力に乏しく，ABC の異常に対し短時間で心停止に陥る可能性が高いため，迅速な対応が求められる．また，年齢により使用する資機材のサイズが異なるため，事前の準備が重要となる．

小児外傷診療に関わる看護師は，小児の特性を理解した上で，受け入れ準備，診療・処置介助，観察，検査・手術準備，患者・家族対応などの，外傷初期看護を実践しなくてはならない．

1 外傷初期診療と診療介助

① Primary survey（PS）と蘇生

生命に関わる生理学的機能の評価と介入を目的に，ABCDE アプローチで進められる．年齢や特性を考慮した，確実で，かつ予測性をもった受け入れ準備と，迅速な診療介助が重要になる．

ABCDE アプローチでの小児の特性と対応を表1に示す．

② Secondary survey（SS）

PS と蘇生で ABC の安定化が得られたら，全身の損傷を系統的に検索し解剖学的損傷の確認と治療の必要性を判断する SS へ進む．SS では病歴聴取が行われ，目撃者のいない外傷は「虐待」の可能性を考慮し，慎重に聴取される．看護師は家族の言動などに注意する．

損傷部位の診察や，背面観察のためのフラットリフトやログロールは，医療者に囲まれる恐怖と創部の痛みを伴うことになるため，事前の説明と，実施中の声掛けが必要となる．

PS で「切迫する D」があった場合は，確実な気道確保を行い，SS の最初に頭部 CT が行われる．また胸部・腹部外傷を疑われる場合には，SS の後に行われることが多い．小児は，検査時の安静保持が困難なことがあり，鎮静薬を使用することが多い．鎮静薬使用による呼吸・循環抑制や，上気道閉塞症状が出現しやすく，厳重なモニタリングと急変に備えた準備が必要になる．

③ Tertiary survey

外傷部位が1カ所と思われていても，症状を的確に伝えることができず，後から気付かれることもあるため，繰り返しの診察と注意深い観察が重要である．

2 初期診療中の患児への関わり

外傷を負った小児はさまざまな恐怖と苦痛を抱えている．それらの苦痛から啼泣し暴れることがあり，病状の悪化や診療の妨げになることがある．また，持続する苦痛や恐怖はトラウマ

表1 ABCDEアプローチで理解すべき小児の特性

	特性	対応・対策
A：Airway 気道管理と 頸椎保護	**小児は上気道が閉塞・狭窄しやすい特性が多くあり，外傷により助長される** ・気道が細く狭いため，粘膜浮腫や異物・分泌物などにより容易に気道狭窄を起こす ・口腔内に占める舌容積が大きいため，舌根沈下しやすい ・後頭部がせり出しているため仰臥位では前屈気味となり気道狭窄が生じる ・乳児では鼻呼吸が主体であり，分泌物や出血により容易に閉塞を生じる	気道管理は，外傷患者のprimary surveyを進めるに当たっての最優先事項 「確実な気道確保（気管挿管）」はABCDのどこに問題があっても選択される処置である ・緊急時に混乱せず，資機材のサイズ選択ができるようにする（「第1部-46 胸部外傷」p.209） ・喉頭鏡やハンドルは，気道担当医師と使用する物品をあらかじめ確認することが望ましい ・吸引はヤンカーなどの硬性吸引管だけでなく，鼻腔吸引ができる軟らかく細いチューブが必要（ただし，頭蓋底骨折が疑われる場合は，鼻腔吸引は避ける） ・鎮静により，上気道閉塞が助長されるため，「確実な気道確保（気管挿管）」の準備を優先する
B：Breathing 呼吸管理と 致死的胸部外傷の 処置	**呼吸不全への進行が速い** ・呼吸の主体が横隔膜であるため，一回換気量は横隔膜の可動域に依存している．何らかの原因により腹腔内圧が上昇すると換気効率が下がる ・機能的残気量が少なく酸素消費量が多いため，低酸素血症になりやすい ・呼吸筋が疲労しやすいため，呼吸数を増やす代償機転が破綻しやすい ・致死的胸部外傷の所見がとりにくい	・バックバルブマスクでの補助呼吸時は，呑気による腹部膨満が生じるため，BやCに影響する場合は，胃管を留置し減圧を図り，嘔吐や誤嚥も予防する．頭蓋底骨折が疑われる場合は，鼻からではなく口から挿入する ・酸素マスクを嫌がり啼泣することがあるため，児に当たらないように酸素投与ができるように工夫する ・致死的胸部外傷の処置で使用する資機材も年齢により異なる．迅速に適正なサイズ選択ができるようにしておく
C：Circulation 循環評価と蘇生 止血と初期輸液療法	**容易にショックに陥る** **成人に比して，初期には低血圧が出現しにくい** **循環器系の代償機転（心拍数増加・末梢血管抵抗増大）は早期に働き出すが破綻しやすい** ・成人に比して体重当たりの血液量は多いが，絶対的な血液量は少ない ・少量の出血でも複数個所あることで出血性ショックになる ・血管が細く，ショックにより容易に虚脱するため，輸液路確保に難渋することがある	小児の低血圧性ショックは心停止が切迫している状態を示す．血圧で判断せず，心拍数や皮膚状態を観察し代償性ショックの徴候を見逃さないようにすることが最重要である（「第1部-46 胸部外傷」のコラムp.213参照） ・輸液路確保困難時は，骨髄路確保が有用となるため，骨髄路確保準備も行う ・初期輸液療法は保温した輸液を使用する

D：Dysfunction of CNS 生命を脅かす中枢神経障害の評価 「切迫するD」の認識	**一次性脳損傷だけでなく二次性脳損傷を受けやすい** **神経所見の評価が困難である** ・大泉門が開存している ・頭蓋骨・脳組織も柔軟で損傷を受けやすい ・脳血液関門が未熟で血管透過性が高いため，容易に脳浮腫を来す ・痙攣しやすい ・相対的脳血流量と脳酸素消費量が多いため，ショックや低血圧に脆弱 ・架橋静脈が細くて弱いため，硬膜下血腫を来しやすい ・言語機能・表現機能が未熟である	頭部外傷であってもABCの安定化を図ることにより，二次性脳損傷を予防することが重要となる 言語機能・表現機能が未熟であり，GCSなどの意識評価スケールだけでは十分に評価できないことが多い ・泣き声（弱々しい・甲高い泣き声，急に泣き止む）や視線，あやしたときの反応，など，気になる所見は記録に残し，経時的変化を観察していくことや，家族に普段との違いを聞くことなどが状態変化に気付く手掛かりとなる ・発達の遅れがある児の場合は，家族の情報が有用となる
E：Exposure and Environmental Control 脱衣と保温	**成人に比べ，急速に低体温に陥る．** **輻射・対流・伝導・蒸散により低体温に陥る．** ・体表面積が大きく，体格に比して皮下脂肪・皮膚が薄い ・体格が小さな年少児ほど顕著に表れる	低体温は生命を脅かす危険な因子である．凝固異常を来し，手術に際しても出血を助長する ・部屋や診療台（ベッド），輸液，掛け物などをあらかじめ温めておく．濡れた衣類や処置で濡れたシーツなどを可能な限り除去する ・体温異常の早期発見と体温管理を意識するため，深部体温持続モニタリング（直腸温など）が有用となる場合がある

体験となり，その後の生活に悪影響を及ぼす可能性がある．患児の安全を守り，診療が円滑に進むように，各年齢に合わせた声掛けや精神的サポートをすることも外傷診療に関わる看護師の重要な役割である．

初期診療中は，患児が「守られている」と思えるような環境を整えることが重要となる．

痛かったことや怖かったことに共感し，今から行うこと，行っている処置や検査の必要性などを説明する．その際，「切る」「刺す」など恐怖感を与える言葉は他の言葉に置き換える，声のトーンを下げる，などの配慮をする．

また，不特定多数の医療者から声を掛けられることは，かえって不安を招く恐れがあるため，一人の看護師が患児に声をかけ続けることが望ましい．

3 外傷初期における家族支援

外傷は突然の出来事である上，出血や意識障害を伴うことが多く，家族は激しく動揺し，家族自身も精神的に危機的状況に陥りやすい．救急搬送となった患者の家族は，処置室と隔離された待合室で待っている間，情報不足のため，さらなる不安を抱えることになる．

重症・救急患者家族には，「社会的サポート」「情緒的サポート」「安楽・安寧」「情報」「接近」「保証」のニーズがある．病期や重症度，家族の価値観や関係性などにより家族のニーズは異なるため，個々の家族に合わせた対応ができることが望ましい[1]．

一般に外傷初期は，情報，保証，情緒的混乱を解消しようとするニーズが高いとされており[2]，これらのニーズに対する予期的な介入を表2に示す．

表2 外傷初期における家族支援

①十分な情報提供と代理意思決定支援	・可能ならば，家族支援に専念できるスタッフを配置することが望ましい ・患児に行われている処置や検査，予定されていることなどを状況に合わせて説明する ・家族自身も危機的状況下で短時間に重要な代理意思決定を迫られる場面もあるため，ICの調整や同席して補足説明をするなどの十分な情報提供ができるようにする ・必要があれば，何度でも繰り返し説明する
②早期面会の調整と面会時の配慮	・可能な限り早期面会ができるように調整する．初回面会時は，現状認識してもらうため，面会前に患児の状態をイメージできるような情報を提供し，危機回避ができるようにする ・可能であれば医師からの状況説明後に面会することが望ましい ・外傷後は外観の変化が大きいこともあり，患児に近づけない家族もいるため，無理強いせず，そばにいて見守ることも必要となる
③情緒的サポートと家族自身の体調・安全への配慮	・短時間で信頼関係を構築するために，目線やパーソナルスペースを意識した対応を心掛け，声のトーンや速さにも気を付ける ・平易な言葉で落ち着いて話す．看護師の落ち着いた態度で安心感を覚え，家族も落ち着きを取り戻すことがある ・何かしようとせず，ただそばにいるケアも時として必要になる ・家族の安全や体調に配慮する
④家族控え室の環境調整	・家族控え室は，他患者家族とは別室にできるようにする ・重要他者と連絡が取りやすいように，携帯電話が使用できる場所の近くに案内する
⑤必要な手続きの説明	・説明事項は必要最低限にとどめる．どこで何をするのか，何分待つのかなど明確に伝える

外傷初期の家族支援は看護師の重要な役割であるが，時間的余裕もない上に，十分な信頼関係もない中での，心理的衝撃を受けた家族への支援は容易ではない．実際，家族は医療従事者に対して，想像以上に距離感を感じていることが多い．しかし，常にベッドサイドで患児と家族の一番近くでケアに当たる看護師の強みを活かし，危機的な状況下にある家族のニーズにいち早く気付き，その支援につなげていきたい．

術後の看護

術後は集中治療を必要とする患者と同様，全身管理を行うことになる．重症外傷では，損傷部位が複数あることが多いが，すべての損傷部位が手術対象になるとは限らない．手術が必要になった部位の観察だけでなく，非手術療法となった損傷部位については，緊急手術の可能性も念頭に置きながら詳細な観察を行う．

1 頭部外傷の術後看護

頭部外傷術後は，術前同様に詳細な神経学的所見の評価を行う．手術により神経学的所見が改善したのか，新たな徴候が出現していないかなど，手術前後の神経学的所見の変化を観察することも重要となる．その他，重症頭部外傷の管理では，二次性脳損傷を最小限に抑制するために，ICPの制御を基本とした脳保護療法が行われる．

一般にICPを上昇させる因子として，低酸素血症　高二酸化炭素血症，発熱，シバリング，疼痛，興奮，痙攣，吸引などがある．これらを回避するために，注意深い術後看護を行うことが重要である．注意点を表3に示す．

表3 頭部外傷の術後看護（脳保護療法）での注意点

呼吸管理	**低酸素血症・高二酸化炭素血症を回避する** ・酸素化と換気のモニタリングを行う：SpO_2，$EtCO_2$，血液ガス，換気量の変化など（人工呼吸器使用中） ・人工呼吸器条件の変更後は，酸素化・換気が変化しやすいため注意する ・他合併外傷，術前・術中の輸液や手術侵襲などによる影響もあるため，その詳細な観察を行う ・呼吸管理上必要となる吸引は，一時的にICPを上昇させるため，実施前の鎮痛・鎮静薬のボーラス投与を考慮することも必要となる
循環管理	**小児の脳は相対的血流量と脳酸素消費量が多く，ショックや低血圧に脆弱であるため，迅速な対応が必要になる** ・低血圧は脳血流を低下させ脳灌流圧も低下するため，昇圧薬を使用し血圧を維持する ・クッシング現象（徐脈，高血圧）に注意する
鎮痛・鎮静	**疼痛・興奮は脳代謝率上昇させ，ICP上昇につながる．** ・経時的な評価を行い，至適鎮静深度を維持できるようにする ・突発的な体動に対するボーラス投与後は，呼吸・循環抑制に注意する ・深鎮静や不動化（筋弛緩）が行われる際は，褥瘡や筋力低下のハイリスクとなる ・不動化中は痙攣も観察しにくいため，脳波モニターが装着されることもある ・抜管前に鎮静薬を減量してくると，痙攣が顕在化することがあるため，注意する
体位調整	**ICP低下を目的に，頭部挙上（30度目標）と正中位保持を行う．** ・深鎮静下での頭部挙上は，頸椎装具を使用していても体位保持されにくく，頸部側屈による経静脈還流の阻害が生じICP上昇につながるため，正中位が保持できるように注意を払う ・体位変換時も側屈しやすいため，正中位を意識した体位管理を行う ・CT撮影時は，頭部挙上体位から仰臥位となり，ICPが上昇しやすいため，厳重なモニタリングとバイタルサイン（特にクッシング現象）の観察が必要になる ・必要に応じて，CT中の仰臥位に耐え得るか，CT前にテストを行うこともある（頭部挙上を下げていき，バイタルサインの変化を確認する）
体温管理	**一般的に小児では，平温管理を目標とする．** ・外傷後，手術後は炎症反応が生じ，体温が上昇しやすいため，局所の炎症を抑えることにより脳のダメージを最小限に抑える ・体温上昇は，脳代謝率が増加させICP上昇につながるため，積極的に介入する ・深部体温の持続モニタリングにより，早期発見と対応を行う

脳保護療法は表のように多角的アプローチが行われる．看護師が日常的に行う，気管内吸引や体位変換，清拭なども脳保護療法へ影響を与えることを念頭に，ケアのタイミングや必要性をアセスメントし，実施後はケアの効果やバイタルサインの変動などを観察していく．

2 胸部外傷の術後看護

胸部外傷の多くは，PSで致死的胸部外傷に対して介入した後，保存療法が選択されることが多い．小児は呼吸・循環の予備力が小さく，障害の進行も早い．異常を早期発見し迅速な介入を行うこと，胸腔ドレーンなどの侵襲的デバイスを適切に管理することが重要になる．

① 呼吸管理について

胸部外傷は肺挫傷や血症，気胸を合併していることが多いため，呼吸不全へ進行する可能性が高く，その他の合併外傷や，術前・術後因子の影響が加わり，酸素化・換気能ともに悪化しやすい状態にある．

以下に呼吸の増悪因子を挙げる．

・胸部の弾性の喪失による換気障害：大量輸液による胸部の浮腫．
・横隔膜挙上による換気障害：腹腔内出血などによる腹腔内圧上昇．
・胸郭の障害：フレイルチェスト．
・呼吸中枢の障害：重症頭部外傷，鎮静薬使用.

・神経障害：脊髄（頸髄）損傷，脳挫傷.

・その他，疼痛による呼吸・咳嗽抑制，無気肺，誤嚥など.

呼吸の代償機構は，多呼吸や呼吸努力の増強として現れるが，小児は呼吸予備能が低く，代償できる範囲が限られているため，容易に破綻する．呼吸数・呼吸様式・呼吸音の減弱，分泌物の性状（肺挫傷は血性分泌物となる）などを観察し，早期介入をすることで悪化を未然に防ぐことが重要になる.

② ショックの早期認識

術後も初期診療時と同様，ショックの早期認識と迅速な対応が重要である（「第1部-46 胸部外傷」コラム p.213 参照）.

③ ドレーン管理

一般的なドレーンの目的には，ドレナージ（排液と脱気）と，情報収集（排液の性状や量の観察）があり，胸部外傷においても両方が重要となる．胸部外傷の場合は，血胸に対する排液と気胸に対する脱気がドレーンの主な目的となる．ドレナージトラブルは，呼吸・循環のトラブルに直結する.

排液量と性状，エアリークの有無，皮下気腫の有無，呼吸性変動などのドレーンに関する観察を行うとともに，呼吸や循環の経時的な変化を観察する.

ドレーン留置に伴う痛みにも注意する．鎮痛が不十分であると，痛みによる体動や不穏から計画外抜去や折れ曲がりによるドレナージ不良のリスクが高くなる.

3 腹部外傷の術後看護

小児の腹部外傷術後は，ショックの早期認識と，腹腔内圧を上げないことが重要となる.

① ショックの認識

・実質臓器損傷では，持続する出血に伴う，出血性ショックに注意する.

・管腔臓器損傷では，手術による出血の懸念もあるが，腹腔内に消化管内容物が流出することにより腹膜炎を来しやすいため，敗血症性ショックに注意する.

・どちらも，ドレーンの性状や量の経時的変化とそれに伴うバイタルサインの変化，身体所見の変化などにより，認識する.

② 腹腔内圧の管理

術前・術中の大量輸液や輸血，手術侵襲により，腸管浮腫や腹水が生じる．小児は，腹壁が軟らかく伸展しやすいため，腹部コンパートメント症候群は起こりにくいとされているが，大量輸液や輸血，呑気によっても容易に腹腔内圧を上昇させる．腹腔内圧上昇は臓器障害を招くため，必要時は圧を測定しながら異常の早期発見に努める．表4に胸腔内圧を下げる管理を示す.

③ 非手術療法（NOM）の管理

小児の腹部外傷の多くは，ショック状態を離

表4 腹腔内圧を下げる管理

腹壁コンプライアンスの改善	十分な鎮痛・鎮静を図る，頭部挙上を低くする，筋弛緩
消化管内容物の除去	胃管留置による減圧，腸蠕動運動の促進
腹腔内容物の除去	ドレナージ
体液バランス管理	輸液制限，利尿薬投与
臓器機能の維持	血圧維持

脱できれば，輸液・輸血・安静を行いながら非手術療法（non-operative management；NOM）を選択することが多い．NOMを選択しても，その後，手術介入が必要になる場合もあるため，腹部所見の観察とショックの早期認識，腹腔内圧を上昇させない管理を行う．

NOMは，創部痛による身体的苦痛と，安静臥床を強いられる身体的・精神的苦痛が生じる．また頻回に行われるFAST，採血，腹部所見観察も苦痛を伴うため，ディストラクションを行うことも重要となる．

4 痛み・不穏・せん妄について

外傷を負った患児は，創部痛や治療や処置に伴う苦痛，デバイスの不快，不安や恐怖により，身体的・精神的ストレスを受けている．痛みや不穏は，呼吸・循環・神経系など身体的側面だけでなく，精神的側面やデバイス管理の上でも有害な影響を与える可能性があるため，適切な鎮痛・鎮静管理を行う必要がある．

① 痛みに対するケア

可能な限り痛みを排除し，患児の早期回復を支援することが目標となる．

- 自施設で使用している疼痛評価スケールを用い，表情，筋緊張具合，バイタルサイン，姿勢などから統合的に評価する．
- 損傷部位の痛みが大きい場合は，薬理学的介入を実施することが必要になる．
- 痛みには，心理的因子の影響も大きいことを考慮し，非薬理学的介入も重要となる．
  ①痛み閾値を下げる因子：不十分な鎮痛，不眠，不安，淋しさ，恐怖，疲労，不快感など
  ②痛み閾値を上げる因子：十分な鎮痛，安眠，休息，共感，ディストラクション，気分転換など

② 不穏に対するケア

集中治療中は，呼吸・循環の安定化，危険行為の予防のために鎮静が必要になる．過剰鎮静・過少鎮静を防ぎ，状況に合わせた至適鎮静レベルを維持することが重要となる．

- 患児の至適鎮静レベルは，状況により異なるため，目標となる鎮静深度について医師と共通認識をもつ．
- 各施設で使用している鎮静スケールを用い，経時的に評価する．
- 不穏に対しての薬理的介入の前に，患児にとって不快な要因（体位，分泌物貯留，環境など）がないかを評価し，排除することが前提となる．それでも不穏が続く際には，薬理的介入を行う．
- 小児は状況に対する適応能力が高く，体位調整やタッチングなどにより安静が図れることもあり，非薬理学的介入が効果を発揮することもある．ただし，突発的な激しい体動もあるため，危険と判断した際には薬剤のボーラス投与も行われる．その際，呼吸抑制・循環抑制が生じることもあるため，バイタルサインの変化に注意する．

③ せん妄に対するケア

せん妄は，急性脳機能障害の一つとして位置付けられている．活発型せん妄，不活発型せん妄，混合型せん妄がある．不活発型せん妄は“おとなしい”と間違われ，見過ごされやすいため，家族に普段との違いを聞きながら観察することがポイントとなる．

せん妄は予防が重要であり，予防として，全身状態の安定化を図ること，初期診療時から医原性リスクを疑い，低減することがあげられる．

せん妄評価ツールとして，小児版CAM-ICU（pCAM-ICU）がある．

5 急性ストレス反応 / 急性ストレス障害に対して

身体的外傷の要因となった出来事の多くは恐怖や苦痛を伴う体験であり，身体的側面だけでなく，精神面への衝撃も大きく“トラウマ体験”ともなり得る．危機的状況に直面した子どもの治療・看護に関しては，心理的外傷にも十分配慮しておくことが重要となる．

患児に現れるストレス反応は，トラウマ体験に対する“通常の反応”として捉えられるが，長期化する可能性がある．

ストレス反応は多彩であり，年齢や発達段階によっても差異があるため，ストレス反応と基本的な対応を理解することが，患児と家族をサポートしていく上で不可欠となる．

① 急性ストレス反応の主な４つの症状群

①**再体験**：侵入的想起とも呼ばれ，嫌な思いが頭の中に勝手に侵入してくるような現象．最も激しい症状が「フラッシュバック」で，きっかけは人ぞれぞれである．悪夢はトラウマ体験とは直接関係しない，漠然とした恐ろしい夢となることもある．

②**回避・麻痺**：トラウマ体験を忘れようとして，トラウマとなった出来事に関連する人，場所，機会を避けようとしたり（回避），なるべく考えないようにしたりする（精神的麻痺）．

③**過覚醒**：自律神経の緊張状態が持続し，些細な刺激にも過剰に反応するようになる．

④**解離**：呆然とし周囲の状況に注意が向かなくなり，周囲で起きている事態に現実感がわかなかったり，離人感が生じたりする．

② 対応について

目の前の患児に急性ストレス反応が生じている可能性がある場合，安心感を与えられるように接し，その上で下記のような患児や家族に合わせた対応を考慮する．

①**環境調整**

- 過覚醒状態にあると，些細な刺激（音，光，においなど）にも過剰に反応を示す可能性があるため，できるだけ周囲の刺激を遮断できる落ち着いた環境を整えることが重要となる．
- 他患者の緊急処置や緊急入室時には，音や声で不安を増大する可能性があるため，患児の対応に専念できる看護師をおいたり，一時的に避難できる個室を準備したりする．
- 本人のアラーム音だけでなく，ユニット内のアラーム音や夜間照明の調整にも配慮する．

②**家族サポート**

- 家族は，患児をサポートする立場上，つらくても弱音をもらさず，我慢したり，頑張り過ぎたりすることがある．患児の最大の援助者は家族であるため，家族が落ち着いて患児に接することができるように，休息を促すことも重要である．
- 家族も同一の出来事の被害者や目撃者である可能性があり，家族に対しても十分な配慮が必要となる．

③**情報提供**

- ストレス反応や対応，専門的サポート，相談方法などについて書かれたパンフレットなどを病棟に置き，情報提供できるとよいだろう．
- 患児の理解者である家族が，患児の精神徴候に関して気付いたことを，積極的に相談できるような信頼関係の構築も重要である．

6 医療関連機器圧迫創傷（medical device-related pressure ulcer；MDRPU）

外傷患者は，治療上必要となる，さまざまな医療関連機器を使用しているため，MDRPUには十分に配慮しなくてはならない．その中でも，外傷患者で装着されている，頸椎装具やギプスは長期装着を余儀なくされることがあるため，小児の個体特性を踏まえた，外力低減ケア，スキンケア，日々の皮膚観察，適切なフィッティングが重要になる．

特に，頸椎装具は，個体差（後頭部の形状や首の長さなど）や子どもに合ったサイズがないなどにより正しいフィッティングができにくいため，多職種（この場合，義肢装具士，理学療法士，作業療法士，整形外科医や脳外科医，皮膚・排泄ケア認定看護師など）と連携することも重要である．

退院後も必要となる場合は，家族にも日々のケア方法や観察ポイントなどを説明し，継続したケアが患児に提供できるようにする．

■ 文献

1) 桑原和代．“小児集中治療における CLS の活動”．ガイダンス 子ども療養支援─医療を受ける子どもの権利を守る．田中恭子編．東京，中山書店，2014，146-71．
2) 日本救急看護学会監修，日本臨床救急医学会編集協力．改訂第 3 版 外傷初期看護ガイドライン JNTEC．東京，へるす出版，2014，352p．
3) 日本外傷学会ほか．改訂第 5 版 外傷初期診療ガイドライン JATEC．東京，へるす出版，2016，338p．
4) 日本外傷学会ほか．外傷専門診療ガイドライン JETEC．東京，へるす出版，2014，440p．
5) 武井健吉編集責任，益子邦弘編．実践 小児外傷初療学─初期対応と緊急処置．大阪，永井書店，2008，370p．
6) 野嶋佐由美監修，中野綾美編．“第 9 章 クリティカルケアを受けている病者と共に生きる家族への看護”．家族エンパワーメントをもたらす看護実践．東京，へるす出版，2005，227-33．
7) 道又元裕監修，小松由佳編．はじめてでも すぐできる すぐ動ける ドレーン管理デビュー．東京，学研メディカル秀潤社，2015，113-20．
8) 亀岡智美．子どものトラウマとアセスメント．トラウマティック・ストレス．10（2），2013．
9) 飛鳥井望監修．PTSD とトラウマのすべてがわかる本．東京，講談社，2007，98p．
10) 日本褥瘡学会．ベストプラクティス 医療関連機器圧迫創傷の予防と管理．東京，照林社，2016，120p．

索引 INDEX

→は「をも見よ」を表す.

ま行

や行

ら行・わ

[欧文]

A

B

C

D

E

F

G

H

●編者紹介

田口智章　（たぐち　ともあき）
九州大学大学院医学研究院 小児外科学分野教授
九州大学病院 小児医療センター長，栄養管理部長
九州大学 環境発達医学研究センター長

略 歴

1979 年　九州大学医学部医学科卒業
1985 年　九州大学大学院医学研究科 (外科・病理) 修了・医学博士
1987 年　九州大学医学部 文部教官助手 (小児外科)
1987 年　マックギル大学・モントリオール小児病院 Postdoctoral fellow
1992 年　イスラマバード小児病院 小児外科技術指導
1997 年　ピッツバーグ大学・小児病院 移植外科 Visiting fellow（文部省在外研究員）
1998 年　九州大学医学部附属病院 周産母子センター助教授
2006 年　九州大学大学院医学研究院 小児外科学分野教授
2006 年　九州大学病院 小児医療センター長
2007 年　九州大学病院 総合周産期母子医療センター長

主な資格

日本小児外科学会指導医・専門医
日本外科学会指導医・専門医
日本小児血液・がん学会小児がん認定外科医
日本がん治療認定医機構暫定教育医
日本移植学会移植認定医
小児栄養消化器肝臓認定医

学会活動

日本小児外科学会（第 53 回学術集会会長・2011～2012 年度理事長・監事・評議員）
日本外科学会（理事・代議員）
日本周産期・新生児医学会（第 51 回学術集会会長・理事・評議員）
日本小児血液・がん学会（第 55 回学術集会会長・前理事・評議員）
日本小児栄養消化器肝臓学会（第 44 回会長・運営委員・学術委員会小児外科委員長）
日本移植学会（評議員）
日本小児泌尿器学会（評議員）
太平洋小児外科学会（Executive Board Member）
アジア小児外科学会（第 24 回会長・President Elect・Executive Board Member）

専門・臨床

新生児疾患，肺疾患，肝胆道疾患，消化管疾患，肝・小腸移植，ヒルシュスプルング病および類縁疾患，小児がん

研究

ヒルシュスプルング病および類縁疾患の疫学および病理研究，小児がんの外科治療
小腸移植・肝移植，新生児外科疾患，再生医学

ナースのための小児・新生児の外科疾患 完全マスターガイド
ー術前術後のケアがわかる！ 病態・治療がわかる！ 家族に説明できる！

2018年1月5日発行　第1版第1刷
2020年2月20日発行　第1版第2刷

編　者　田口 智章
発行者　長谷川 素美
発行所　株式会社メディカ出版
〒532-8588
大阪市淀川区宮原3－4－30
ニッセイ新大阪ビル16F
http://www.medica.co.jp/
編集担当　里山圭子
編集協力　有限会社エイド出版
装　幀　森本良成
本文デザイン　添田はるみ
本文イラスト　スタジオ・エイト
組　版　株式会社明昌堂
印刷・製本　株式会社シナノ パブリッシング プレス

ISBN978-4-8404-6486-4　Printed and bound in Japan